Manual
Quintessence
de Tecnologia

DENTAL & DIGITAL

Manual of Dental & Digital Technology

Reabilitação Estética e Funcional com Restaurações Cerâmicas

Editor
Oswaldo Scopin de Andrade
Coordenador dos cursos de especialização em Implantodontia e Odontologia Estética, Centro Universitário Senac, São Paulo, Brasil.

quintessence editora

Quintessence Editora
São Paulo, Berlim, Chicago, Tóquio, Barcelona, Bucareste, Istambul, Londres, Milão, Moscou, Nova Délhi, Paris, Pequim, Praga, Riad, Seoul, Cingapura e Varsóvia e Zagreb

QUINTESSENCE INTERNATIONAL PUBLISHING GROUP

Título: Manual de Tecnologia Dental & Digital – Quintessence:
Reabilitação Estética e Funcional com Restaurações Cerâmicas

Editor-chefe: Oswaldo Scopin de Andrade
Editor: Rui Santos
Tradução: Paulo Henrique Orlato Rossetti
Revisão científica: Oswaldo Scopin de Andrade
Revisão de texto: Marilda Ivanov | Nathália Lima
Coordenação editorial: Mauricio Tramonti
Diagramação: Mauricio Tramonti
Fotografia: Carlos A. Ayala – Lima, Peru

Quintessenz Verlags-GmbH – Berlin, Alemanha
Quintessence Publishing Co
1ª edição 2015

Dados Internacionais de Catalogação na Publicação (CIP)
(Câmara Brasileira do Livro, SP, Brasil)

Manual de tecnologia dental & digital – Quintessence : reabilitação estética e funcional com restaurações cerâmicas / editor Oswaldo Scopin de Andrade ; [traduzido por Paulo Henrique Orlato Rossetti]. -- São Paulo : Quintessence Editora, 2015.

Título original: QDT: quintessence of dental technology
Vários autores.
Bibliografia
ISBN 978-85-7889-060-5

1. Dentes - Diagnósticos 2. Materiais dentários 3. Odontologia 4. Odontologia - Aspectos estéticos 5. Odontologia - Estética 6. Odontologia - Técnicas 7. Restauração dentária 8. Tecnologia odontológica - Periódicos I. Andrade, Oswaldo Scopin de.

CDD-617.6
15-04486 NLM-WU 100

Índices para catálogo sistemático:
1. Odontologia : Ciências médicas 617.6
WU-100

quintessence editora

Rua Apeninos, 664 – Paraíso
CEP 01533-000 – São Paulo
Tel.: (11) 5574-1200
www.quintessenceditora.com.br

QUINTESSENCE INTERNATIONAL PUBLISHING GROUP

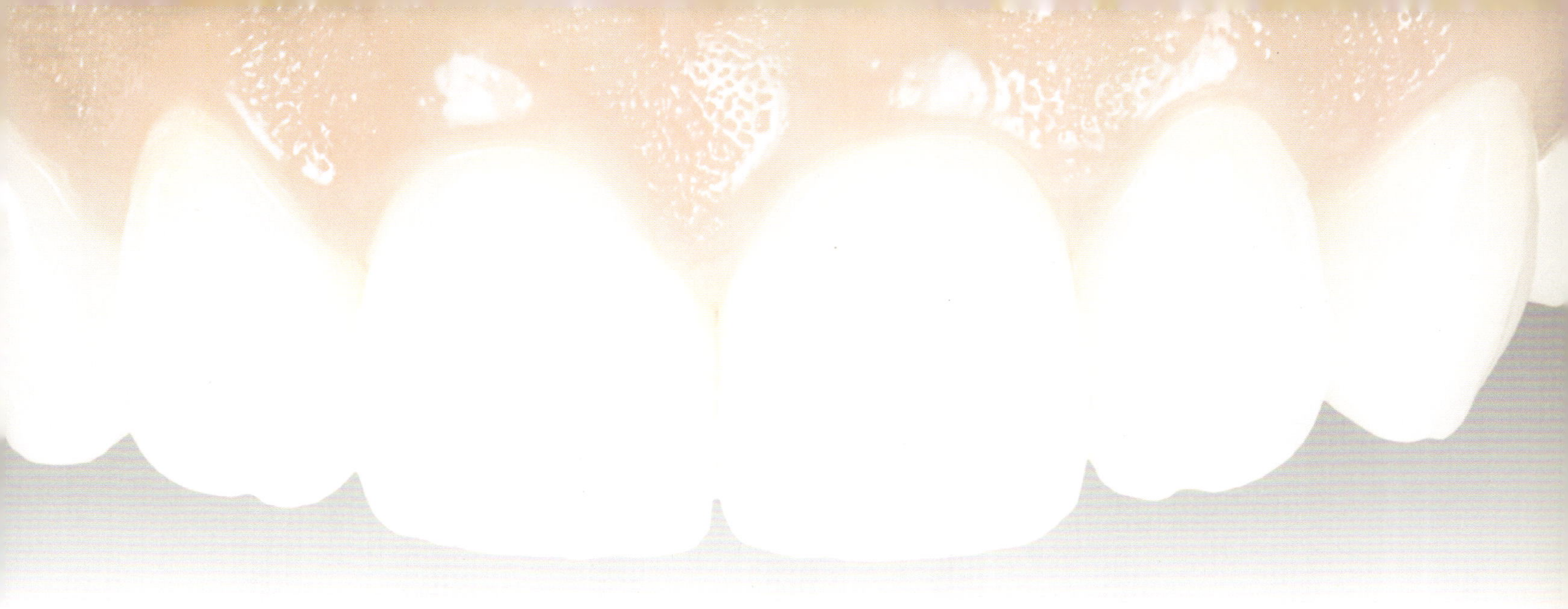

Agradecimentos

A elaboração de um artigo, um capítulo, uma obra tem sempre um legado imensurável e invisível. O conhecimento agregado e compartilhado por anos de vida profissional está em cada passo de nossa jornada como ser humano e na odontologia não é diferente. Por isso agradeço a todos que fazem parte da minha vida profissional e pessoal e, é claro, a Deus pela oportunidade de deixar um legado.

Essa coletânea de artigos publicados originalmente na *Quintessence Dental Technology* só foi possível primeiramente pela confiança de um grande profissional, brasileiro que não vive em nossas terras mas leva a odontologia brasileira de qualidade para todo mundo. Conheci Sillas Duarte Jr., anos atrás ainda quando era professor na Faculdade de odontologia de Araraquara. A ascensão meteórica que o levou ao cargo de *Chefe da Divisão de Ciências Restauradoras* em uma das mais respeitadas universidades do mundo (University of South California, Los Angeles, CA, USA) não foi por acaso. Ele tem mente visionária, ousada e aberta a novas ideias, um ícone. Foi dele o primeiro de vários convites que surgiram para a publicação de capítulos e artigos meus que hoje estão mundo a fora, por isso minha imensa gratidão pela confiança em mim depositada. Muito obrigado Sillas!

Nestas linhas quero agradecer do fundo de minha alma todos meus familiares e agregados no nome de minha esposa Adriana, pelo amor, apoio, paciência, carinho e por estar sempre presente ao meu lado. Você é minha luz!

A todos os autores e coautores desta edição brasileira recheada de sabedoria, estética, e conhecimento ímpar.

Agradeço ao amigo Rui Santos da Quintessence Editora do Brasil e a todos os colaboradores da editora pelo suporte e por acreditar na odontologia brasileira.

Oswaldo Scopin de Andrade

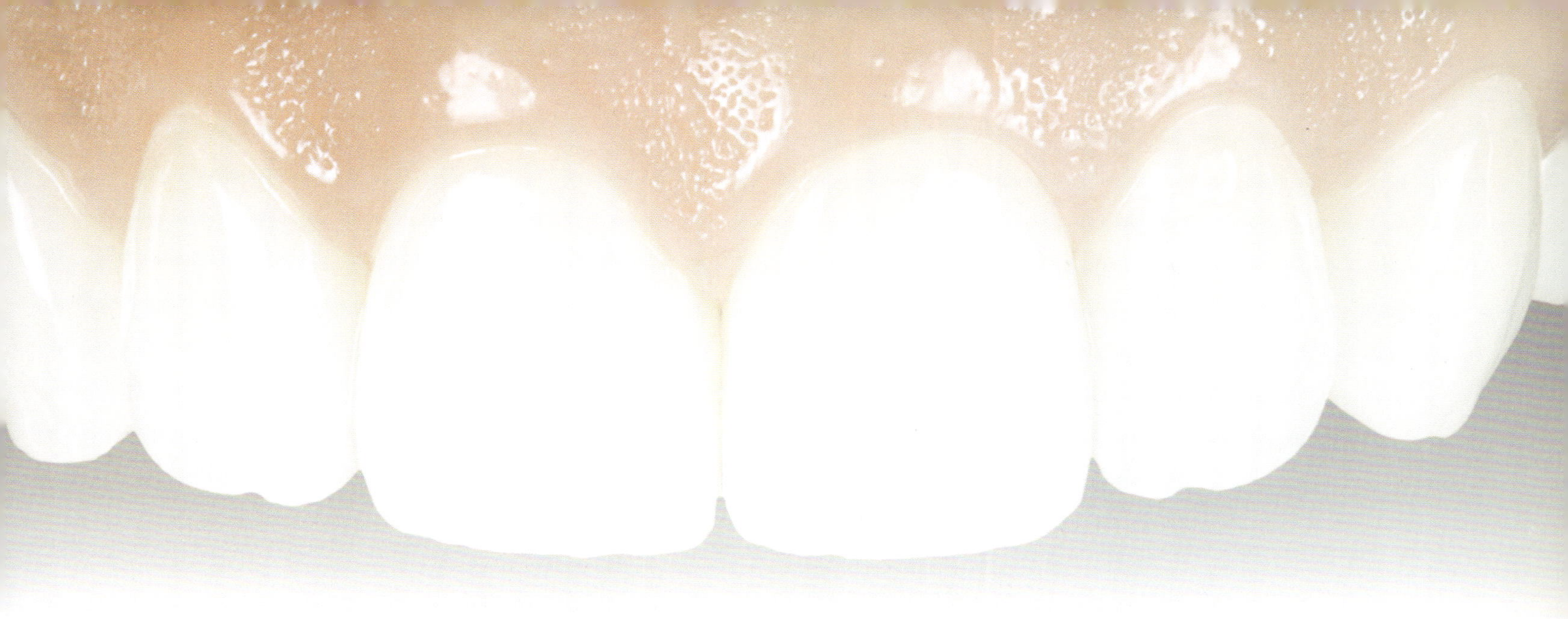

Prefácio

Nos últimos anos a odontologia restauradora mudou muito. Os profissionais possuem cada vez mais opções de materiais e técnicas que fazem dessa área uma *ciência em movimento*. Neste primeiro volume da Série *Manual de Tecnologia Dental e Digital – Quintessence*, selecionamos os capítulos publicados originalmente na versão internacional do reconhecido anuário *Quintessence of Dental Technology*, a *QDT*. Os capítulos foram escritos por um seleto grupo de profissionais o qual divido minha vida acadêmica e profissional. Foram convidados também autores para escrever artigos inéditos e exclusivos acrescentando técnicas elaboradas de forma digital. A sequência de temas engloba basicamente todos os conceitos atuais para tratamento com restaurações cerâmicas, desde restaurações cerâmicas sem preparo até reabilitações mais complexas. Convido a todos para degustar um pouco dos novos conceitos em prótese dental e odontologia restauradora. Dessa maneira e graças a evolução das técnicas adesivas e das cerâmicas odontológicas, é possível beneficiar um maior número de pacientes com essas modalidades conservadoras de tratamento estético e funcional. Aproveitem a leitura.

Oswaldo Scopin de Andrade

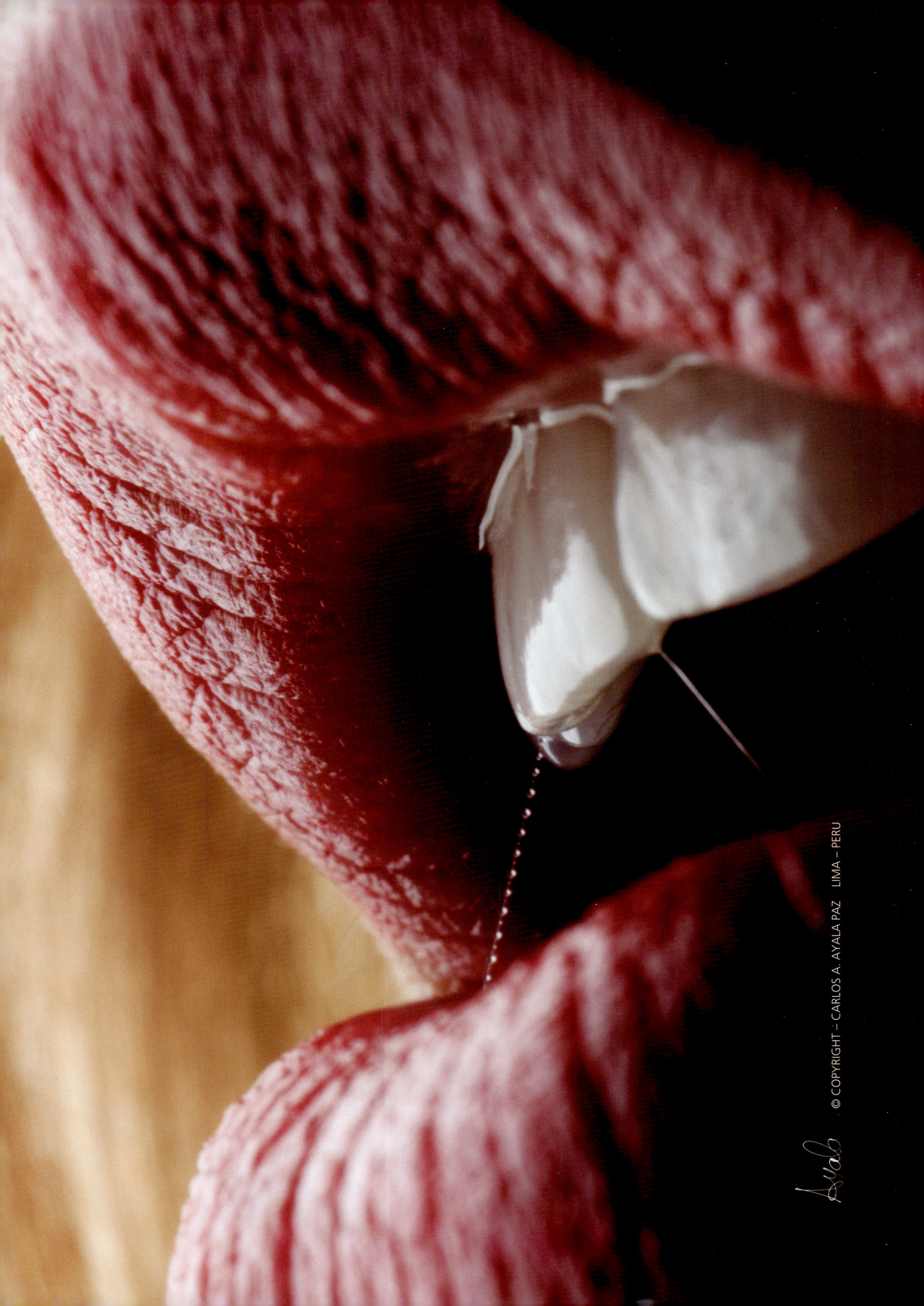
© COPYRIGHT – CARLOS A. AYALA PAZ   LIMA – PERU
Ayala

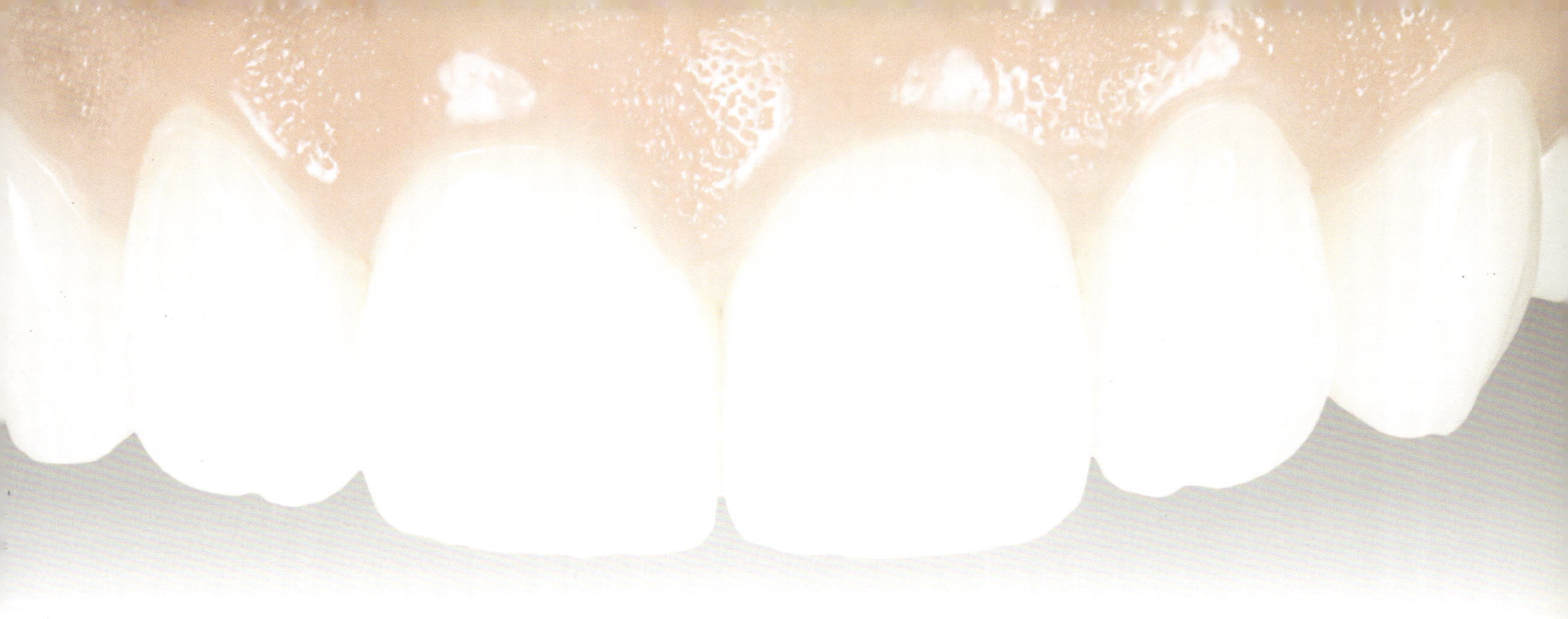

Colaboradores

Abegail da Costa Bueno
Especialista em Prótese Dentária.

Ariovaldo Stefani
Professor Clínico, Programa Avançado em Implante e Odontologia Estética.

Dario Adolfi
Diretor, Spazio Education, São Paulo, Brasil.

Diogo Folgueras
Técnico em Prótese Dentária formado pelo Colégio UNITAU. Especialista em Cerâmica pelo Instituto Paulo Kano.

Fabio Cabral
Dentista formado pela UNICAMP.

Fábio Fujiy
Professor Clínico, Programa Avançado em Implante e Odontologia Estética.

Frederico Marques
Dentista formado pela UNICAMP. Especialista em Prótese Dentária pela UNICSUL.

Gilberto A. Borges
Professor-assistente, Odontologia Restauradora, Universidade de Uberaba, Minas Gerais, Brasil.

Gustavo Giordani
Especialista em Cirurgia e Traumatologia Bucomaxilofacial pela UNIP. Especialista em Cirurgia e Traumatologia Bucomaxilofacial e em Cirurgia Periodontal /Peri-implantar.

José Carlos Romanini
Técnico Dental e Ceramista, Laboratório Dental de Prótese Odontológica, Londrina, Paraná, Brasil.

Juvenal de Souza Neto
Técnico em Prótese Dentária (Ceramista) e Técnico em Saúde Bucal.

Lourenço Correr-Sobrinho
Professor do Departamento de Odontologia Restauradora, Divisão de Materiais Dentários, Faculdade de Odontologia da Universidade Estadual de Campinas, Piracicaba, São Paulo, Brasil.

Luis Calicchio
Sócio-diretor do Ateliê Oral.

Luiz Alves Ferreira
Técnico e Ceramista, Laboratório *Specialized*, São Paulo, Brasil.

Marcelo Kyrillos
Sócio-diretor do Ateliê Oral.

Marcelo Moreira
Sócio-diretor do Ateliê Oral.

Messias Rodrigues
Professor-assistente em Ortodontia, Faculdade de Odontologia, Universidade de Taubaté, Taubaté, São Paulo, Brasil.

Paulo Battistella
PB Studio, São Paulo, Brasil.

Rodrigo Monsano
Técnico em Prótese Dental Senac. Instrutor credenciado Ivoclar-Vivadent.

Ronaldo Hirata
Professor-assistente, Biomateriais e Biomética, Faculdade de Odontologia da Universidade de Nova Iorque, Nova Iorque, EUA.

Sidney Kina
Diretor do programa avançado em Periodontia, Faculdade de Odontologia São Leopoldo Mandic, São Paulo, Brasil.

Wagner Nhoncance
Ceramista-chefe do Laboratório Precision.

William Kabbach
Especialista, Mestre e Doutor em Odontologia Restauradora UNESP Araraquara. Exerce atividade clínica em consultório privado.

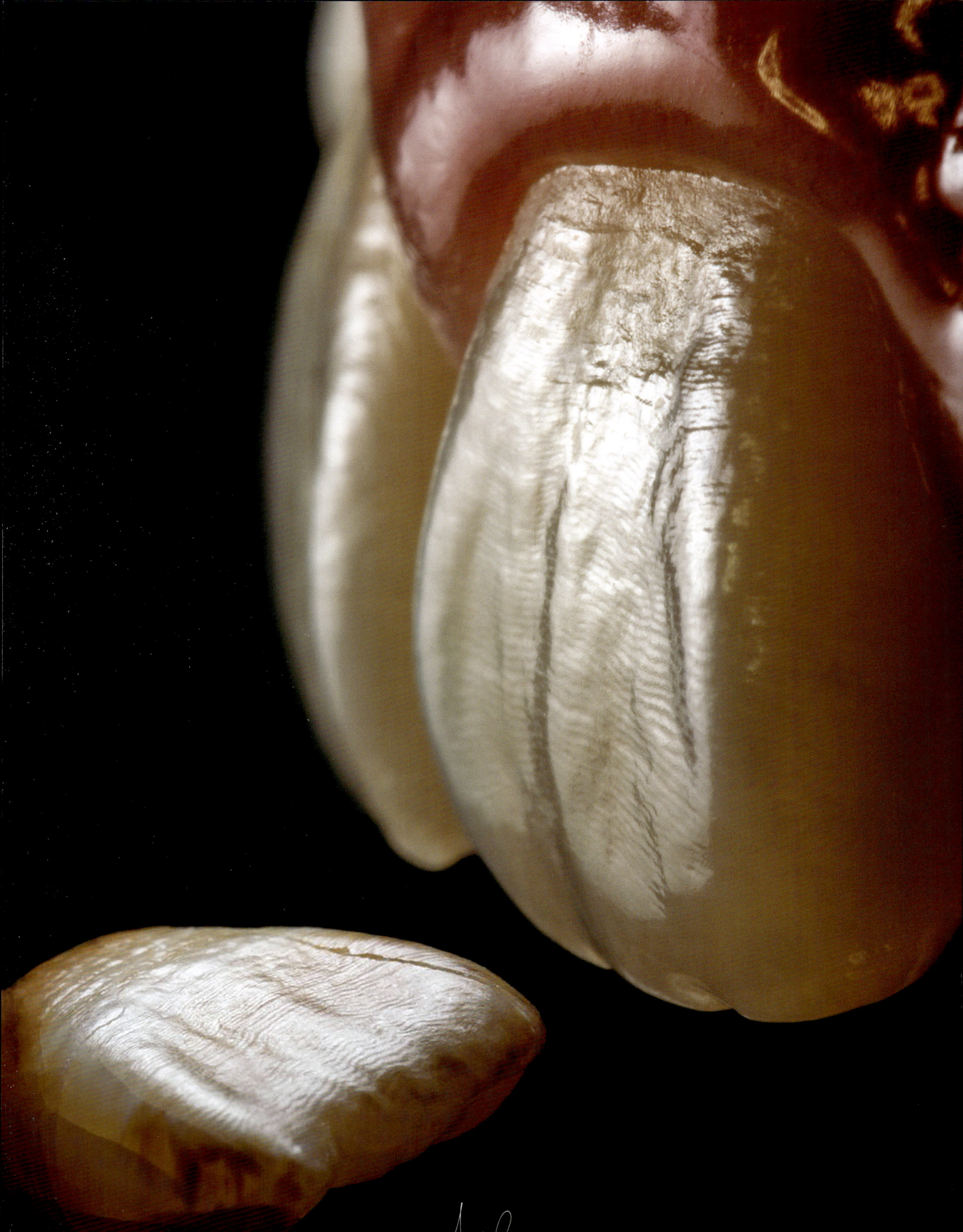

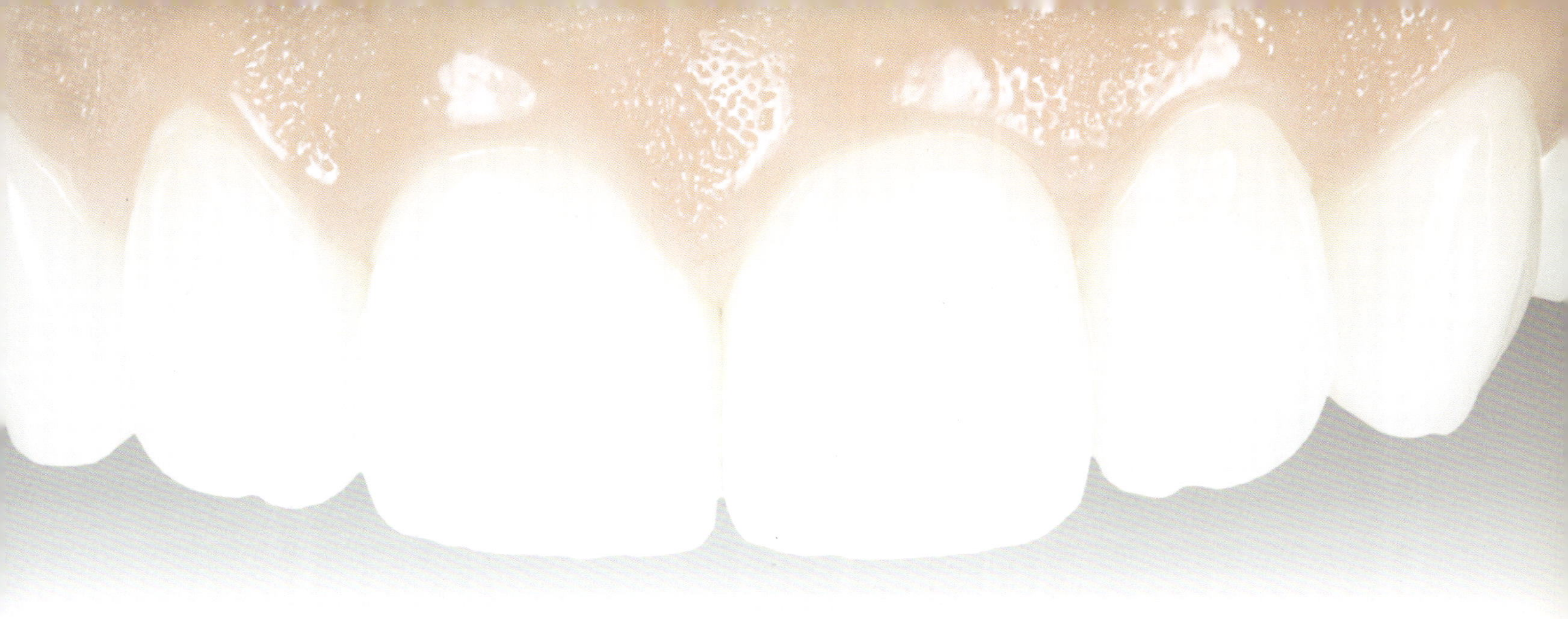

Sumário

Quintessence
DENTAL

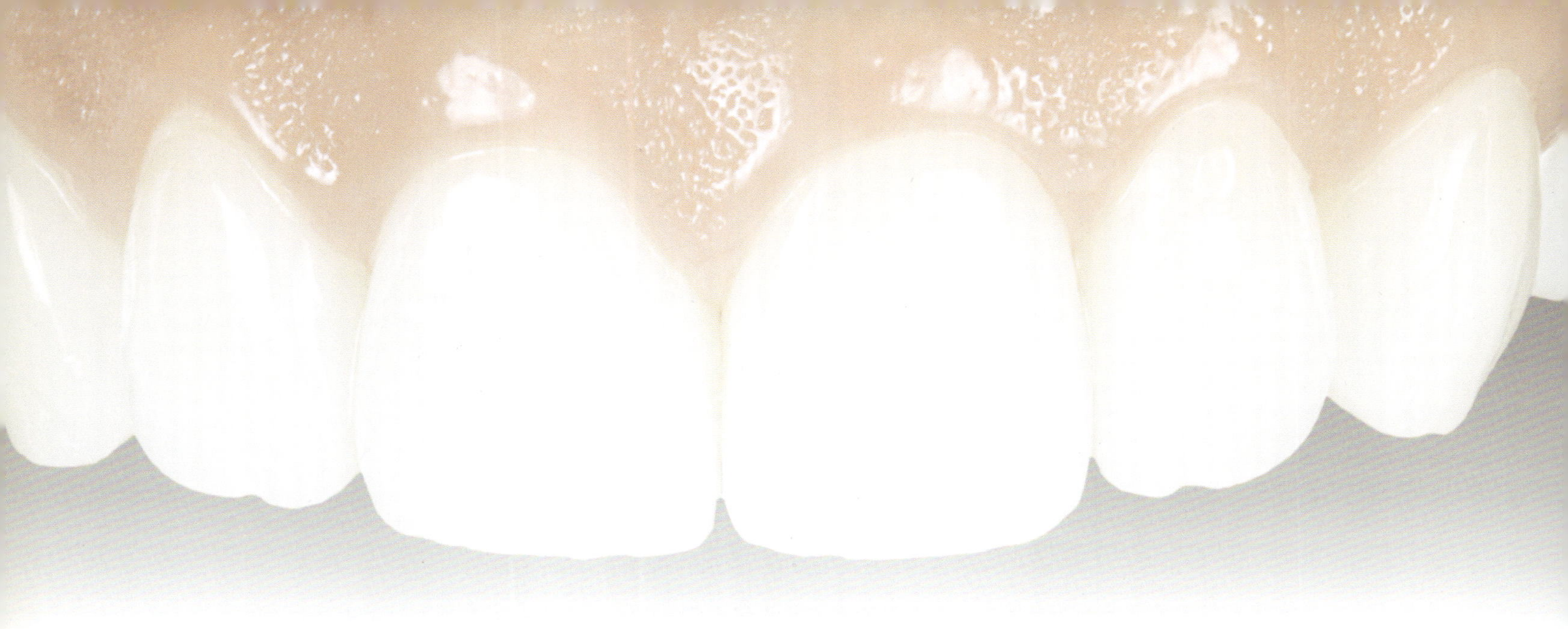

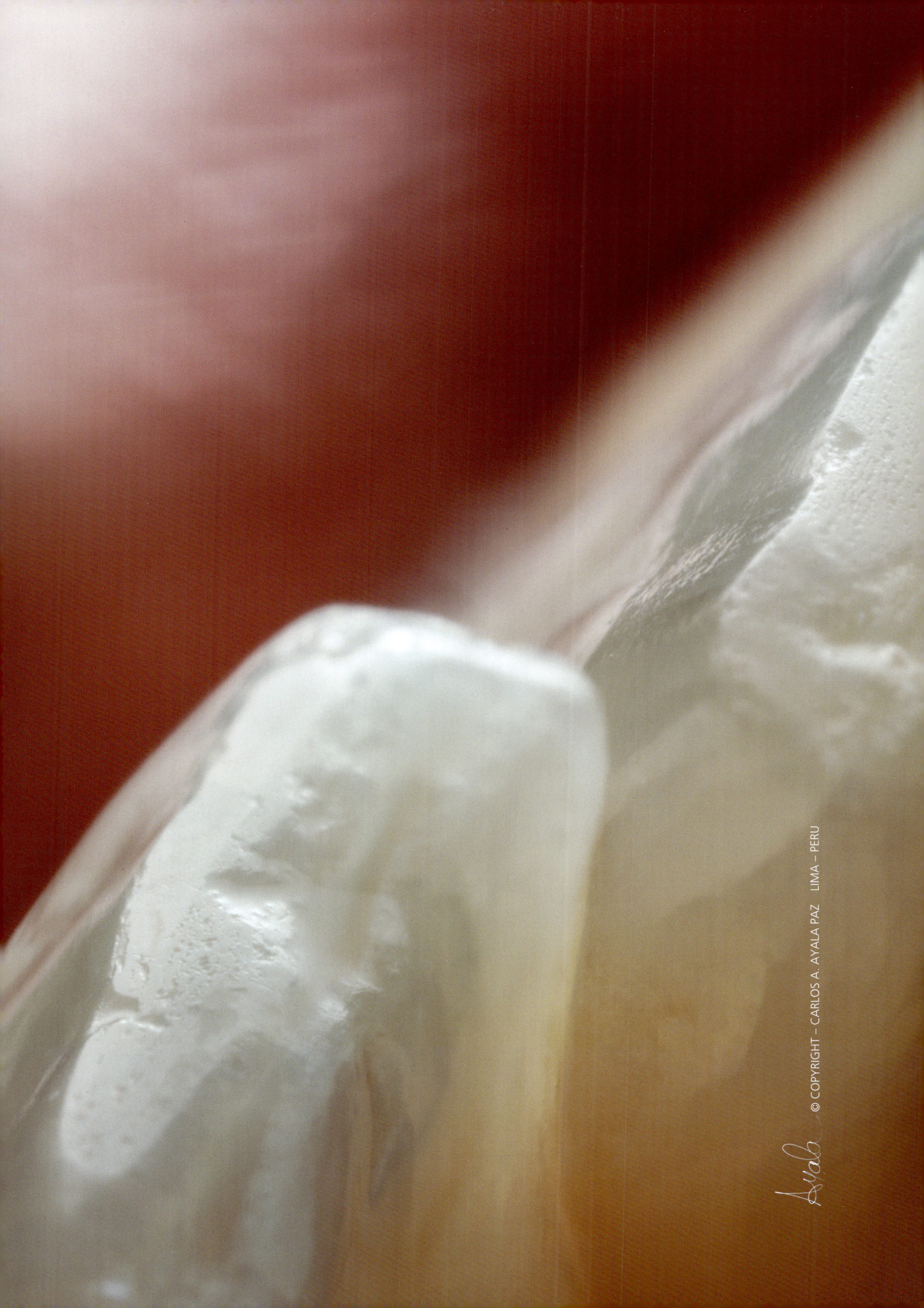
© COPYRIGHT – CARLOS A. AYALA PAZ LIMA – PERU
Ayala

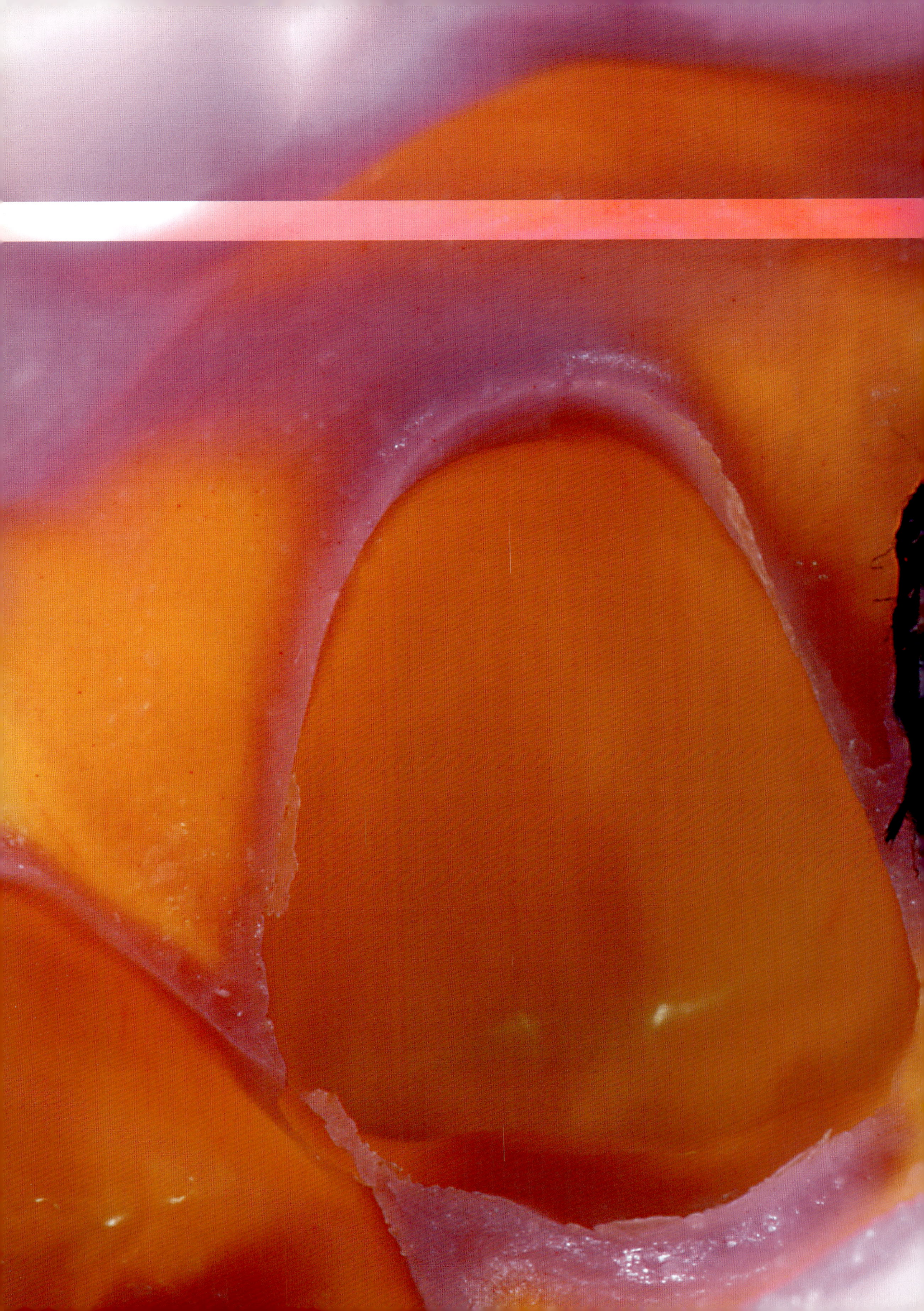

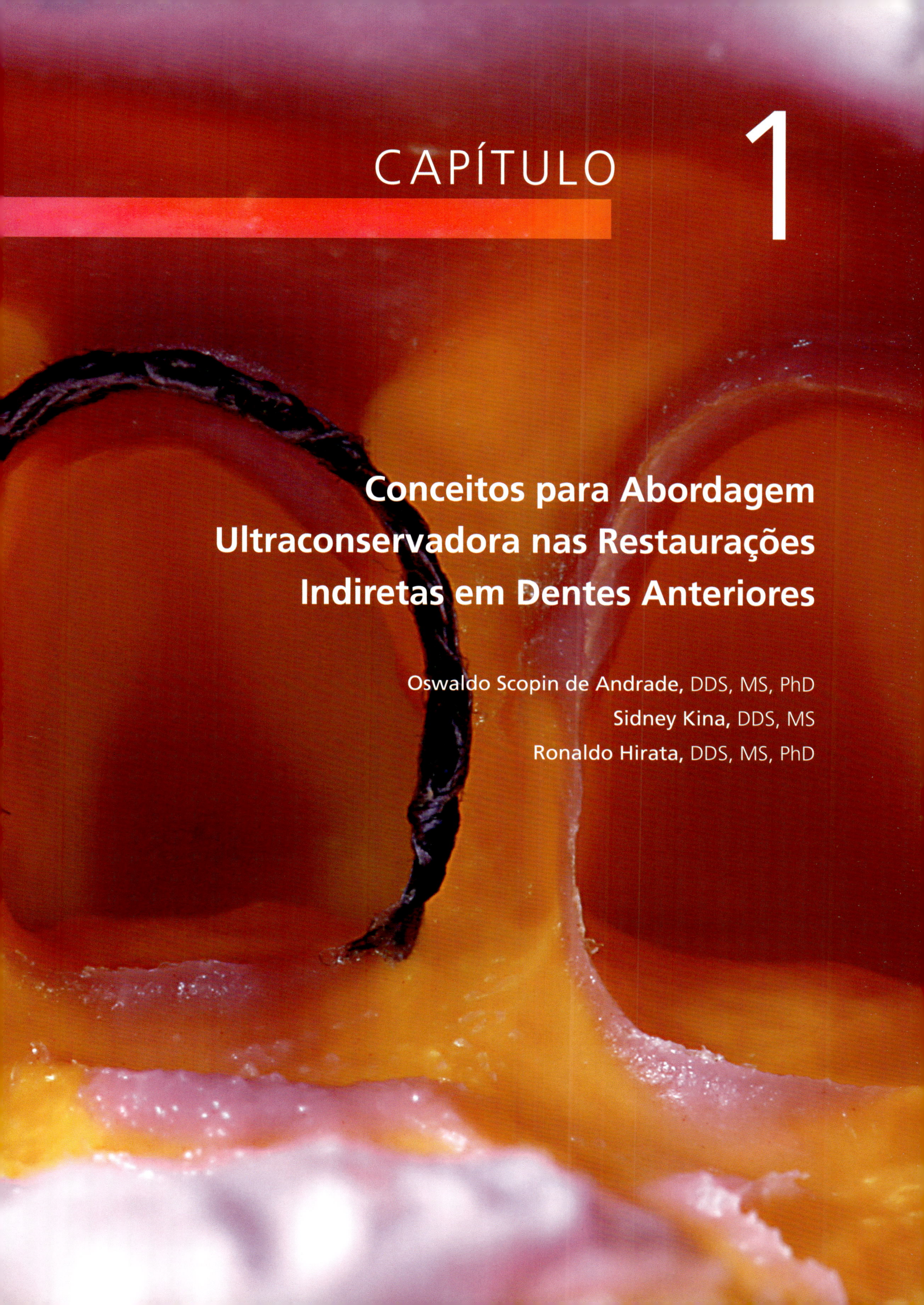

CAPÍTULO 1

Conceitos para Abordagem Ultraconservadora nas Restaurações Indiretas em Dentes Anteriores

Oswaldo Scopin de Andrade, DDS, MS, PhD

Sidney Kina, DDS, MS

Ronaldo Hirata, DDS, MS, PhD

O foco atual na Odontologia Restauradora é a preservação do tecido dentário. Esse conceito preconiza que o tratamento para um procedimento indireto seja o mais conservador possível. Na dentição anterior, é extremamente importante preservar a estrutura dentária, independentemente do plano de tratamento proposto para cada caso.

Restaurações diretas de resina composta geralmente são usadas como procedimentos minimamente invasivos (p. ex., restaurações Classe III ou IV). Com o desenvolvimento de novas técnicas para alteração e desenho estético do sorriso, a resina composta vem sendo usada há anos em procedimentos aditivos na dentição anterior.[1,2] Entretanto, a limitada disponibilidade de evidência científica dessa modalidade ainda não é suficiente para afirmar que o desempenho clínico longitudinal das restaurações de resina composta na dentição anterior supere as cerâmicas. Na comparação entre resinas compostas e cerâmicas em dentes anteriores, a última tem melhor documentação científica para a estética, estabilidade de cor e resistência ao desgaste.[3-5] Isso sugere que, nos casos de falha, das resinas compostas a restauração original poderia ser trocada por uma faceta ou coroa cerâmica. Entretanto, antes de o dente receber um preparo para coroa total, uma avaliação crítica deve ser feita determinando qual abordagem para que seja selecionado o tratamento mais conservador possível?[6,7]

Dentre as muitas técnicas conservadoras disponíveis para dentes anteriores, o uso de laminados cerâmicos tem sido o mais investigado e documentado.[5,8] A vantagem dos laminados cerâmicos em comparação às coroas tradicionais começa pela análise da quantidade de estrutura dentária preservada no momento do preparo, permitindo que a restauração seja aderida diretamente ao esmalte, aumentando assim sua longevidade clínica.[9] Em muitos casos, entretanto, a quantidade de perda tecidual pode invadir a dentina não permitindo a união direta ao esmalte.[10] Mesmo assim, o conceito de preservação tecidual ainda deve ser aplicado.

O objetivo deste capítulo é propor diretrizes clínicas para utilização de preparo ultraconservador em restauração de dentição anterior. Quatro estratégias restauradoras indiretas serão discutidas.

1. Facetas de resina composta sem preparo.
2. Laminados Cerâmicos sem preparo.
3. Laminados Cerâmicos com preparo mínimo.
4. Coroas cerâmicas livres de metal com preparo mínimo.

ESTRATÉGIA 1

Facetas de Resina Composta sem Preparo

O uso de restaurações diretas de resina composta é sensível à técnica e requer conhecimento profundo e preciso da cor e forma dos dentes naturais e dos materiais utilizados.[11] Entretanto, quando associadas com o sistema adesivo apropriado, tais restaurações oferecem excelentes resultados estéticos.

Para casos de alteração na cor e forma dos dentes a utilização de facetas diretas de resina composta é relativamente simples e previsível, já que não são necessários procedimentos laboratoriais adicionais. Para aplicar essa técnica o clínico deve ter um entendimento completo da anatomia e dos materiais dentários envolvidos na obtenção da espessura adequada de cada camada de resina composta.[12,13] As indicações para facetas diretas de resina composta incluem dentes unitários com alteração severa de cor e/ou forma manchamento, fraturas extensas envolvendo a região vestibular e fechamento de diastemas isolados.[2] Nos casos mais complexos que envolvam mais de um elemento ou quando é difícil visualizar o resultado estético final, uma restauração indireta pode ser indicada.

Facetas laminadas diretas e indiretas de resina composta possuem as mesmas limitações de qualquer restauração confeccionada com esse material. Restaurações de resina composta requerem controle clínico constante para o reparo de possíveis fraturas, trincas ou decomposição marginal que podem resultar na degradação da interface. A resina composta também pode ser afetada por hábitos alimentares do paciente. Apesar de melhorias recentes e consideráveis na tecnologia das resinas compostas, a mudança de cor ainda é um problema que deve ser considerado. No caso descrito a seguir, duas facetas de resina composta foram selecionadas em função das características anatômicas dentárias, que não permitiam uma trajetória de inserção viável se os laminados cerâmicos fossem utilizados.

Relato do Caso

Uma mulher de 25 anos de idade apresentou-se à clínica queixando-se de um diastema entre os incisivos centrais superiores (Fig. 1.1). A paciente rejeitou o tratamento ortodôntico e qualquer procedimento com preparo dentário. Uma avaliação intrabucal cuidadosa foi realizada, seguida pela documentação fotográfica para o plano de tratamento. Os incisivos centrais estavam posicionados para vestibular em relação aos incisivos laterais (Figs. 1.2 a-c). Foi explicado à paciente que o fechamento dos diastemas poderia não resolver completamente o desalinhamento dentário. Depois, um enceramento aditivo foi confeccionado no modelo de gesso sem a realização de preparos e ou desgastes. Em função da convexidade da superfície vestibular, um laminado cerâmico sem preparo estaria contraindicado. Já que a paciente havia solicitado a abordagem de tratamento mais conservadora possível, uma restauração adesiva de resina composta foi considerada a melhor opção. Um procedimento direto também estava contraindicado em função da distribuição e alinhamento dentários irregulares. A opção restauradora para os incisivos centrais foi a confecção de duas facetas de resina composta fabricadas em laboratório que pudessem ser provadas com pastas especiais de glicerina, permitindo que o paciente aprovasse a restauração antes da cimentação. Nos incisivos laterais superiores, restaurações diretas foram propostas após a cimentação, se necessário e/ou desejado pela paciente, após a cimentação adesiva das facetas laminadas.

Foram realizadas moldagens em polivinilsiloxano (PVS) de cada arcada e enviadas ao laboratório. A escolha da cor foi realizada usando a fotografia digital e a escala clássica da VITA (VITA Zahnfabrik, Bad Säckingen, Alemanha).

No laboratório, os moldes foram vazados e duas facetas laminadas de resina composta (Sinfony, 3M ESPE, St Paul, MN, EUA) foram confeccionadas (Figs. 1.3 a-d). Esse material é semelhante à resina composta fluida, permitindo que o técnico confeccione a restauração por estratificação, muito similar ao processo de enceramento. A flexibilidade do material também reduz a chance de fratura durante sua colocação.[14]

Já que não foi realizado qualquer preparo dentário, não foram necessárias restaurações provisórias. Na consulta seguinte, as restaurações foram provadas com um material à base de glicerina (Variolink Veneer Try-in Paste, Ivoclar Vivadent, Schaan, Liechtenstein), que simula a cor do cimento resinoso (Figs. 1.4 a, b). A paciente tem um papel importante nessa fase quando julga se o resultado final foi alcançado. Após a seleção dessa pasta, foram realizadas fotografias com o resultado simulado (Fig. 1.4 c). As fotografias foram então mostradas ao paciente. Para facetas delgadas com preparo restrito ao esmalte, um cimento resinoso fotoativado é preferido.

Os dentes foram limpos com mistura de pedra-pomes e água, seguido pela colocação de um lençol de borracha modificado, evitando o contato com a saliva e outros contaminantes.

Em função de uma resina composta delgada ser usada, as superfícies internas das suas facetas laminadas foram cuidadosamente asperizadas com uma broca diamantada esférica de granulação média em baixa rotação. As restaurações foram limpas em ultrassom com água destilada por 5 minutos. Após a secagem com jato de ar, as superfícies foram cobertas com um agente de união hidrofóbico sem carga (Scotchbond Multi Purpose Adhesive, 3M ESPE), sendo afinado por um leve jato de ar. O agente de união não foi polimerizado e o cimento resinoso fotoativado (Variolink Veneer, HV +3, Ivoclar Vivadent) foi aplicado diretamente da seringa para evitar a incorporação de bolhas de ar.

Depois, a faceta do incisivo central direito foi colocada sob uma placa protetora escura evitando a fotopolimerização precoce do cimento resinoso. O esmalte foi condicionado com ácido fosfórico a 35% (Scotchbond Etchant, 3M ESPE) por 60 segundos (Fig. 1.5 a), lavado e seco. A superfície tratada foi coberta com o mesmo agente de união hidrofóbico sem carga que foi aplicado nas superfícies internas das restaurações, afinado com jatos de ar e deixado sem polimerização (Fig. 1.5 b). Em seguida, a restauração foi assentada e a remoção do cimento foi realizada com um *microbrush* (Fig. 1.5c) e fio dental antes da fotoativação. Esse procedimento foi realizado com uma unidade de LED (Bluephase, Ivoclar Vivadent)

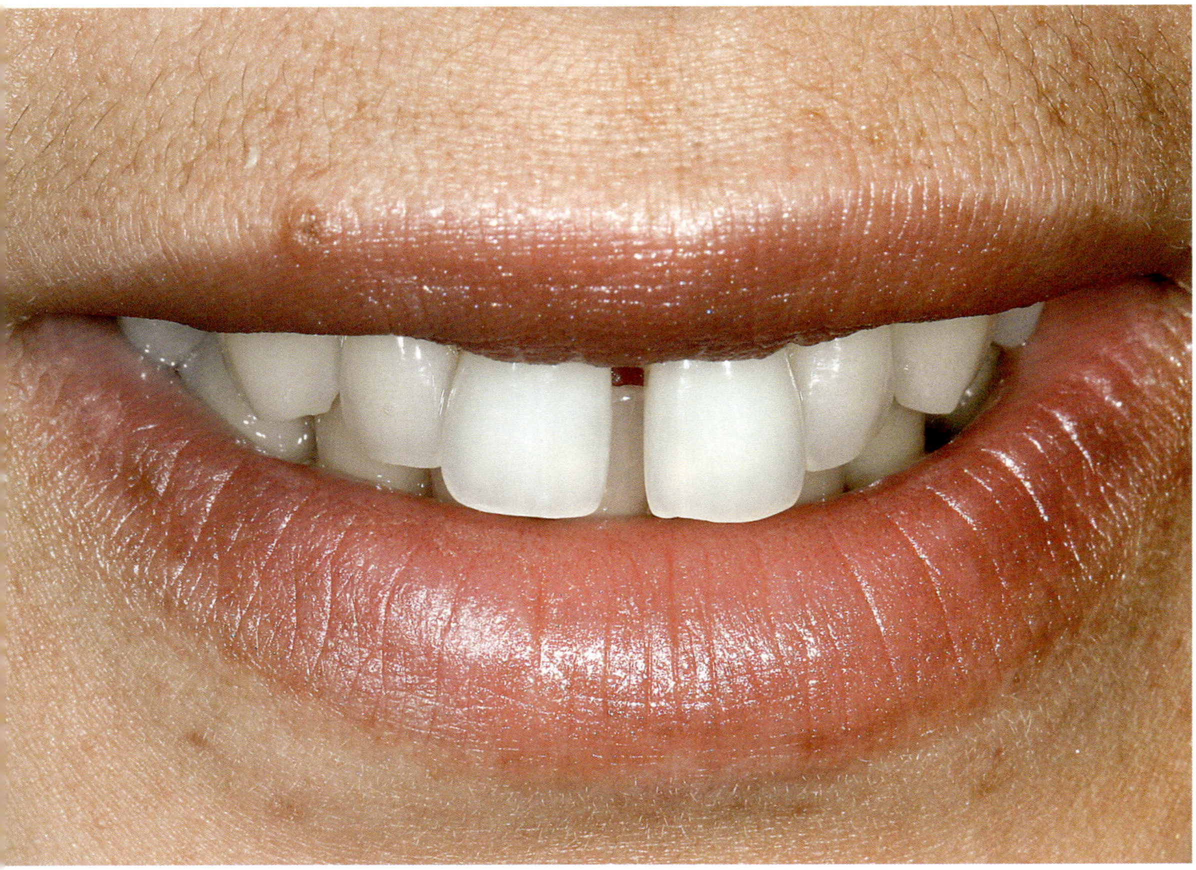

Figura 1.1 – Situação pré-operatória mostrando diastema entre os incisivos centrais superiores.

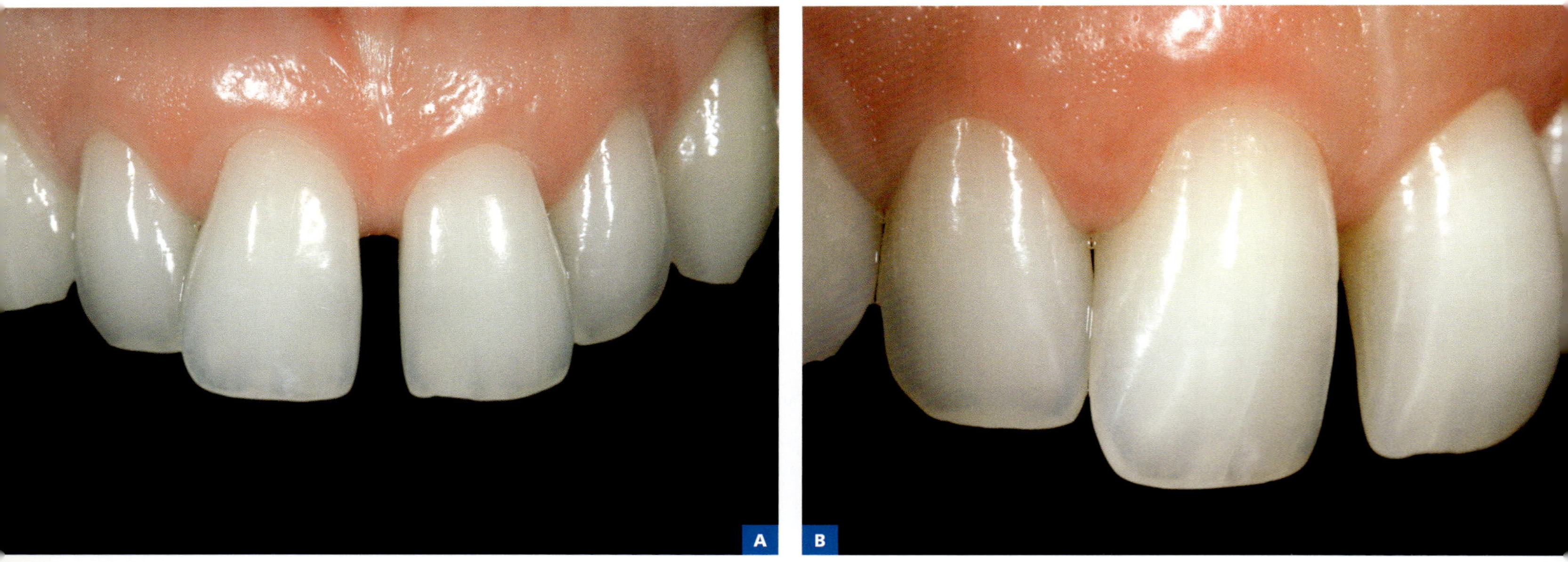

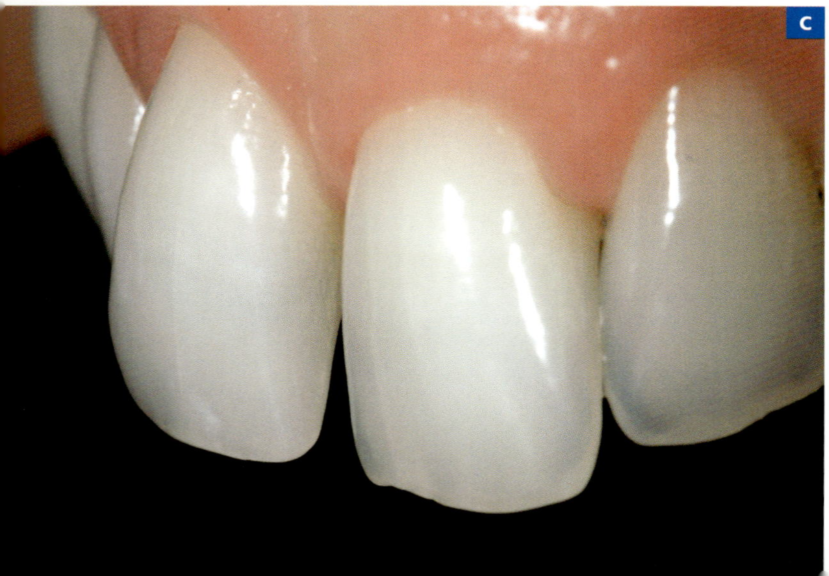

Figura 1.2 – **(A)** Incisivos centrais vestibularizados, enquanto os incisivos laterais estavam posicionados em direção palatina. **(B** e **C)** Vistas laterais mostrando a convexidade natural dos incisivos centrais.

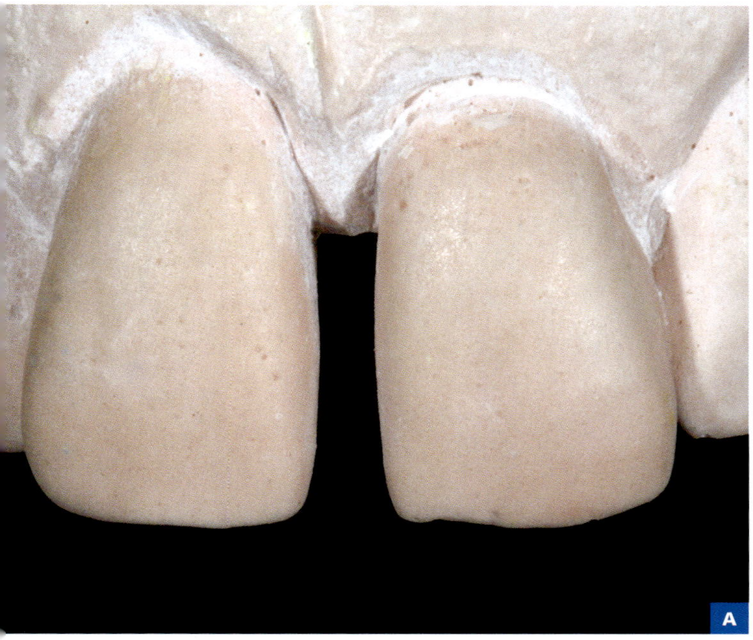

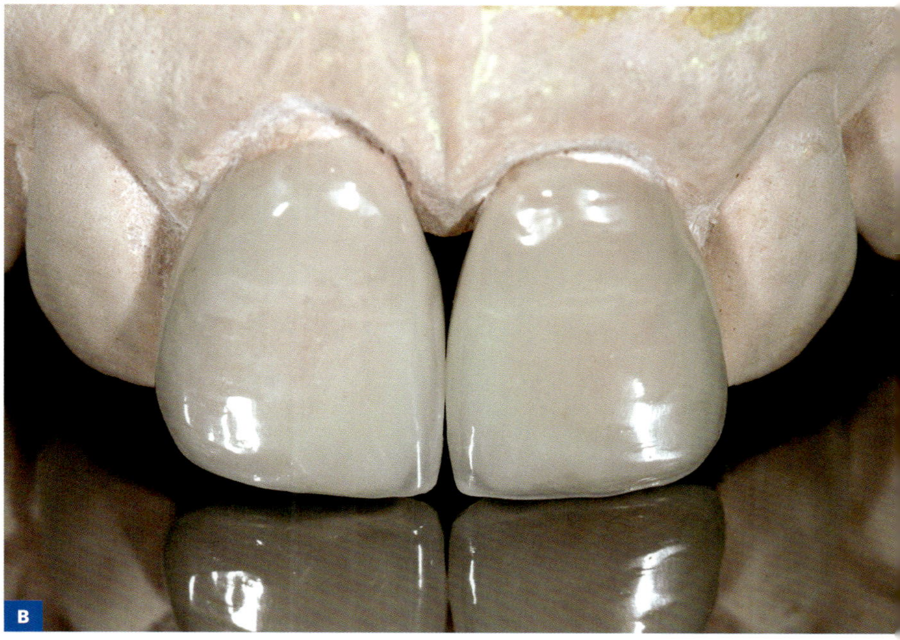

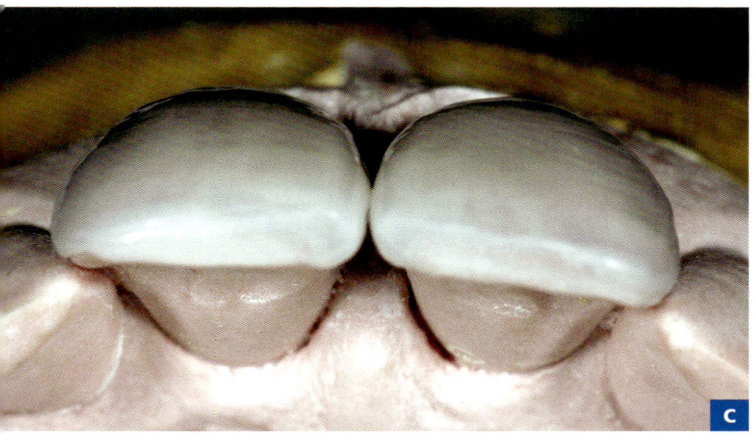

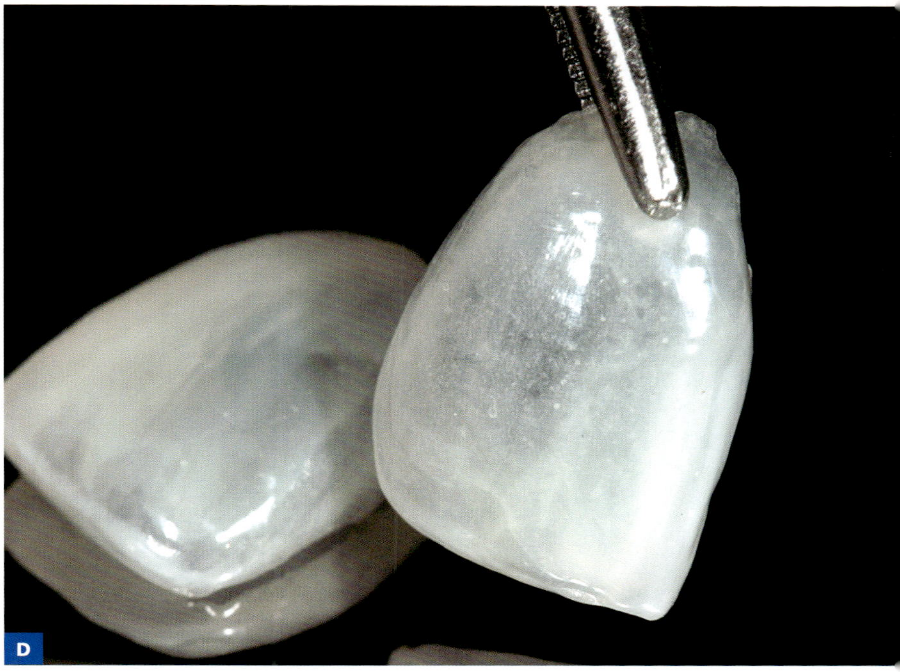

Figuras 1.3 – (A-D) Facetas indiretas de resina composta fabricadas sem preparo dentário. A margem gengival foi recortada no modelo para facilitar a estratificação da resina (Trabalho laboratorial feito por Mauricio Lemos Rodrigues, Belo Horizonte, Brasil).

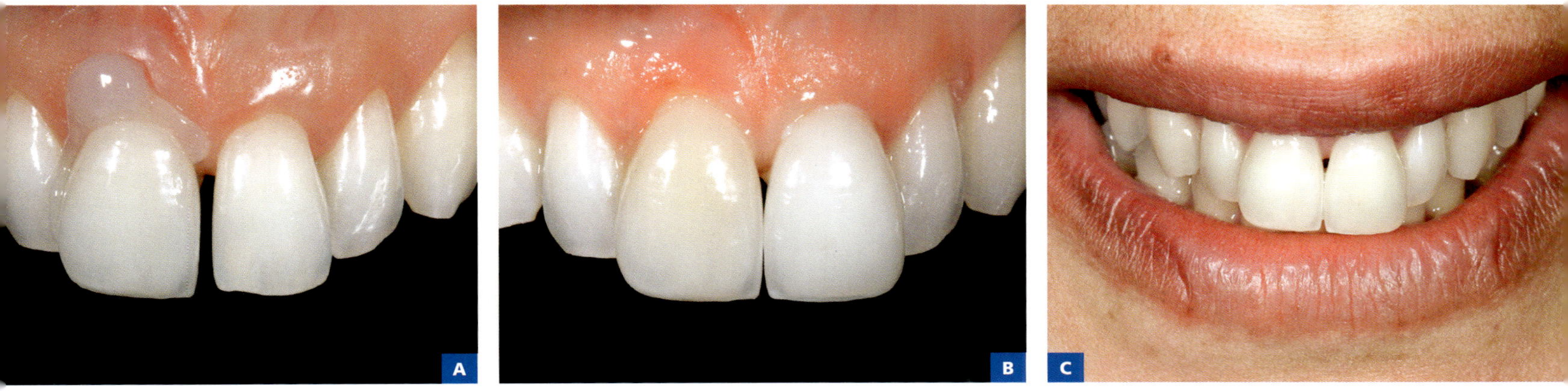

Figuras 1. 4 – (A) Uma pasta de prova à base de glicerina foi usada para avaliar a adaptação e selecionar a cor do cimento resinoso. **(B)** Duas cores diferentes foram testadas: uma pasta de baixo valor (-3) no incisivo central direito e uma pasta de alto valor (+3) no incisivo central esquerdo. **(C)** Facetas de resina composta posicionadas com a pasta de prova selecionada (+3) para a aprovação final do paciente.

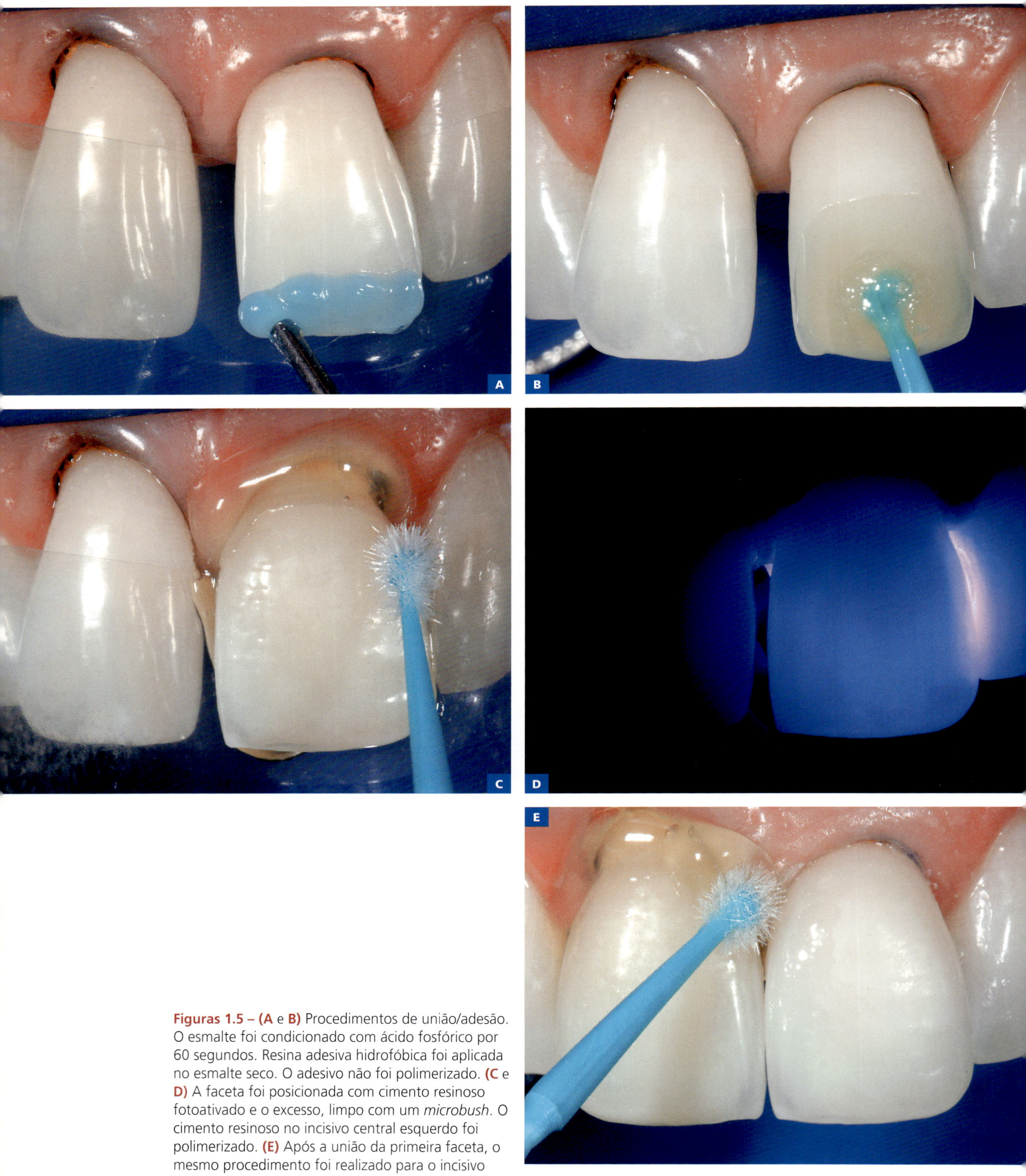

Figuras 1.5 – (A e **B)** Procedimentos de união/adesão. O esmalte foi condicionado com ácido fosfórico por 60 segundos. Resina adesiva hidrofóbica foi aplicada no esmalte seco. O adesivo não foi polimerizado. **(C** e **D)** A faceta foi posicionada com cimento resinoso fotoativado e o excesso, limpo com um *microbush*. O cimento resinoso no incisivo central esquerdo foi polimerizado. **(E)** Após a união da primeira faceta, o mesmo procedimento foi realizado para o incisivo central direito.

por 40 segundos em cada superfície usando o modo baixa potência (Fig. 1.5 d). Uma pasta de glicerina à base de água (Liquid Strip, Ivoclar Vivadent) foi usada para bloquear a camada de inibição pelo oxigênio e a restauração, polimerizada novamente por 40 segundos, mas dessa vez no modo alta potência. O excesso de cimento resinoso foi removido apenas com tiras de acabamento e polimento para resina composta (FlexiStrips, Cosmedent, Chicago, IL, EUA). Não foram usados instrumentos rotatórios ou bisturis.

Após os procedimentos iniciais de acabamento, a mesma sequência de adesão foi repetida para o incisivo central esquerdo. O lençol de borracha foi removido e as margens, verificadas novamente para evitar que o excesso de cimento resinoso, pudesse danificar os tecidos gengivais.

As figuras 1.6 a, b mostram o resultado final das duas facetas nos incisivos centrais. Uma semana após a colocação, os incisivos laterais superiores foram restaurados com facetas diretas de resina composta (Figs. 1.7 a-d). Esse procedimento foi conduzido após a reavaliação do sorriso.

Três anos depois do tratamento, as restaurações mostraram estabilidade de cor e forma anatômica (Figs. 1.8 a-d). Nenhum polimento ou acabamento foi necessário durante esse tempo. Pequenas manchas podem ser visualizadas nas áreas interproximais das restaurações diretas. A vantagem principal das resinas compostas é a possibilidade de reparo, se necessário, sem desgaste excessivo.

ESTRATÉGIA 2

Laminados Cerâmicos sem Preparo (*Lente de Contato* e/ou Fragmentos)

Os laminados cerâmicos possuem propriedades estéticas excepcionais e são um dos tratamentos restauradores mais estáveis para dentição anterior.[15,16] Em casos selecionados, é possível ter os benefícios da cerâmica, como sua alta resistência adesiva ao esmalte, sem realizar o preparo dentário.[17] Essa abordagem que deixa o esmalte intacto permite a manutenção da estrutura dentária sadia, que oferece diversas vantagens clínicas: ausência de sensibilidade pós-operatória, alta resistência de união ao esmalte, estética e função duradouras, e a possibilidade de reversão com o mínimo de danos. As indicações para esse tipo de abordagem são: (1) pacientes com restauração prévia aditiva ou pequenas áreas de resina composta, em que a simples remoção desse material cria o espaço para a cerâmica; e (2) pacientes com alterações anatômicas que permitem o eixo de inserção para o laminado cerâmico.

Nesse tipo de abordagem, a primeira etapa deve ser definir o eixo de inserção. O dente deve ser cuidadosamente analisado para se determinar como a restauração será inserida e se haverá espaço suficiente

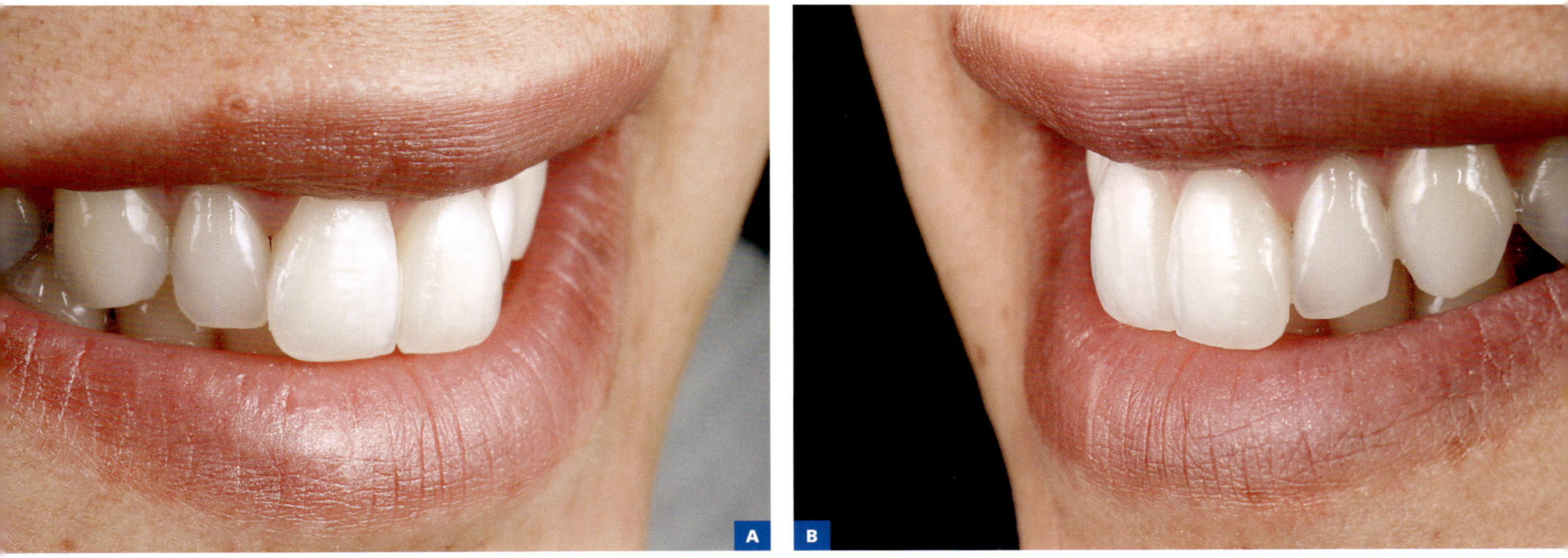

Figuras 1.6 – (A e B) Vistas laterais imediatamente após a cimentação.

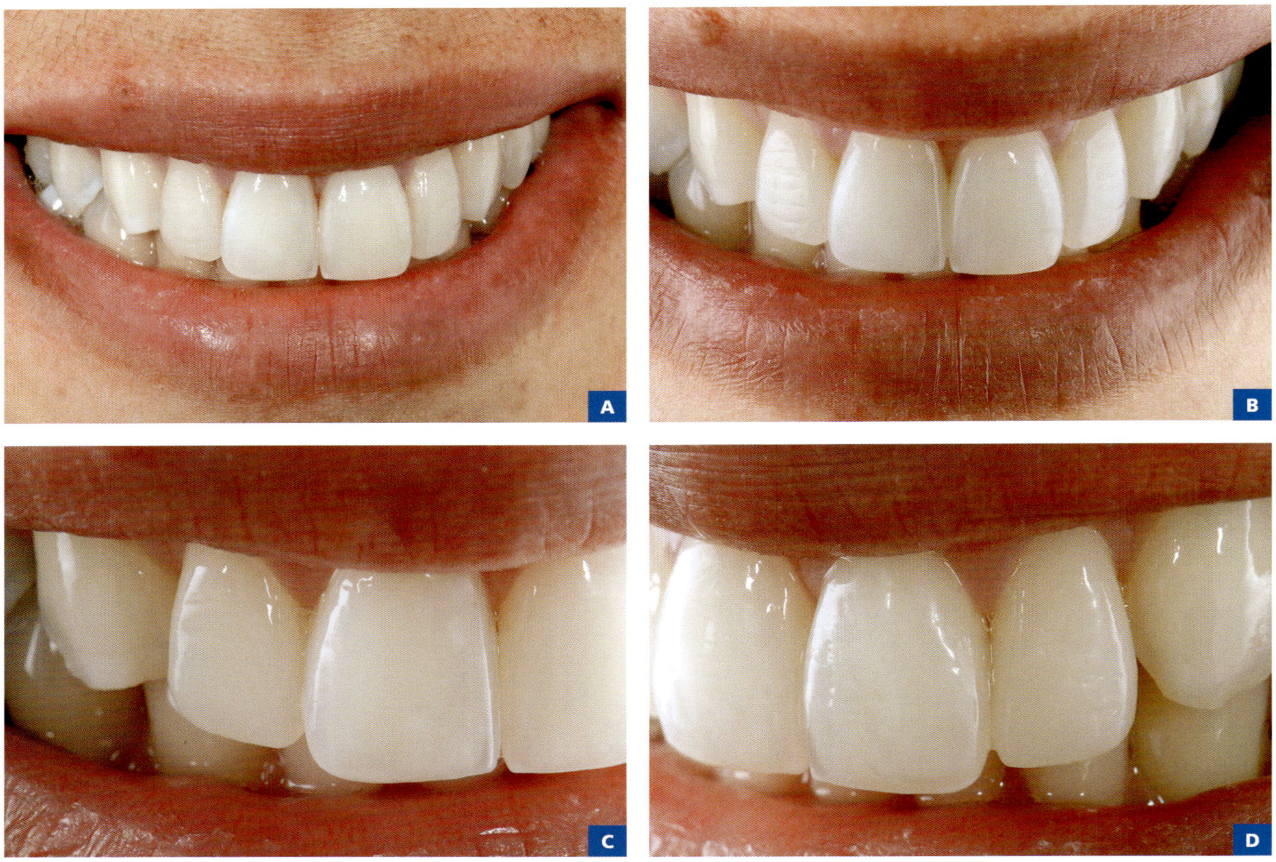

Figuras 1.7 – (A e B) O resultado final 30 dias depois da colocação das facetas laminadas nos incisivos centrais. Uma semana depois do procedimento, restaurações diretas de resina composta foram colocadas nos incisivos laterais.

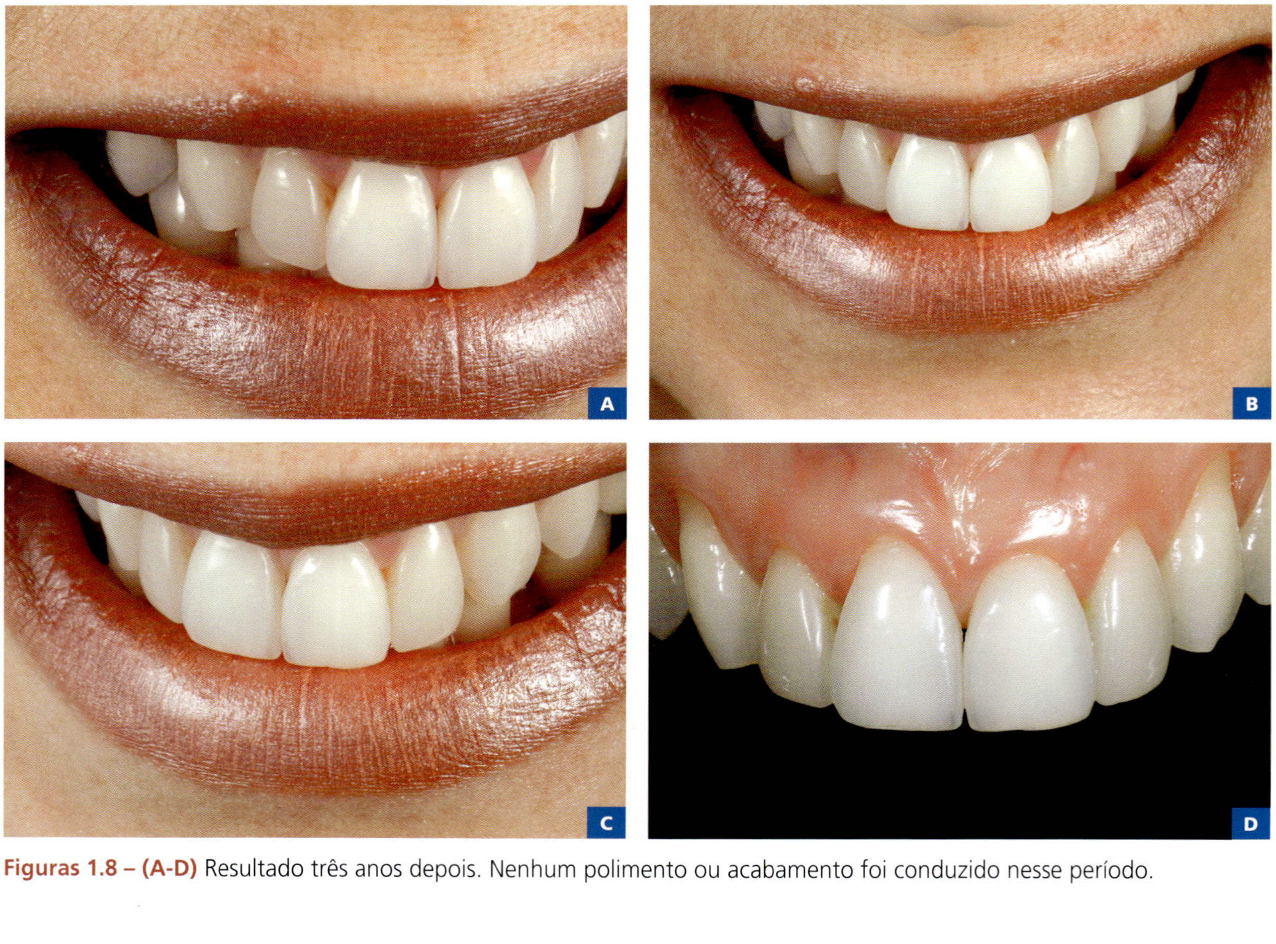

Figuras 1.8 – (A-D) Resultado três anos depois. Nenhum polimento ou acabamento foi conduzido nesse período.

para o material.[17] Como em qualquer tipo de intervenção protética, um enceramento diagnóstico deve ser realizado.[18] Quando já houver uma restauração de resina composta, esse material deve ser totalmente removido, seguido pela colocação da simulação com a ajuda do enceramento diagnóstico. Isso pode ser aplicado na boca com o uso de resina composta bis-acrílica. Isso ajuda o clínico na determinação da quantidade de material a ser removido e do quanto de espaço disponível existe para a futura restauração. Para essa modalidade, a técnica do troquel refratário com cerâmica feldspática é bem documentada cientificamente.[19] Com o desenvolvimento dos materiais injetáveis de alta translucidez, atualmente é possível trabalhar com o dissilicato de lítio. Com essa modalidade de materiais, é possível criar restaurações tão finas quanto 0,3 mm.[20] Um relato de caso demonstrando essa estratégia é apresentado na seção seguinte.

ESTRATÉGIA 3

Laminados Cerâmicos com Mínimo Preparo

O uso dos laminados cerâmicos com preparo mínimo é indicado quando se observa uma restauração extensa de resina composta ou perda tecidual significativa, mas com esmalte disponível para a adesão na margem da restauração. O esmalte não precisa necessariamente estar presente em todo o perímetro. Em alguns casos, como nas restaurações Classe 5, as margens cervicais podem estar em dentina. É considerada uma restauração extensa de resina composta restaurações tipo Classe IV incluindo facetas indiretas e restaurações aditivas, usadas para fechar um diastema, alterar o formato da dentição e recontorno estético. O conceito de preparo conservador depende da resistência intrínseca da estrutura que será aderida ao dente, para se obter uma restauração com longevidade clínica.[21] A preservação do esmalte aumenta a taxa de sucesso das facetas laminadas e depende consideravelmente do desenho do preparo; entretanto, pequenas invasões na superfície da dentina não alteram o resultado desde que os procedimentos adesivos sejam feitos de maneira adequada.[22] Nos pacientes em que existe dentina exposta, por causa de recessões, pode haver alguma mudança na resistência geral do dente restaurado sem contraindicação do procedimento. Uma modificação técnica que melhora a resistência adesiva é o selamento imediato da dentina (SID).[23] O SID protege a dentina com uma fina camada de resina adesiva com carga e deve ser realizado após o preparo dentário e antes da moldagem. A aplicação e polimerização imediata do adesivo dentinário diminuirá a infiltração, reduzindo a sensibilidade pós-operatória. É importante enfatizar que o SDI só deve ser usado quando a dentina estiver exposta.

O desenho do preparo varia dependendo do espaço necessário para a confecção da restauração e deve ser equivalente à espessura do laminado planejado. O preparo só é conduzido para dar a trajetória e o eixo de inserção à restauração. No passado, o material convencional para essa técnica era a cerâmica em troquel refratário. Atualmente, a cerâmica à base de dissilicato de lítio tornou-se o material de escolha porque permite excelente resistência e melhor controle laboratorial, assim como melhor manipulação clínica.

Relato de Caso: Estratégias 2 e 3

A paciente se apresentou com restaurações insatisfatórias de resina composta nos incisivos central e lateral esquerdo (Fig. 1.9 a). As restaurações cobriam toda a área interproximal, assim como a superfície vestibulodistal do incisivo central e a superfície mesial do incisivo lateral (Fig. 1.9 b). A paciente solicitava uma abordagem conservadora com mínima intervenção. A análise intrabucal mostrou que as papilas estavam levemente comprimidas em função do contorno inadequado (Fig. 1.9 b). Uma moldagem com PVS foi realizada para o enceramento diagnóstico fabricado em laboratório. O enceramento mostrou que era necessário distribuir melhor o espaço para o incisivo central esquerdo, incisivo lateral e canino (Fig. 1.10 a). Para o incisivo central e o canino, o plano de tratamento foi elaborado para a confecção de laminados cerâmicos sem preparo. Para o incisivo lateral, um preparo mínimo foi a opção selecionada. Antes de o preparo ser iniciado, uma matriz de silicone foi posicionada na boca para visualizar a distribuição desejada em cada dente (Fig. 1.10 b). As restaurações de resina composta foram cuidadosamente removidas com brocas diamantadas e disco de óxido de alumínio (Sof-Lex, 3M ESPE)

(Fig. 1.11 a). O incisivo lateral superior foi então preparado para receber um laminado convencional (Fig. 1.11 b). É importante enfatizar que a matriz é necessária para garantir um desgaste dentário ideal, criando espaço para o material cerâmico (Fig. 1.11 c). A moldagem final foi realizada com PVS (Express XT, 3M ESPE) (Fig. 1.12). As restaurações provisórias de resina acrílica foram confeccionadas conforme o enceramento. As restaurações cerâmicas conservadoras foram elaboradas e customizadas em laboratório.

Uma cerâmica de alta translucidez à base de dissilicato de lítio (e.max Press HT, Ivoclar Vivadent) foi selecionada. As pastilhas de alta translucidez foram injetadas e, então, pigmentadas e seguidas pela aplicação de glaze no incisivo central e canino. O laminado cerâmico no incisivo lateral foi parcialmente estratificado com uma cerâmica à base de fluorapatita (e.max Ceram, Ivoclar Vivadent) (Figs. 1.13 a, b).

Por ser uma cerâmica passível de condicionamento e silanização, o dissilicato de lítio foi tratado com ácido hidrofluorídrico por 20 segundos.[24] Os laminados foram lavados e limpos em ultrassom por 5 minutos em água destilada. Depois, um agente de união (silano) foi aplicado por 2 minutos na superfície interna seca da cerâmica. As superfícies foram cobertas com um agente de união hidrofóbico que foi afinado com leve jato de ar, após isso as restaurações foram posicionadas com cimento resinoso fotoativado (Variolink Veneer, Ivoclar Vivadent). Os laminados do incisivo central e canino foram cimentados primeiro, seguidos da a do incisivo lateral (Figs. 1.14 a-c). Após a fotoativação das restaurações, procedimentos de acabamento e polimento foram realizados (Fig. 1.14 d). O resultado final mostrou excelente integração das restaurações com o tecido gengival e um efeito de biomimético com a dentição natural (Figs. 1.15a, b).

ESTRATÉGIA 4

Coroas Cerâmicas com Preparo Mínimo

Quando grande perda da estrutura dentária está presente, o plano de tratamento ideal será o mais conservador com a tentativa de oferecer ao elemento dental estabilidade longitudinal.[25] Para os dentes de tratamento endodôntico com perda tecidual significativa e mudança severa na cor, a utilização de um laminado cerâmico não é a primeira opção devido à ausência de esmalte que impede procedimentos de adesão. Em tais casos, o tratamento mais apropriado é uma restauração de cobertura total com preparo dentário baseado nos princípios de retenção mecânica.[17] Para dentes que passaram pelo tratamento endodôntico, o princípio biomimético também pode ser aplicado, e restaurações com cerâmicas adesivas são opções e podem ser feitas sem o uso de um pino intrarradicular.[26] Entretanto, quando há maior perda tecidual, uma reconstrução com pino e núcleo se faz necessária para suporte adicional e retenção mecânica da restauração. Mesmo assim é imperativo que se mantenha a maior quantidade de tecido dental na margem cervical da restauração para a obtenção do efeito férula, permitindo que a coroa definitiva abrace tecido dentário sadio.[27,28] Para dentes sem alteração severa de cor, cerâmicas vítreas passíveis de condicionamento e silanização como leucita[29] e o dissilicato de lítio são a indicação primária. Quando um dente severamente descolorido necessita ser restaurado, uma infraestrutura de zircônia pode ser usada para bloquear o substrato dental,[30] e uma cerâmica vítrea compatível pode ser aplicada para proporcionar um aspecto natural à coroa cerâmica.

Relato do Caso

Na situação clínica inicial o paciente se apresentava com dentes escurecidos em função do tratamento endodôntico após traumatismo, restaurações inadequadas de resina composta e ausência de função e guia anterior (Figs. 1.16 a-c). Sinais de infiltração e degradação do selamento endodôntico estavam presentes nas cavidades de acesso ao canal (Fig. 1.16 d). O retratamento endodôntico foi indicado apesar da ausência de lesões periapicais. Os procedimentos endodônticos nos incisivos superiores foram realizados em sessão única. Na mesma consulta, os incisivos foram restaurados com pinos de fibra de vidro

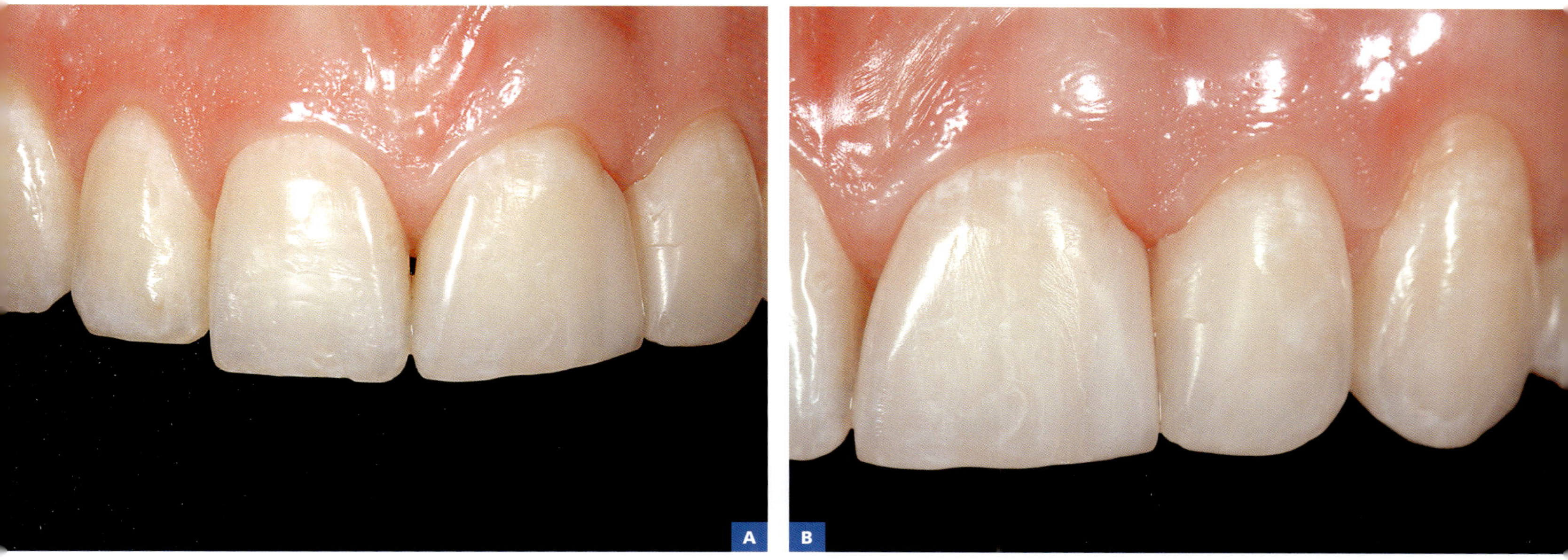

Figuras 1.9 – (A) Situação inicial. As restaurações insatisfatórias de resina composta direta nos incisivos central e lateral esquerdos mostraram proporções indesejadas comparadas ao lado direito. **(B)** As restaurações existentes possuíam sobre contorno, resultando na compressão da papila entre os incisivos laterais.

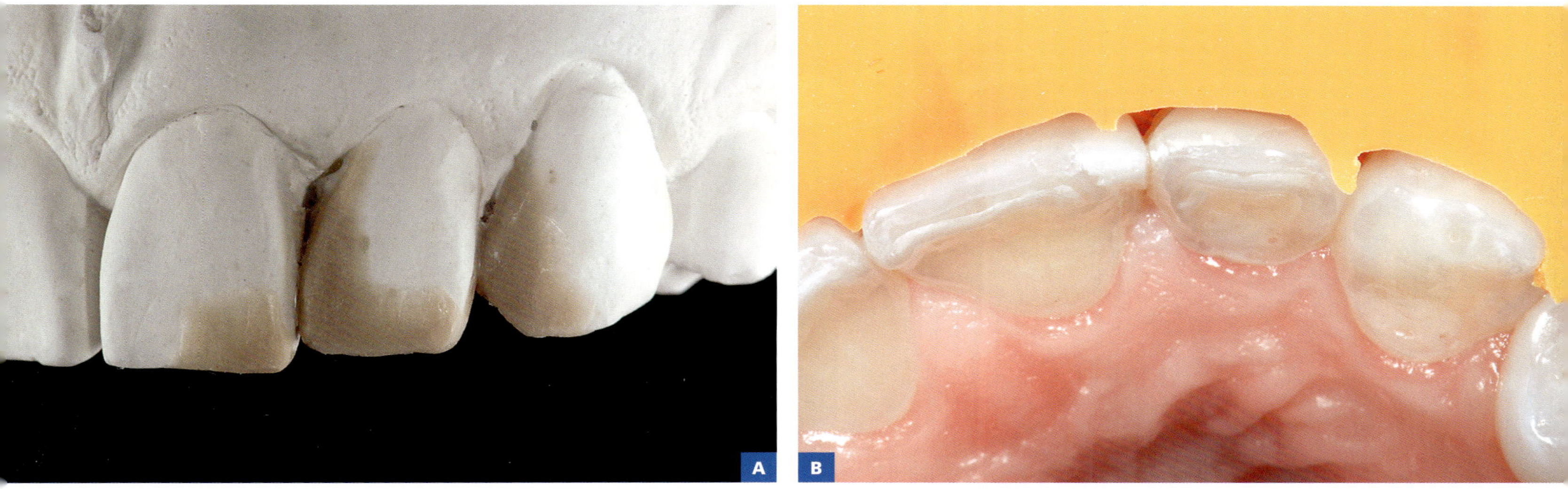

Figuras 1.10 – (A) Enceramento diagnóstico com melhor distribuição do espaço. **(B)** Matriz de silicone na posição para a avaliação clínica.

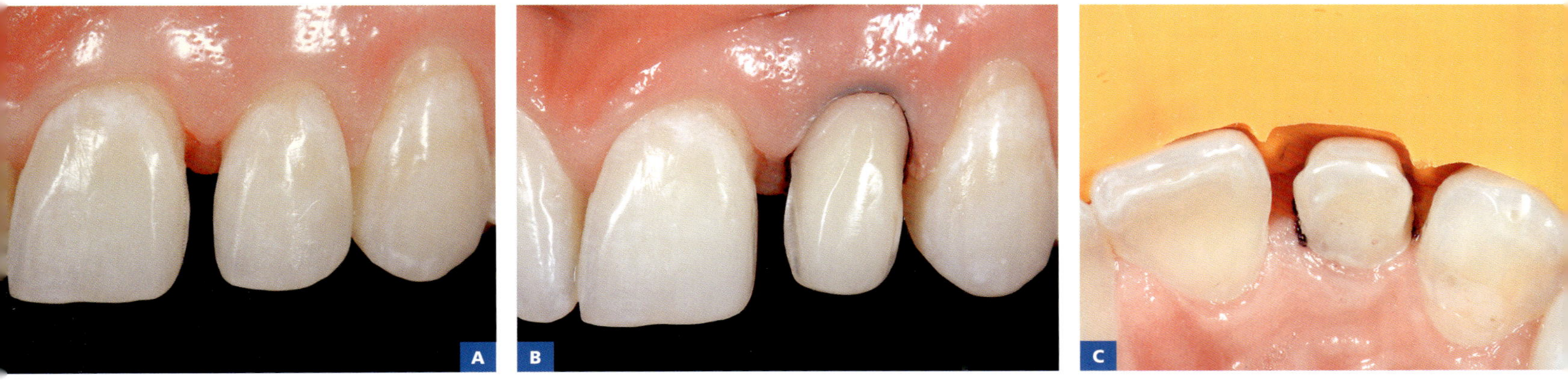

Figuras 1.11 – (A) Situação clínica após a remoção da resina composta. **(B)** Preparo para faceta no incisivo lateral. Nenhum preparo realizado no incisivo central ou no canino. **(C)** Matriz de silicone em posição, mostrando a distribuição do espaço para as restaurações cerâmicas planejadas para o caso.

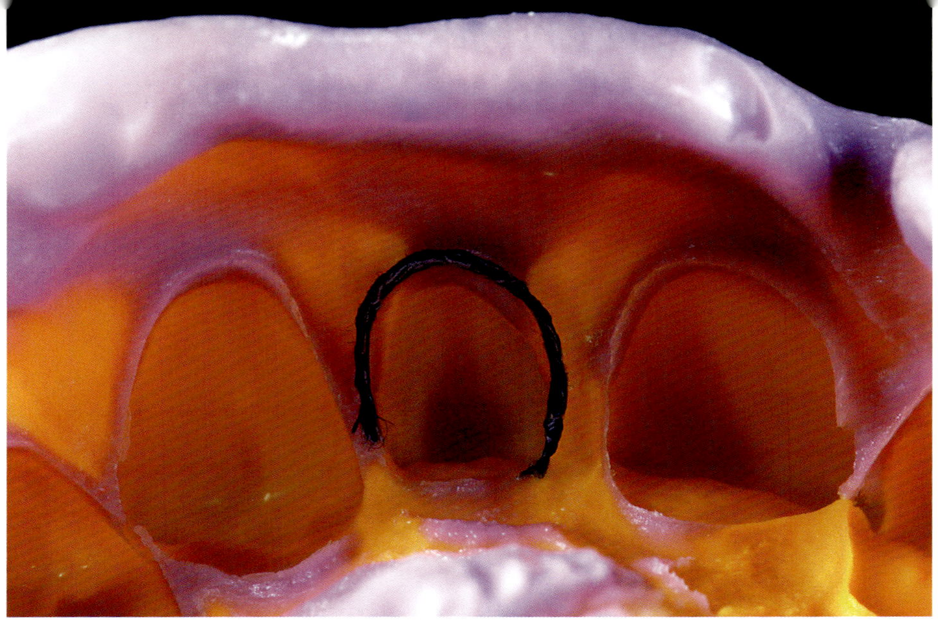

Figura 1.12 – Moldes feitos com PVS (Express XT, 3M ESPE).

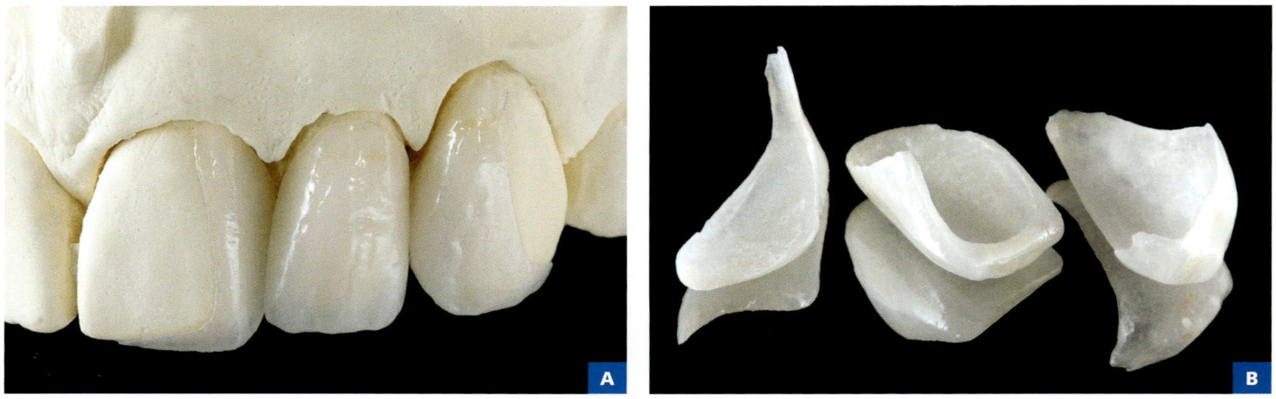

Figuras 1.13 – (A) Restaurações cerâmicas no modelo mestre (Trabalho laboratorial feito por José Carlos Romanini, Londrina, Brasil). (B) Laminado cerâmico (para o incisivo lateral), laminados parciais (para o incisivo central) e o canino feitos com dissilicato de lítio (e.max Press HT), e recobertas com e.max Ceram.

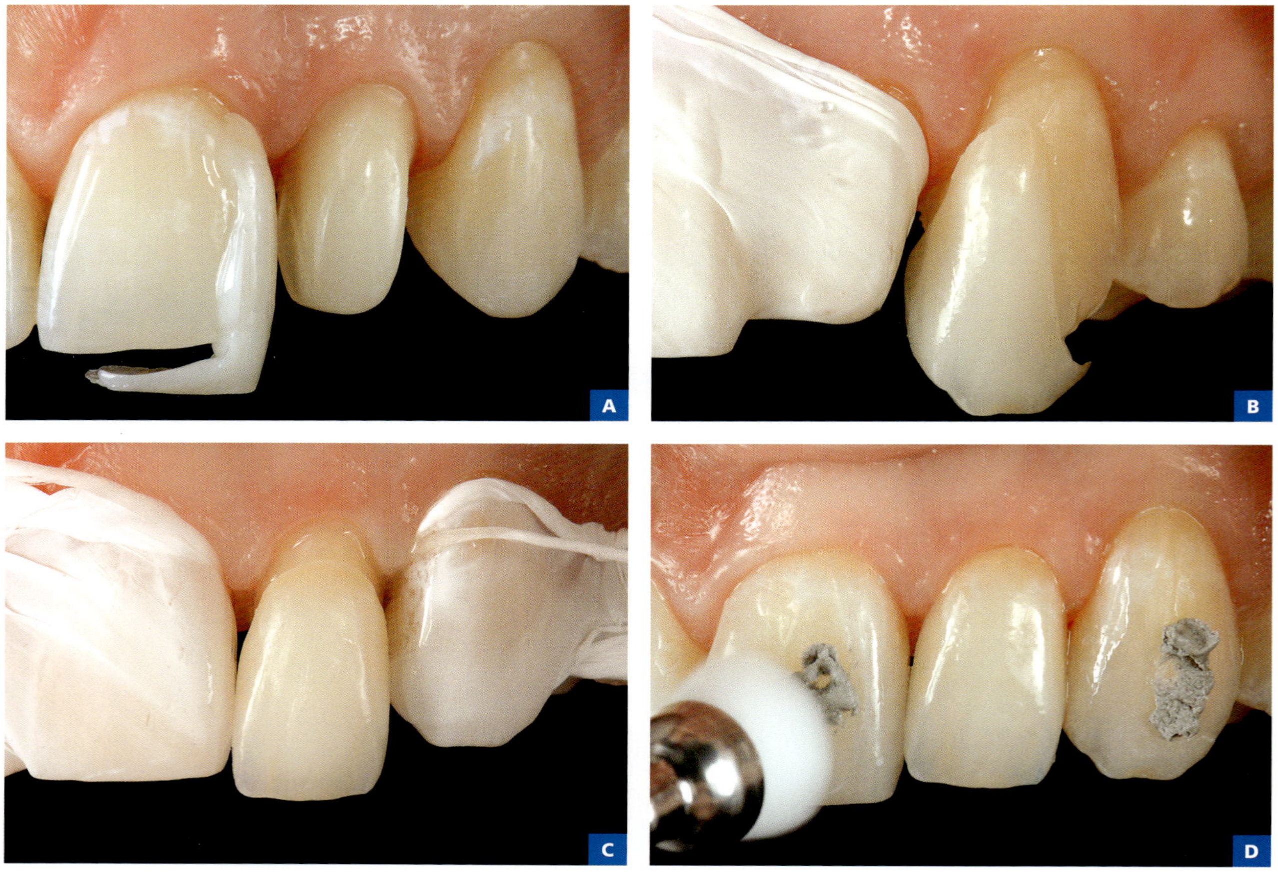

Figuras 1.14 – (A-D) Procedimentos de adesão (A-C) seguidos de acabamento e polimento (D).

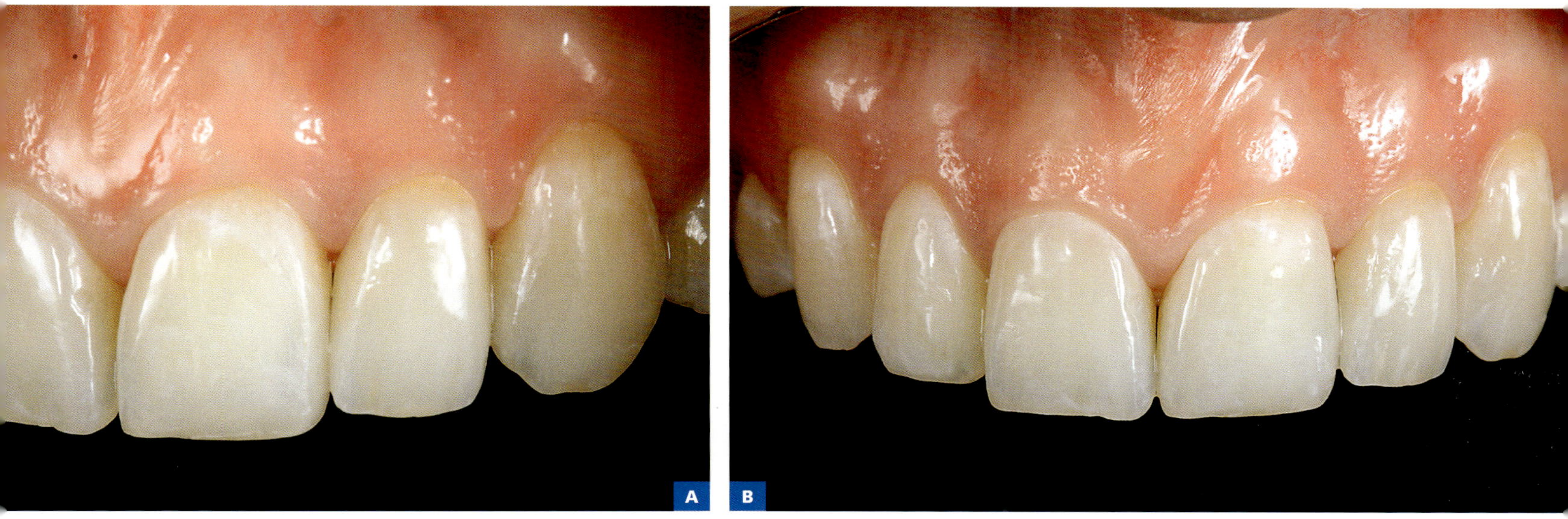

Figuras 1.15 – (A e **B)** Resultado final.

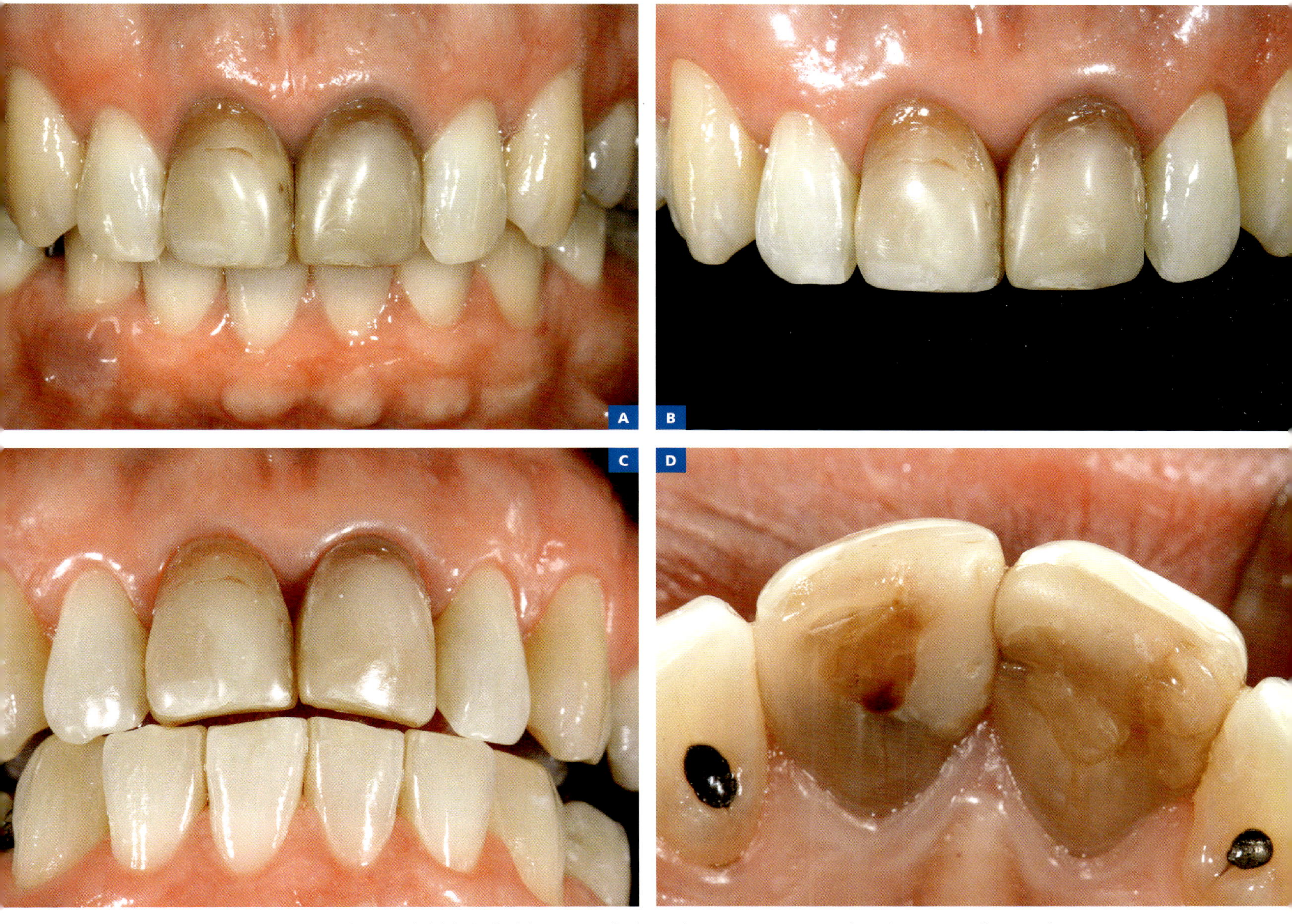

Figuras 1.16 – (A e **B)** Situação inicial. Os incisivos centrais do paciente apresentavam descoloração em função do tratamento endodôntico. **(C)** Os incisivos centrais mostravam ausência de guia anterior. **(D)** Vista palatina mostrando os sinais de infiltração e restaurações inadequadas.

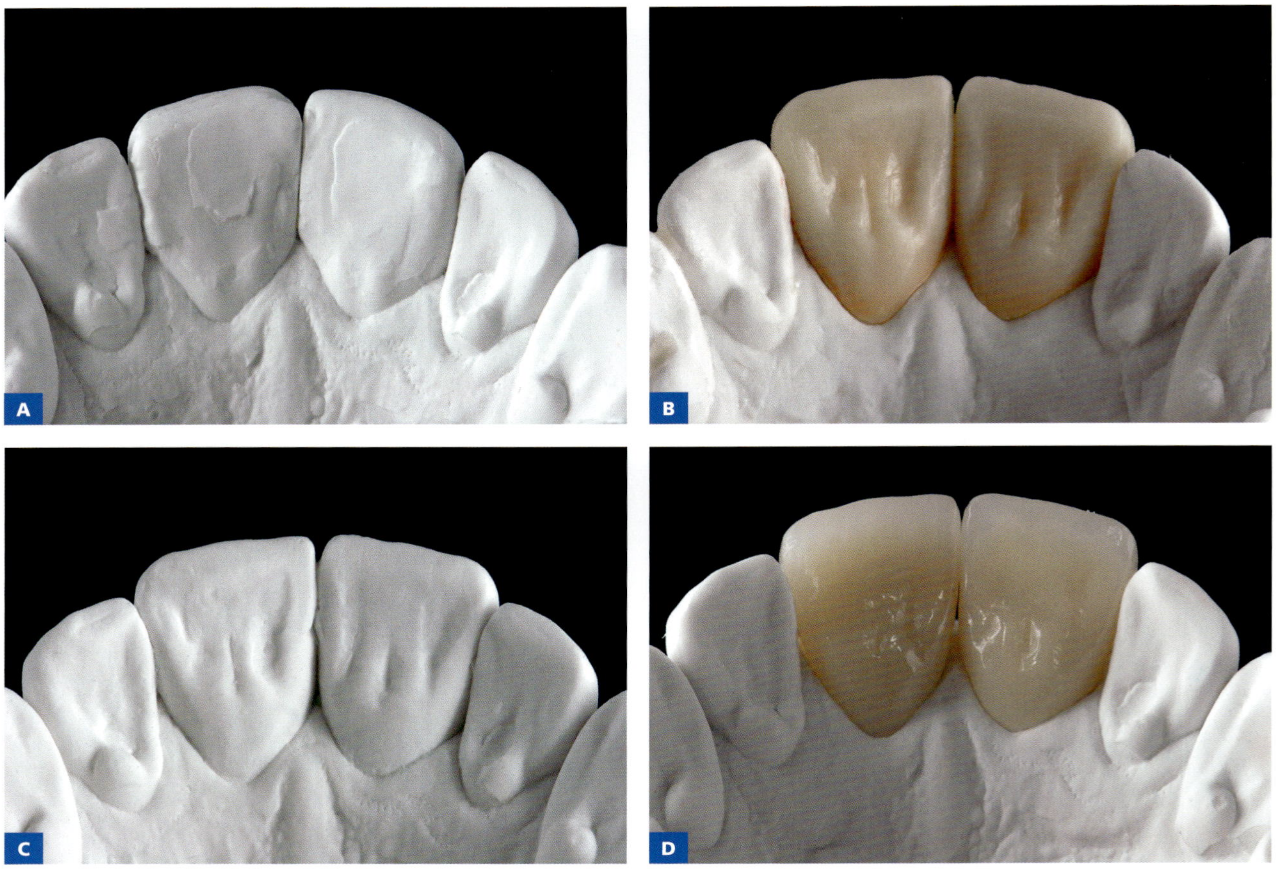

Figuras 1.17 – Quatro modelos foram obtidos: **(A)** um pré-operatório; **(B)** um com os dentes preparados para o enceramento diagnóstico; **(C)** um duplicato do enceramento e **(D)** outro para a confecção dos provisórios.

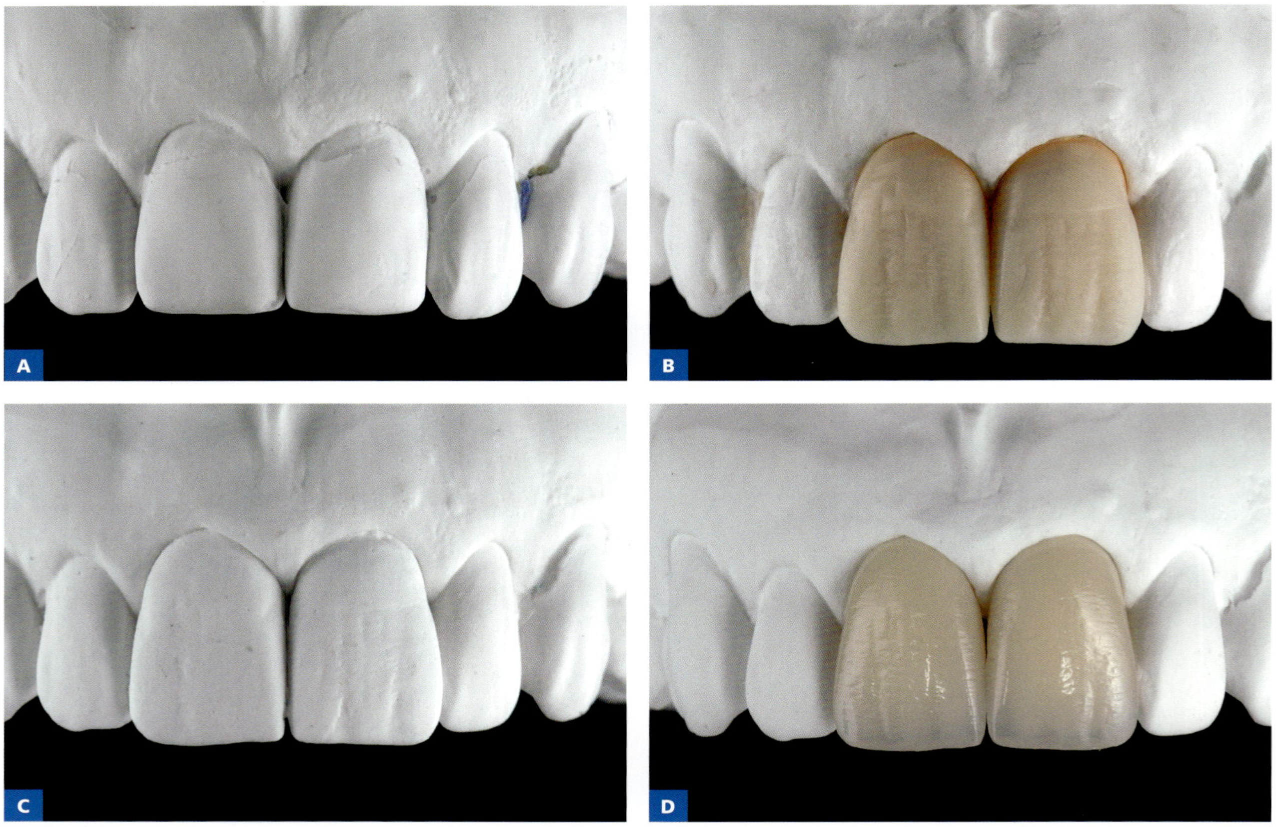

Figuras 1.18 – (A-D) Vistas vestibulares dos quatro modelos.

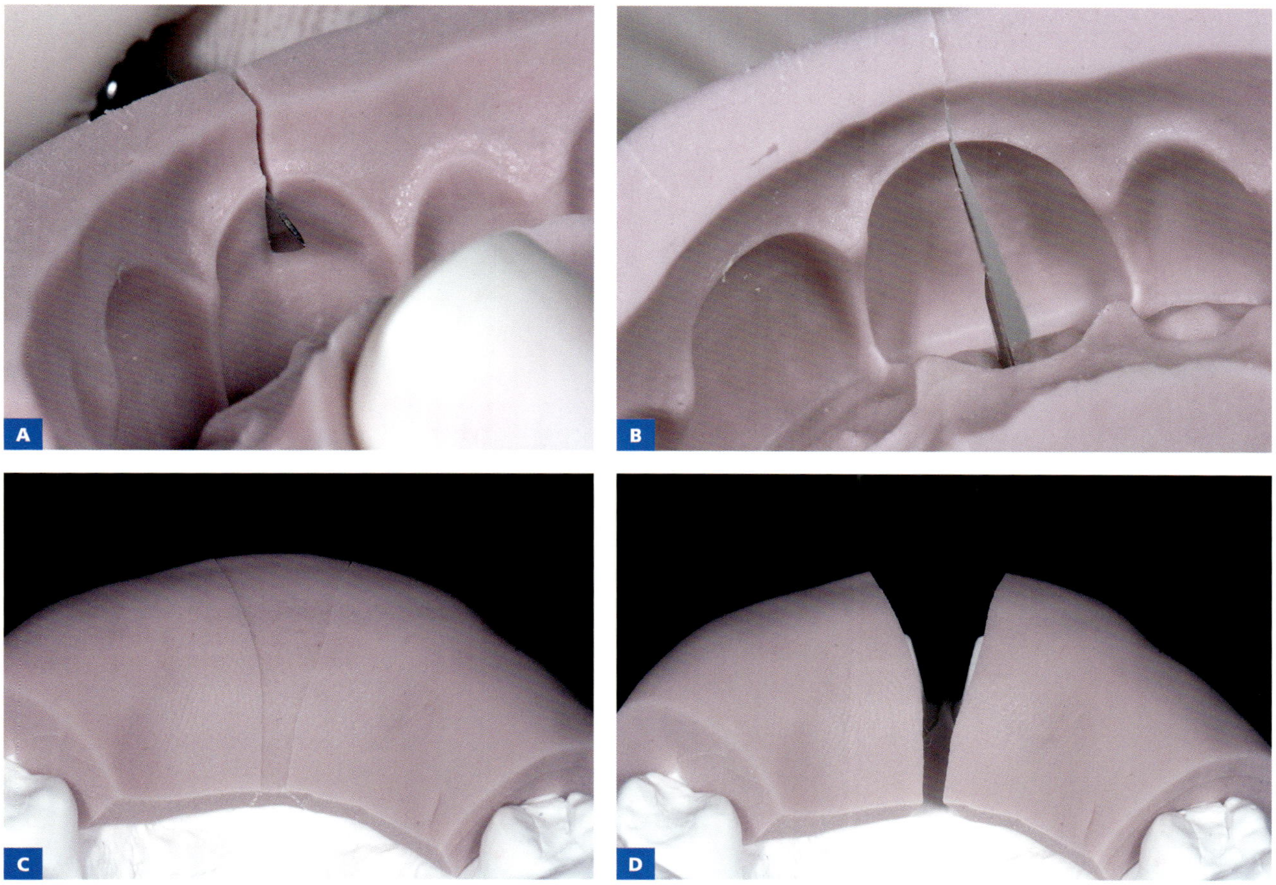

Figuras 1.19 – (A-D) A matriz de silicone foi usada para guiar os desgastes vestibular e palatino.

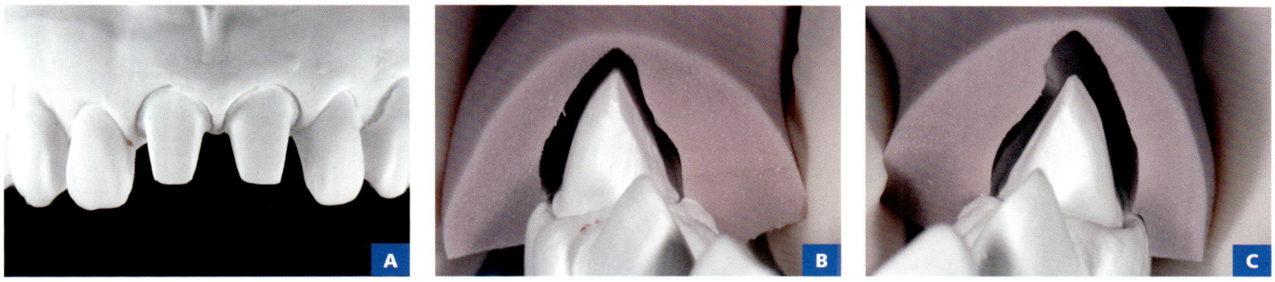

Figuras 1.20 – (A-C) Matriz de silicone em posição para verificar o preparo planejado no modelo usado para a confecção das provisórias.

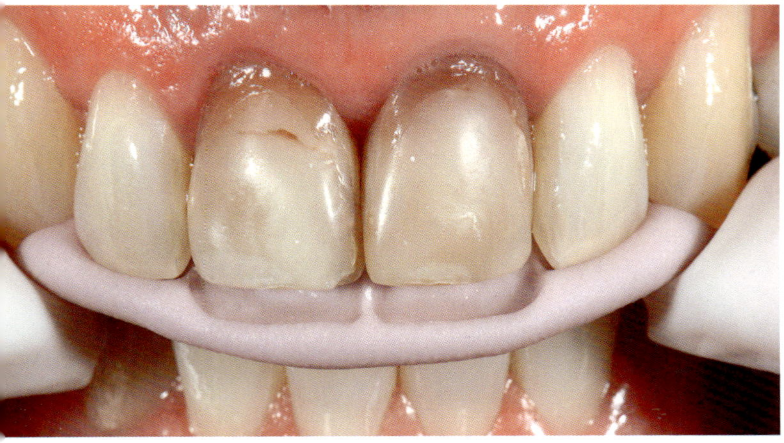

Figura 1.21 – Prova da matriz incisal de silicone antes do preparo.

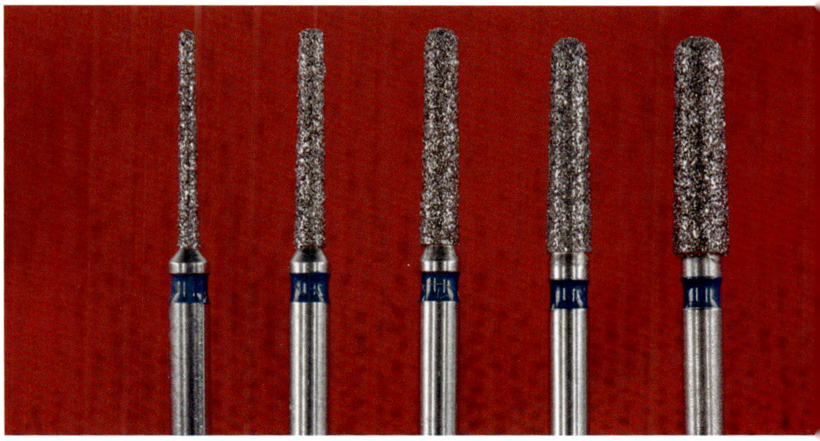

Figuras 1.22 – Sequência de brocas diamantadas usadas no preparo.

por meio de cimentação adesiva. Ambos os procedimentos foram realizados pelo endodontista. Após o tratamento de canal, moldes de PVS foram obtidos para o enceramento diagnóstico e a confecção das restaurações provisórias. A radiografia digital inicial ajudou no desenho das restaurações temporárias informando ao técnico em prótese dental a limitada quantidade de tecido dental. No laboratório, três modelos foram obtidos: um modelo pré-operatório com a situação inicial, um modelo com os dentes preparados para o enceramento diagnóstico e outro para a confecção das restaurações provisórias. Um quarto modelo foi realizado para duplicar o enceramento (Figs. 1.17 e 1.18). Esse modelo final duplicado foi usado para a construção da matriz de silicone no modelo simulando o preparo dentário (Figs. 1.19 e 1.20). O enceramento deve ser o mais preciso possível, com todos os contatos oclusais ajustados. Um preparo conservador deve ser realizado mesmo em dentes com descoloração severa. Para restaurações de cobertura total, duas matrizes de silicone são necessárias: uma para a redução incisal (Fig. 1.21) e outra seccionada para cada dente que ajuda no controle do desgaste vestibular. Ambas devem ser usadas em todas as etapas do preparo para garantir espaço adequado ao material restaurador com o mínimo de desgaste dentário. Antes do preparo, as matrizes de silicone foram verificadas no mesmo modelo usado para a confecção das restaurações provisórias (Figs. 1.20 b, c).

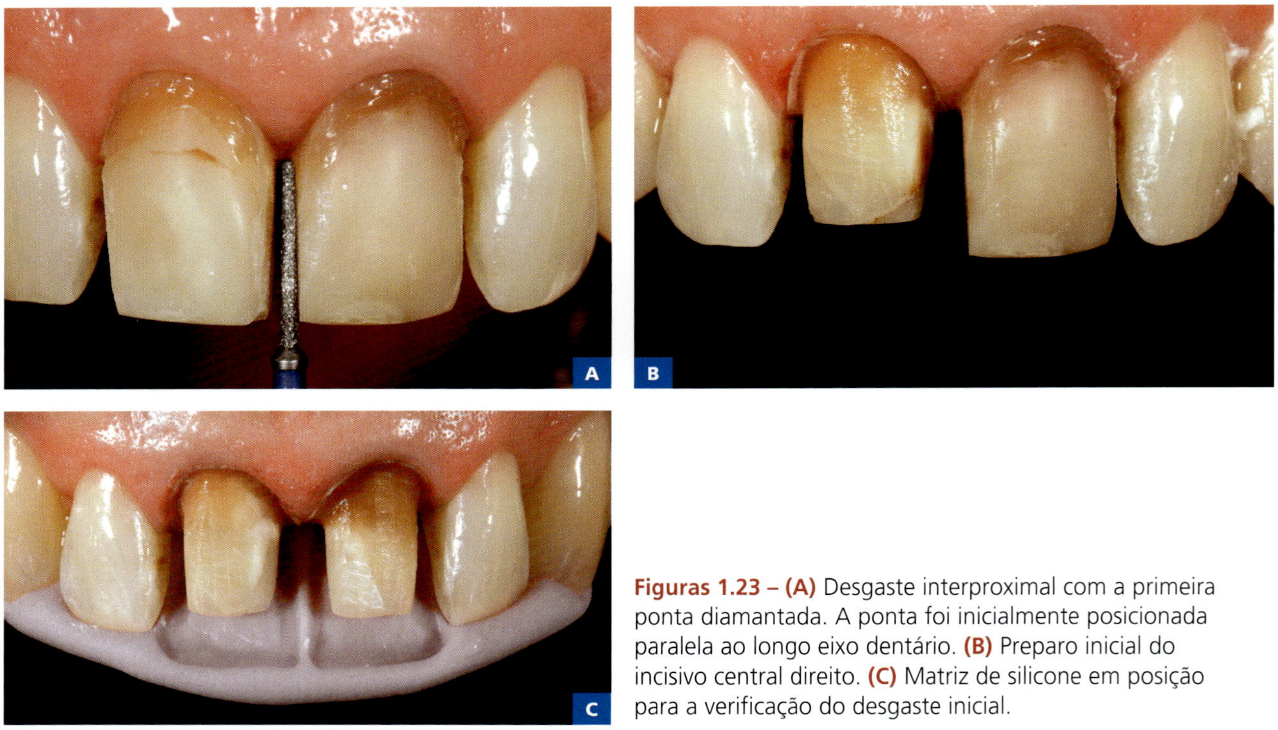

Figuras 1.23 – (A) Desgaste interproximal com a primeira ponta diamantada. A ponta foi inicialmente posicionada paralela ao longo eixo dentário. **(B)** Preparo inicial do incisivo central direito. **(C)** Matriz de silicone em posição para a verificação do desgaste inicial.

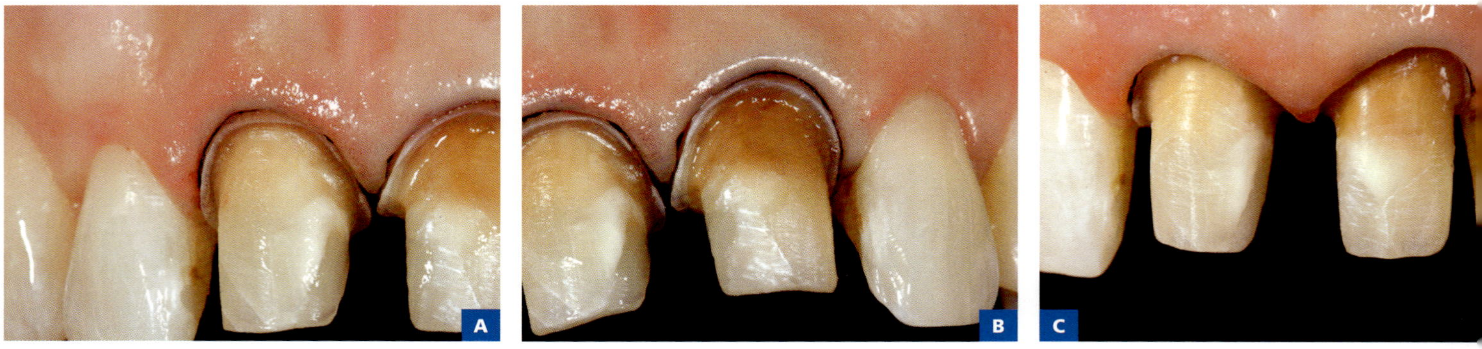

Figuras 1.24 – (A e B) Um fio afastado fino foi colocado e a margem, reposicionada 0,5 mm apicalmente. **(C)** Preparo final.

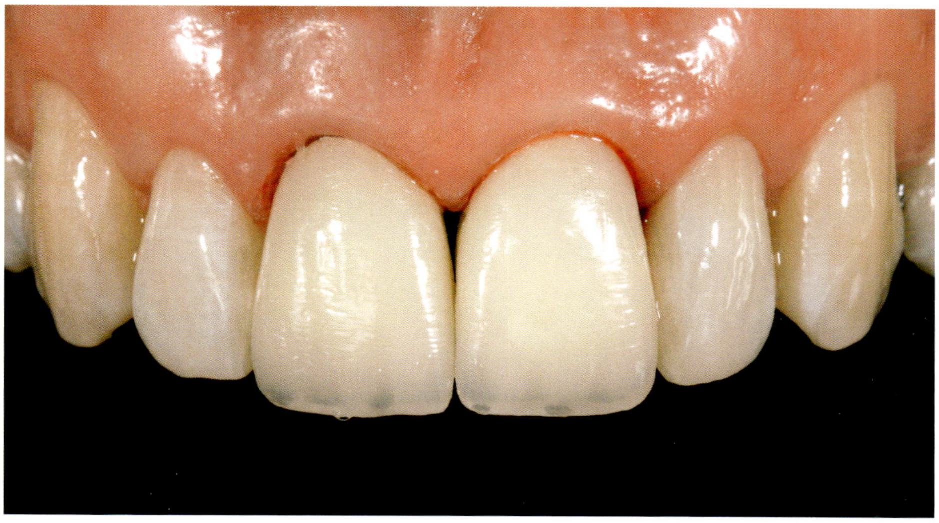

Figura 1.25 – Restaurações provisórias em posição.

O paciente foi anestesiado antes do preparo dentário, e uma sondagem óssea foi cuidadosamente realizada para se determinar a distância da crista óssea à margem gengival. Uma distância de 3 mm é necessária para se obter uma crista óssea estável[31] e evitar recessão gengival prematura. Uma sequência de pontas diamantadas com diâmetros progressivos (446KR.008, 446KR.011, 446KR.014, 446KR.017, 446KR.021, Jota, Ruethi, Suíça) foi usada (Fig. 1.22). O desgaste inicial foi realizado sem fio afastador e a margem posicionada no sulco gengival (Figs. 1.23 a-c). Depois, um fio fino foi colocado e a margem, reposicionada 0,5 mm apical à margem gengival afastada pelo fio (Figs. 1.24 a-c). As restaurações provisórias foram ajustadas e cimentadas (Fig. 1.25). Só depois da cimentação o fio afastador foi removido. Após 3 semanas, o paciente retornou para a moldagem final. O tecido estava cicatrizado e estável

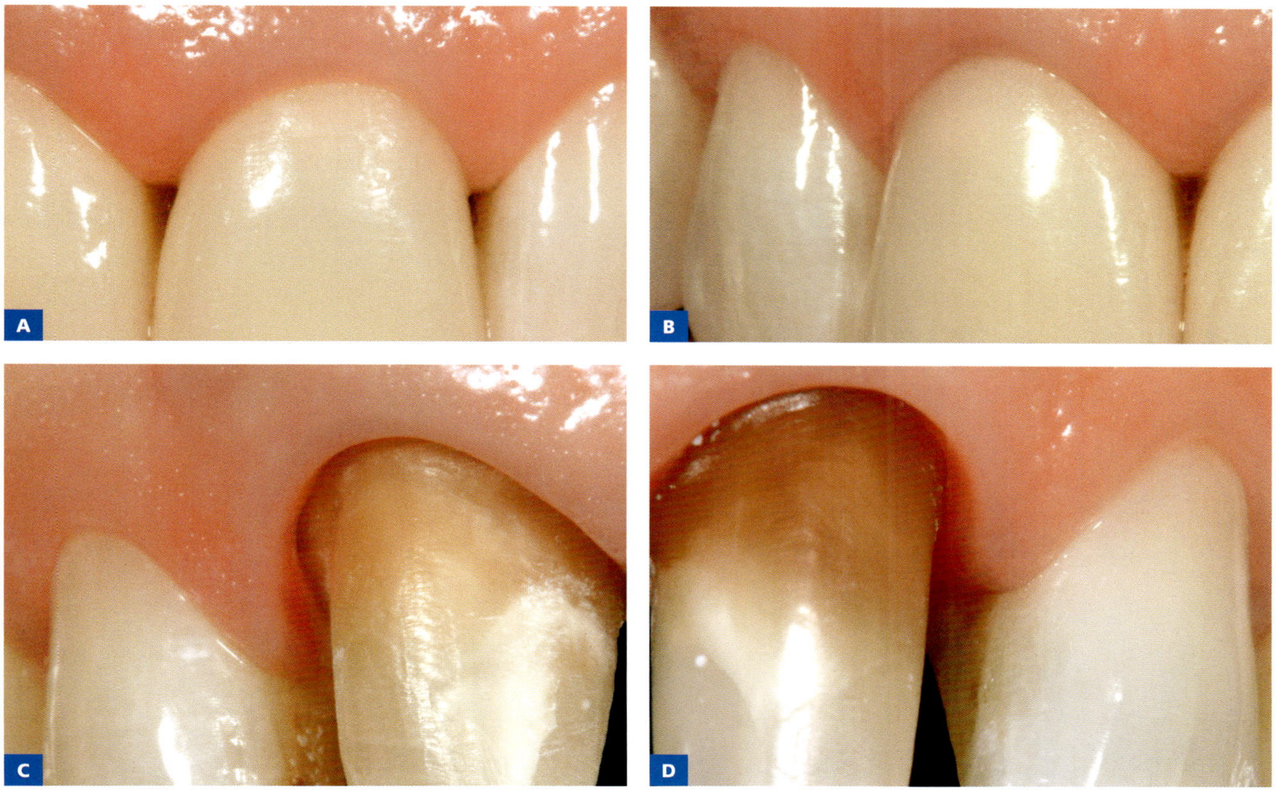

Figuras 1.26 – (A e B) Detalhe gengival 3 semanas após o preparo e provisórias. **(C e D)** O sulco gengival se mostra saudável e pronto para os procedimentos de moldagem.

(Figs. 1.26 a-d). As restaurações provisórias foram avaliadas antes da remoção e moldes de alginato, realizados para funcionarem como guia para as reconstruções finais. Fotografias digitais foram obtidas para a seleção da cor antes da moldagem, evitando assim a desidratação da dentição natural. Os preparos foram limpos para as moldagens. A técnica do fio afastador duplo foi usado para o controle tecidual. Um material base de PVS foi usado com a técnica dupla e simultânea, em que o material de consistência pesada é colocado na moldeira e o material leve, injetado no sulco. Depois, as provisórias foram cimentadas com cimento temporário sem eugenol (Rely X Temp, 3M ESPE).

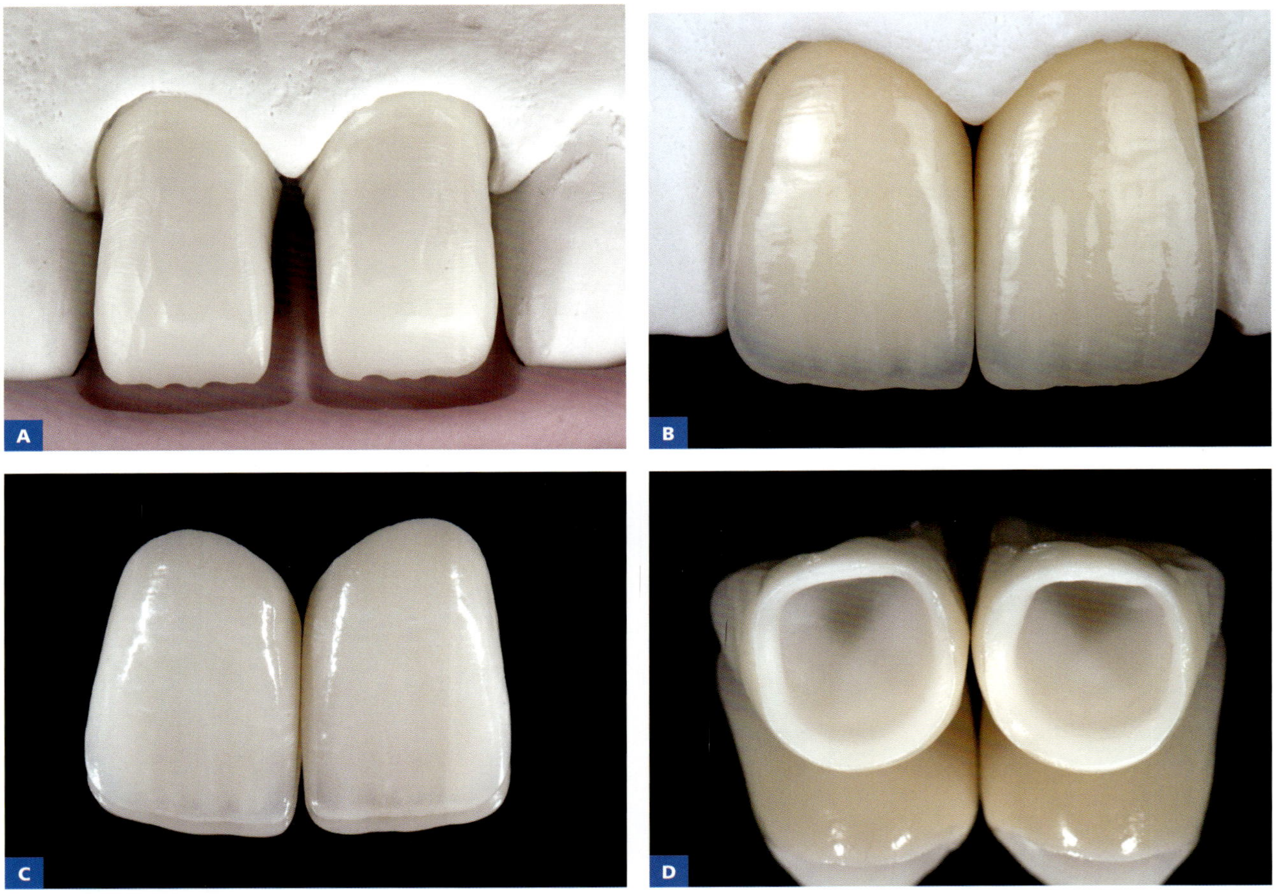

Figuras 1.27 – (A) Infraestruturas de zircônia (Lava, 3M ESPE) com o guia incisal em posição. **(B-D)** Coroas definitivas feitas com e.max Ceram recobrindo a estrutura de zircônia (Trabalho laboratorial por Luiz Alves Ferreira, São Paulo, Brasil).

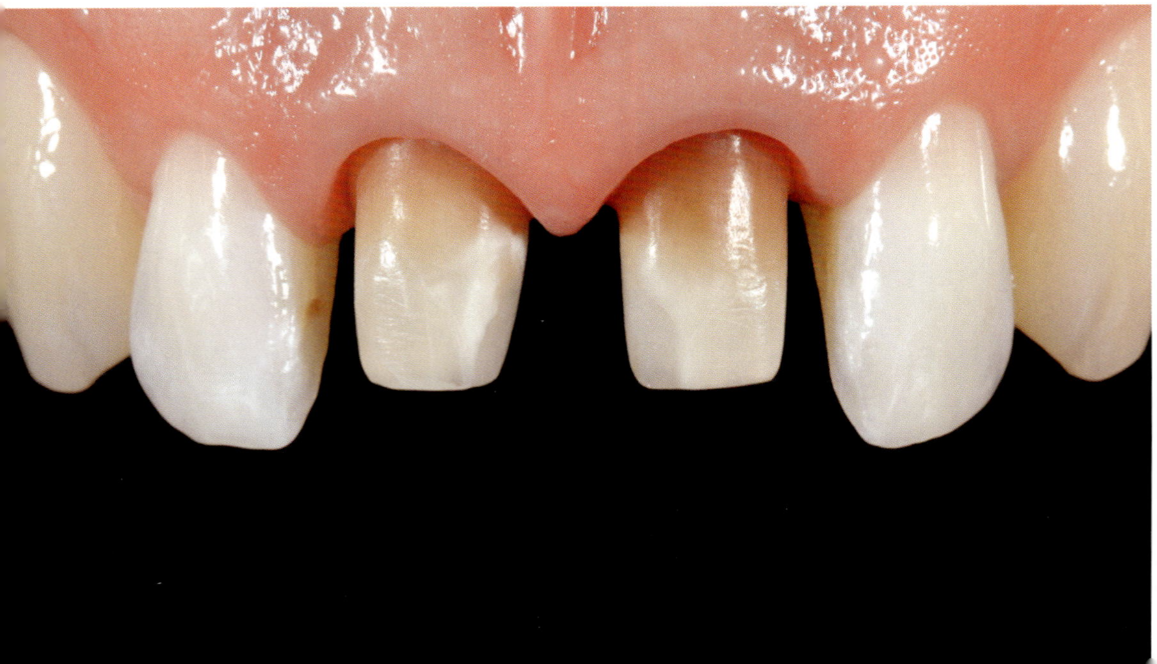

Figura 1.28 – Preparos para coroas totais antes da cimentação.

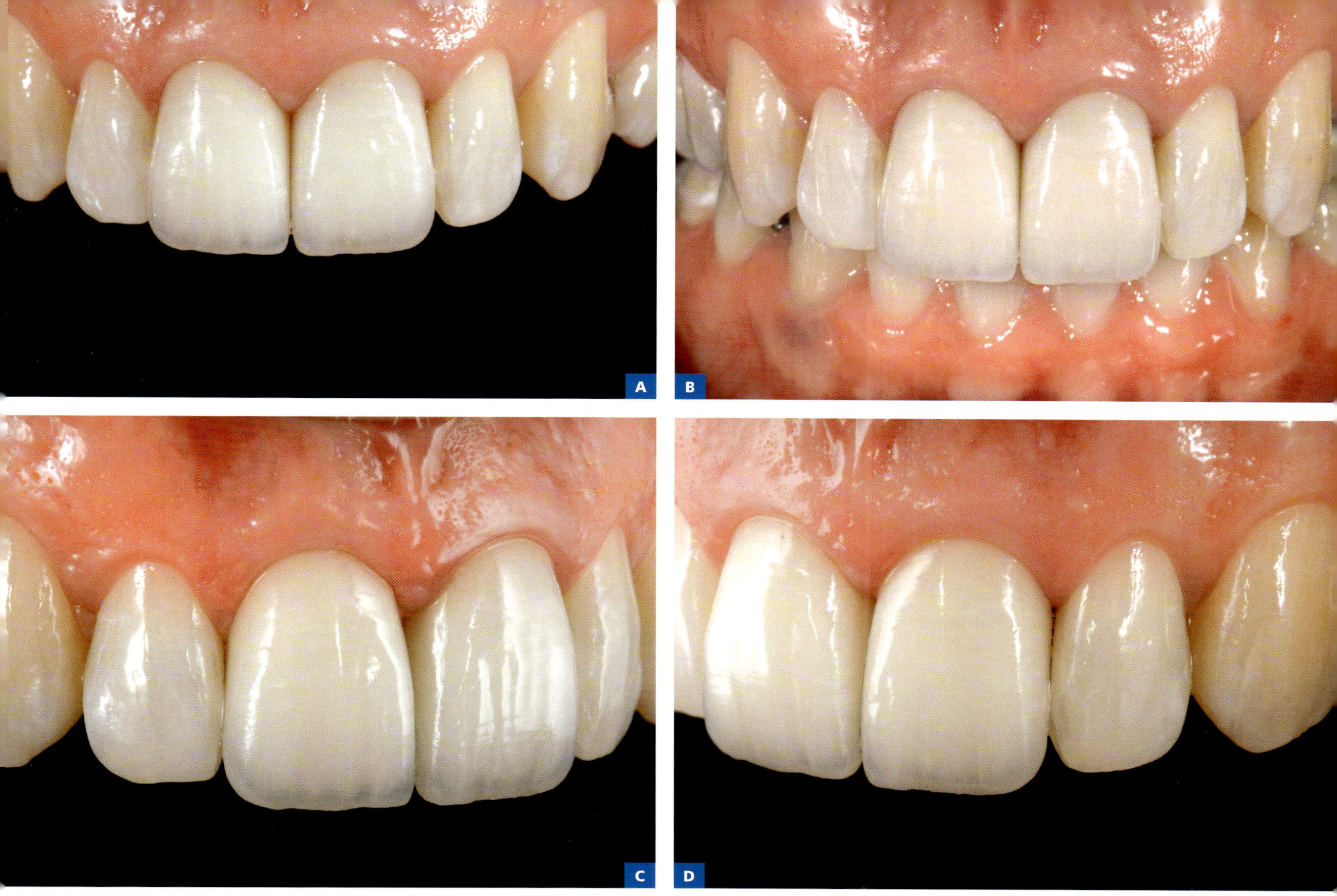

Figura 1.29 – Resultado final. Observe que menos de 1,5 mm de redução marginal foram conduzidos, apesar do substrato escurecido.

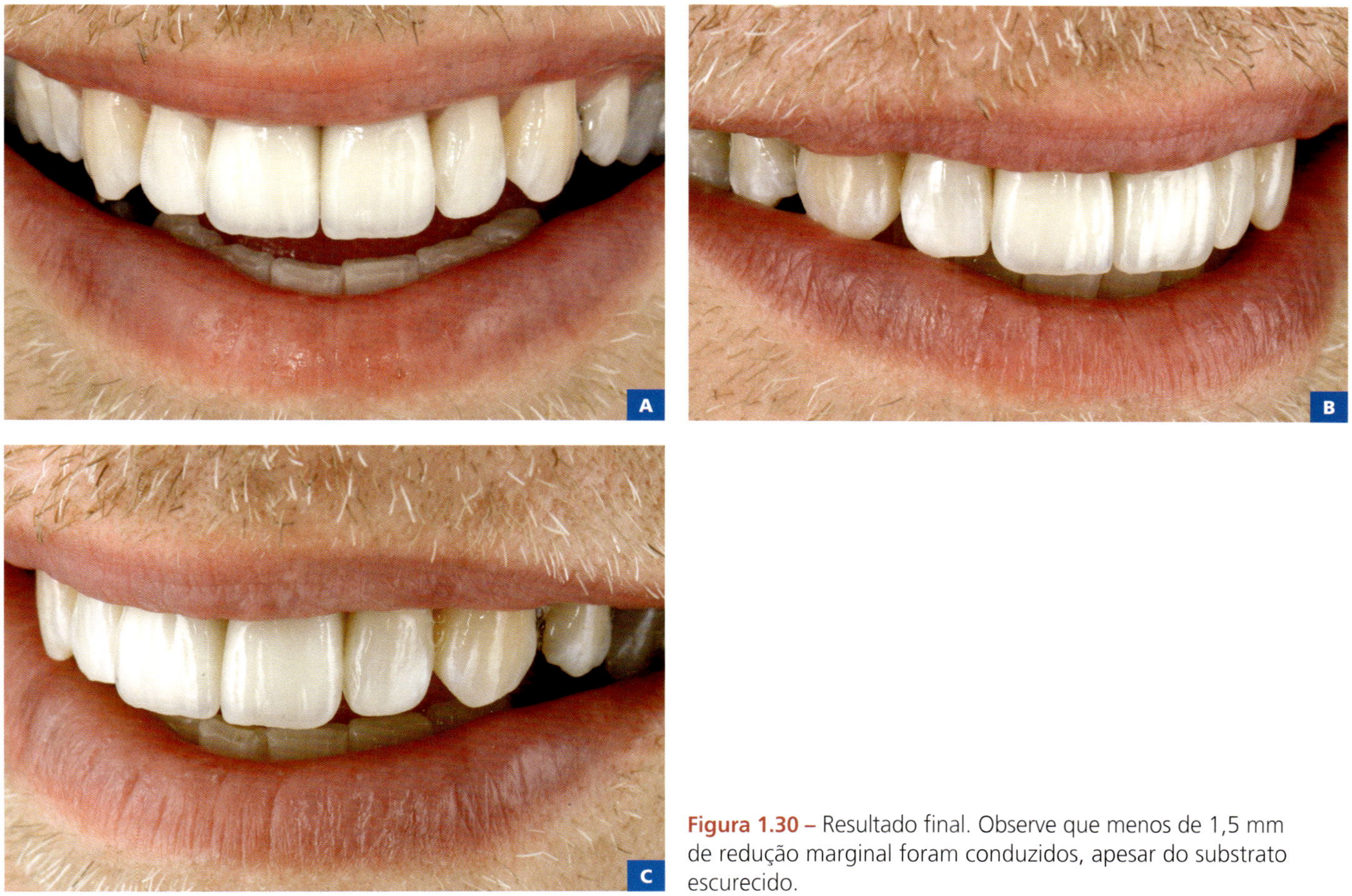

Figura 1.30 – Resultado final. Observe que menos de 1,5 mm de redução marginal foram conduzidos, apesar do substrato escurecido.

No laboratório, uma infraestrutura de zircônia foi selecionada em função da descoloração dentária severa. Os sistemas disponíveis na atualidade possuem muitas opções de cor e translucidez. Uma cerâmica vítrea à base de fluorapatita (e.max Ceram, Ivoclar Vivadent) foi usada para estratificação da infraestrutura de zircônia (Figs. 1.27 a-d). Nesse caso, não houve necessidade de prova da cor. Na sessão de cimentação, as provisórias foram removidas e os preparos, limpos com uma pasta de pedra-pomes e água (Fig. 1.28). O paciente aprovou o resultado final. As superfícies internas das restaurações foram jateadas, receberam um *primer* para metal (Alloy Primer, Kuraray, Tóquio, Japão) para melhorar a afinidade entre a zircônia e o cimento resinoso autocondicionante (Rely X Unicem, 3M ESPE).[32] Finalmente, as coroas foram cimentadas.

As imagens finais mostram que é possível restaurar dentes com descoloração severa usando infraestrutura de zircônia com cerâmicas vítreas contemporâneas (Figs. 1.29 e 1.30). É importante enfatizar que este tratamento foi realizado com preparo conservador, apesar da descoloração acentuada.

CONCLUSÕES

A abordagem ultraconservadora pode ser aplicada em qualquer restauração indireta na dentição anterior. A seleção adequada do material é crucial para se obter o melhor resultado, enquanto se preserva a maior quantidade de estrutura dentária natural possível.

AGRADECIMENTOS

Agradecemos ao Dr. Marcio Seto pela sua ajuda e suporte e aos técnicos/ceramistas Maurício Lemos Rodrigues, Luiz Alves Ferreira, Marcos Celestrino e José Carlos Romanini pela amizade e trabalho técnico e laboratorial.

REFERÊNCIAS

1. Reis A, Higashi C, Loguercio AD. Re-anatomization of anterior eroded teeth by stratification with direct composite resin. J Esthet Rest Dent 2009;21:304–316.
2. Hirata R. Tips: Dicas em Odontologia Estética. São Paulo: Artes Medicas, 2010.
3. Fradeani MJ. Six-year follow-up with Empress veneers. Int J Periodontics Restorative Dent 1998;18:217–225.
4. Smales RJ, Etemadi S. Long-term survival of porcelain veneers using two preparations designs: A retrospective study. Int J Prosthodont 2004;17:323–326.
5. Burke FJ, Lucarotti PS. Ten-year outcome of porcelain veneers placed within the general dental services in England and Wales. J Dent 2009;37:31–38.
6. Edelhoff D, Sorensen JA. Tooth structure removal associated with various preparation designs for anterior teeth. J Prosthet Dent 2002;87:503–509.
7. Gürel G. Predictable, precise, and repeatable tooth preparation for porcelain laminate veneers. Pract Proced Aesthet Dent 2003;15:17–24.
8. Wiedhahn K, Kerschbaum T, Fasbinder DF. Clinical long-term results with 617 Cerec veneers: A nine-year report. Int J Comput Dent 2005;8:233–246.
9. Calamia JR, Calamia CS. Porcelain laminate veneers: Reasons for 25 years of success. Dent Clin North Am 2007;51:399–417.
10. Cherukara GP, Davis GR, Seymour KG, Zou L, Samarawickrama DYD. Dentin exposure in tooth preparation for porcelain veneers: A pilot study. J Prosthet Dent 2005;94:414–420.
11. Garber DA. Direct composite veneers versus etched porcelain veneers. Dent Clin North Am 1989;33:301–304.
12. Fahl N Jr. A polychromatic composite layering approach for solving a complex Class IV/direct veneer-diastema combination: Part I. Pract Proced Aesthet Dent 2006;18:641–645.
13. Fahl N Jr. A polychromatic composite layering approach for solving a complex Class IV/direct veneer-diastema combination: Part II. Pract Proced Aesthet Dent 2007;19:17–22.
14. Mirmohammadi H, Kleverlaan CJ, Feilzer AJ. Rotating fatigue and flexural strength of direct and indirect resin-composite restorative materials. Am J Dent 2009;22:219–222.
15. Christensen GJ, Christensen RP. Clinical observations of porcelain veneers: A three-year report. J Esthet Dent 1991;3:174–179.
16. Gürel G. The Science and Art of Porcelain Laminate Veneers. Chicago: Quintessence, 2003.
17. Kina S, Brugera A. Invisible: Esthetic Ceramic Restorations. São Paulo: Arte Medicas, 2009.
18. Magne P, Belser UC. Novel porcelain laminate preparation approach driven by a diagnostic mock-up. J Esthet Restor Dent 2004;16:7–16.
19. Magne P, Belser U. Bonded Porcelain Restorations in Anterior Dentition: A Biomimetic Approach. Chicago: Quintessence, 2002.
20. Scopin de Andrade O, Borges G, Stefani A, Fujiy F, Battistella P. A step-by-step ultraconservative esthetic rehabilitation using lithium disilicate ceramic. Quintessence Dent Technol 2010;33: 114–131.
21. Magne P, Douglas WH. Porcelain veneers: Dentin bonding optimization and biomimetic recovery of the crown. Int J Prosthodont 1999;12:111–121.
22. Peumans M, De Munck J, Fieuws S, Lambrechts P, Vanherle G, Van Meerbeek B. A prospective ten-year clinical trial of porcelain veneers. J Adhes Dent 2004;6:65–76.
23. Magne P. Immediate dentin sealing: A fundamental procedure for indirect bonded restorations. J Esthet Restor Dent 2005: 17:144–154.

24. Duarte S Jr, Phark JH, Blatz M, Sadan A. Ceramic systems: An ultrastructural study. Quintessence Dent Technol 2010;33:42–60.
25. Schlichting LH, Schlichting KK, Machry L, Kano P, Baratieri LN. Ceramic restorations in anterior dentition: A solution for discolored endodontically treated teeth. Quintessence Dent Technol 2009;32:179–194.
26. Magne P, Magne M, Magne I. Porecelain jacket crowns: Back to the future through bonding. Quintessence Dent Technol 2010;33:89–96.
27. Erasian O, Aykent F, Yücel MT, Akman S. The finite element analysis of the effect of ferrule height on stress distribution at post-and-core-restored all-ceramic anterior crowns. Clin Oral Investig 2009;13:223–227.
28. Ma PS, Nicholls JI, Junge T, Phillips KM. Load fatigue of teeth with different ferrule lengths, restored with fiber posts, composite resin cores, and all ceramic crowns. J Prosthet Dent 2009;102:229–234.
29. Fradeani M, Redemagni M. An 11-year clinical evaluation of leucite-reinforced glass-ceramic crowns: A retrospective study. Quintessence Int 2002;33:503–510.
30. Yoshida A. All-ceramic restorations: Material selection and opacity control for esthetically superior results. Quintessence Dent Technol 2007;30:87–100.
31. Kois JC. The restorative-periodontal interface: Biological parameters. Periodontol 2000 1996:11:29–38.
32. De Souza GM, Silva NR, Paulilo LA, De Goes MF, Rekow ED, Thompson VP. Bond strength to high-crystalline content zirconia after different surface treatments. J Biomed Mater Res B Appl Biomater 2010;93:318–323.

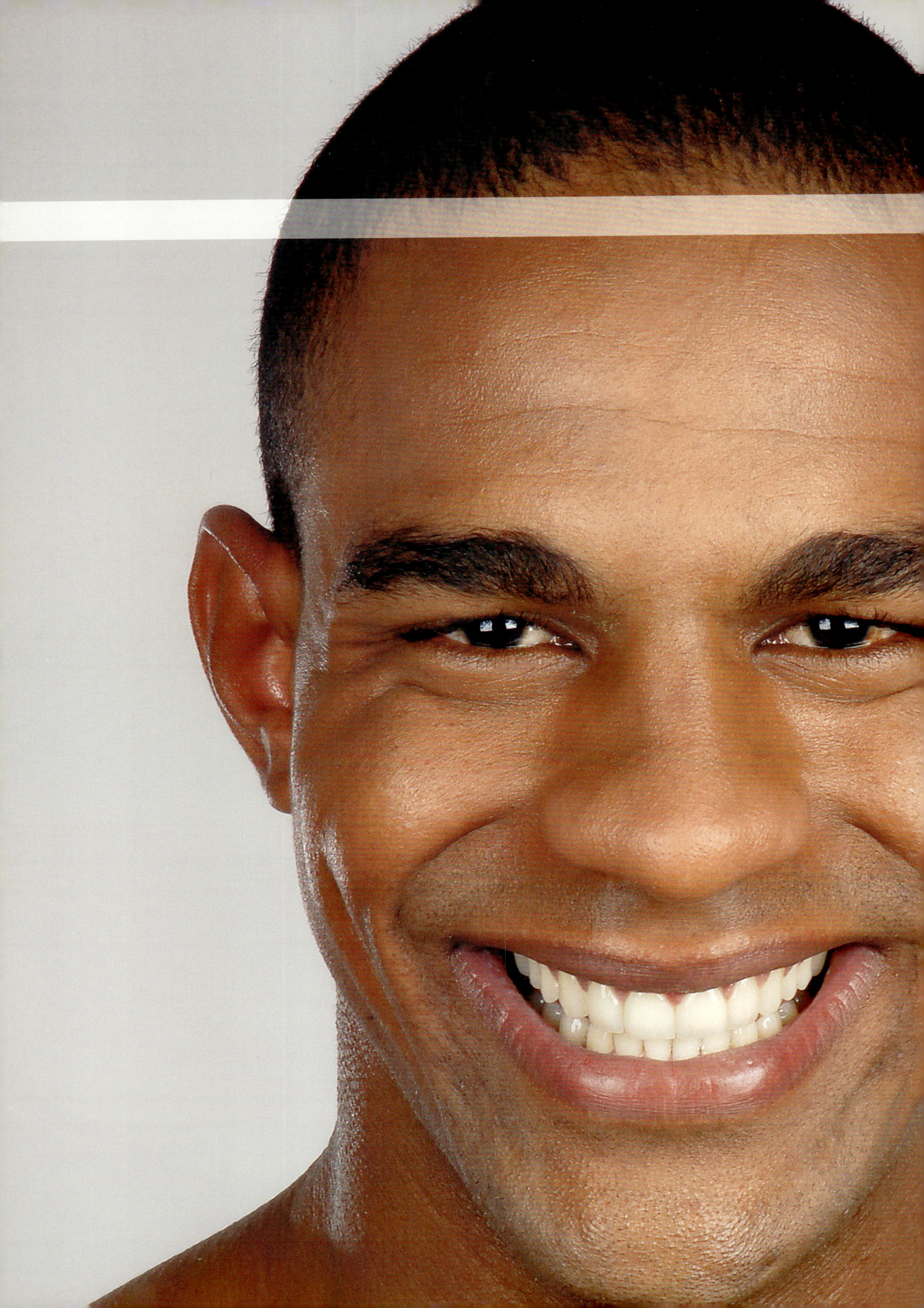

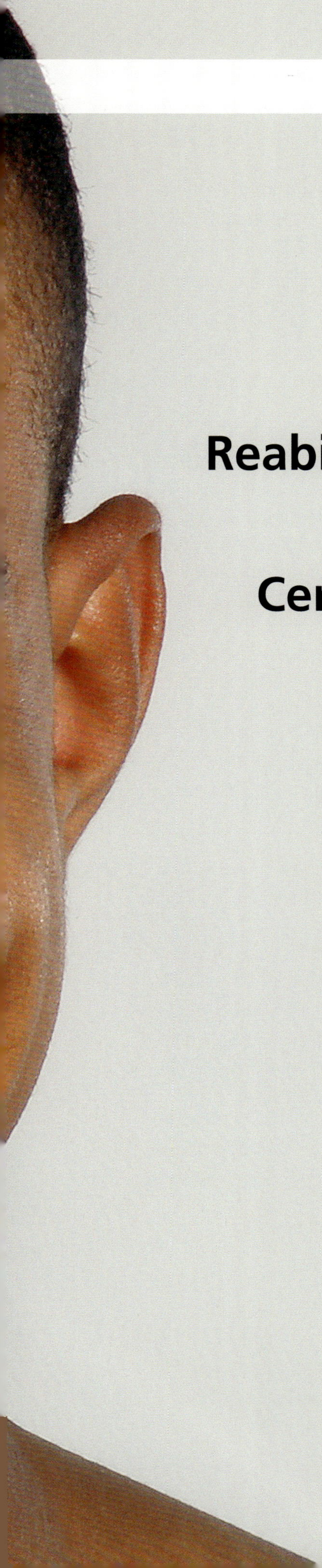

CAPÍTULO 2

Reabilitação Estética Ultraconservadora: Passo a Passo Utilizando uma Cerâmica à Base de Dissilicato de Lítio

Oswaldo Scopin de Andrade, DDS, MS, PhD

Gilberto A. Borges, DDS, MSc, PhD

Ariovaldo Stefani, DDS

Fábio Fujiy, DDS, CDT

Paulo Battistella, CDT

A harmonia perfeita entre os tecidos dental e gengival é o objetivo principal em casos de reabilitação na região anterior. Laminados cerâmicos são restaurações indiretas amplamente aceitas como o tratamento de escolha para restaurações anteriores duradouras. Quando comparada, ao preparo para coroas convencionais, essa modalidade permite ao clínico obter um resultado aceitável em termos de estética, usando um preparo conservador que preserva uma quantidade significativa de estrutura dentária. Entretanto, o sucesso clínico depende de um plano de tratamento adequado e do conhecimento clínico da biologia e dos materiais dentários.

Os laminados cerâmicos (LCs) estão indicados para dentes com alteração de cor, desgaste, malformados e com fratura em função de ser uma abordagem conservadora baseada em princípios biomiméticos.[1] Os LCs possuem propriedades estéticas excelentes e biocompatibilidade aceitável, resistência à abrasão, translucidez, cor e estabilidade dimensional. Por possuir uma superfície vítrea, o acúmulo de placa é menor quando comparado ao dente natural, resultando em risco menor de inflamação.[2]

Um dos aspectos mais importantes dos laminados cerâmicos é sua a capacidade de adesão ao tecido dental.[3] Após o condicionamento da superfície interna, o cimento resinoso pode penetrar nos interstícios obtidos pelo ácido hidrofluorídrico, resultando em resistência adesiva adequada para a função na cavidade bucal.[4] Assim, se a restauração pode ser unida ao dente, a presença de esmalte é uma condição *sine qua non* para o alto sucesso clínico dessa técnica restauradora. A manutenção do esmalte sadio para a adesão não apenas aumenta a resistência adesiva, mas também fornece longevidade clínica.[5] A preservação do esmalte durante o preparo diminui a sensibilidade pós-operatória, melhora o suporte para a cerâmica e reduz a necessidade de intervenções endodônticas quando comparada à cimentação em dentina.[6]

A preservação do esmalte depende consideravelmente do desenho do preparo. O desgaste do esmalte vestibular deve ser planejado antes do preparo, e a anatomia final da restauração deve ser previamente definida devolvendo seu volume original. Definir o volume do dente restaurado é fundamental para se obter uma espessura adequada na restauração definitiva. No começo da utilização dos LCs, o preparo dentário clássico era baseado na superfície preexistente. Dessa maneira, o preparo em condições preexistentes em geral resulta em perda tecidual considerável com grande chance de exposição da dentina, especialmente nas regiões cervicais e proximais.[7] A exposição dentinária deixa a longevidade imprevisível, já que a união à dentina é um desafio e não tão estável quanto à união ao esmalte, mesmo com os adesivos atuais.[8-11]

A realização de um preparo ultraconservador em esmalte é uma vantagem considerável sobre o preparo convencional para laminados. A quantidade de estrutura dentária removida para coroas metalocerâmicas é 4,3 vezes maior do que num preparo para um LC sem preparo das proximais e 2,4 vezes maior do que o necessário para o preparo de uma laminado tradicional.[9] Para realização de um preparo ultraconservador, deve ser realizada uma análise cuidadosa dos dentes envolvidos, mantendo o preparo totalmente em esmalte. A restauração definitiva deve ter espessura homogênea, fornecendo equilíbrio entre os estresses funcionais na dentição anterior.[9]

Os laminados cerâmicos feitos com cerâmica de baixa fusão com a técnica do troquel refratário são amplamente reconhecidas como uma técnica restauradora efetiva em termos de estética.[1] Outra opção muito popular são as cerâmicas injetáveis.[5] Inicialmente, essas cerâmicas necessitavam de injeção completa da restauração seguida pela caracterização extrínseca com corantes apropriados, conhecido como maquiagem . Entretanto, novas tecnologias para cerâmicas injetáveis permitiram o uso da técnica de estratificação parcial e intrínseca da restauração, ou *cut-back*. Nessa técnica parte da cerâmica injetada é reduzida e estratificada com uma cerâmica compatível. Ainda, as cerâmicas convencionais à base de sílica são reforçadas pela adição de dissilicato de lítio, aumentando significativamente a sua resistência facilitando a manipulação. Por essas razões, os LCs realizados com a técnica injetada com espessura entre 0,3 e 0,5 mm são uma opção clínica interessante, gerando durabilidade e estética natural.

O objetivo deste capítulo é demonstrar como obter uma restauração estética confiável com desgaste mínimo na estrutura dentária.

RELATO DO CASO

Um homem de 23 anos de idade compareceu à Clínica Odontológica do SENAC, em São Paulo, Brasil, requisitando um procedimento que melhorasse seu sorriso, mudando a cor e forma dentárias.

ABORDAGEM DIAGNÓSTICA

A avaliação clínica inicial incluiu análise do esquema oclusal, sondagem periodontal e protocolo fotográfico. O exame clínico revelou que o paciente tinha discreto sorriso gengival (Figs. 2.1 a 2.4). Com base nos dados obtidos e nas fotografias faciais, uma simulação digital da restauração definitiva foi criada usando um programa de computador (Photoshop CS4, Adobe, San Jose, CA, EUA). A imagem digital foi apresentada ao paciente para explicar o prognóstico do tratamento (Fig. 2.5).

Fotografias frontais com o paciente em posição natural da cabeça e sorriso leve foram realizadas e convertidas digitalmente para branco e preto. Duas linhas brancas foram traçadas: (1) uma linha reta seguindo a linha média da face e (2) outra linha parabólica contornando o lábio inferior (com os lábios levemente abertos), seguida pela linha da comissura em direção aos lóbulos auriculares. Numa situação ideal, a linha média da face é centrada e vertical. A linha do lábio inferior foi desenhada para guiar a futura localização das bordas incisais superiores.[12] Depois, cinco linhas horizontais vermelhas foram desenhadas para servirem como referências horizontais. A linha bipupilar foi desenhada para servir como a referência horizontal principal. Uma segunda linha horizontal também foi desenhada na linha das sobrancelhas para se visualizar uma possível ausência de harmonia facial. Uma terceira linha horizontal foi desenhada conectando a linha da comissura no lábio superior (com o paciente sorrindo). A quarta linha mostrou o zênite gengival, e a quinta linha correspondeu à borda incisal real dos dentes anteriores superiores.

A exposição dentária ideal foi decidida conforme o cruzamento de todas as linhas, com ênfase nas linhas horizontais. Concluiu-se que o paciente não possuía discrepâncias anatômicas que comprometeriam o tratamento.

Após uma análise estética cuidadosa em conjunto com as fotografias em maior aumento e modelos pré-operatórios, o plano de tratamento foi desenhado e discutido com o paciente. Em reabilitações mais complexas, com o paciente exibindo discrepâncias anatômicas, seria necessário um plano de tratamento mais detalhado, principalmente em casos de inclinação severa do plano oclusal.[12,14]

Na experiência dos autores, muitos pacientes requerem uma avaliação digital do sorriso antes de aceitarem o tratamento. Entretanto, a imagem digital fornece apenas uma vista bidimensional do tratamento. Se houver qualquer dúvida sobre a estética, fonética ou aceitação do paciente, uma simulação direta (*mock-up*) deve ser confeccionada.

Depois de todas as opções serem apresentadas e discutidas com o paciente, ele optou por: gengivoplastia (estabelecimento de uma nova linha tecidual), laminados cerâmicos nos quatro incisivos superiores e duas facetas parciais nos caninos. Já que a perda de tecido dentário era uma preocupação para o paciente, um preparo ultraconservador foi sugerido.

AUMENTO DE COROA ESTÉTICO

A cirurgia de aumento de coroa clínica cirúrgico foi realizada nos seis dentes anteriores superiores. O comprimento final dentário foi determinado conforme a profundidade do sulco com o paciente anestesiado. Dois pontos foram determinados: a junção cemento-esmalte e a altura da crista óssea. O biótipo periodontal foi considerado espesso e plano. A nova linha gengival foi planejada para ficar 3 mm a partir da crista do osso alveolar após a cirurgia (Fig. 2.6). Incisões semilunares expuseram as superfícies dentárias desejadas, conforme a determinação da sondagem óssea e tecidual. Após o tecido mole ser removido, um retalho único foi elevado e a arquitetura óssea, redefinida para o estabelecimento de uma nova distância biológica (Fig. 2.7). As figuras 2.8 a, b mostram a quantidade de tecido mole removida, comparando a incisão inicial para a gengivectomia com a situação imediatamente após o aumento de coroa.

ENCERAMENTO ADITIVO

Após 90 dias de cicatrização, os tecidos periodontais foram reavaliados e o clareamento caseiro, sugerido. Os dentes foram clareados por 2 semanas usando gel de peróxido de hidrogênio a 9,5%

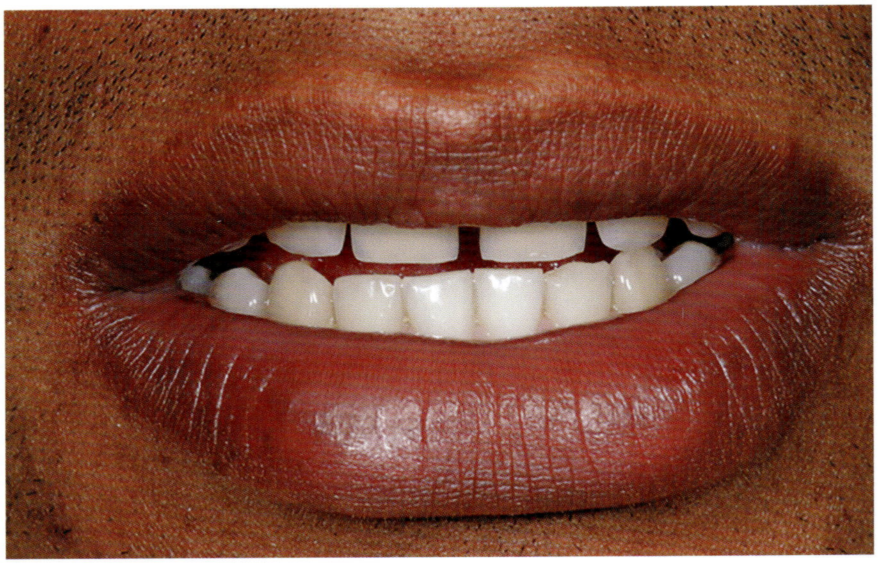

Figura 2.1 – O paciente com os lábios em repouso mostrando 2,5 a 3 mm dos incisivos superiores.

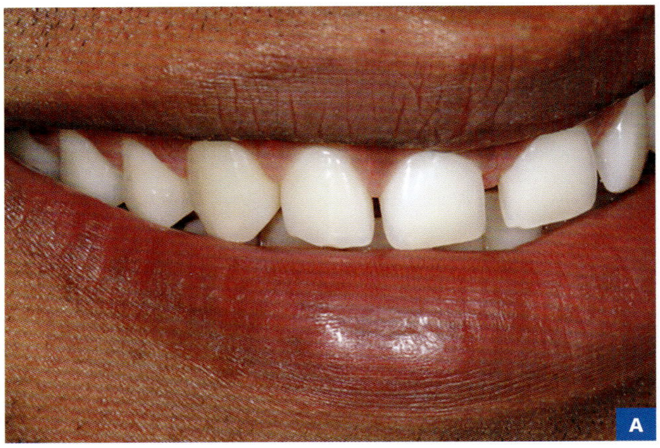

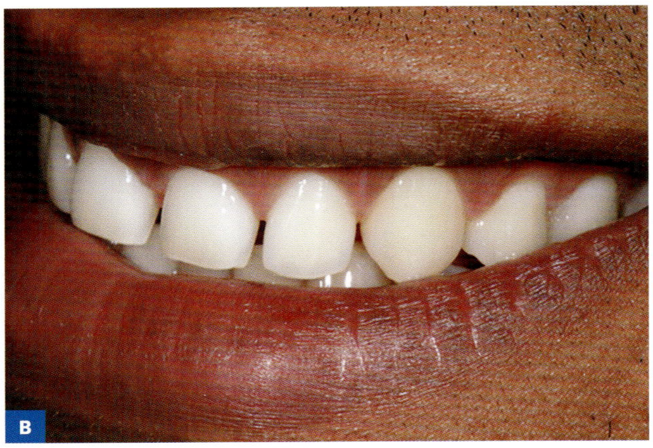

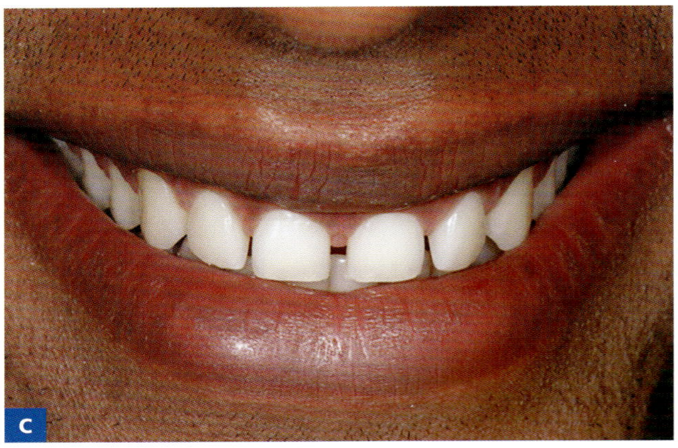

Figuras 2.2 – (A-C) Imagem pré-operatória mostrando a ausência de proporção largura/altura nos incisivos centrais superiores, diastemas e um sorriso gengival discreto.

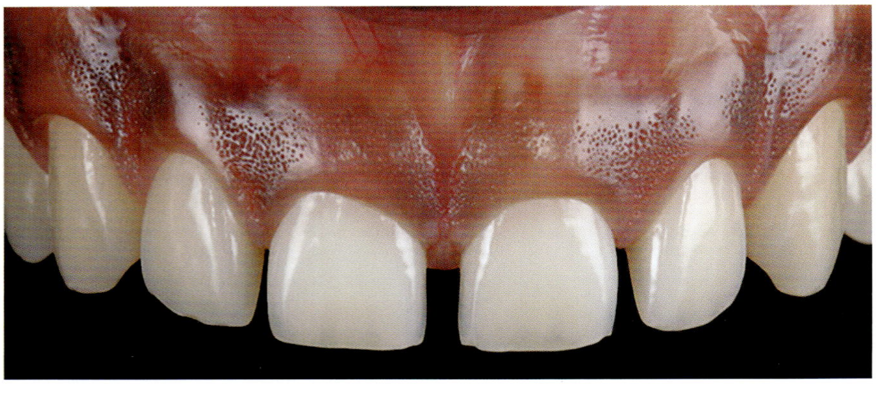

Figura 2.3 – Contorno gengival dos dentes anteriores superiores. O zênite gengival dos incisivos centrais não estava na mesma altura do zênite dos caninos.

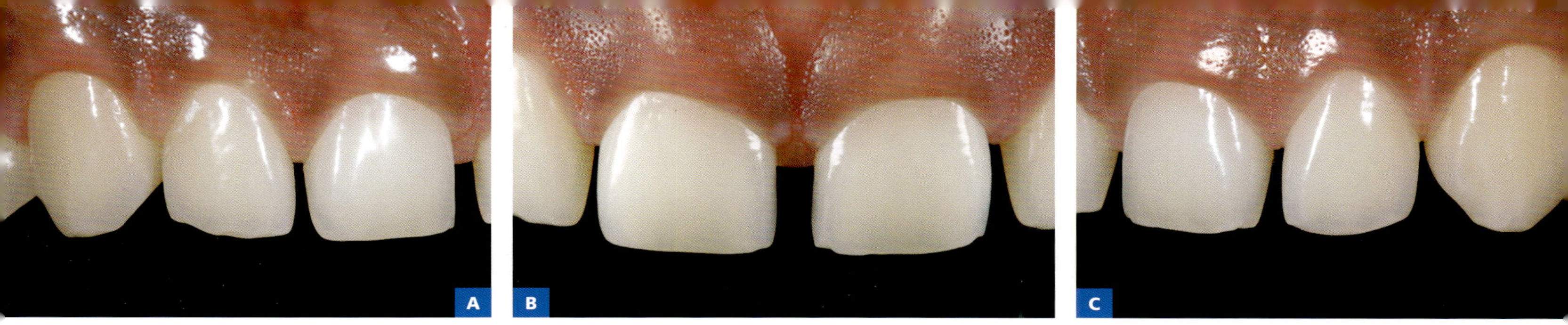

Figuras 2.4 – (A-C) Imagens em maior aumento dos dentes anteriores superiores mostrando a erupção incompleta dos incisivos.

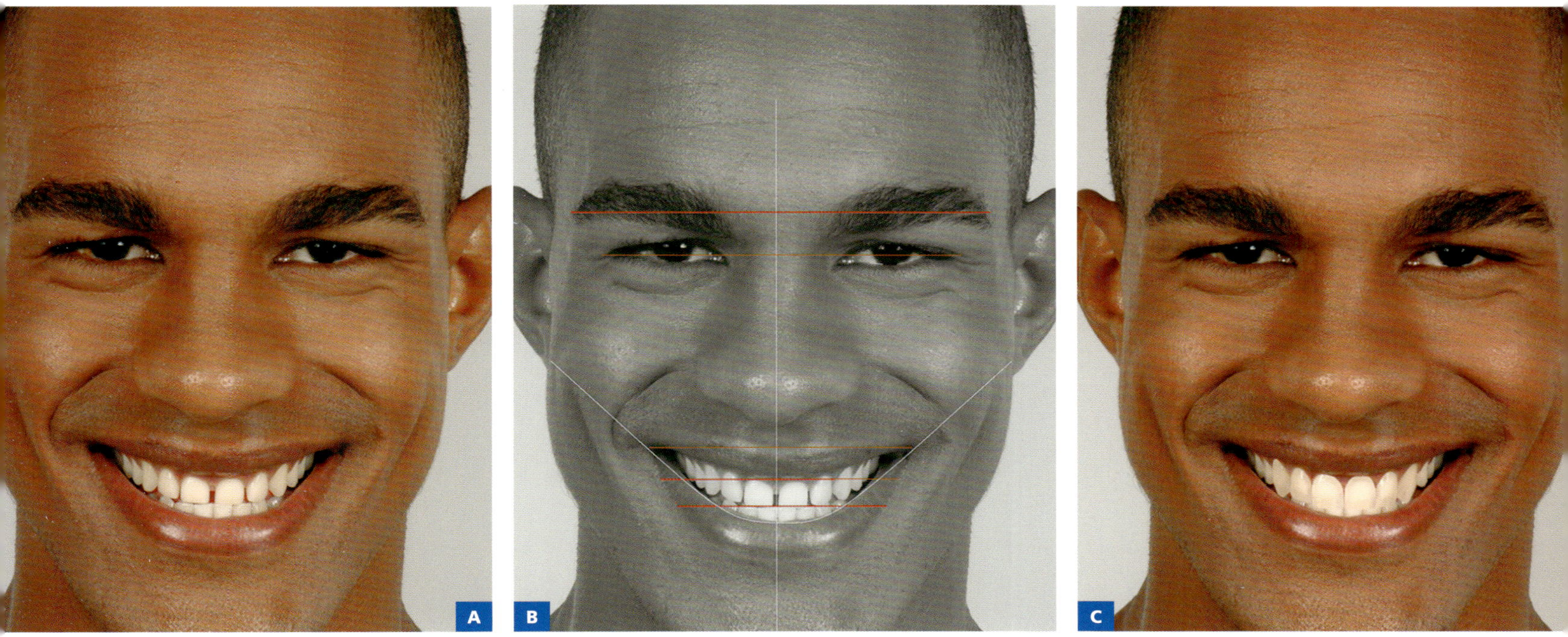

Figuras 2.5 – (A) Vista vestibular pré-operatória. (B) Análise estética. (C) Imagem digitalmente melhorada mostrando o possível resultado.

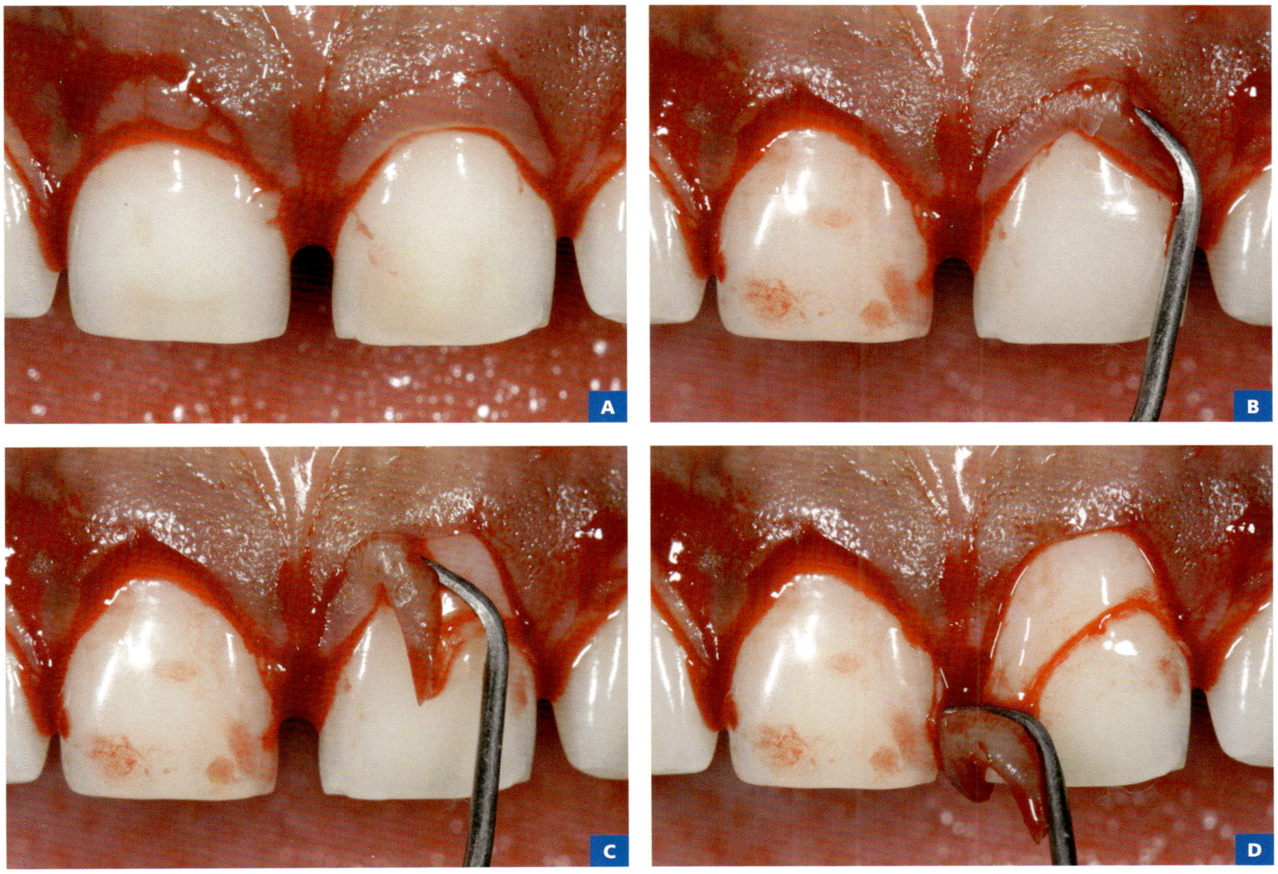

Figuras 2.6 – (A-D) Imagens em detalhe da gengivectomia realizada nos incisivos centrais superiores. (A) Delimitação do novo contorno gengival determinado pela sondagem tecidual. (B-D) Uma cureta foi usada para remover o excesso de tecido mole.

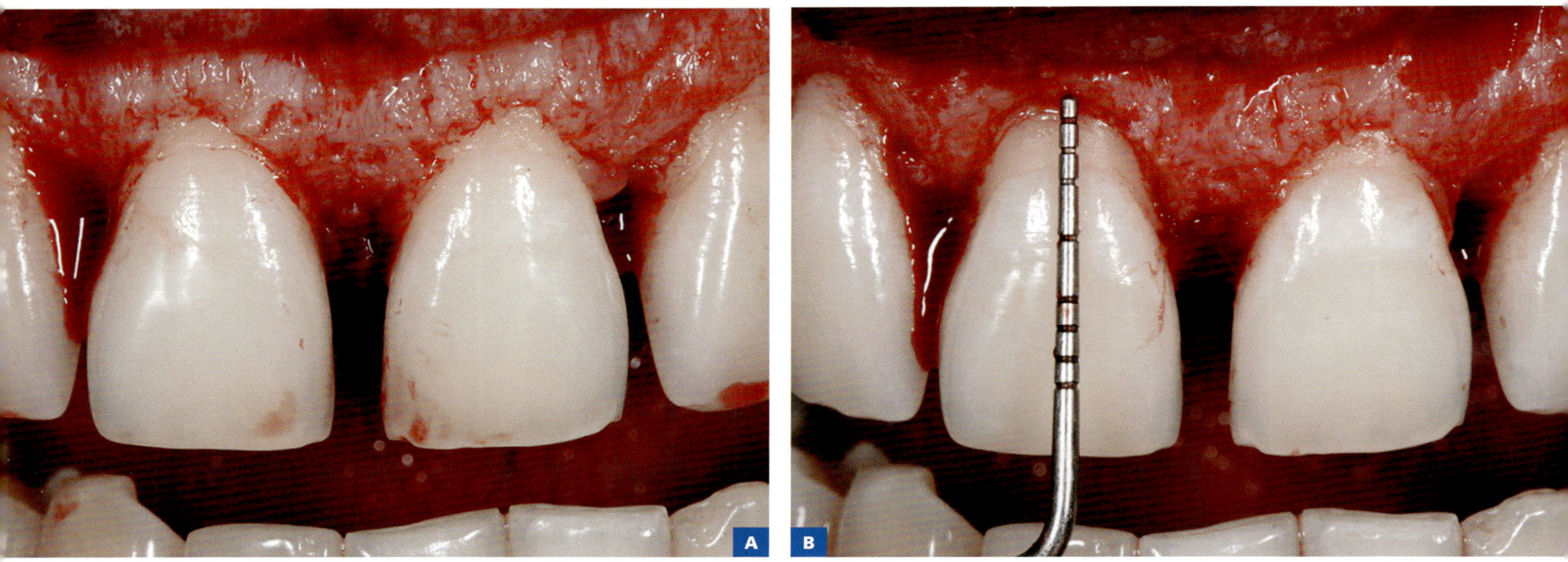

Figuras 2.7 – (A) O retalho gengival posicionado apicalmente para acesso ao osso. Observe a espessura óssea, que é característica do tecido periodontal espesso. (B) Comparação entre o osso do incisivo central direito e o osso intacto do incisivo central esquerdo, em que o osso já foi recontornado. (C) Delimitação da nova arquitetura óssea para o incisivo central esquerdo. (D) Nova arquitetura e contorno ósseo.

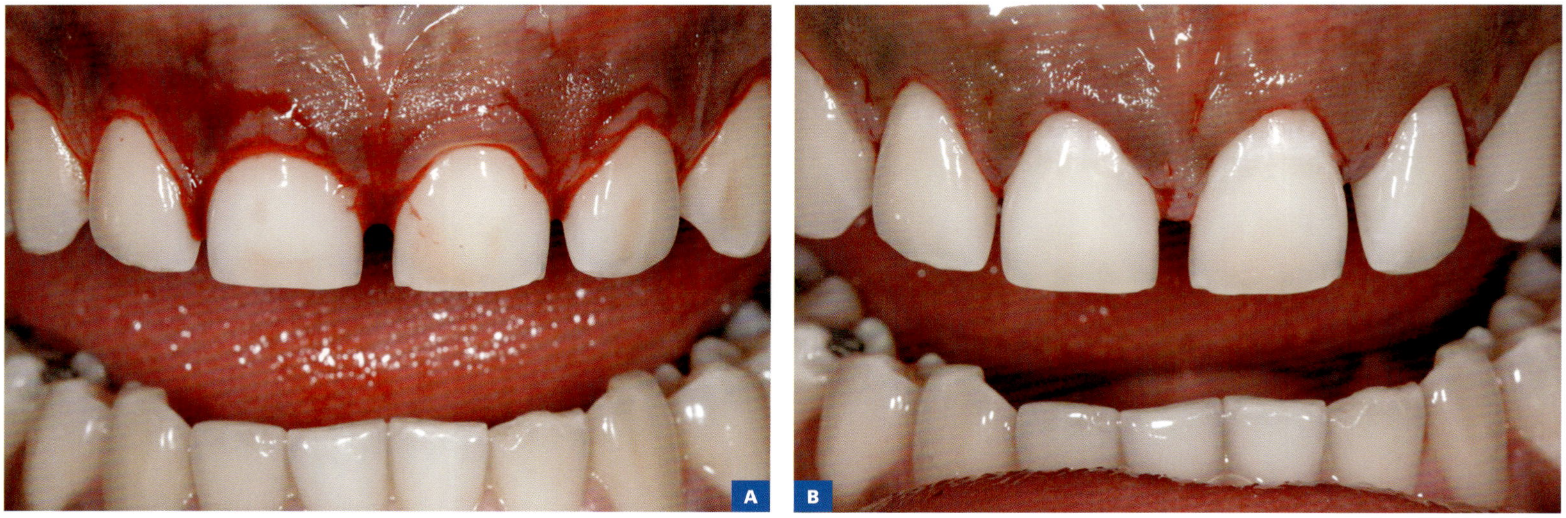

Figuras 2.8 – (A) Demarcação inicial para gengivectomia como planejado, removendo uma faixa gengival de 1 mm abaixo da junção cemento-esmalte. (B) Contorno gengival após a sutura.

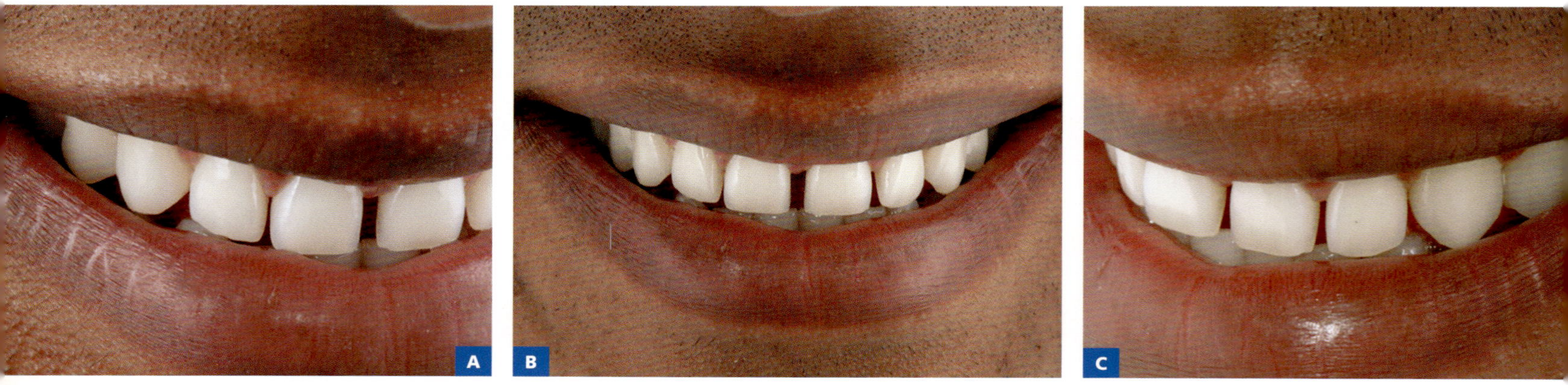

Figuras 2.9 – (A-C) Noventa dias depois da cirurgia e do clareamento caseiro por 2 semanas. O novo contorno gengival segue a linha labial superior e não existe mais o sorriso gengival.

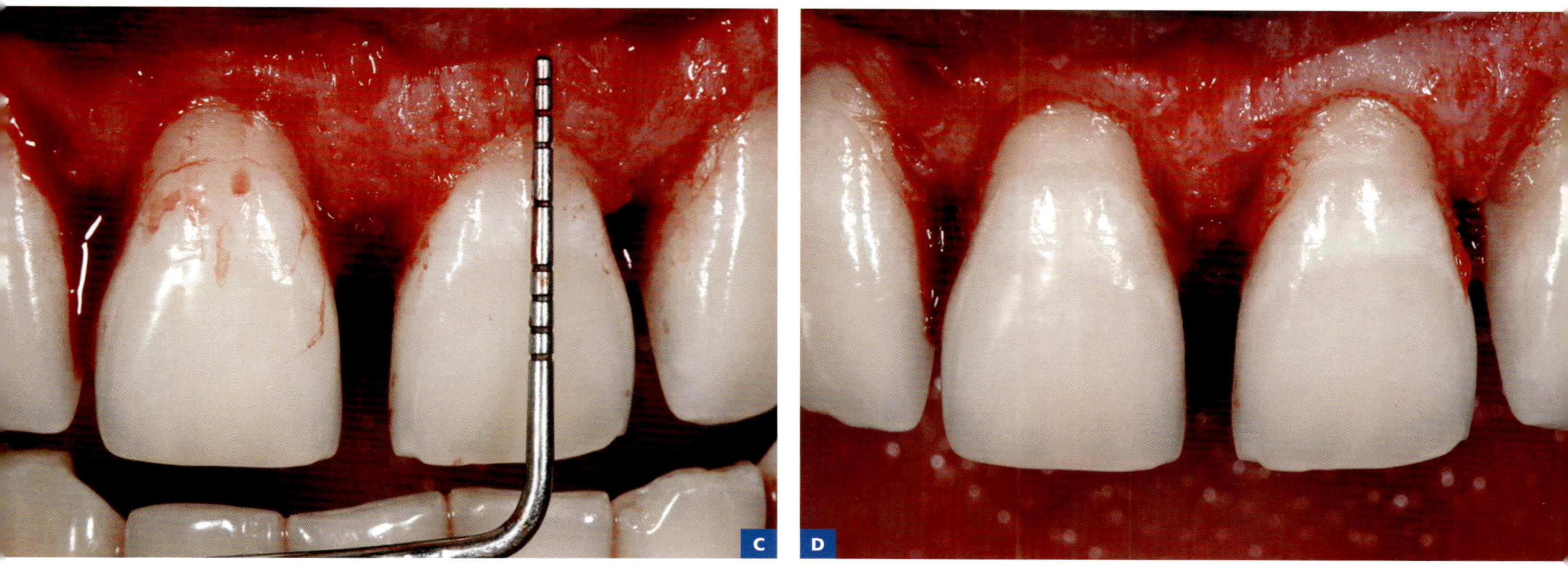

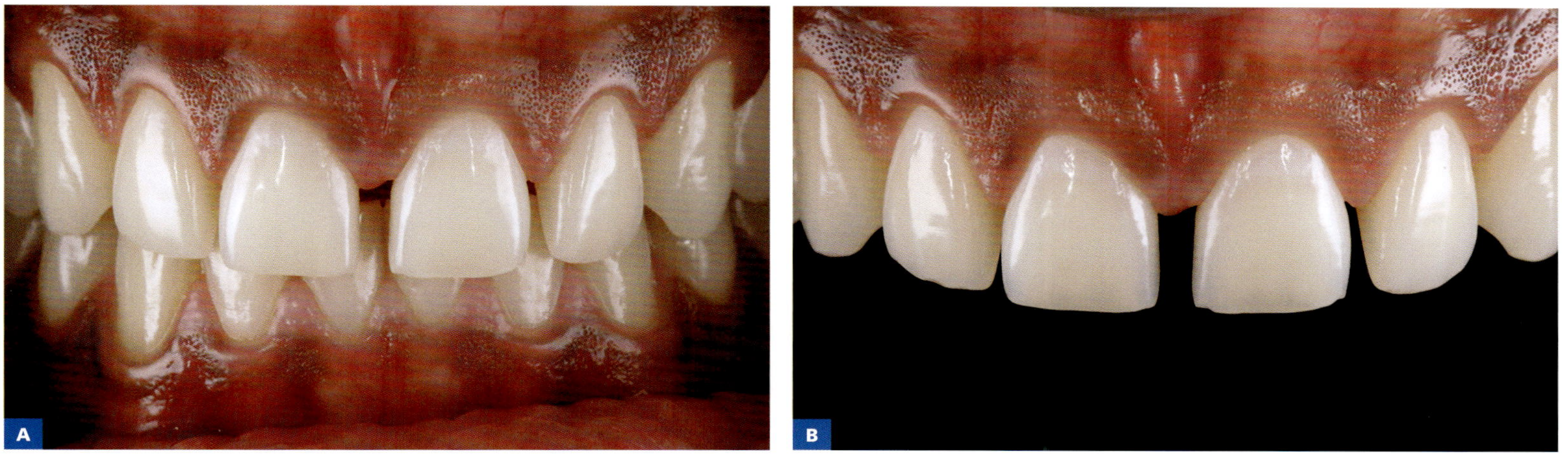

Figuras 2.10 – (A e B) O novo contorno gengival.

(Poladay, SDI, Melbourne, Austrália). Nenhum procedimento operatório foi realizado até 20 dias depois do clareamento para garantir a estabilização da cor. Nesse momento, um novo conjunto de fotografias foi realizado para a verificação dos resultados com o paciente e a equipe (Figs. 2.9 e 2.10). Uma moldagem de cada arcada com material à base de PVS foi realizada e os modelos de estudo, produzidos em laboratório. Um material à base de PVS (ou silicone de adição) foi selecionado porque garante a estabilidade da moldagem e a possibilidade de se obter mais de um modelo com a mesma precisão partindo do mesmo molde. O enceramento aditivo requer uma análise geral que reúne as características dentárias, o sorriso e a idade do paciente, a dentição antagonista e a arquitetura gengival.

O técnico de laboratório realizou o enceramento aditivo. Nenhum preparo foi realizado no modelo. Nesse caso, nenhum aumento incisal foi planejado, e pequena quantidade de cera foi utilizada para recontorno da incisal dos dentes envolvidos (Fig. 2.11a). O técnico de laboratório estava ciente de que manter o preparo em esmalte era fundamental. Assim, o enceramento foi cuidadosamente realizado com ênfase no fechamento do diastema e para recobrir a morfologia natural da superfície, conforme a análise facial e função oclusal.[10]

O enceramento foi apresentado ao paciente. Após o paciente consentir, o enceramento foi transferido para a boca visando uma avaliação clínica do formato, tamanho e comprimento. Pequenas porções de resina composta foi aplicada diretamente nos dentes sem ataque ácido, fornecendo uma avaliação tridimensional preenchendo os espaços. Se fosse necessário modificar a simulação, todos os dados seriam coletados através da fotografia digital e novos modelos seriam obtidos e enviados ao laboratório. Nesse caso, nenhuma modificação foi necessária e o paciente aceitou o plano de tratamento com laminados cerâmicos com cerâmicas à base de dissilicato de lítio.

Para guiar o preparo dentário, três guias de silicone foram confeccionadas: vestibular, lingual e incisal. A guia incisal com corte no terço médio vestibular foi posicionada no modelo encerado e verificada em relação à sua adaptação precisa (Figs. 2.11 b, c). Todas as guias de silicone foram avaliadas em relação à mordida antes de serem posicionadas na boca do paciente (Fig. 2.12). Essas guias de silicone são essenciais na verificação do espaço disponível ao material cerâmico e para planejar o quanto de esmalte será removido no momento do preparo.

PREPARO DENTÁRIO

Uma abordagem conservadora requer um preparo dentário preciso na restauração do volume original. Alguns princípios básicos podem ser obtidos para se manter quantidade significativa de tecido dentário sadio, incluindo não apenas o esmalte, mas também preservando a junção amelodentinária que é crítica.[15]

O preparo típico no esmalte para LCs é de 0,5 mm de desgaste no terço cervical, 0,7 mm nos terços médio e incisal, e 1,5 mm para o sobrepasse (ou borda) incisal.[16] Esse preparo clássico para laminados é baseado na espessura do material restaurador. Entretanto, na maioria dos casos, a espessura média do esmalte na região cervical é menos de 0,5 mm[17], sendo assim, se 0,5 mm forem removidos, a dentina será exposta.[18] Com isso há um risco maior de falha documentado na literatura quando as restaurações foram aderidas à dentina.[19] Assim, é imperativo manter o preparo para laminados em nível mínimo, já que apenas preparos ultraconservadores no esmalte podem manter o sucesso longitudinal de procedimentos com pouco desgaste.

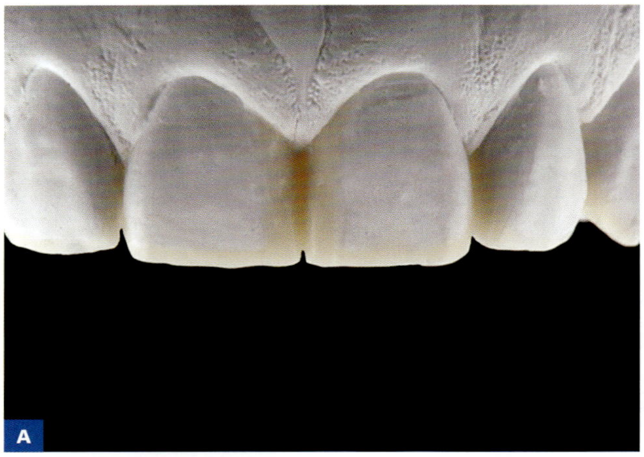
A

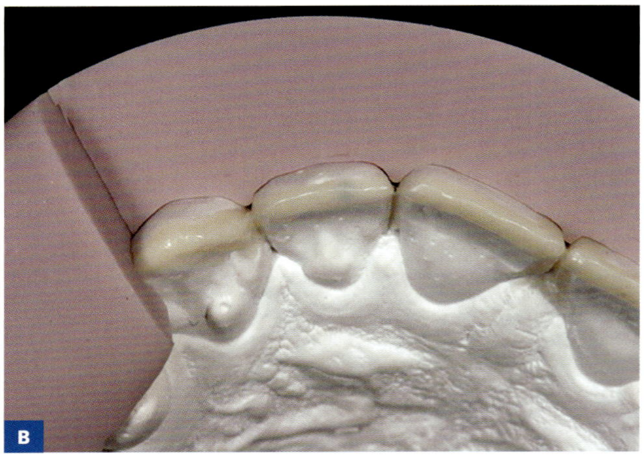
B

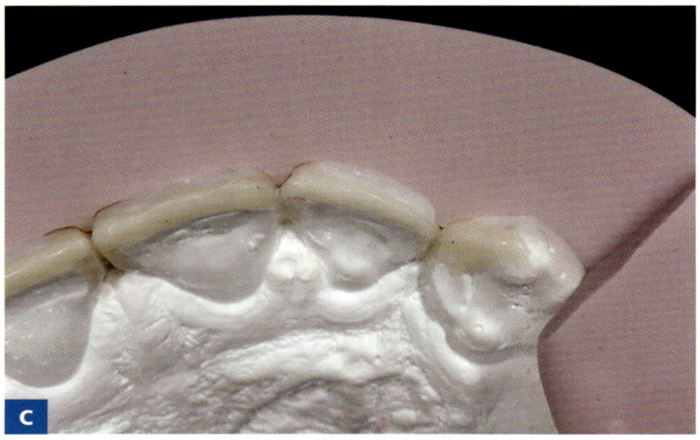
C

Figuras 2.11 – (A) Enceramento dos incisivos superiores. **(B e C)** Guia de silicone para o preparo das facetas estendendo até os pré-molares. A guia é cortada no terço médio vestibular dos dentes envolvidos no tratamento. Não havia espaço suficiente para construir a restauração cerâmica na superfície vestibular sem fazer o preparo.

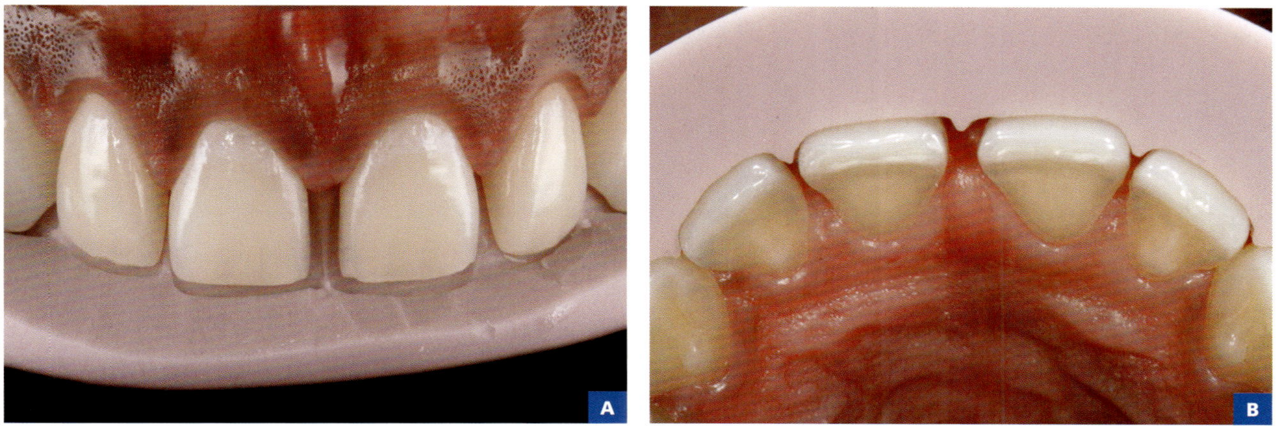

Figuras 2.12 – (A e B) Prova clínica do guia de silicone.

Como descrito anteriormente, existem duas técnicas de preparos para laminados: a que é guiada pelas superfícies dentárias existentes e a que é orientada pelo volume final previsto pelo enceramento. Nesse caso, ambas as técnicas foram aplicadas. A primeira conforme o enceramento nas áreas interproximais e a segunda conforme o esmalte previamente existente.

A abordagem ultraconservadora para a obtenção do espaço adequado de cerâmica começou nas áreas interproximais. Uma ponta diamantada longa foi colocada paralela ao longo eixo dentário e deslocada em direção à área interproximal. Esse procedimento removeu cuidadosamente as áreas retentivas facilitando a inserção da futura restauração (Fig. 2.13). Depois, o desgaste incisal de 1,5 mm foi realizado conforme o enceramento para obtenção de guias e desoclusão. Já que não havia modificação no comprimento da borda incisal, o preparo foi mínimo para preservar a maior quantidade possível de esmalte (Fig. 2.14). A redução incisal também permitiu que nas áreas incisais de contato com a dentição natural inferior, fosse possível a estratificação com uma cerâmica vítrea de fácil acabamento e polimento intrabucal.

O fio afastador foi colocado antes do desgaste da face vestibular. As margens gengivais foram afastadas para a melhora da definição da margem do término gengival. Um guia de silicone foi posicionado ,mostrando as áreas dentárias que necessitavam de preparo mínimo.[20] Considerando o volume dentário final e a estrutura dentária sadia, o desgaste vestibular foi iniciado usando uma broca diamantada esférica como referência. Os sulcos de orientação foram criados com uma broca diamantada esférica de 1,5 mm de diâmetro. A diferença entre o diâmetro da broca e o diâmetro da haste deve ficar próximo dos 0,5 mm, gerando um desgaste de 0,25 mm quando a haste for colocada contra o terço incisal da superfície vestibular.[21] Um sulco horizontal único foi obtido (com a broca colocada até a haste tocar a superfície vestibular). Os três sulcos de orientação foram suficientes para controlar o desgaste no esmalte (Fig. 2.15 a). Essa etapa operatória simples é o passo mais crucial no desgaste do esmalte. O operador foi capaz de avaliar o desgaste, gerando preservação adequada do esmalte.

O desgaste vestibular foi realizado com uma ponta arredondada para gerar um chanfrado (no. 5856 018, Brasseler, Savannah, GA, EUA). Essa ponta foi cuidadosamente usada paralela aos três planos dentários para nivelar a profundidade (Figs. 2.15 b, c). A profundidade requerida foi o espaço necessário para construir as facetas laminadas.

Para garantir espaço adequado para os LCs, a guia incisal de silicone foi cortada para obter visualização vestibular, em seguida foi, colocada na boca e o espaço disponível, confirmado (Fig. 2.16). Essa guia pode ser considerada multicamadas já que foi seccionada transversalmente em três níveis para garantir o desgaste adequado nos níveis incisal, médio e cervical. As guias vestibular e lingual foram usadas para verificar o espaço incisal de 1,5 mm. Todos os dentes envolvidos no tratamento foram preparados usando a mesma técnica (Fig. 2.17).

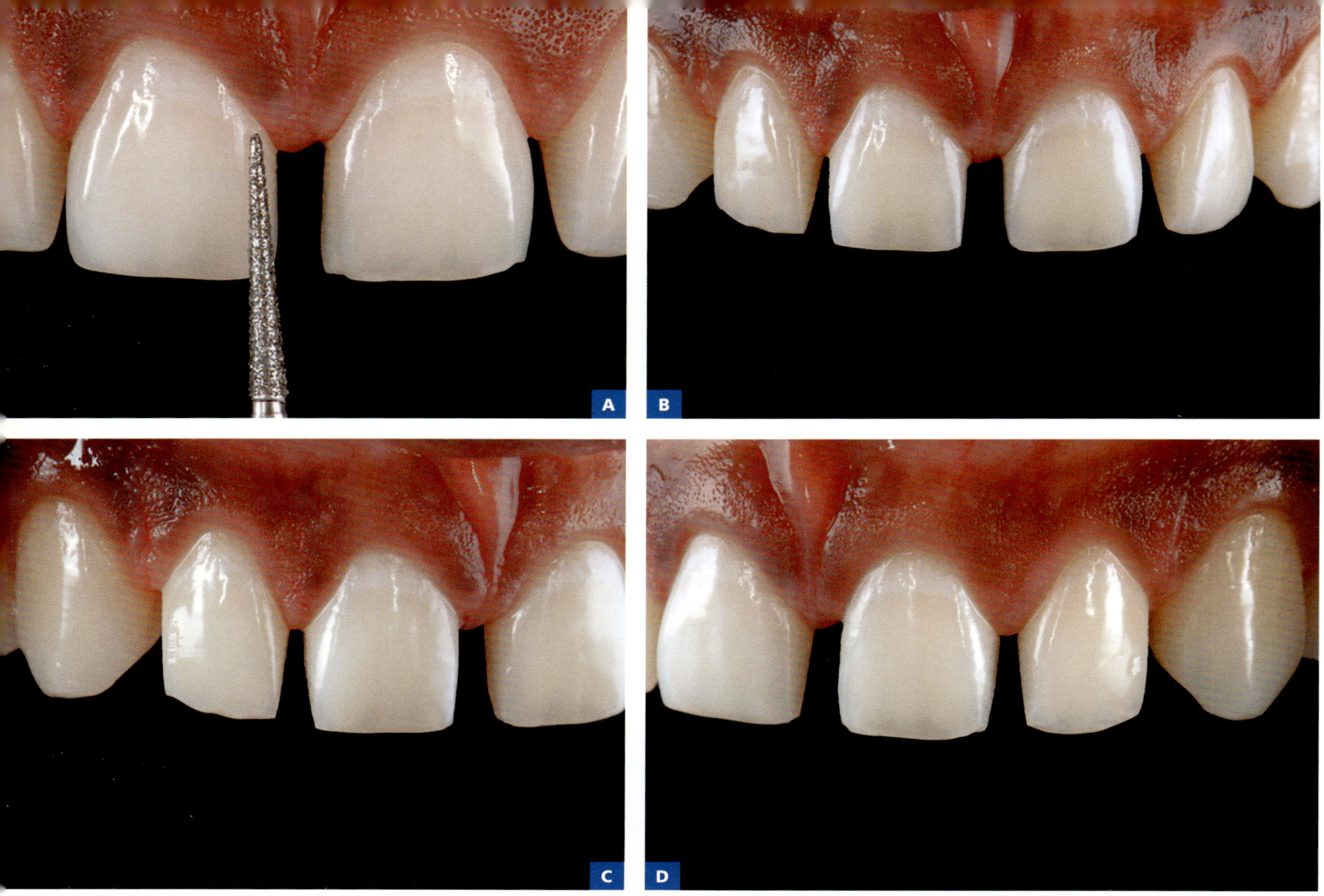

Figuras 2.13 – (A) Preparo proximal com uma ponta diamantada. **(B-D)** Apenas a área retentiva do dente foi cuidadosamente alinhada para facilitar a inserção da futura restauração. Incisivos superiores após o desgaste proximal.

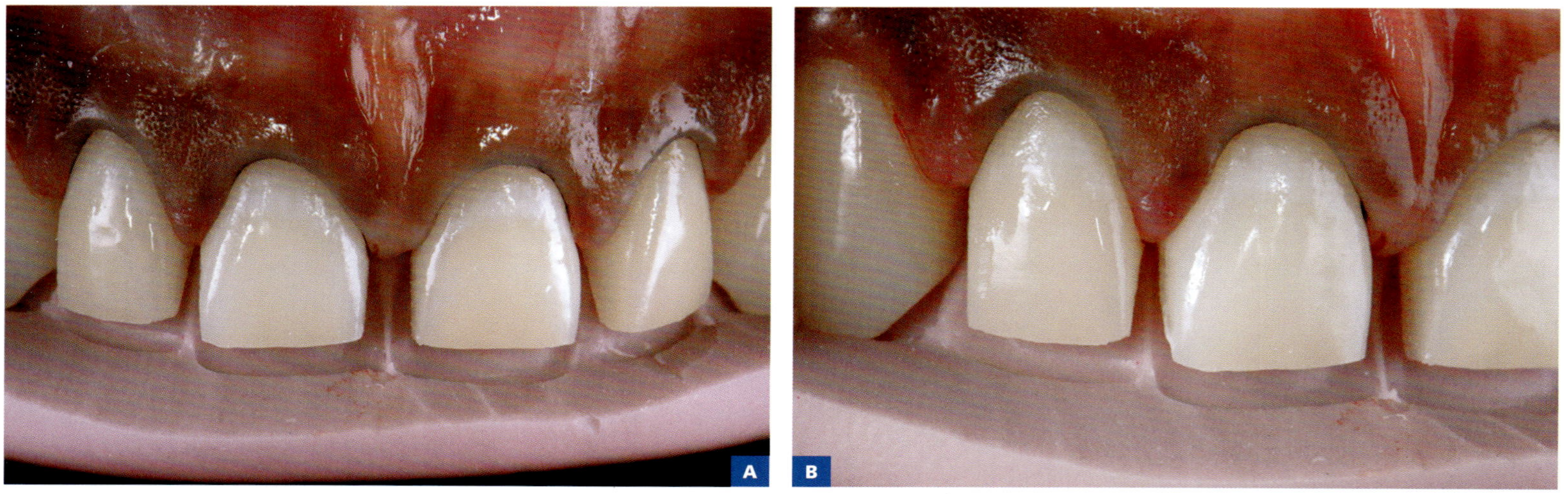

Figuras 2.14 – (A e **B)** Desgaste incisal.

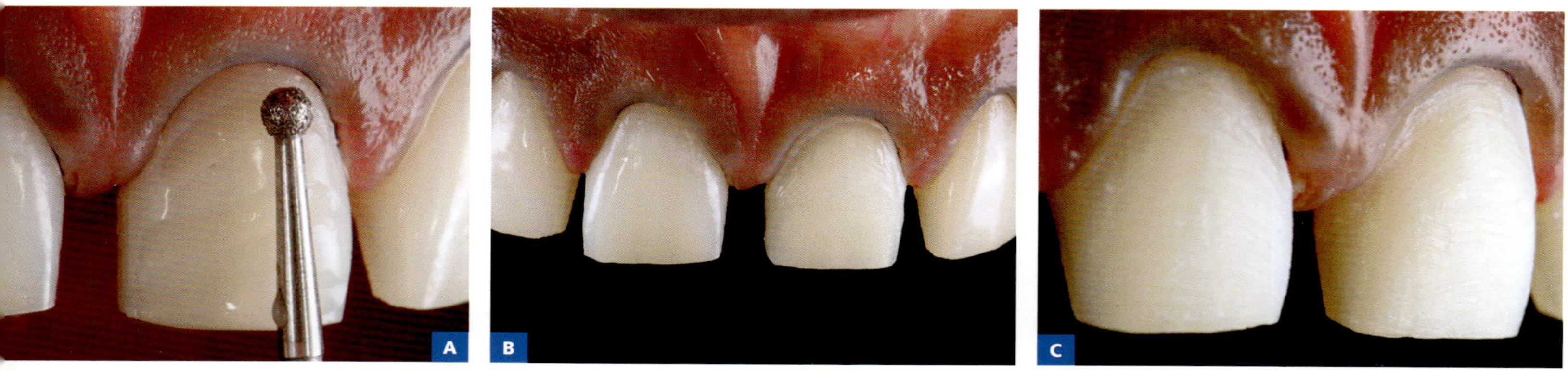

Figuras 2.15 – (A) Cortes com profundidade 0,25 mm criados com uma broca diamantada 1,5 mm e diâmetro de haste 1,0 mm. **(B)** Preparo vestibular inicial no incisivo central esquerdo. **(C)** Vista lateral do preparo inicial.

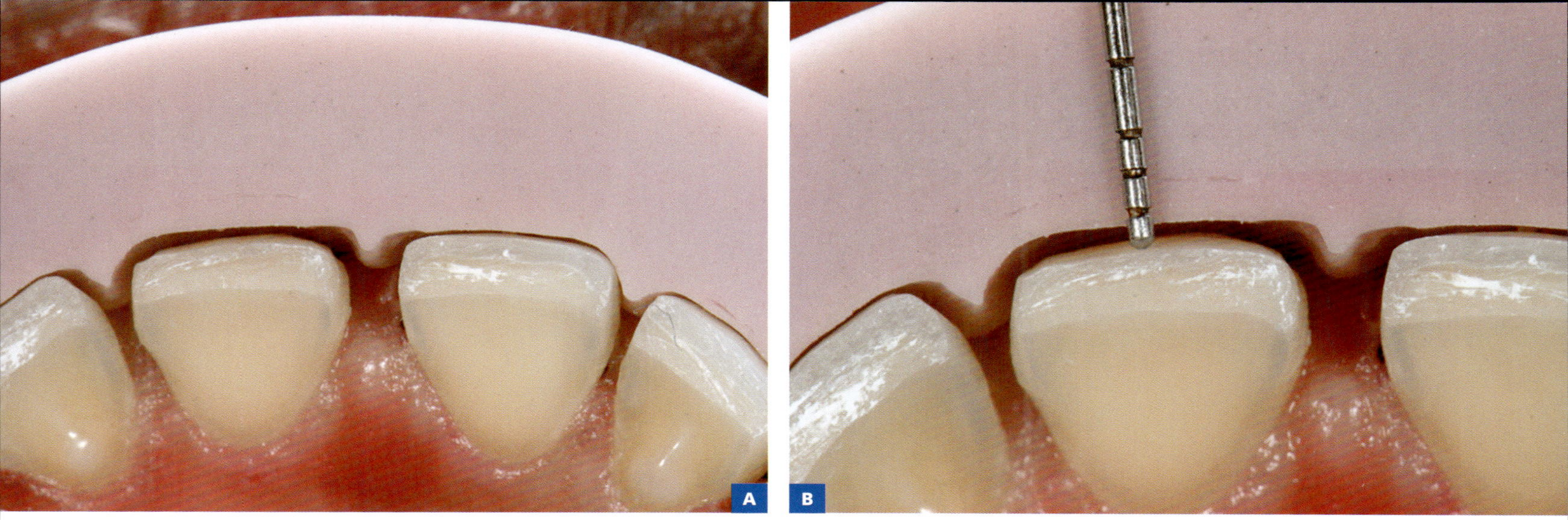

Figuras 2.16 – (A) Guia de silicone usada para garantir redução vestibular mínima. (B) Uma sonda periodontal foi colocada para verificar o preparo com a guia de silicone.

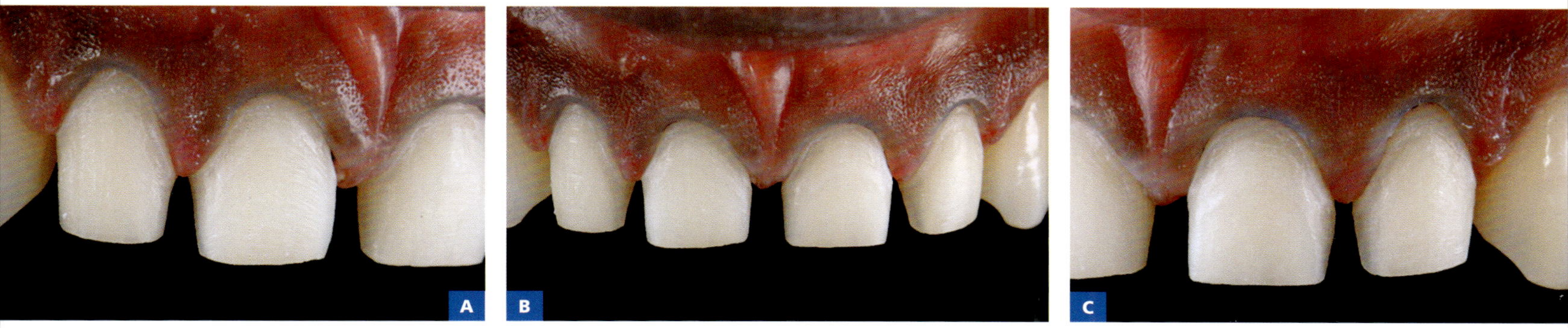

Figuras 2.17 – (A-C) Vistas frontal e proximal após o preparo com pontas diamantadas de granulação média.

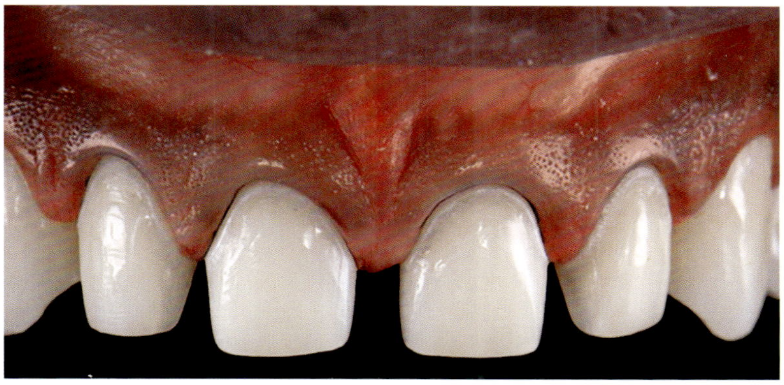

Figura 2.18 – Preparos com acabamento e polimento.

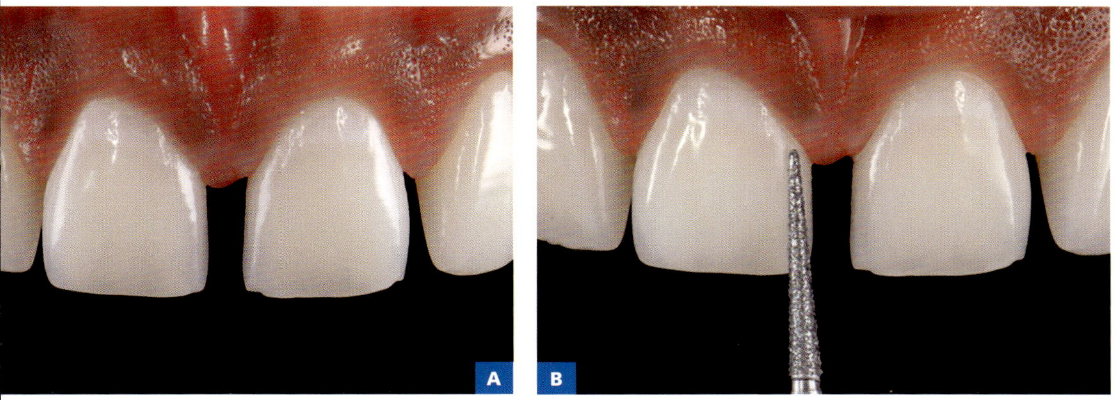

Figuras 2.19 – (A) Detalhes do preparo ultraconservador para facetas. Imagem pré--operatória dos incisivos centrais superiores; (B) aplainamento da área retentiva interproximal; (C) depois do aplainamento proximal; (D) desgaste inicial; (E) preparo final após o polimento.

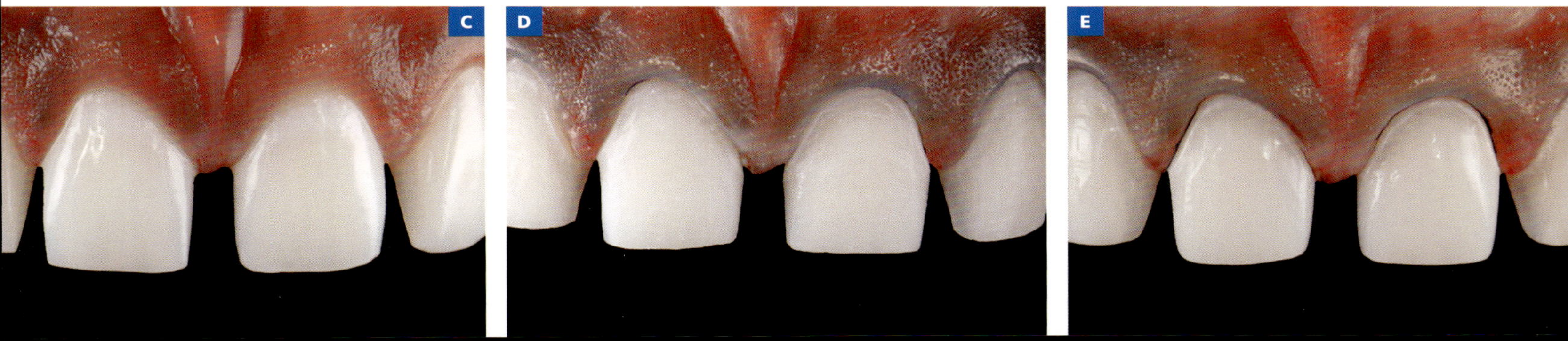

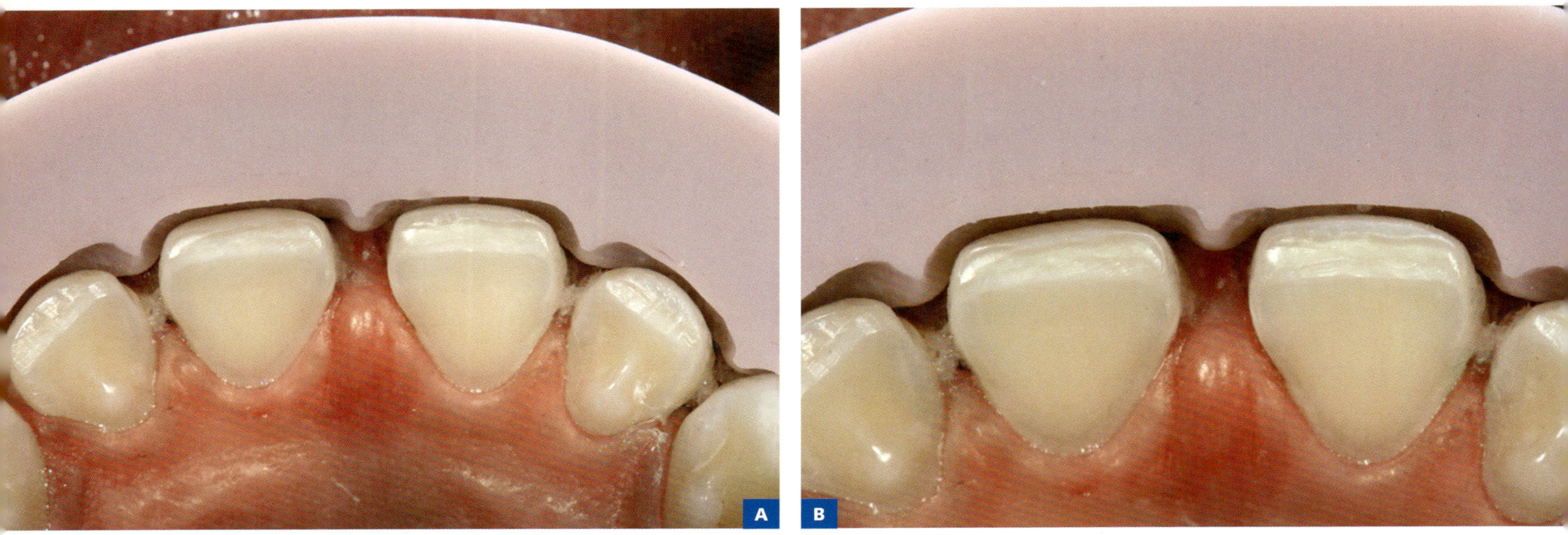

Figuras 2.20 – (A e B) A guia de silicone foi posicionada e o espaço, verificado novamente para garantir o desgaste dentário ideal para a restauração.

Para a obtenção de troquéis precisos, é essencial dar acabamento e polimento nos preparos. Essa etapa foi conduzida com a série vermelha de pontas diamantadas com granulação média (nº 8856 018, Brasseler) do mesmo diâmetro da broca usada no preparo. O acabamento das restaurações removeu quaisquer sulcos deixados pela broca anterior (Fig. 2.18). A figura 2.19 mostra detalhes do preparo ultraconservador. Após o acabamento, as guias de silicone foram usadas novamente para a reavaliação dos preparos (Fig. 2.20).

Os caninos foram apenas polidos e uma pequena marcação com a ponta diamantada foi feita para a remoção de áreas retentivas que poderiam impedir o assentamento dos laminados parciais.

MOLDAGEM FINAL

Para a moldagem foi utilizada a técnica de dupla mistura em passo único para reproduzir adequadamente os preparos e os tecidos circundantes. Dois fios afastadores foram colocados no sulco gengival. O primeiro fio, com diâmetro menor, foi colocado no sulco antes dos procedimentos de acabamento e permaneceu durante a moldagem para limitar o fluxo do fluido intrassulcular. O segundo fio foi colocado superficialmente para afastar os tecidos gengivais e mostrar a linha do término. O segundo fio foi mantido por 5 minutos antes da moldagem, permitindo discreta expansão pela absorção de água.

Um material à base de PVS foi usado em função de sua precisão para vazamentos seguidos, graças à elasticidade e resistência ao rasgamento.[22] A figura 2.21 mostra os moldes e demonstra a importância do fio afastador mesmo onde a linha do término está no nível da margem gengival.

RESTAURAÇÕES PROVISÓRIAS

Um desafio no tratamento com os laminados cerâmicos é criar restaurações provisórias altamente estéticas e adequadas. Os provisórios para essa modalidade restauradora possuem espessura menor; assim, ajustes são muito difíceis de serem feitos porque estes se quebram facilmente. Nesse caso, já que não havia retenção mecânica no preparo, como uma coroa total, uma resina composta bis-acrílica foi usada e a retenção foi obtida mecanicamente no espaço interproximal e também pela técnica de condicionamento ácido pontual em esmalte.

Após a moldagem final, a restauração provisória foi fabricada usando uma matriz rígida de silicone oriunda do enceramento. A matriz foi preparada com um bisturi, cortando as as áreas próximas ao tecido gengival e permitindo o escoamento do material (Fig. 2.22). Os preparos foram condicionados

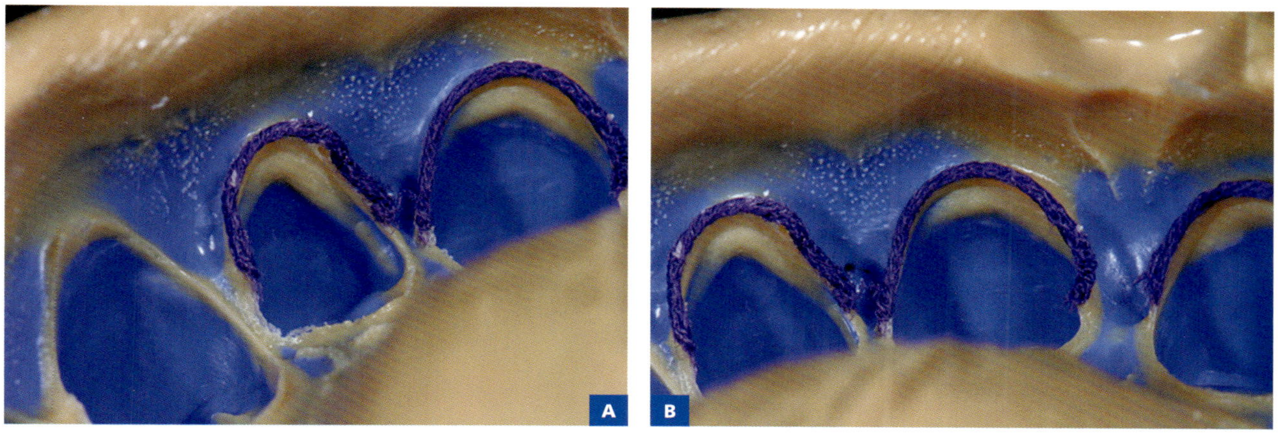

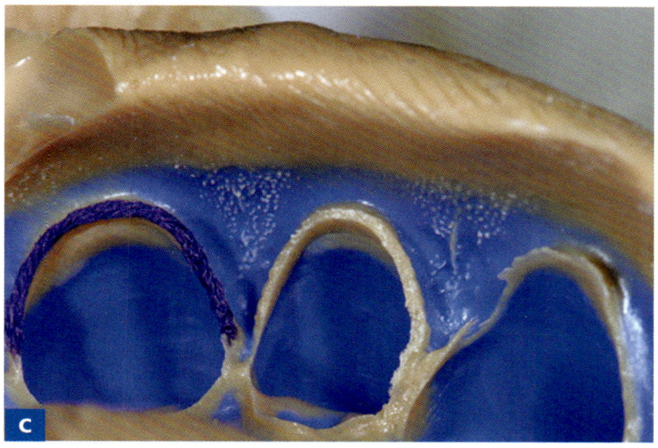

Figuras 2.21 – (A-C) Moldagem final com material à base de PVS (Virtual, Ivoclar, Vivadent).

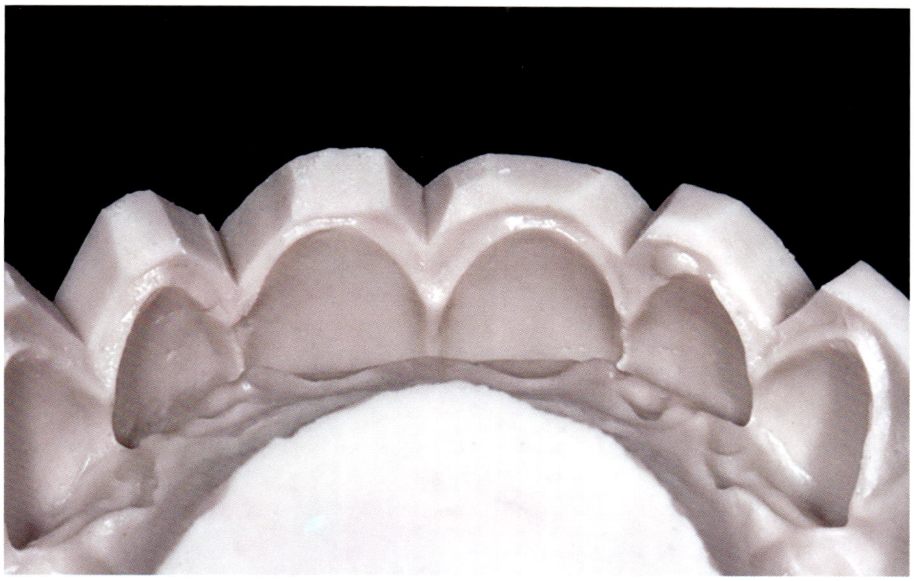

Figura 2.22 – Vista interna da matriz de silicone usada para confeccionar a restauração provisória. Observe o recorte na guia de silicone para facilitar a remoção dos excessos de resina bis-acrílica.

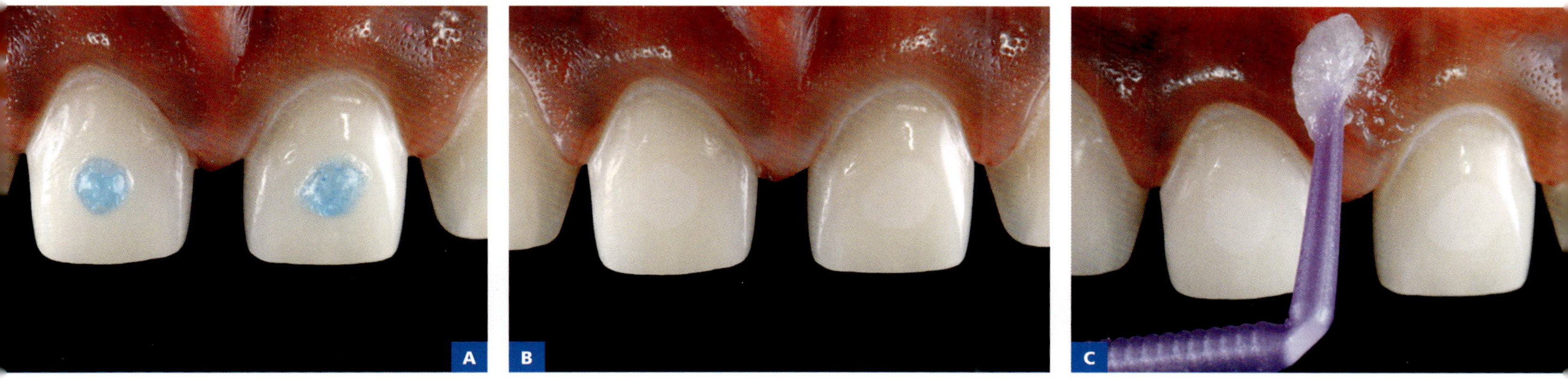

Figuras 2.23 – (A) Os preparos foram condicionados de forma pontual (*spot etching*) com ácido fosfórico por 30 segundos. **(B)** Após a lavagem e secagem, observa-se a descalcificação do esmalte. **(C)** Vaselina sólida foi aplicada nas áreas circundantes dos dentes preparados.

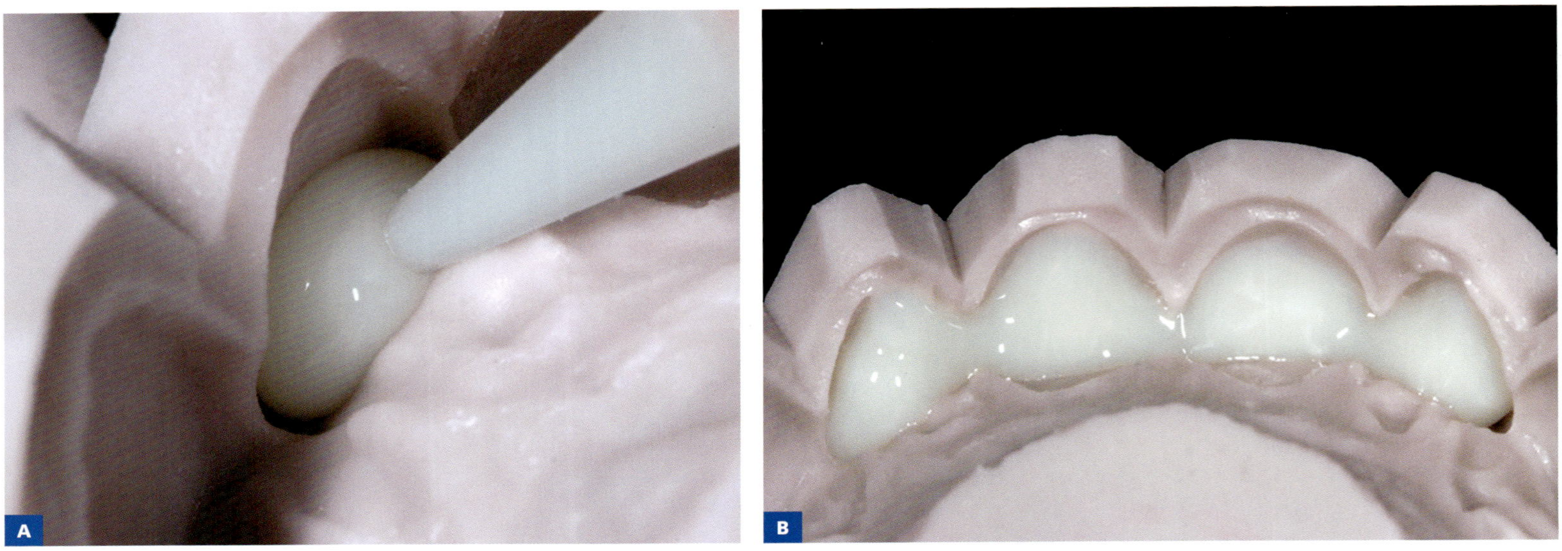

Figuras 2.24 – (A e B) A resina bis-acrílica foi cuidadosamente misturada e injetada na matriz de silicone.

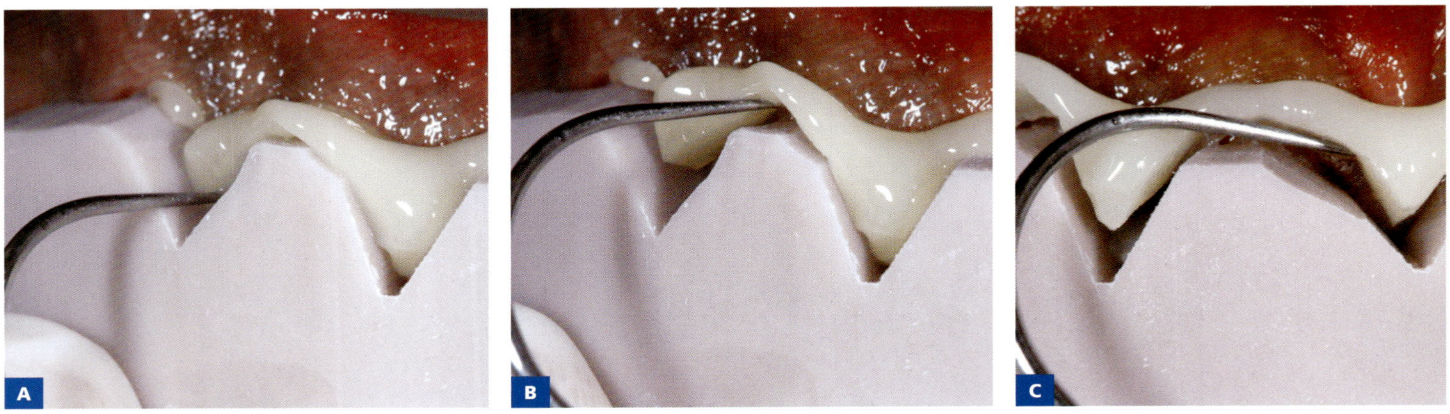

Figuras 2.26 – (A-C) Sonda exploradora foi usada para remover o excesso de resina.

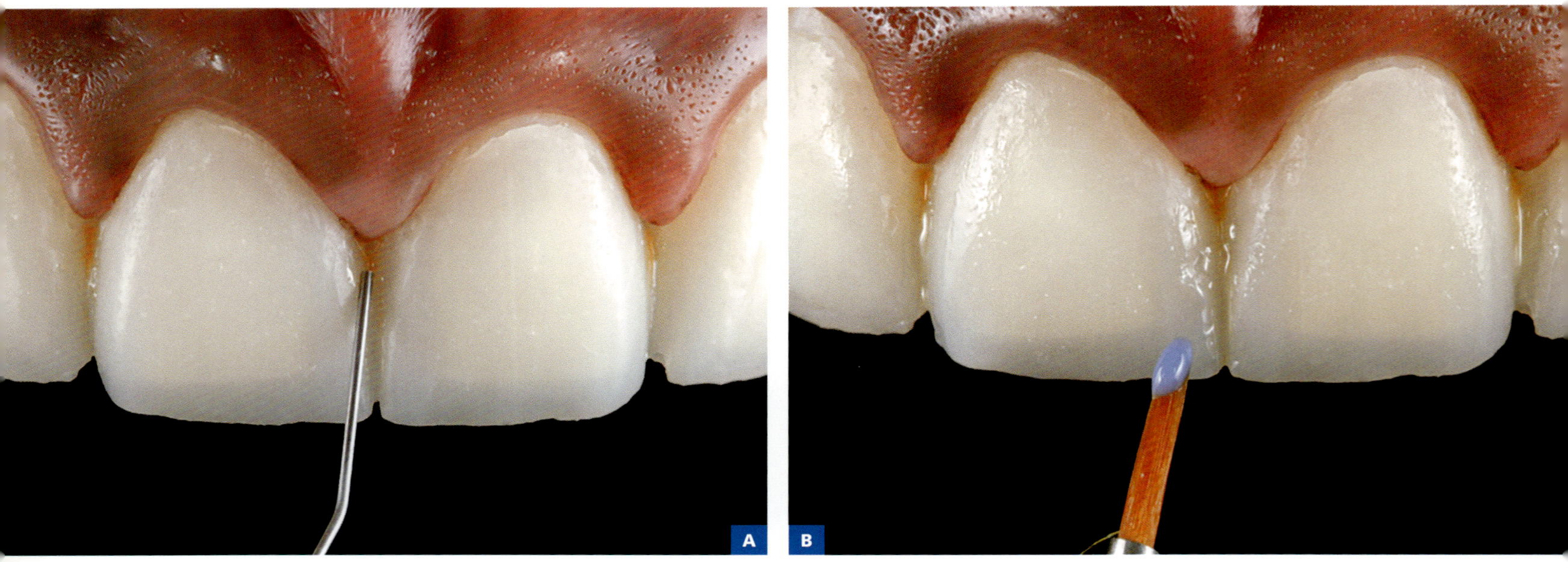

Figuras 2.28 – (A-D) Caracterização das provisórias. **(A)** Corante ocre foi aplicado espaços próximos a gengiva; **(B)** corante azul foi usado para mimetizar a translucidez incisal;

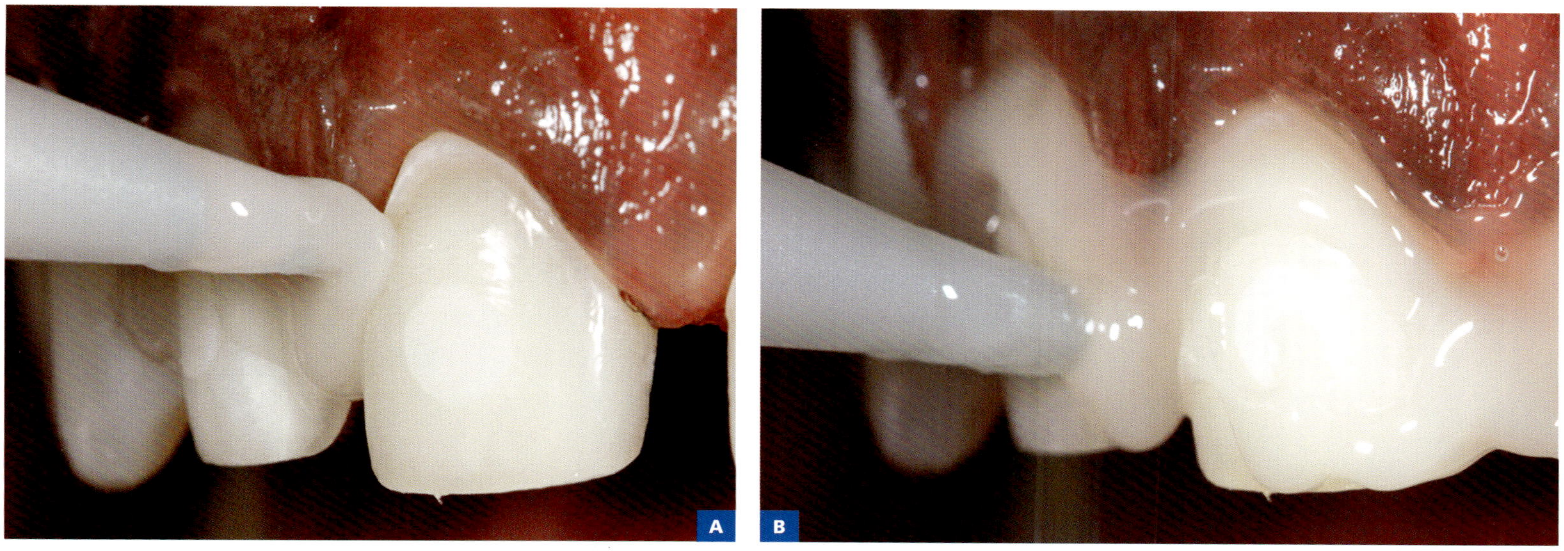

Figuras 2.25 – (A e **B)** Resina bis-acrílica injetada diretamente nos preparos.

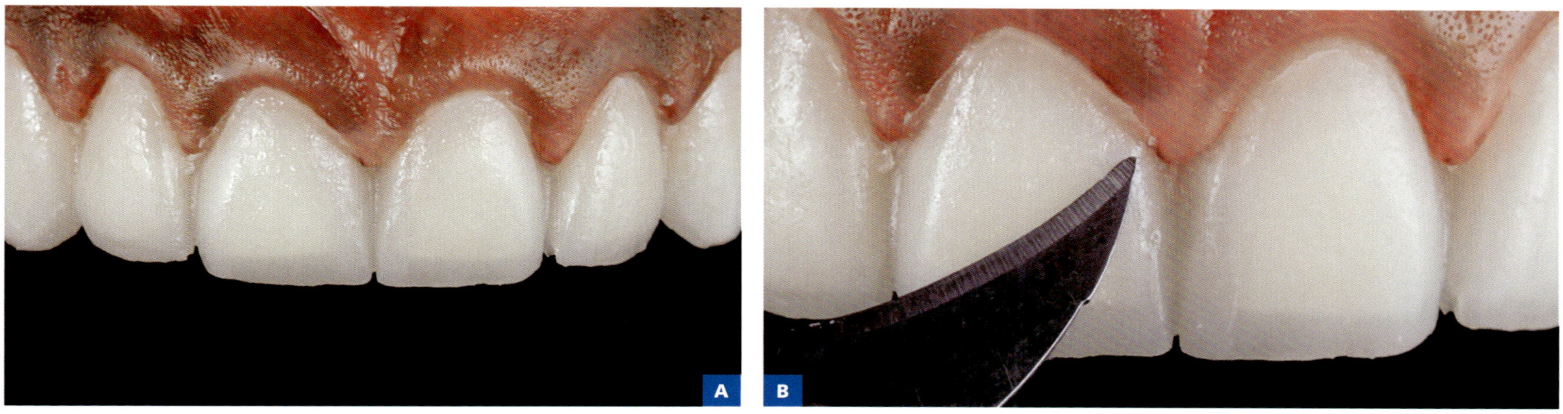

Figuras 2.27 – (A) Após a remoção cuidadosa da matriz de silicone, pequena quantidade de material ainda permanece. **(B)** Uma lâmina de bisturi 12 foi usada para remover os excessos.

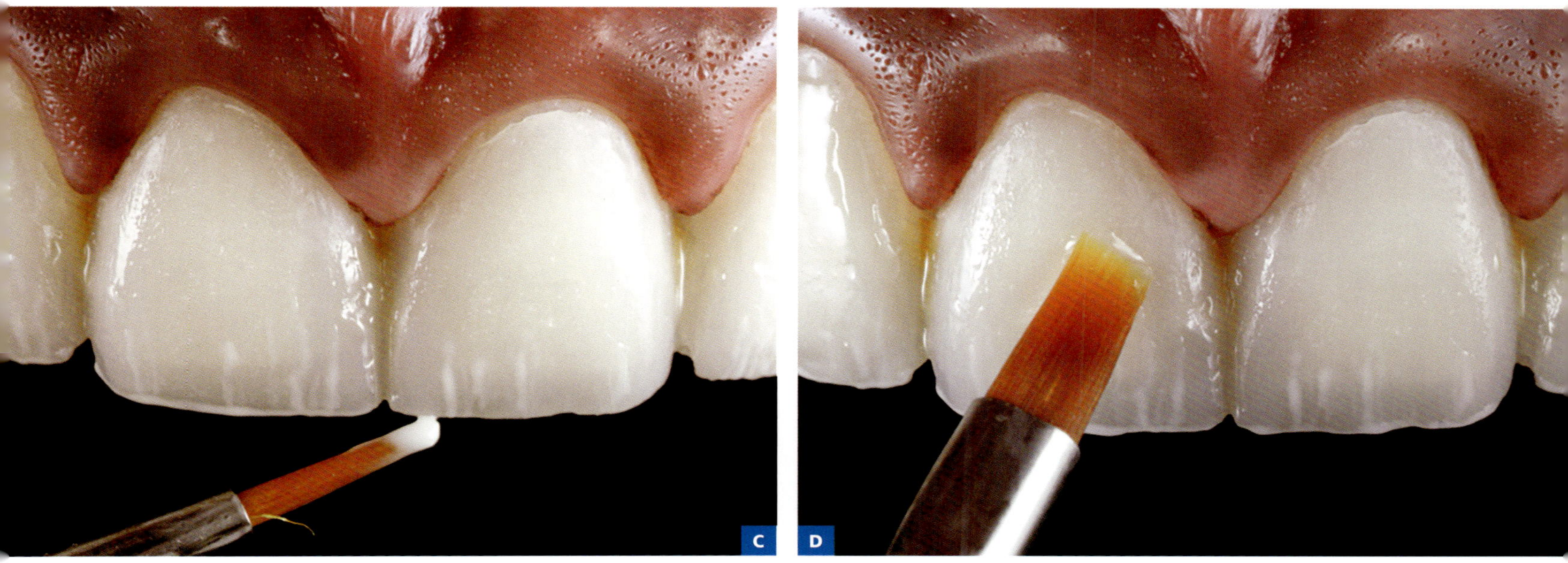

Figuras 2.28 (continuação) **– (C)** as linhas de trincas e halo incisal foram produzidas com corante branco; **(D)** um *glaze* fotoativado (Dry Coat, DMG) foi aplicado em toda a superfície e fotopolimerizado por 40 segundos.

de forma pontual (*spot etching*) por 30 segundos, lavados e secos (Figs. 2.23 a,b). Vaselina sólida foi aplicada nos tecidos moles para facilitar a remoção dos excessos (Fig. 2.23 c). A resina bis-acrílica (Luxatemp, DMG, Hamburgo, Alemanha) foi misturada e injetada na matriz de silicone (Fig. 2.24) e nos dentes preparados (Fig. 2.25). A matriz foi posicionada dentro da boca do paciente até a polimerização estar completa. Quatro minutos mais tarde, uma sonda exploradora foi usada para verificar a polimerização final (Fig. 2.26 a). Já que o tecido gengival estava isolado, a resina foi deslocada facilmente (Figs. 2.26 b, c) e a matriz, removida (Fig. 2.27 a). Os sobrecontornos foram removidos com lâmina de bisturi 12, com cuidado para não lesionar a gengiva (Fig. 2.27 b). A caracterização externa foi conduzida para melhorar a qualidade estética dos provisórios e evitar um aspecto monocromático (Figs. 2.28 a-c).

Um selante de resina composta (Dry Coat, DMG) foi aplicado nos provisórios em cada dente e fotopolimerizado por 40 segundos (Fig. 2.28 d). As restaurações provisórias foram recobertas com glicerina para impedir a formação da camada de inibição de polimerização por oxigênio. Depois, a superfície dos provisórios foram fotoativados por 20 segundos (Fig. 2.29). O gel de glicerina foi removido e os provisórios, polidos com pontas siliconadas, disco de feltro (Flexibuff, Cosmedent, Chicago, IL, EUA) e pasta de polimento à base de óxido de alumínio (Enamelize, Cosmedent) (Fig. 2.30). Os provisórios foram verificados e uma moldagem com alginato, realizada para auxiliar o laboratório na confecção do enceramento final no modelo-mestre. Um novo conjunto de fotografias foi obtido um

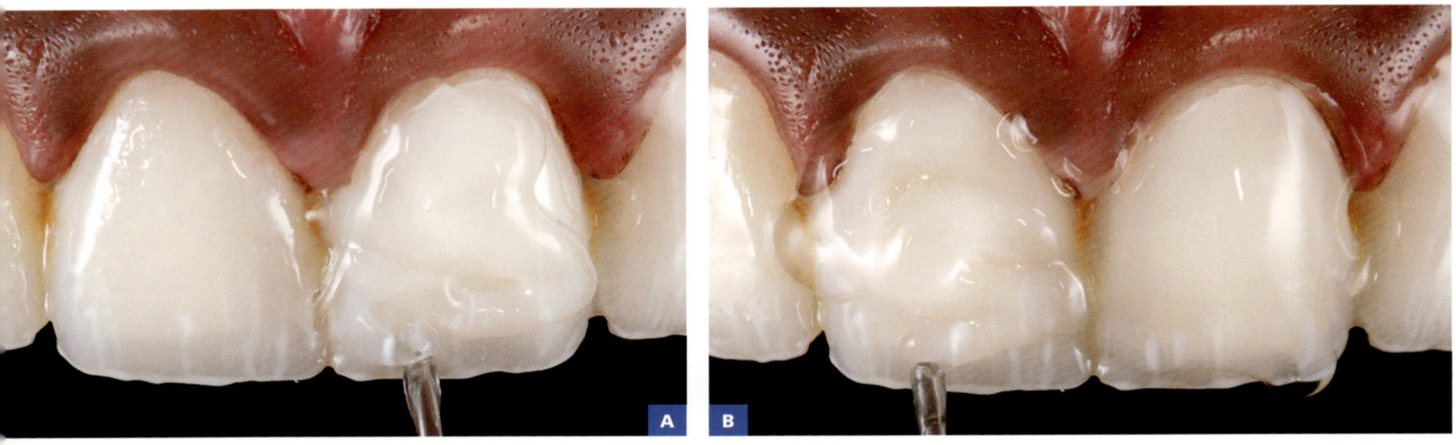

Figuras 2.29 – (A e B) Polimerização adicional foi realizada com as provisórias cobertas com gel de glicerina, evitando a camada de oxigênio.

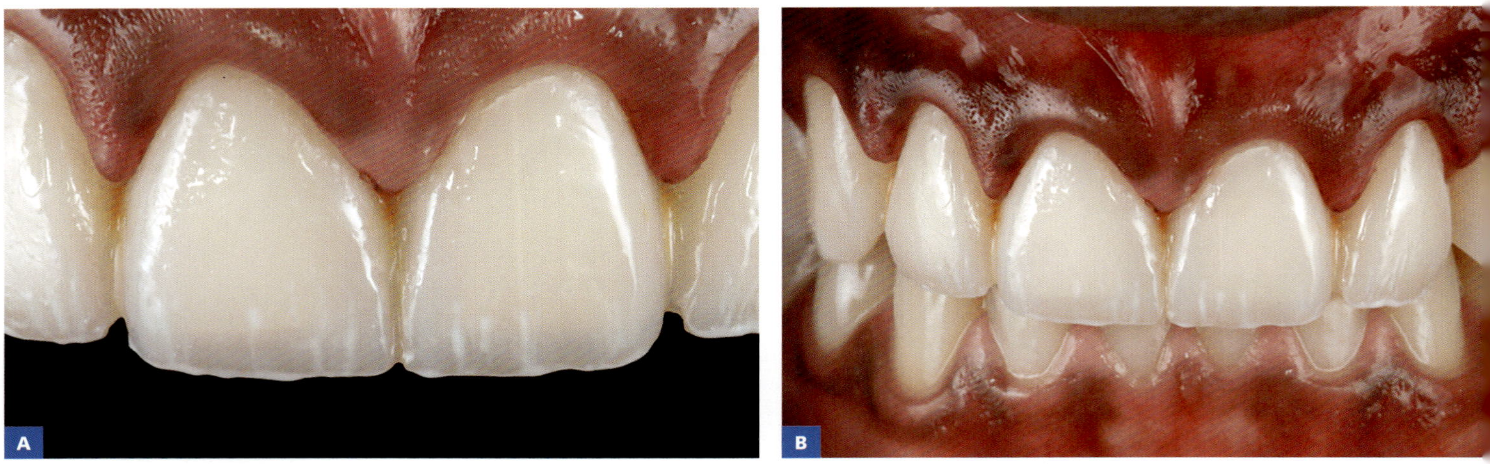

Figuras 2.30 – (A e B) Resultado final com os provisórios. O brilho adicional foi obtido com pasta de óxido de alumínio (Enamelize, Cosmedent) e disco de feltro (Flexibuff, Cosmedent).

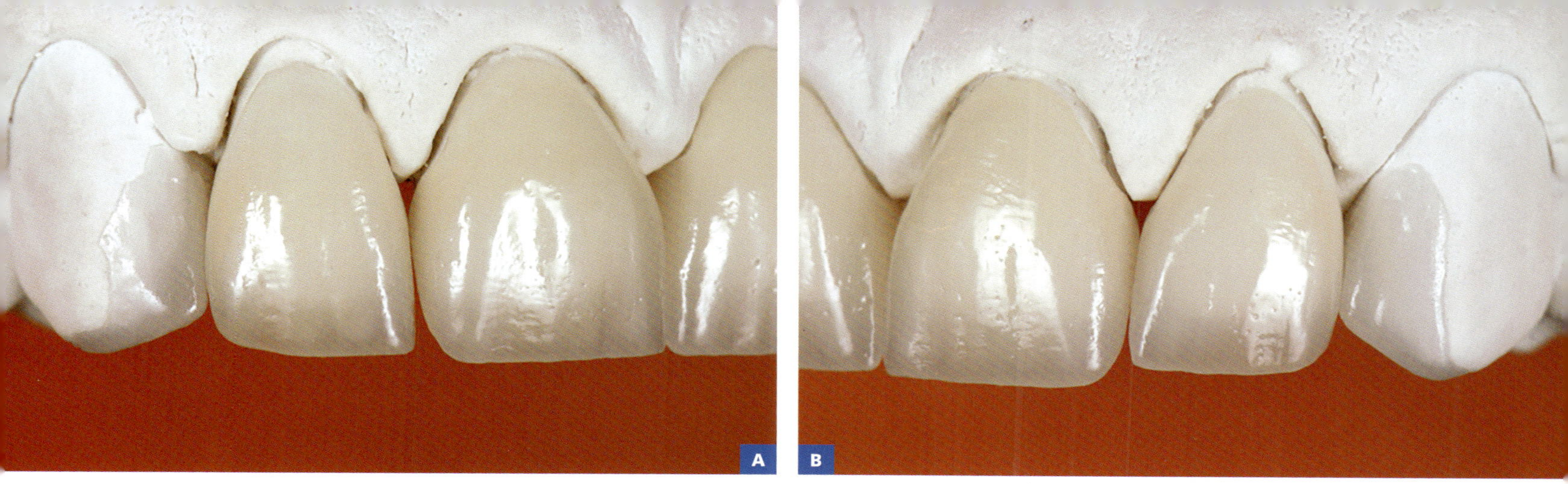

Figuras 2.31 – (A e B) Laminados cerâmicos à base de dissilicato de lítio (Emax Press/Emax Ceram, Ivoclar Vivadent) no modelo-mestre. Os LCs parciais foram produzidos para os caninos superiores por meio da técnica do troquel refratário (Emax Ceram, Ivoclar Vivadent).

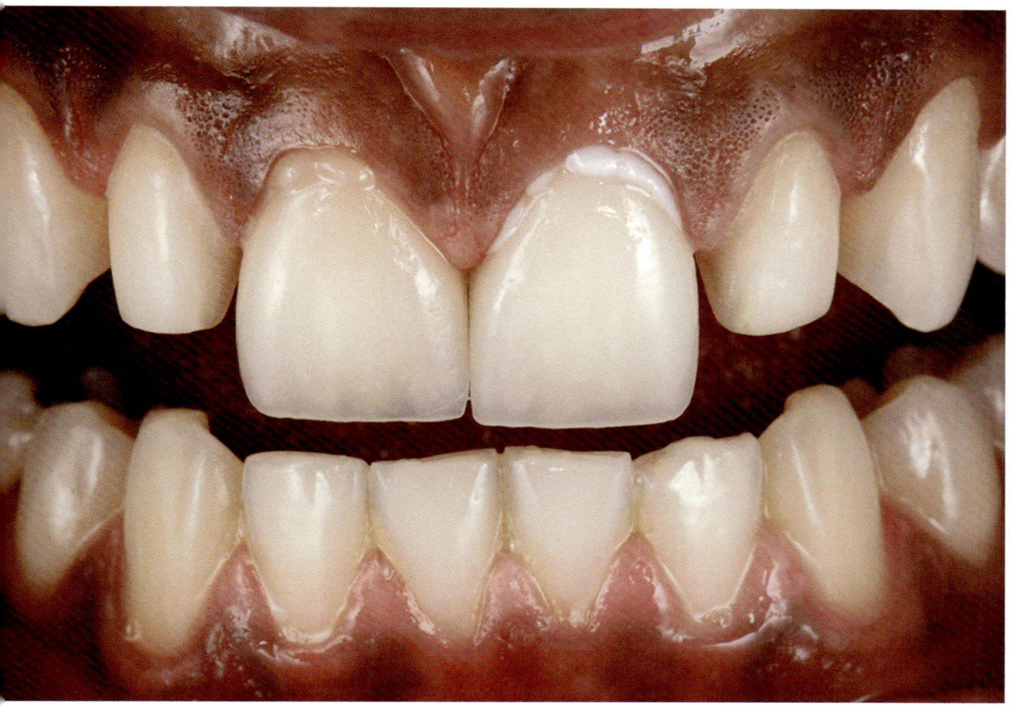

Figura 2.32 – A cor e a adaptação foram avaliadas usando pasta de prova à base de glicerina (Variolink Veneer Try-in Paste, Ivoclar Vivadent). Duas cores diferentes foram testadas: baixo valor (LV-3) para o incisivo central direito e alto valor (HV+3) para o incisivo central esquerdo. O paciente teve papel ativo na seleção da cor.

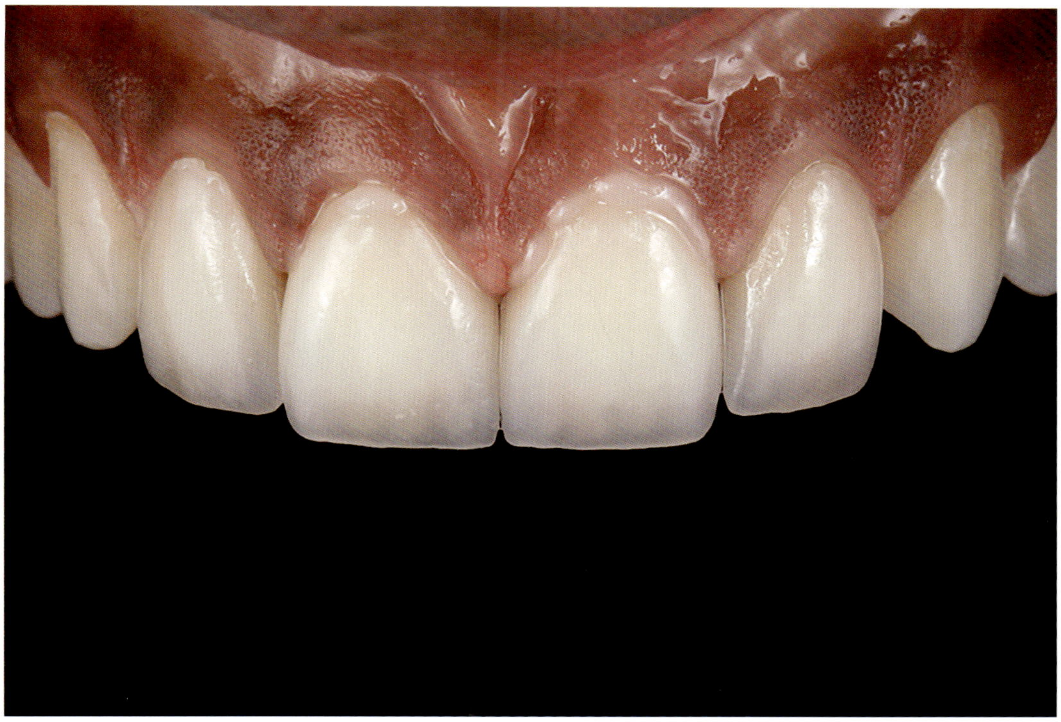

Figura 2.33 – Quatro LCs de dissilicato de lítio com pasta de alto valor.

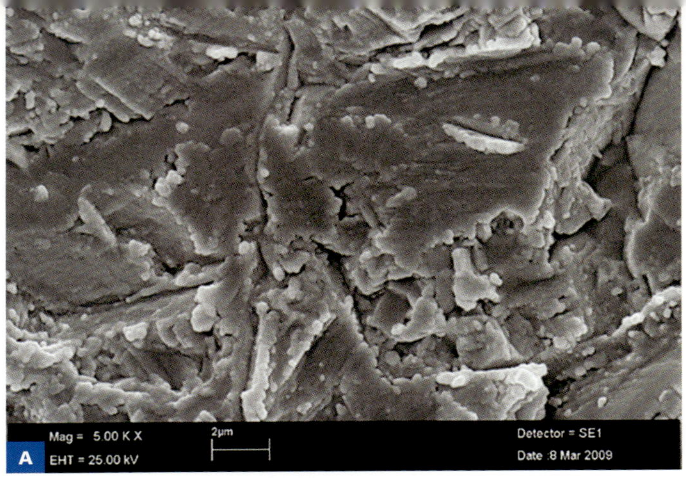

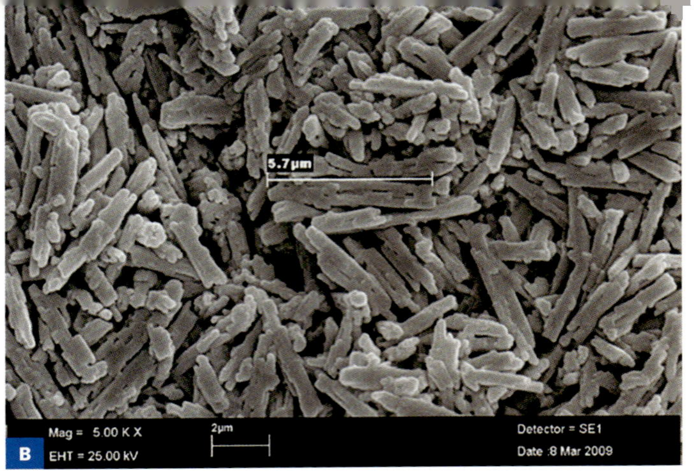

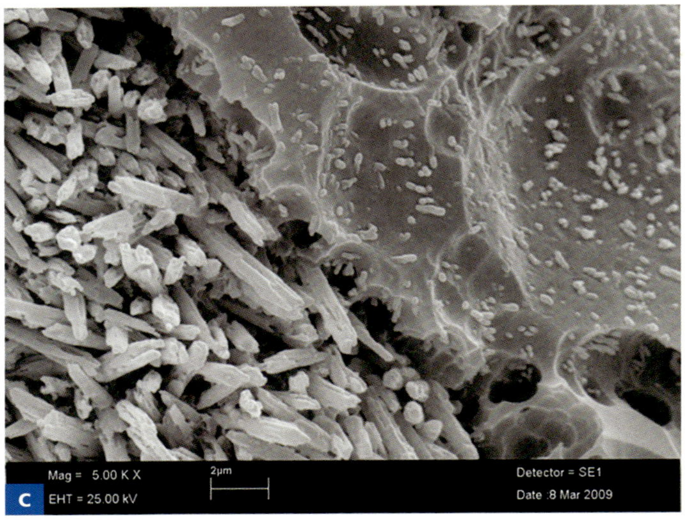

Figuras 2.34 – (A) Eletromicrografia (MEV) da superfície interna de um LC de dissilicato de lítio após o jateamento com óxido de alumínio 50 µm (aumento de 35 mil vezes). **(B)** Eletromicrografia (MEV) da superfície interna de um laminado de dissilicato de lítio após o condicionamento com ácido hidrofluorídrico a 9% e lavagem em água destilada no ultrassom (aumento de 35 mil vezes). **(C)** Eletromicrografia (MEV) da interface da cerâmica de dissilicato de lítio já recoberta com a cerâmica vítrea (aumento de 35 mil vezes).

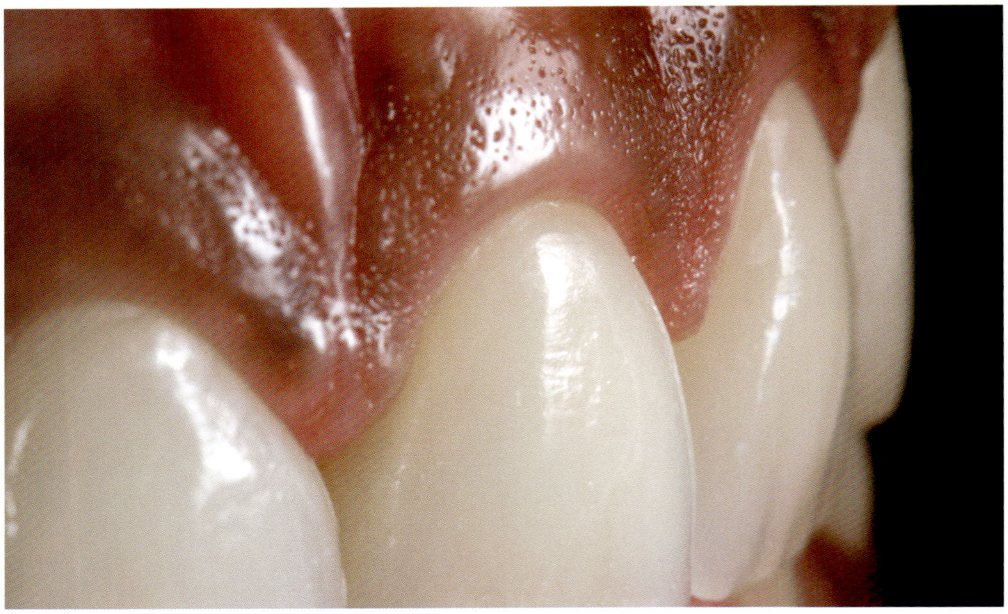

Figura 2.35 – Detalhe mostrando o perfil de emergência e a saúde periodontal no incisivo central esquerdo.

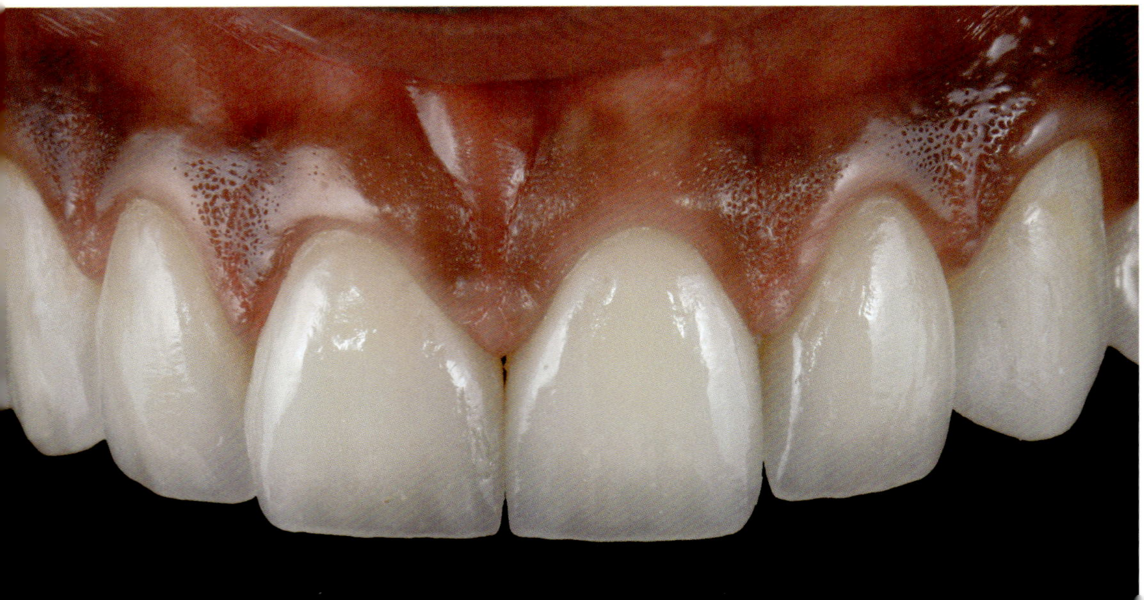

Figura 2.36 – Resultado final após 3 meses.

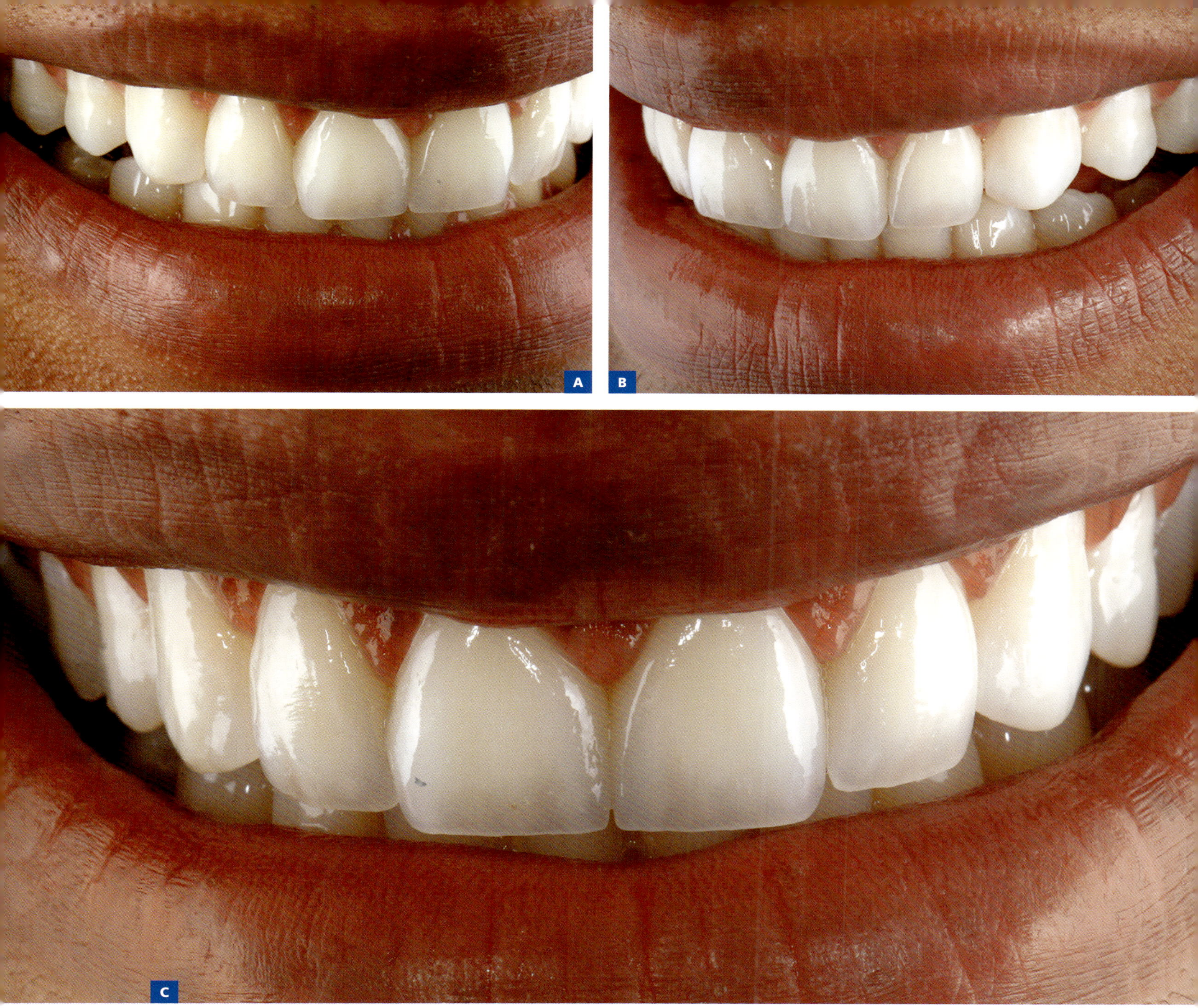

Figura 2.37 – Resultado definitivo após 6 meses.

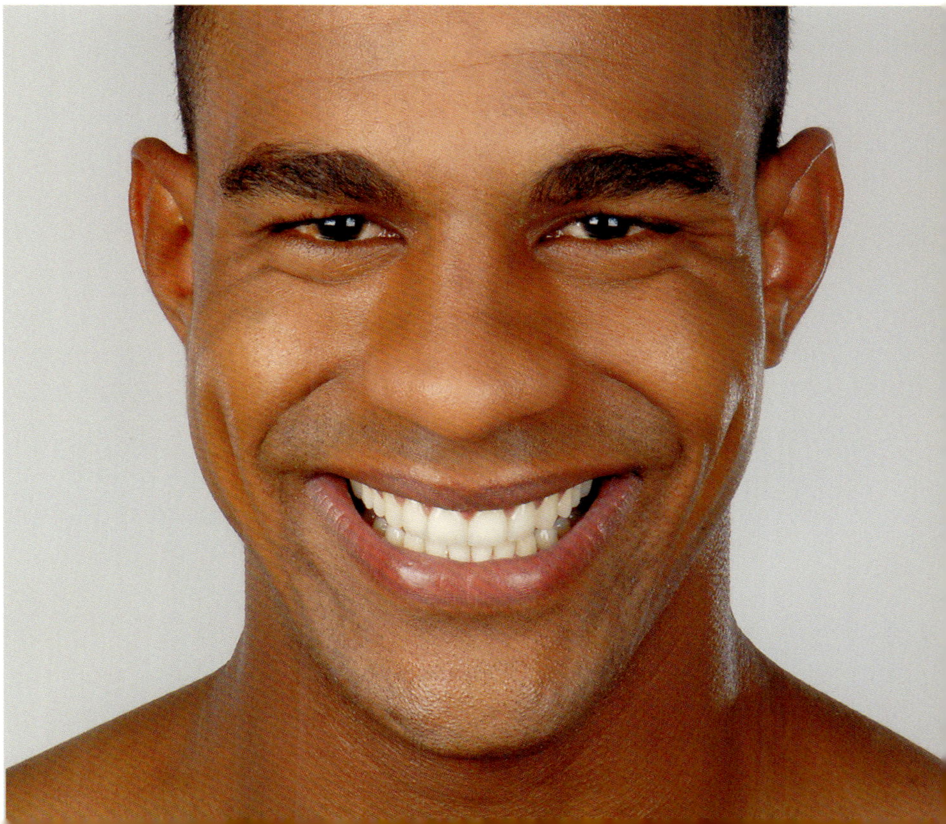

Figura 2.38 – Resultado definitivo após 6 meses.

dia depois do preparo e da provisionalização para melhor avaliação do resultado. Os moldes finais, os modelos das provisórias, registro de mordida e a informação sobre a cor foram enviados ao laboratório.

PROVA E CIMENTAÇÃO DAS RESTAURAÇÕES DEFINITIVAS

Já que o preparo era ultraconservador, uma cerâmica de dissilicato de lítio de alta translucidez (Emax Press, Ivoclar Vivadent, Schaan, Liechtenstein) foi selecionada como infraestrutura injetada e recoberta com cerâmica vítrea à base de fluorapatita (Emax Ceram, Ivoclar Vivadent). Os LCs parciais nos caninos superiores foram construídas sobre um troquel refratário (Fig. 2.31). Três semanas depois, o paciente retornou para os procedimentos restauradores finais.

Em função do controle hemostático preciso com fios finos, o tecido gengival estava saudável após 21 dias. A inserção definitiva das restaurações cerâmicas foi precedida pela prova para a seleção da melhor cor de cimento resinoso. Após a remoção das provisórias, a camada adesiva criada pela área de condicionamento pontual foi removida usando discos de óxido de alumínio (Soft-Lex, 3M ESPE, St. Paul, MN, EUA). O paciente não foi anestesiado para a prova, em função de o preparo ser em esmalte.

Para se obter o melhor resultado, os procedimentos de adesão em laminados cerâmicos muito finos requerem atenção especial. Nesse caso, foi usado um material indicado para a prova e escolha da cor do cimento. A pasta de prova é um gel de glicerina hidrossolúvel que simula o resultado final. A figura 2.32 mostra as diferenças na cor durante a prova. Diversas pastas com alto e baixo valores podem ser usadas (Variolink Veneer Try-in Paste, Ivoclar Vivadent). Decidiu-se entre paciente, profissional e técnico usar a pasta com alto valor (HV+3, Variolink Veneer, Ivoclar, Vivadent) na cimentação definitiva (Fig. 2.33). Para as facetas laminadas, os cimentos resinosos fotoativados são preferidos em relação ao dual ou autocondicionante em função da estabilidade longitudinal da cor.

O paciente foi anestesiado para se evitar qualquer desconforto na cimentação e acabamento. Já que os tecidos circundantes estavam perfeitamente saudáveis, nenhum fio afastador foi usado. O preparo foi limpo com pedra-pomes e a técnica de isolamento *semi-absoluto* com lençol de borracha modificado foi utilizado para evitar a contaminação por saliva e facilitar os procedimentos de adesão. As restaurações foram verificadas novamente em relação ao ajuste proximal. Os LCs parciais nos caninos foram fixadas primeiro.

As superfícies internas dos LCs à base de dissilicato de lítio (assim como as restaurações parciais) foram jateadas com óxido de alumínio 50 μm (Fig. 2.34 a), seguidas pelo condicionamento com ácido hidrofluorídrico a 9% por 20 segundos. As facetas condicionadas permitem melhor penetração do cimento resinoso nos interstícios da superfície interna, melhorando sua longevidade e resistência adesiva (Figs. 2.34 b, c). As superfícies condicionadas foram, então, lavadas e as facetas, limpas em ultrassom e água destilada por 5 minutos.

Um agente de união à base de silano, foi aplicado por 2 minutos nas superfícies condicionadas e secas. As superfícies foram cobertas com agente de união hidrofóbico sem carga (HelioBond, Ivoclar Vivadent), seguido pelo afinamento com leve jato de ar e ausência de polimerização. Uma cobertura plástica escura foi usada para proteger a cerâmica e evitar a polimerização precoce do agente de união.

Os preparos ultraconservadores foram condicionados com ácido fosfórico a 35% (UltraEtch, Ultradent, Salt Lake City, UT, EUA) por 60 segundos, lavados e secos com jatos de ar. O mesmo adesivo hidrofóbico foi aplicado na cerâmica e no esmalte, afinado e não polimerizado.

O cimento resinoso previamente selecionado (Variolink Veneer, Ivoclar Vivadent) foi aplicado na cerâmica tratada e colocado no dente. Após a remoção cuidadosa do excesso de cimento, o mesmo foi fotoativado levemente numa fonte LED (Bluephase, Ivoclar Vivadent) no modo baixa potência por 40 segundos em cada superfície. Gel de glicerina hidrossolúvel (Liquid Strip, Ivoclar Vivadent) foi usado para bloquear o oxigênio e as restaurações fotoativadas novamente 40 segundos para cada superfície em modo alta potência. O excesso de cimento resinoso foi removido com lâmina de bisturi #12, evitando arranhar a superfície da cerâmica. Somente um laminado foi cimentado de cada vez.

Após todas as facetas cimentadas, um procedimento detalhado e meticuloso de acabamento foi realizado com tiras abrasivas. As tiras de acabamento interproximal foram usadas para polir e remover os excessos de adesivo e cimento resinoso.

O lençol de borracha foi removido e os ajustes oclusais, realizados com um sistema de polimento para cerâmica e com pasta diamantada. O tecido gengival saudável era estável após 2 semanas (Figs. 2.35 e 2.36). As figuras 2.37 e 2.38 mostram o sorriso do paciente 6 meses depois da cimentação.

CONCLUSÕES

O sucesso clínico dos laminados cerâmicos depende de quatro fatores: preservação do esmalte, seleção da cerâmica (passível de condicionamento e silanização), procedimentos de adesão e ajustes oclusais cuidadosos. Esses fatores dependem do conhecimento clínico e técnico da biologia e dos materiais dentários. O preparo ultraconservador usado em conjunto com uma cerâmica injetável altamente translúcida facilita o sucesso clínico e laboratorial.

AGRADECIMENTOS

Os autores agradecem ao Sr. Dudu Medeiros pelas fotografias da face do paciente neste caso.

REFERÊNCIAS

1. Magne P, Belser U. Bonded Porcelain Restorations in Anterior Dentition: A Biomimetic Approach. Chicago: Quintessence, 2002:129–176.
2. Savitt ED, Malament KA, Socransky SS, Melcer AJ, Backman KJ. Effect on colonization of oral microbiota by a cast glass ceramic restoration. Int J Periodontics Restorative Dent 1987; 7:22–35.
3. Horn HR. Porcelain laminate veneers bonded to etched enamel Dent Clin North Am 1983;27:671–684.
4. Calamia JR. Etched porcelain veneers: The current state of the art. Quintessence Int 1985;16:5–12.
5. Fradeani MJ. Six-year follow-up with Empress veneers. Int J Periodontics Restorative Dent 1998;18:217–225.
6. Sorensen JA, Munksgaard EC. Relative gap formation of resincemented ceramic inlays and dentin bonding agents. J Prosthet Dent 1996;76:374–378.
7. Nattress BR, Youngson CC, Patterson CJ, Martin DM, Ralph JP. An in vitro assessment of tooth preparation for porcelain veneer restoration. J Dent 1995;23:165–170.
8. Cherukara GP, Davis GR, Seymour KG, Zou L, Samarawickrama DY. Dentin exposure in tooth preparation for porcelain veneers: A pilot study. J Prosthet Dent 2005;94:414–420.
9. Edelhoff D, Sorensen JA. Tooth structure removal associated with various preparation designs for anterior teeth. J Prosthet Dent 2002;87:503–509.
10. Magne P, Douglas WH. Additive contour of porcelain veneers: A key element in enamel preservation, adhesion, and esthetics for aging dentition. J Adhes Dent 1999;1:81–92.
11. Magne P, Versluis A, Douglas WH. Rationalization of incisor shape: Experimental-numerical analysis. J Prosthet Dent 1999; 81:345–355.
12. Paul SJ. Smile analysis and face-bow transfer: Enhancing aesthetic restorative treatment. Pract Proced Aesthet Dent 2001; 13:217–222.
13. Fradeani M. Esthetic rehabilitation in fixed prosthodontics: Esthetic analysis: A systematic approach to prosthetic treatment. Chicago: Quintessence, 2004:35–61.
14. Adolfi D. Functional, esthetic, and morphologic adjustment procedures for anterior teeth. Quintessence Dent Technol 2009; 32:153–168.
15. Magne P, Douglas WH. Porcelain veneers: Dentin bonding optimization and biomimetic recovery of the crown. Int J Prosthodont 1999;12:111–121.
16. Christensen GJ, Christensen RP. Clinical observations of porcelain veneers: A three-year report. J Esthet Dent 1991; 3:174–179.
17. Chandler NP. The radiographic assesment of pulp size: Validity and clinical implications. N Z Dent J 1989;85:23–26.
18. Atsu SS, Aka PS, Kucukesmen HC, Kilicarslan MA, Atakan C. Age-related changes in tooth enamel as measured by electron microscopy: Implications for porcelain laminate veneers. J Prosthet Dent 2005;94:336–341.
19. Dumfahrt H, Schäffer H. Porcleain laminate veneers. A retrospective evaluation after 1 to 10 years of service: Part II—Clinical results. Int J Prosthodont 2000;13:9–18.
20. Gürel G. Predictable, precise, and repeatable tooth preparation for porcelain laminate veneers. Pract Proced Aesthet Dent 2003; 15:17–24.
21. Magne P, Belser UC. Novel porcelain laminate preparation approach driven by a diagnostic mock-up. J Esthet Restor Dent 2004; 16:7–16.
22. Perakis N, Belser UC, Magne P. Final impressions: A review of material properties and description of a current technique. Int J Periodontics Restorative Dent 2004;24:109–117.

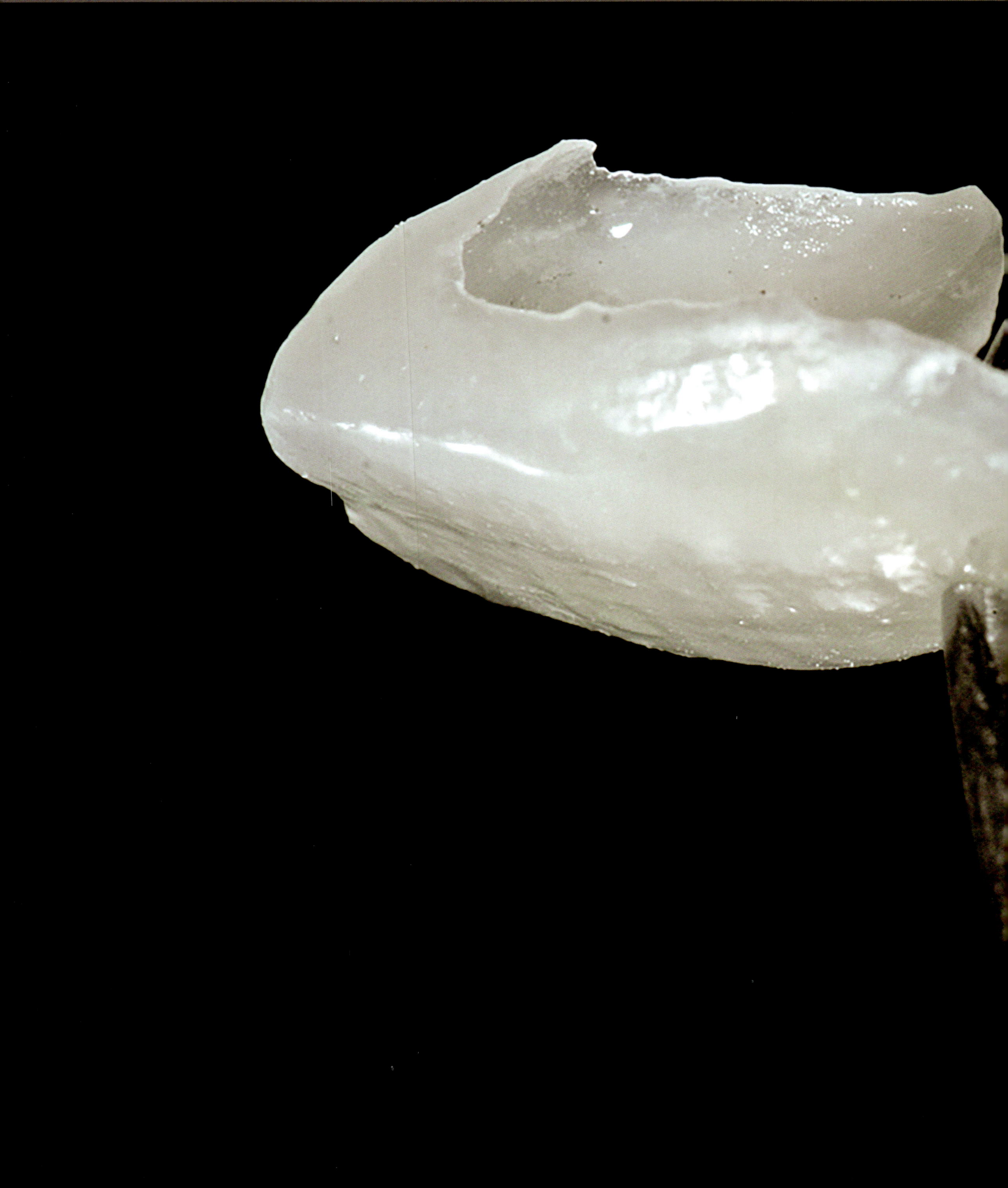

CAPÍTULO 3

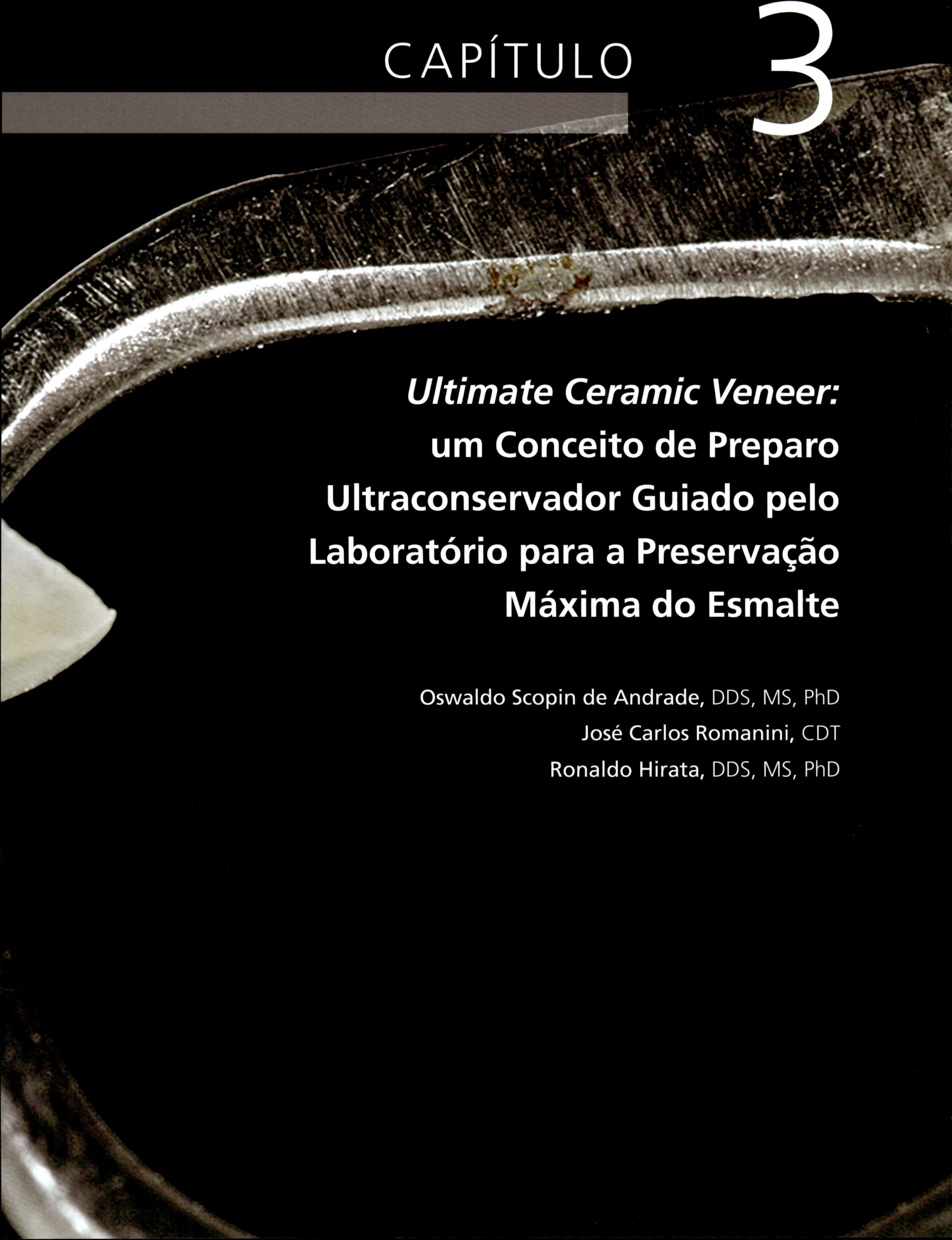

Ultimate Ceramic Veneer: um Conceito de Preparo Ultraconservador Guiado pelo Laboratório para a Preservação Máxima do Esmalte

Oswaldo Scopin de Andrade, DDS, MS, PhD

José Carlos Romanini, CDT

Ronaldo Hirata, DDS, MS, PhD

A utilização de restaurações tipo laminados cerâmicos (LCs) é uma opção de tratamento bem documentada, efetiva e previsível.[1,2] Essa previsibilidade resulta das propriedades físicas da cerâmica, que permanecem estáveis em termos de cor e formato, desde de que um plano de tratamento adequado seja realizado. Outro ponto importante, é a baixa aderência que a placa bacteriana tem na cerâmica, permitindo a estabilidade do tecido gengival. A harmonia final entre os tecidos moles, estética e função, depende da capacidade de adesão do material cerâmico. O condicionamento com ácido hidrofluorídrico altera a superfície interna da cerâmica e um agente de união, à base de silano, permite melhor união à estrutura dentária por fornecer uma interface uniforme entre a restauração e o esmalte.

Dentre os materiais disponíveis para os LCs, as cerâmicas vítreas através da técnica do troquel refratário são as mais documentadas.[3] Contudo, muitos clínicos e técnicos encontram dificuldades ao utilizar essa técnica, especialmente porque as cerâmicas vítreas à base de pó-líquido possuem resistência inferior à fratura, antes dos processos de cimentação.

Do ponto de vista laboratorial, a técnica do troquel refratário é, demorada, e a estratificação cerâmica usada em todas as fases deve estar livre de bolhas de ar, que influenciam nas propriedades físicas e ópticas da restauração. Do ponto de vista clínico, os procedimentos de prova e a reduzida resistência, antes da cimentação deixam essa técnica difícil de ser feita em alguns casos, como no preparo mínimo ou ausência de preparo dentário.

Um ceramista experiente pode produzir laminados cerâmicos tão delgados quanto 0,2 mm, gerando um tratamento muito conservador.[4] Entretanto, uma restauração com essa espessura é difícil de ser confeccionada e manejada, tornando o procedimento caro e indisponível para muitos pacientes. Essa limitação foi reduzida nas últimas duas décadas após o desenvolvimento das cerâmicas injetáveis no início dos anos 1990.[5] A adição da leucita no material cerâmico permitiu a prensagem ou injeção do material, como na técnica da cera perdida, que representou um marco no desenvolvimento das restaurações cerâmicas. As vantagens das cerâmicas injetáveis incluem procedimentos laboratoriais menos sensíveis à técnica e o manejo clínico mais facilitado em função das propriedades físicas melhoradas.

Infelizmente, a primeira geração desse tipo de cerâmica necessitava de muito espaço para a confecção da restauração quando comparada à técnica do troquel refratário, impossibilitando a confecção de restaurações com preparos conservadores em muitos casos. Ainda, as características estéticas da cerâmica injetável eram menos naturais que as das cerâmicas vítreas. Apesar disso, coroas e laminados realizados com cerâmicas injetadas foram amplamente confeccionadas e a técnica é extensamente relatada na literatura científica.[2,6]

Após o sucesso da técnica de injeção, uma nova classe de cerâmicas vítreas foi desenvolvida com base em cristais de dissilicato de lítio. As cerâmicas vítreas à base de dissilicato de lítio (CVDL) possuem diversas aplicações como materiais estéticos indiretos. Anteriormente conhecida como Empress 2 (Ivoclar Vivadent, Schaan, Liechtenstein), essa cerâmica injetável era indicada para coroas e pequenas próteses fixas até o segundo pré-molar.[7] Nesse último item, o fabricante recomendava um protocolo rigoroso para se obter resistência suficiente perante as forças oclusais. Para restaurações anteriores e posteriores, altas taxas de sobrevida foram observadas em estudos clínicos de curto, médio e longo prazos,[8-10] confirmando os resultados feitos em testes laboratoriais.[11]

O uso das cerâmicas vítreas de dissilicato de lítio (CVDL) para restaurações unitárias foi restrito às coroas e restaurações parciais posteriores em função da opacidade do material da infraestrutura. Esta opacidade limitou os resultados estéticos nos casos com preparos conservadores ou restaurações com espessura reduzida. Para resolver essa limitação, uma versão avançada (IPS e.max Press, Ivoclar Vivadent) foi desenvolvida com propriedades físicas e translucidez melhoradas.[12]

Comparado ao material original, a resistência à flexão dessa nova geração saltou de 350 MPa para 440 MPa. Em função das propriedades mecânicas aumentadas e do melhor controle da cor, a CVDL injetada/prensada agora seria usada além das indicações originais com a técnica monolítica.[13] A variabilidade de aplicações para esse material agora inclui além de LCs, *inlays*, *onlays*, *overlays*, laminados oclusais (table top/ oclusal veneer) e coroas totais. As características adesivas foram mantidas na nova versão. A superfície interna pode ser condicionada com ácido hidrofluorídrico por 20 segundos e o uso do silano aumenta a adesão entre a cerâmica e o cimento resinoso.[14]

Os resultados laboratoriais mostram que esse material pode ser usado em restaurações minimamente invasivas, e os dados clínicos atuais demonstram altas taxas de sobrevida em restaurações parciais, coroas totais e próteses parciais fixas.[15] A utilização desses materiais para LCs é uma vertente muito efetiva de uso com esse material.[16] Com a expansão da odontologia minimamente adesiva e dos preparos biologicamente guiados conservando a estrutura dentária sadia fizeram com o que as ciências restauradoras repensassem a aplicação dos LCs e retornasse aos conceitos iniciais de restaurações minimamente invasivas e adesivas.[17,18] Atualmente, o desenvolvimento e aprimoramento das CVDLs e do conceito de laminados ultraconservadoras permite que clínicos e ceramistas apliquem essas técnicas em diversos pacientes.

Este capítulo apresenta o conceito *ultimate ceramic veneer* (UCV), uma técnica inovadora para tratamento ultraconservador. O preparo dentário para uma UCV é guiado pelo laboratório e fabricado após a moldagem final, significando que, se necessário, o ceramista desgasta o modelo apenas onde não exista espaço para o material cerâmico. Utilizando guias de preparo personalizadas, o clínico pode fazer essa redução, mas apenas onde for necessário é determinado pelo ceramista. A técnica UCV é uma abordagem altamente conservadora fazendo com que a união dos LCs em que todas as margens sejam mantidas em esmalte, garantindo a preservação dos tecidos, essencial para a estabilidade da união e resultados clínicos longitudinais de sucesso.

RELATO DO CASO

A queixa primária dessa jovem paciente era a *anatomia do seu sorriso*, com desalinhamento e irregularidades na borda incisal (Figs. 3.1 a 3.3). Todas as opções de tratamento foram discutidas com a paciente, como por exemplo, restaurações diretas de resina composta. Por fim, a paciente e o clínico escolheram a reabilitação estética dos seis dentes anteriores superiores, usando laminados cerâmicos (LCs).

ABORDAGEM DIAGNÓSTICA E PLANO DE TRATAMENTO

O procedimento clínico inicial incluiu análise cuidadosa da oclusão, exame periodontal e fotografias intra e extrabucais. Um molde preliminar foi realizado com um material preciso que pode ser vazado mais de uma vez com a mesma precisão. Os autores preferem trabalhar com polivinilsiloxano(PVS)/ silicone de adição, mesmo para moldagens iniciais no plano de tratamento. A paciente tinha os caninos e o guia anterior intactos. O guia canino é importante não apenas como parâmetro estético, mas também para ajudar a manter uma altura funcional adequada, quantificando e qualificando a desoclusão em lateralidade e lateroprotrusão. Esse papel é crucial para preservar a qualidade longitudinal de qualquer tratamento restaurador na dentição anterior. A fotografia facial ajuda o ceramista na correção da linha média facial, detectando qualquer inclinação na linha do sorriso e estabelecendo a harmonia entre os tecidos moles e a linha do sorriso. Um registro com arco facial foi obtido e transferido para um articulador semiajustável.

ENCERAMENTO PRELIMINAR ADITIVO

Nos casos em que o preparo mínimo é planejado, o procedimento de enceramento deve ser conduzido com a técnica aditiva (Fig. 3.4). A informação coletada com o protocolo fotográfico e o articulador semiajustável permitiu o desenvolvimento de todas as características necessárias para um sorriso bem-sucedido durante o enceramento aditivo, conforme *o checklist* estético.[19]

O ceramista acrescentou cera no modelo preliminar, conforme os parâmetros anatômicos da dentição natural e respeitando a função e a oclusão. Nessa etapa, o técnico deve recuperar o sorriso desejado e estabelecer a função oclusal adequada.

Outra questão importante nos casos com preparo mínimo ou inexistente é a ausência da fase provisória. Assim, o paciente deve aprovar o desenho estético final na sessão de colocação da simulação (*mock-up*).

SIMULAÇÃO

O modelo preliminar encerado e testado clinicamente já estabelecendo o que seria o ideal em termos de cor, formato e comprimento. A simulação age como um projeto para a restauração definitiva. Foi utilizada uma resina bis-acrílica (Protemp 4, 3M ESPE, St. Paul, Minnesota, EUA) para esse procedimento.

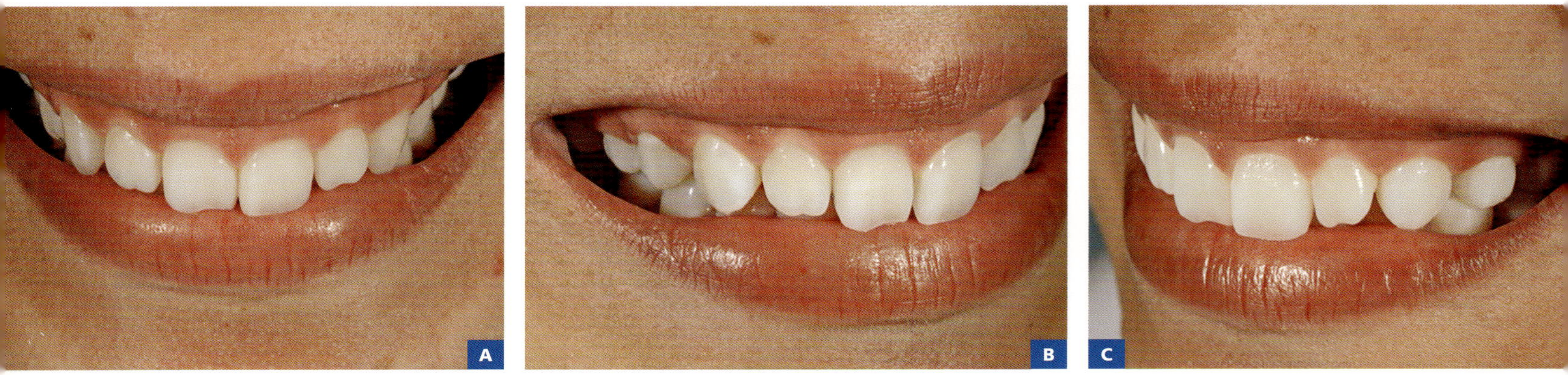

Figuras 3.1 – (A-C) Sorriso pré-operatório mostrando as irregularidades na borda incisal e o desalinhamento entre os caninos.

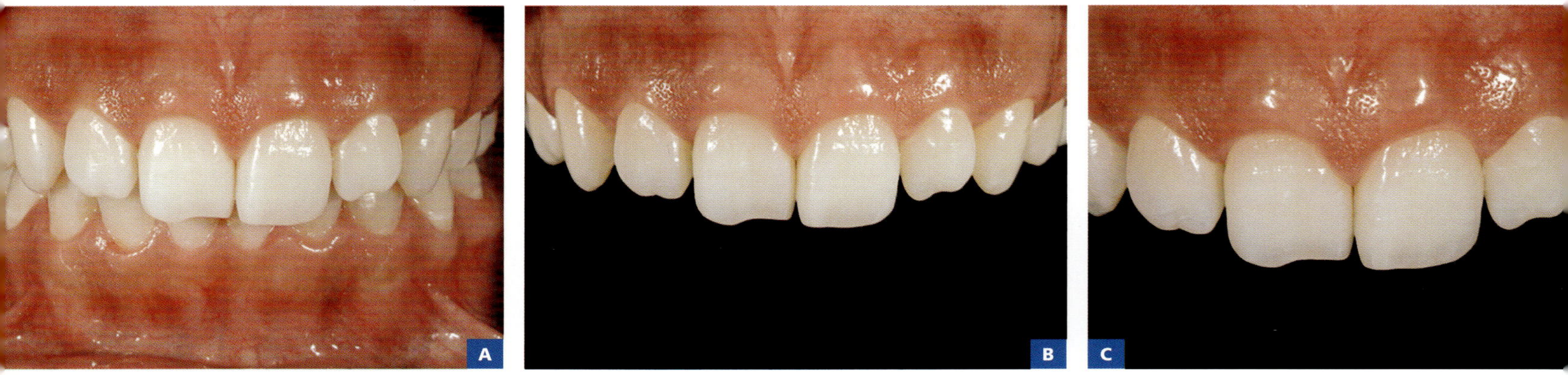

Figuras 3.2 – (A-C) Imagem intrabucal pré-operatória.

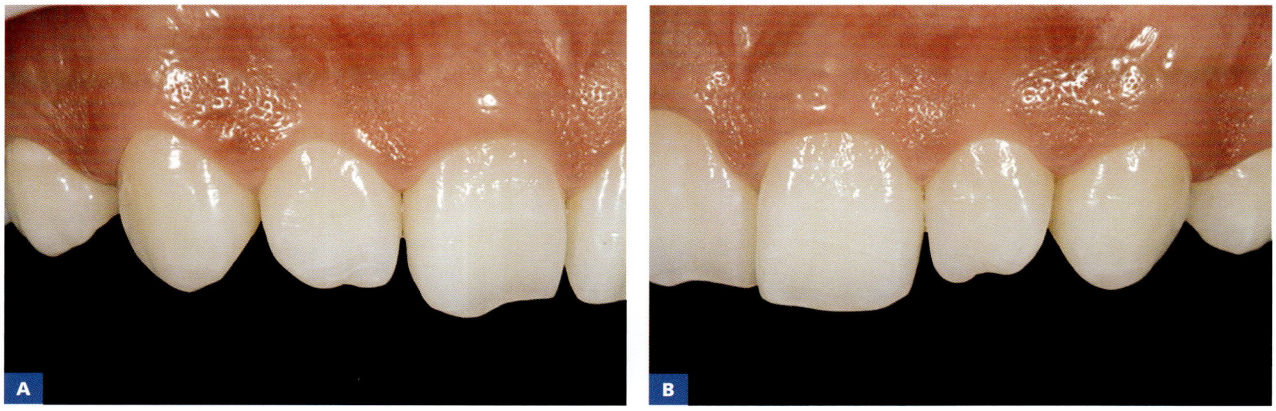

Figuras 3.3 – (A e **B)** Imagens laterais mostrando a ausência de simetria em ambos os lados, resultando em sorriso considerado não estético para a paciente.

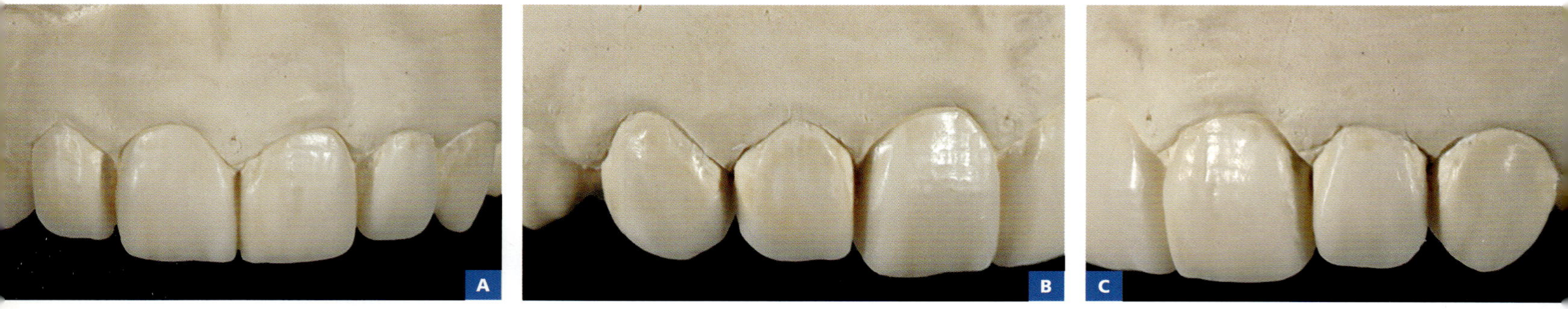

Figuras 3.4 – (A-C) Enceramento aditivo inicial para o procedimento de simulação.

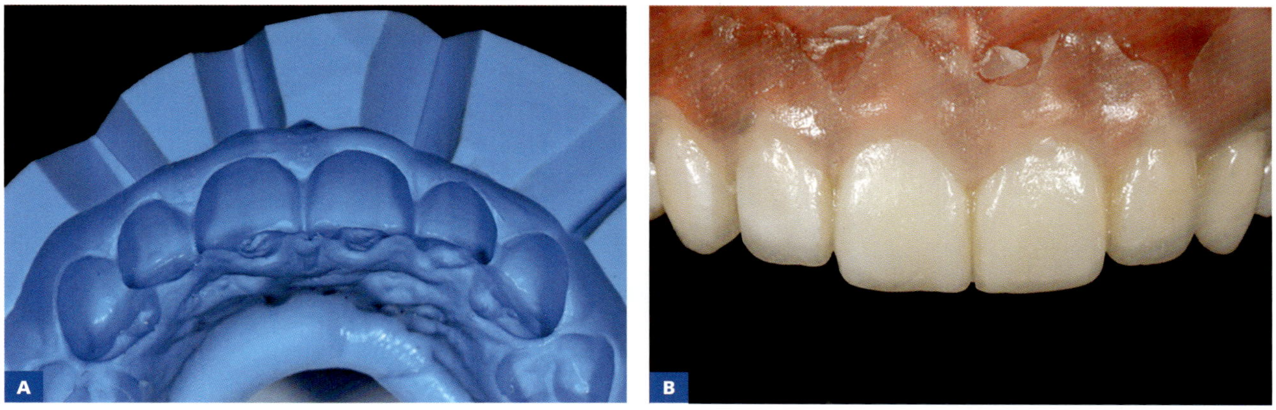

Figuras 3.5 – (A e **B)** Simulação de resina acrílica aplicada na matriz de polivinilsiloxano.

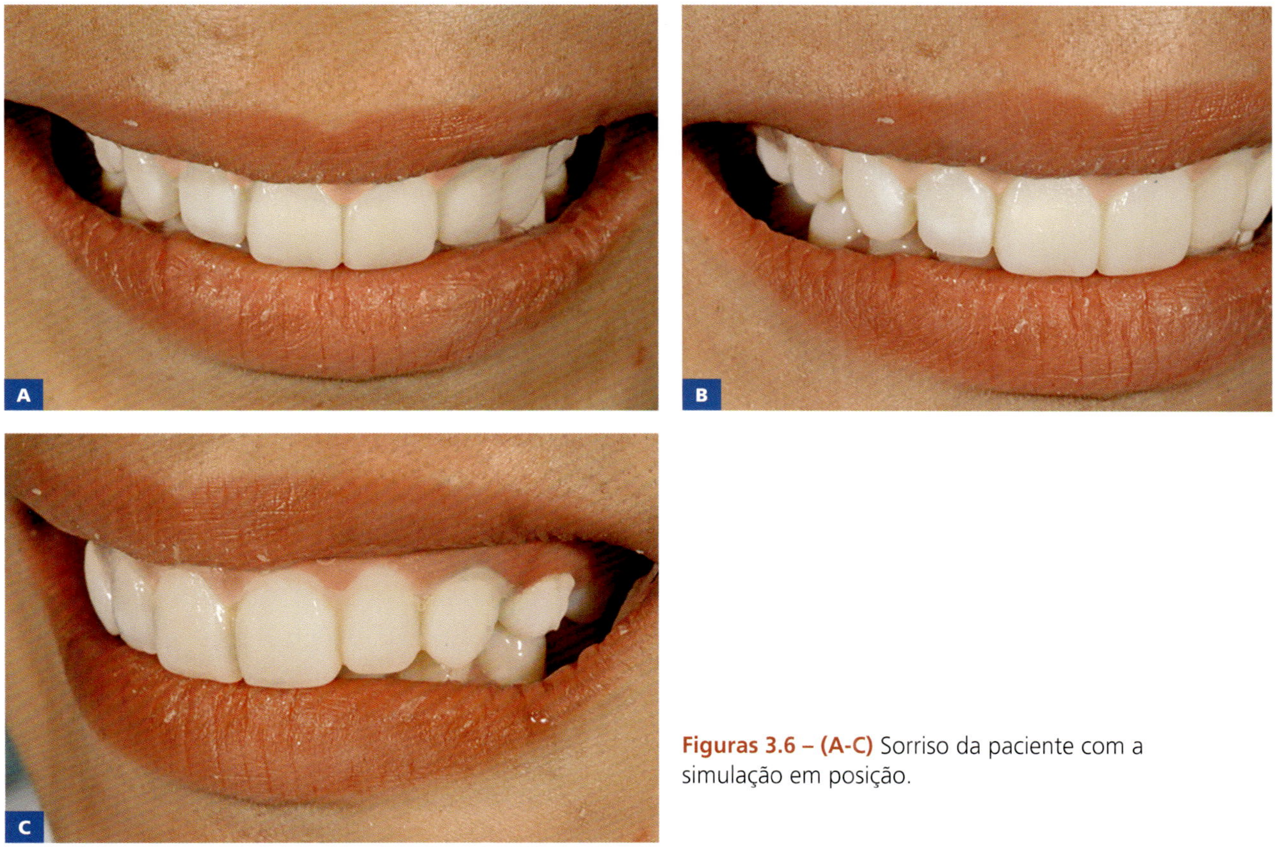

Figuras 3.6 – (A-C) Sorriso da paciente com a simulação em posição.

O material foi colocado numa guia de silicone confeccionada a partir do enceramento (Fig. 3.5) e posicionado na boca do paciente (Fig. 3.6). Quaisquer alterações desejadas pelo paciente ou pelo clínico podem ser analisadas. Essa etapa é importante em qualquer tratamento envolvendo LCs porque ajudará o ceramista na finalização do desenho do sorriso. Após a aprovação pelo paciente, toda a informação foi coletada a partir da simulação usando a fotografia digital e um molde de alginato para a obtenção de um modelo com o *mock-up* em posição. A simulação foi removida da boca e os dentes limpos com pedra-pomes para os procedimentos de moldagem.

PROCEDIMENTOS DE MOLDAGEM

Uma técnica de moldagem em dupla mistura e passo único foi usada para obtenção de uma reprodução adequada dos dentes e estruturas adjacentes. Duas moldagens são feitas de cada arcada para garantir

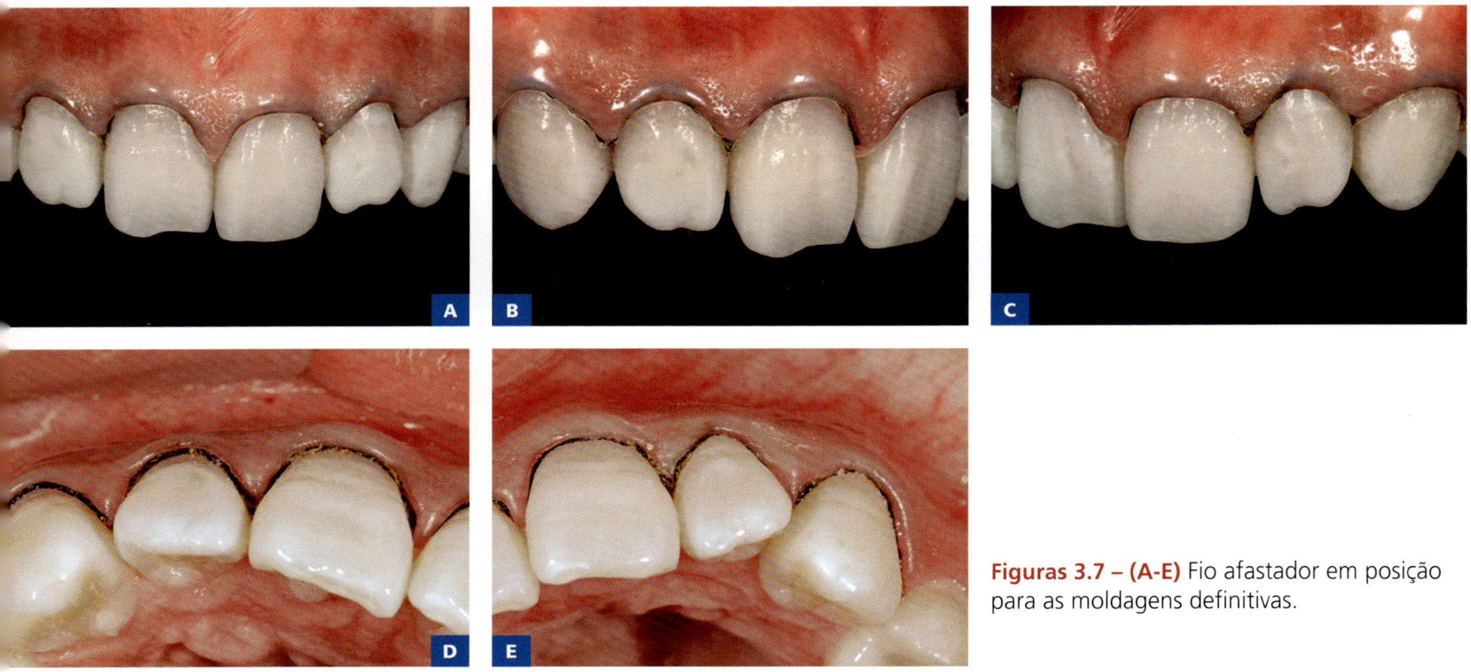

Figuras 3.7 – (A-E) Fio afastador em posição para as moldagens definitivas.

melhor controle. Um fio afastador fino (Ultrapack 00, Ultradent, Salt Lake City, UT, EUA) foi colocado no sulco para melhor visualização da margem cervical. Nesse caso, não havia margem intrassulcular evidente, mas mesmo com um fio foi colocado para afastar o tecido gengival (Fig. 3.7). Esse procedimento ajuda a estabelecer os limites da restauração no modelo final. Em alguns casos, as áreas interproximais do molde podem rasgar durante sua remoção da boca. Se isso ocorrer, os espaços interproximais deverão ser preenchidos com resina composta utilizada como barreira gengival (Opal Dam, Ultradent).

PROCEDIMENTOS LABORATORIAIS

Toda a informação obtida da simulação, incluindo o novo conjunto de fotografias e moldagens de silicone de adição e de alginato, foi enviado ao laboratório. Dois modelos finais foram vazados a partir do mesmo molde. Os modelos foram então remontados no articulador. Um foi deixado intacto e o outro foi seccionado para obtenção de troquéis. Com base no enceramento e no modelo obtido a partir da simulação, o ceramista determinou o espaço disponível para os laminados (Fig. 3.8).

Um passo importante nessa técnica é o preparo do modelo de gesso seccionado. O fio afastador permite visualizar melhor a área intrassulcular (Fig. 3.9). Um recorte inicial é conduzido 1 mm abaixo da margem gengival de cada troquel individualmente (Fig. 3.10). Uma linha foi desenhada com lápis vermelho no nível da margem gengival (Fig. 3.11). Como o fio afastou essas áreas, a linha vermelha marcou a linha do término da futura restauração. Depois, cada troquel foi recortado (Fig. 3.12).

Nessa modalidade de tratamento, a trajetória de inserção da futura restauração deve ser avaliada. A técnica UCV é baseada no conceito de o preparo dentário ser realizado apenas onde o espaço para a restauração for insuficiente. Como planejado, o laboratório indica as áreas de desgaste. Somente áreas que não mostram trajetória de inserção ou espaço inadequado para cerâmica devem ser alteradas nos modelos. Após determinar essas áreas, se existirem, o técnico deve criar um guia de preparo para ser usado no paciente antes da cimentação. Assim, antes do preparo no modelo, o ceramista criou um guia UCV para desgaste com resina acrílica (GC Pattern Resin, GC America, Alsip, Illinois, EUA). O guia foi confeccionado na área específica que necessitava de preparo, para melhorar a inserção da futura peça e/ou para criar espaço para a cerâmica. A redução foi através do guia, criando uma janela na área que foi preparada (Fig. 3.13). Após a redução adequada, o guia de preparo foi removido e o espaço,

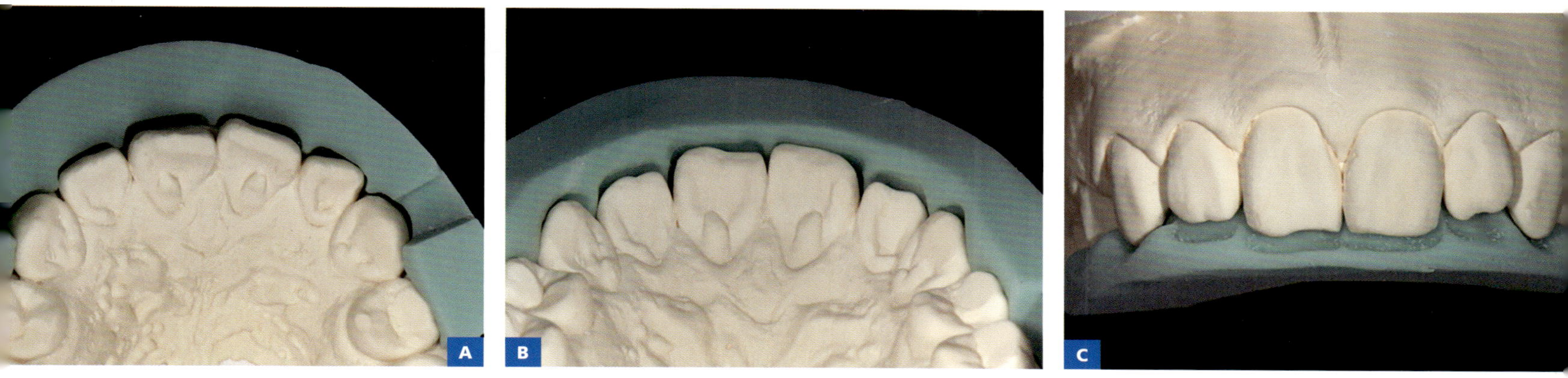

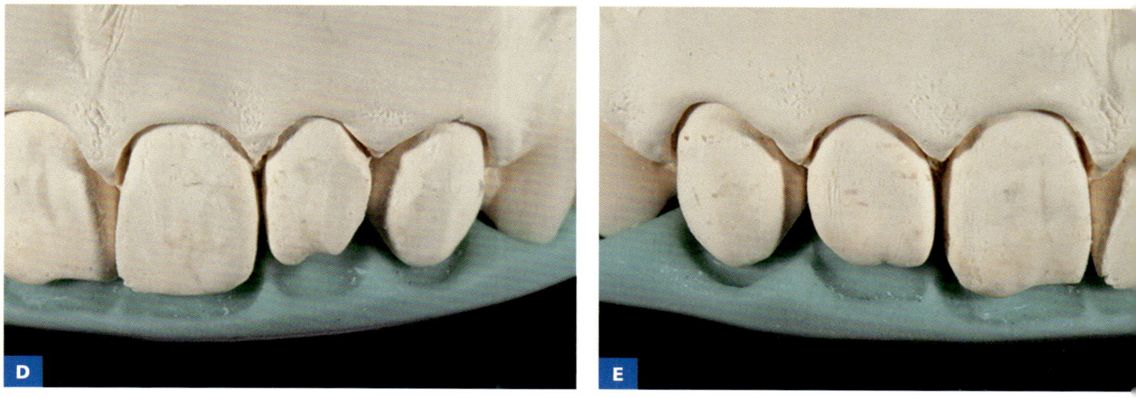

Figuras 3.8 – (A-E) Matriz de silicone em posição nos modelos definitivos mostrando o espaço disponível para a restauração definitiva.

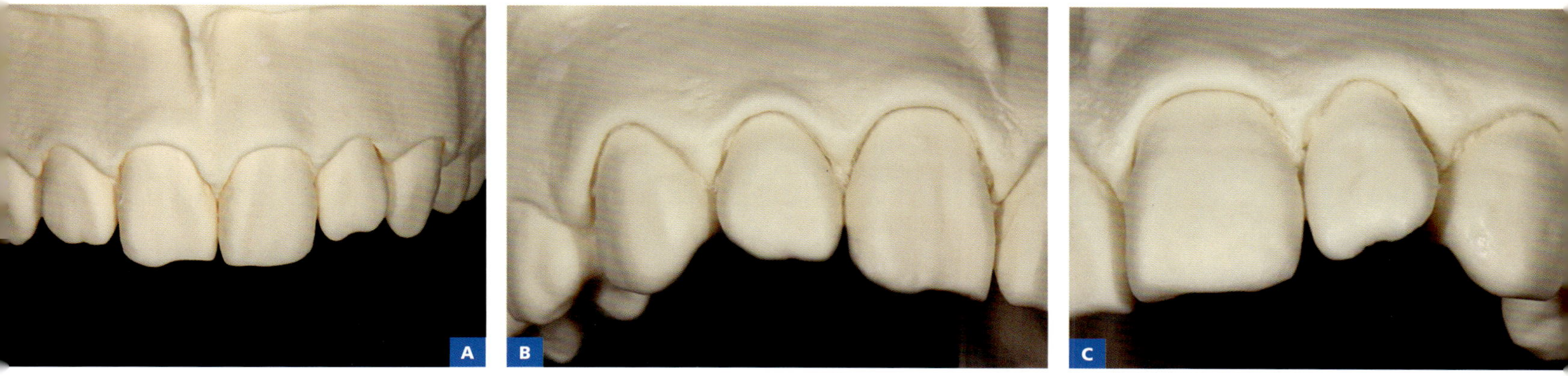

Figuras 3.9 – (A-C) Modelo-mestre definitivo antes do preparo para a produção das restaurações definitivas.

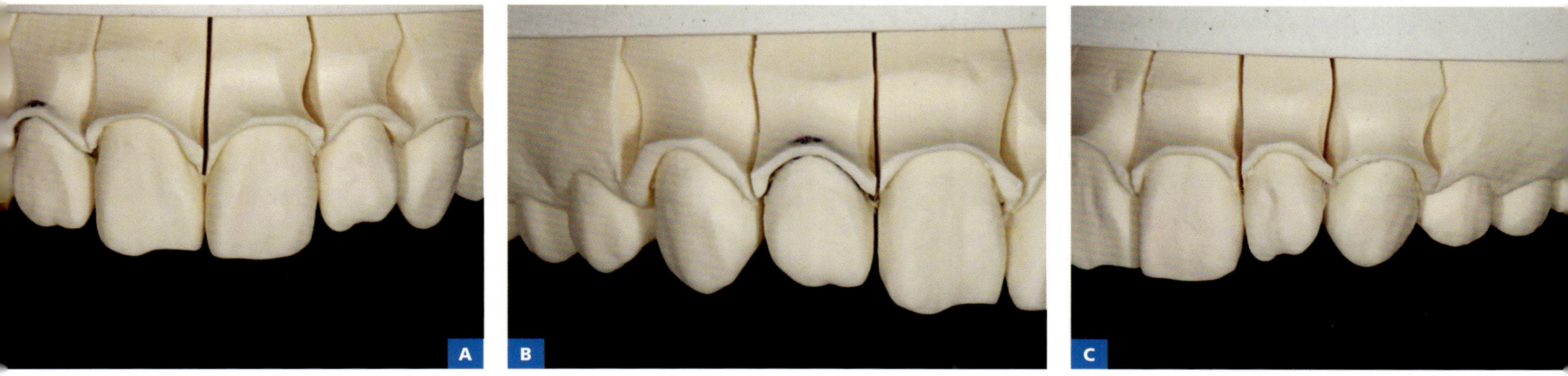

Figuras 3.10 – (A-C) Modelo seccionado preservando a área afastada pelo fio afastador.

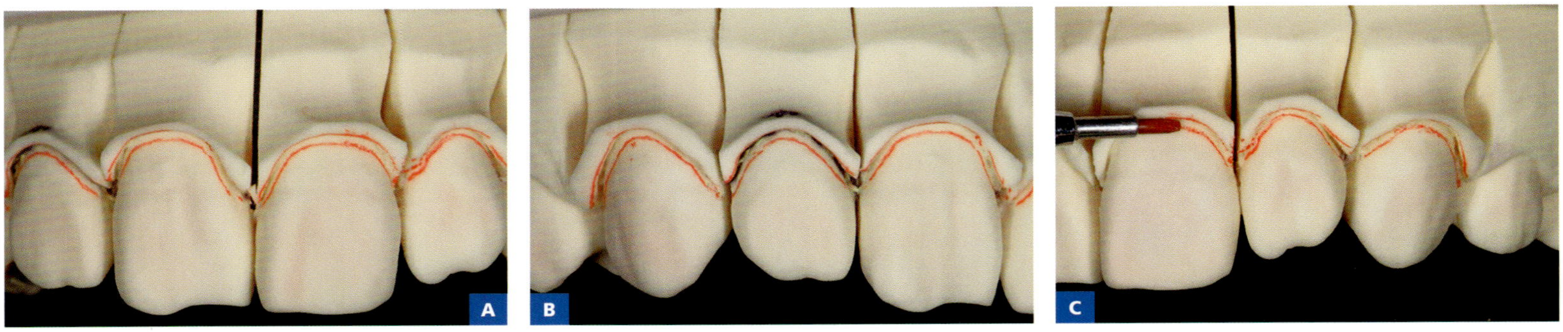

Figuras 3.11 – (A-C) Limites das margens gengivais marcados com lápis vermelho.

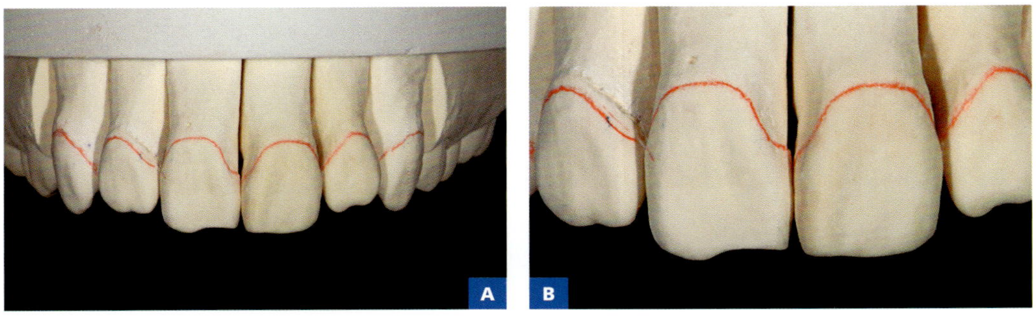

Figuras 3.12 – (A e B) Modelo e troquéis após a margem do gesso ser recortada. Observe que a linha vermelha marca o limite da restauração e ajuda a manter o laminado no nível da margem gengival.

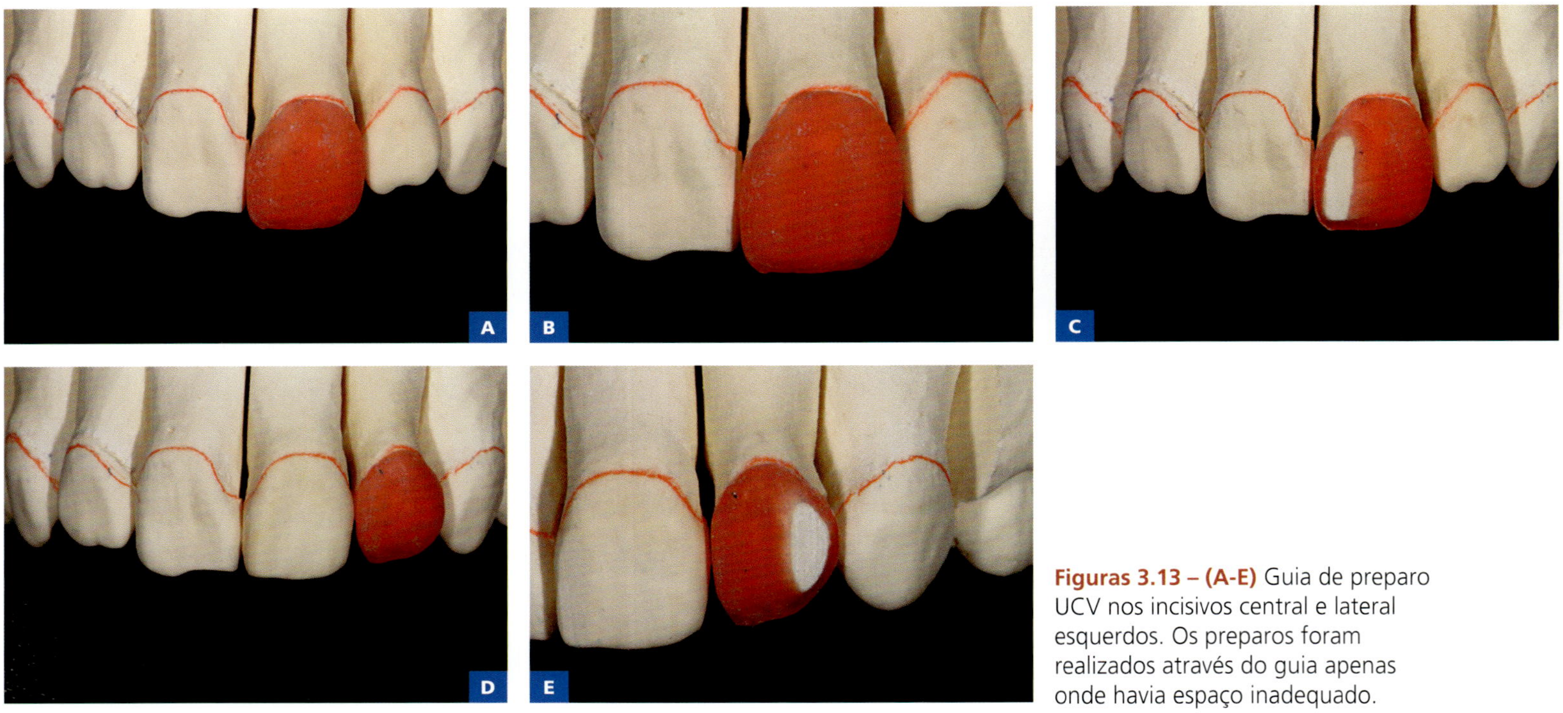

Figuras 3.13 – (A-E) Guia de preparo UCV nos incisivos central e lateral esquerdos. Os preparos foram realizados através do guia apenas onde havia espaço inadequado.

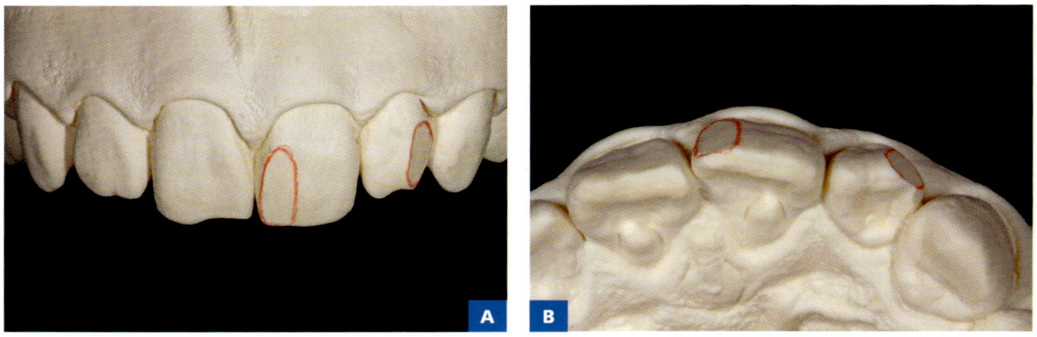

Figuras 3.14 – (A e B) As marcas vermelhas no modelo-mestre não seccionado mostram as áreas preparadas.

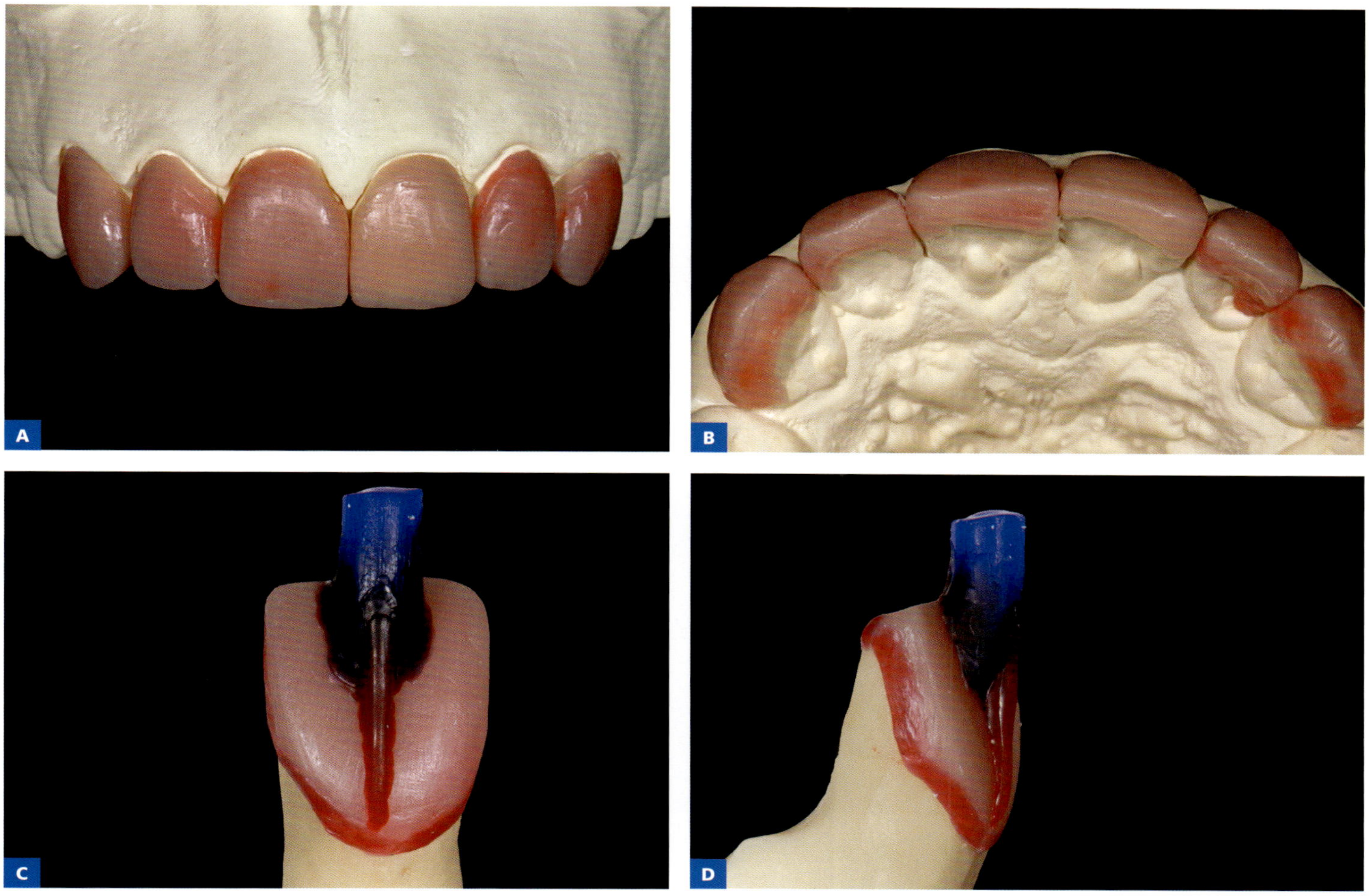

Figuras 3.15 – (A e B) Modelo-mestre com o enceramento final. **(C e D)** Condutos de cera em posição para a inclusão.

verificado usando o guia de silicone previamente obtido do enceramento. Se mais espaço fosse necessário, o guia seria reposicionado no modelo e mais gesso seria removido. O mesmo guia de preparo UCV usado no modelo seria usado para o desgaste intrabucal. Nesse caso, apenas a face vestibular dos incisivos central e lateral esquerdo necessitou de desgaste (Fig. 3.14).

O enceramento final da restauração definitiva foi confeccionado no modelo-mestre modificado com os guias UCV (Fig. 3.15). Seis LCs foram injetados com CVDL altamente translúcida (IPS e.max Press, Ivoclar Vivadent). Um processo cuidadoso de desinclusão foi conduzido em duas etapas: uma desinclusão grosseira com pérolas de polimento sob 4 bar de pressão (60 psi) seguida de desinclusão delicada com o mesmo material, mas sob 2 bar de pressão (30 psi). Os condutos de alimentação foram cortados com disco diamantado. Quaisquer alterações morfológicas e na adaptação marginal foram realizadas, e os laminados ajustados no modelo-mestre sólido e intacto, porém também alterado pelo guia UCV. A adaptação marginal foi verificada no modelo troquelado.

As restaurações foram estabilizadas para ajuste oclusal e a confirmação do guia anterior foi obtida no enceramento. A anatomia e a morfologia final foram determinadas nesse momento (Fig. 3.16 a).

Com a morfologia final definida, os corantes foram aplicados para se obterem características naturais. Por exemplo, o corante azul para a borda incisal e áreas interproximais, e o corante branco para os mamelos. As facetas foram então finalizadas. O *glaze* que é uma cerâmica de cobertura vítrea foi usado para proteger a caracterização (maquiagem) e o brilho superficial, seguido de polimento usando uma roda de borracha com pedra-pomes. Os laminados cerâmicos foram verificados novamente tanto no modelo-mestre como no troquelado e entregues ao clínico (Figs. 3.16 b-f).

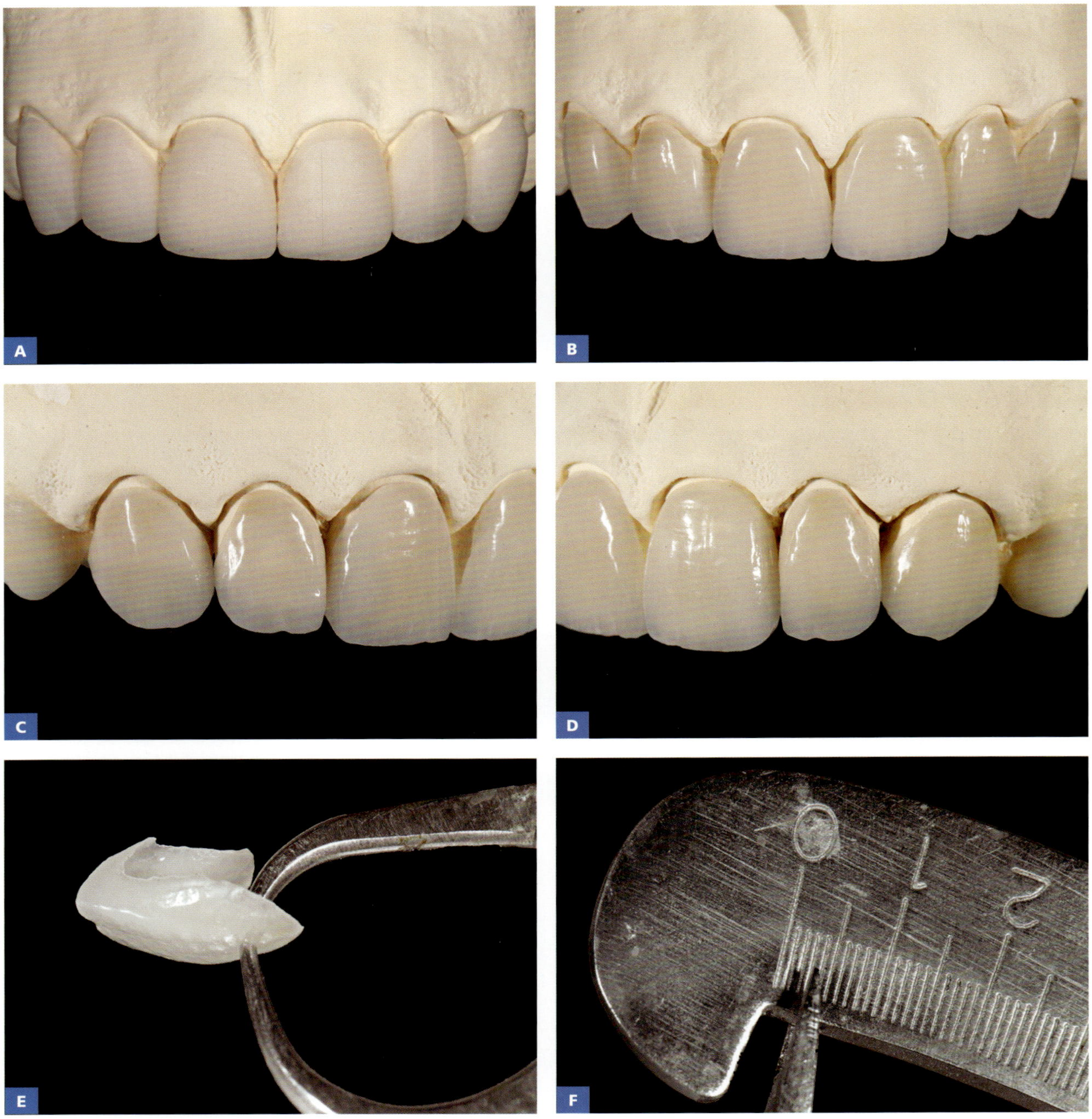

Figuras 3.16 – (A) Laminados cerâmicos adaptados ao modelo-mestre antes da caracterização e aplicação do *glaze*. **(B-D)** Restaurações definitivas no modelo-mestre após o polimento. **(E** e **F)** Os LCs confeccionados nessa técnica são extremamente delgados.

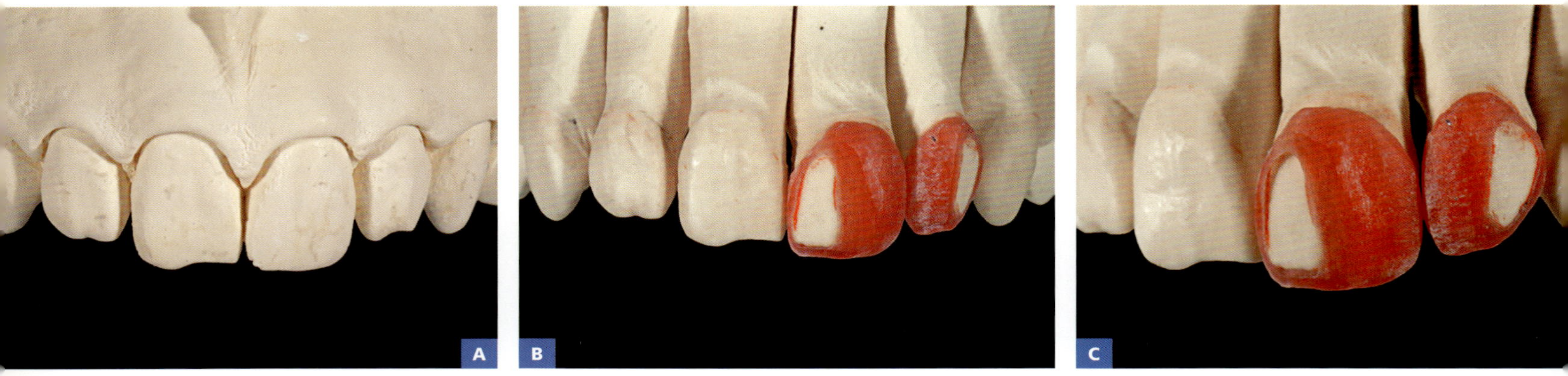

Figuras 3.17 – (A) Modelo-mestre sólido reproduzindo os incisivos central e lateral esquerdos. **(B** e **C)** Modelo-mestre seccionado com o guia de preparo UCV em posição.

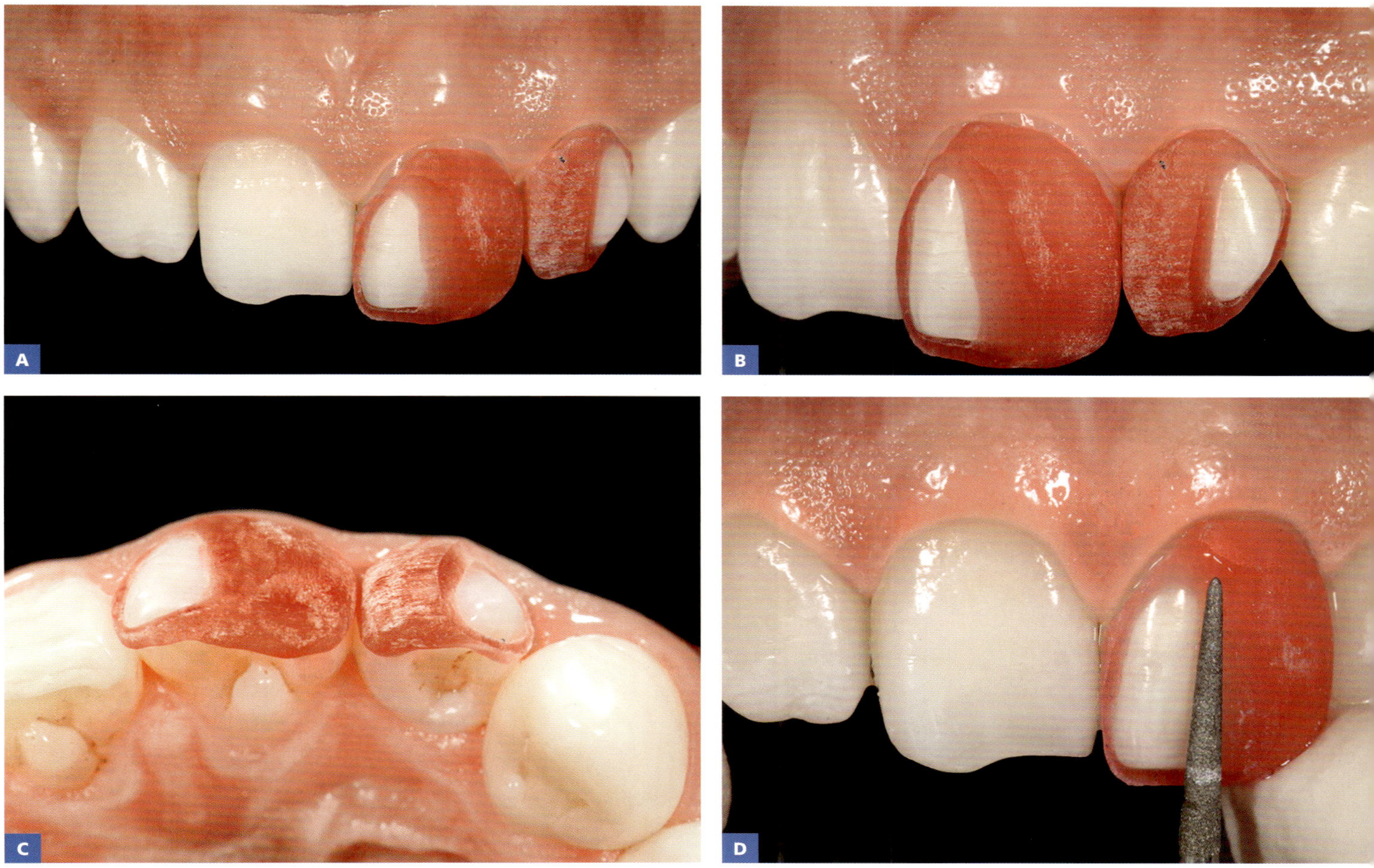

Figuras 3.18 – (A-C) O guia de preparo UCV em posição antes da redução no esmalte. (D) Ponta diamantada usada para o preparo pela janela do guia (previamente feita em laboratório).

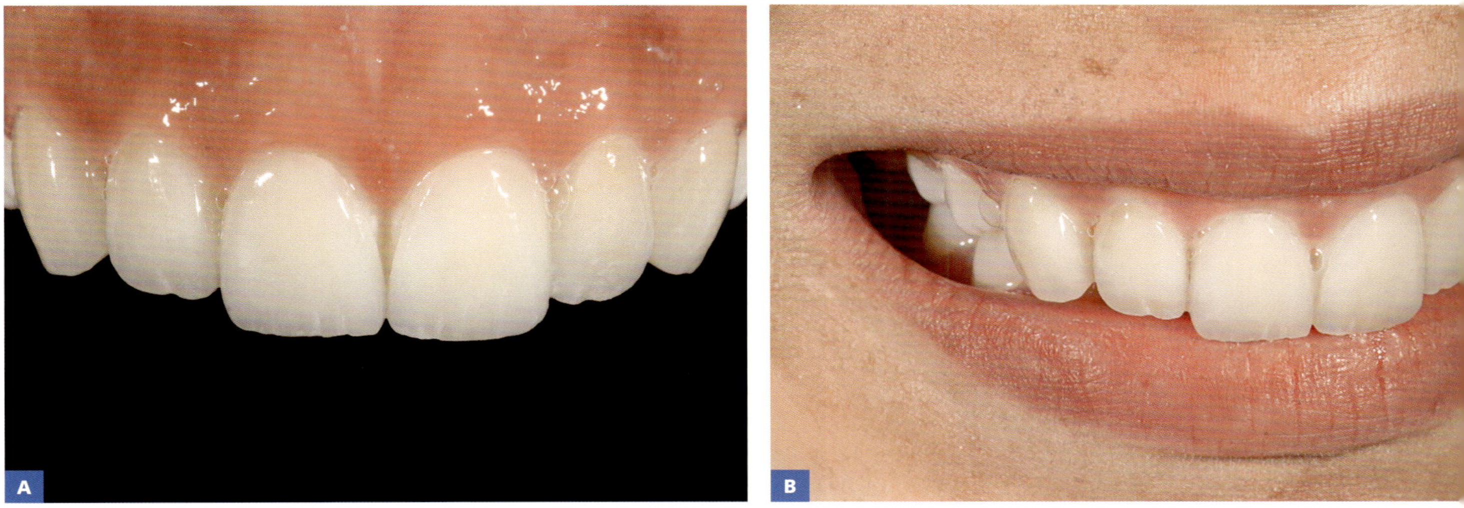

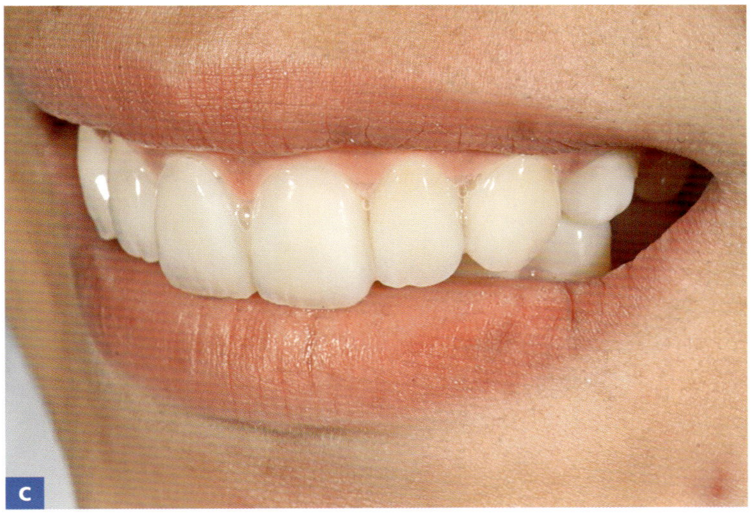

Figuras 3.19 – (A-C) Pasta à base de glicerina usada para verificar o ajuste e a cor do cimento resinoso.

PREPARO DENTÁRIO

O laboratório envia os seguintes materiais para o clínico: o modelo sólido preparado, o modelo seccionado preparado, os guias de preparo UCV (Fig. 3.17) e as restaurações definitivas.

Os guias de preparo foram posicionados um a um, na boca para desgaste dentário. É extremamente importante estabilizar o guia para o preparo (Figs. 3.18 a-c). Uma ponta diamantada fina (Fig. 3.18 d) foi usada para reduzir as cristas vestibulares dos dentes no mesmos locais que foram preparados no laboratório.

Os procedimentos de acabamento são conduzidos com discos de acabamento (Soft-Lex, 3M ESPE) apenas nas áreas preparadas pelas pontas diamantadas. Como em qualquer procedimento que envolve LCs, a adaptação marginal, o contato interproximal, as características anatômicas e a cor também foram examinados.

PROVA E CIMENTAÇÃO

Já que não há restauração provisória, o tecido mole permanece estável e saudável. Por esse motivo, não é necessário aplicar qualquer controle hemostático para a prova e cimentação.

A seleção correta do cimento resinoso tem um papel importante no resultado final quando os laminados cerâmicos delgados são utilizados. A pasta de teste (Variolink Veneer Try-in Paste, Ivoclar Vivadent) foi usada para determinar a cor adequada. Com as restaurações em posição e preenchidas pela pasta-teste, o clínico e o paciente verificam o resultado final (Fig. 3.19).

As restaurações de CVDL foram preparadas para a adesão. Inicialmente, as superfícies internas dos laminados foram condicionadas com ácido hidrofluorídrico a 9% por 20 segundos. Após a lavagem para a remoção do ácido, os LCs foram colocados em um frasco de vidro com água destilada e limpas em ultrassom por 5 minutos para remoção do eventual material residual que se deposita na superfície interna das peças e é decorrente do condicionamento.

A superfície foi seca e um silano, aplicado por 2 minutos. A evaporação do solvente foi completada com jato de ar constante. A superfície interna foi coberta com agente de união hidrofóbico (Helio-Bond, Ivoclar Vivadent) e afinada com leve jato de ar. O adesivo não foi polimerizado e o cimento resinoso, previamente selecionado (Variolink Veneer, +2, Alto Valor, Ivoclar Vivadent) foi injetado cuidadosamente no laminado. O laminado foi então protegido com uma cobertura plástica escura para evitar a polimerização prematura do adesivo. Nesse momento a peça a ser cimentada está tratada e carregada com o cimento resinoso.

O esmalte foi limpo com pedra-pomes, seguido pelo jateamento com partículas de óxido de alumínio a 40 psi (PrepStart H_2O, Danville, San Ramon, California, EUA). A superfície de cada dente foi condicionada com ácido fosfórico a 37% (Ultraetch, Ultradent) por 60 segundos, lavada e seca. O mesmo adesivo usado na superfície interna da cerâmica foi aplicado no dente (Heliobond) e não polimerizado. Para LCs, um cimento resinoso fotoativado (ex: Variolink Veneer, Ivoclar Vivadent) é indicado em função da estabilidade de cor.

Depois, cada restauração foi posicionada. O excesso de cimento foi removido e uma fonte de luz, usada para fotoativar por 40 segundos nas quatro direções. Um gel de glicerina (Liquid Strip, Ivoclar Vivadent) foi aplicado para impedir a formação da camada inibida pelo oxigênio. Cada superfície foi ativada por mais 20 segundos. Uma lâmina de bisturi nova foi usada para remover o excesso de adesivo e cimento resinoso. Para as áreas interproximais, o acabamento foi realizado com tiras abrasivas para resina composta (Epitex, GC America). Para não provocar ranhuras ou danos superficiais na cerâmica, o uso de tiras diamantadas deve ser evitado e o procedimento, conduzido com cautela.

Para melhor controle da sequência de adesão, os laminados foram cimentados, um a um, isso é, um de cada vez. Os ajustes oclusais foram realizados com sistema de polimento diamantado especialmente elaborado para cerâmicas (Optrafine, Ivoclar Vivadent). Todos os espaços interproximais foram limpos com fio dental para a remoção de qualquer excesso de material. A figura 3.20 mostra o resultado final após 4 meses.

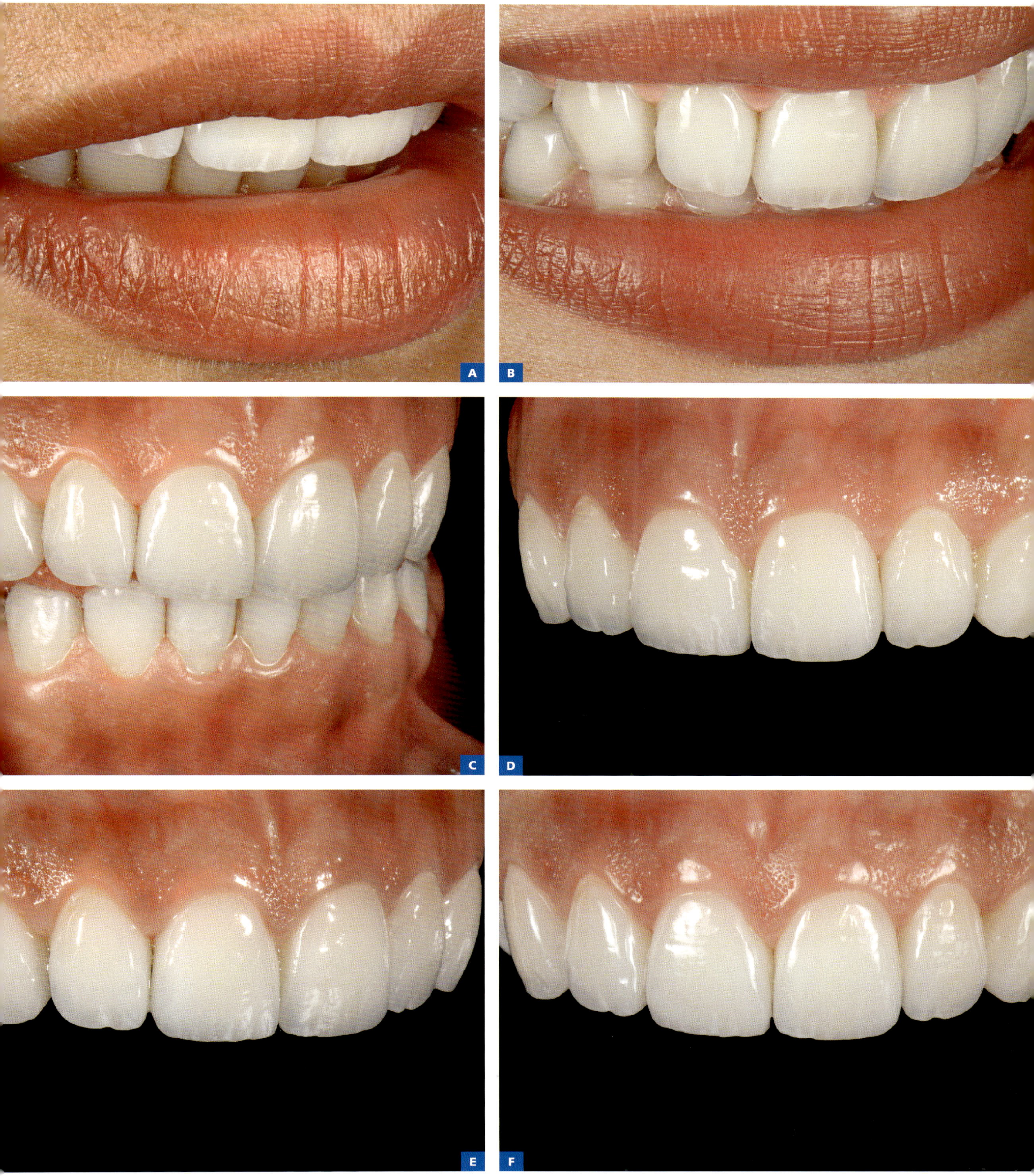

Figuras 3.20 – (A-F) Resultado final mostrando os seis laminados cerâmicos, 4 meses depois.

CONCLUSÕES

O sucesso clínico dos laminados cerâmicos depende do plano de tratamento cuidadoso. Dentre os fatores responsáveis pelo sucesso, a preservação do esmalte é o mais importante. Quando os dentes são preparados para laminados sem planejamento adequado, a remoção excessiva de esmalte, geralmente leva à exposição dentinária, reduzindo o sucesso clínico longitudinal. Entretanto, quando o caso é cuidadosamente planejado e o preparo dentário guiado pelo técnico de laboratório, a preservação tecidual máxima pode ser obtida. A técnica UCV proposta neste capítulo pode ser usada para minimizar o preparo dentário e maximizar a preservação do esmalte. Com a utilização dessa técnica com as cerâmicas vítreas de dissilicato de lítio, que são passíveis de condicionamento e silanização a adesão e o manejo clínico e laboratorial permite a redução de possíveis inconvenientes como fratura precoce e falta de adesão. A técnica UCV possibilita restaurações altamente estéticas com preparo dentário mínimo e assim pode atingir e beneficiar um número maior de pacientes.

REFERÊNCIAS

1. Dumfahrt H, Schäffer H. Porcelain laminate veneers. A retrospective evaluation after 1 to 10 years of service: Part II—Clinical Results. Int J Prosthodont 2000;13:9–18.
2. Fradeani M, Redemagni M, Corrado M. Porcelain laminate veneers: 6- to 12-year clinical evaluation—A retrospective study. Int J Periodontics Restorative Dent 2005;25:9–17.
3. Layton D, Walton T. An up to 16-year prospective study of 304 porcelain veneers. Int J Prosthodont 2007;20:389–396.
4. Kina S, Brugera A. Invisible: Esthetic Ceramic Restorations. Brazil: Arte Medicas, 2009.
5. Dong JK, Luthy H, Wohlwend A, Schärer P. Heat-pressed ceramics: Technology and strength. Int J Prosthodont 1992;5:9–16.
6. Fradeani M, Redemagni M. An 11-year clinical evaluation of leucite-reinforced glass-ceramic crowns: A retrospective study. Quintessence Int 2002;33:503–510.
7. Conrad HJ, Seong WJ, Pesun IJ. Current ceramic materials and systems with clinical recommendations: A systematic review. J Prosthet Dent 2007;98:389–404.
8. Toksavul S, Toman M. A short-term clinical evaluation of IPS Empress 2 crowns. Int J Prosthodont 2007;20:168–172.
9. Valenti M, Valenti A. Retrospective survival analysis of 261 lithium disilicate crowns in a private general practice. Quintessence Int 2009;40:573–579.
10. Guess PC, Strub JR, Steinhart N, Wolkewitz M, Stappert CF. All-ceramic partial coverage restorations —Midterm results of a 5-year prospective clinical splitmouth study. J Dent 2009;37: 627–637.
11. Silva NR, Thompson VP, Valverde GB, et al. Comparative reliability analyses of zirconium oxide and lithium disilicate restorations in vitro and in vivo. J Am Dent Assoc 2011;142(suppl 2): 4S–9S.
12. Culp L, MacLaren EA. Lithium disilicate: The restorative material of multiple options. Compend Contin Educ Dent 2010;31:716– 720, 722, 724–725.
13. Giordano R, MacLaren EA. Ceramic overview: Classifi cation by microstructure and processing methods. Compend Contin Educ Dent 2010;31:682–684.
14. Spohr AM, Sobrinho LC, Consani S, Sinhoreti MA, Knowles JC. Infl uence of surface conditions and silane agent on the bond ofresin to IPS Empress 2 ceramic. Int J Prosthodont 2003;16:277–282.
15. Guess PC, Schultheis S, Bonfante EA, Coelho PG, Ferencz JL, Silva NR. All-ceramic: Laboratory and clinical performance. Dent Clin North Am 2011;55:333–352.
16. Scopin de Andrade O, Borges G, Stefani A, Fujiy F, Battistella P. A step-by-step ultraconservative esthetic rehabilitation using lithium disilicate ceramic. Quintessence Dent Technol 2010;33:114–131.
17. Gurel G. The Science and Art of Porcelain Laminate Veneers. Chicago: Quintessence, 2003.
18. Magne P, Magne M, Magne I. Porcelain jacket crowns: Back to the future through bonding. Quintessence Dent Technol 2010; 33:89–96.
19. Adolfi D. Functional, esthetic, and morphologic adjustment procedures for anterior teeth. Quintessence Dent Technol 2009; 32:153–168.

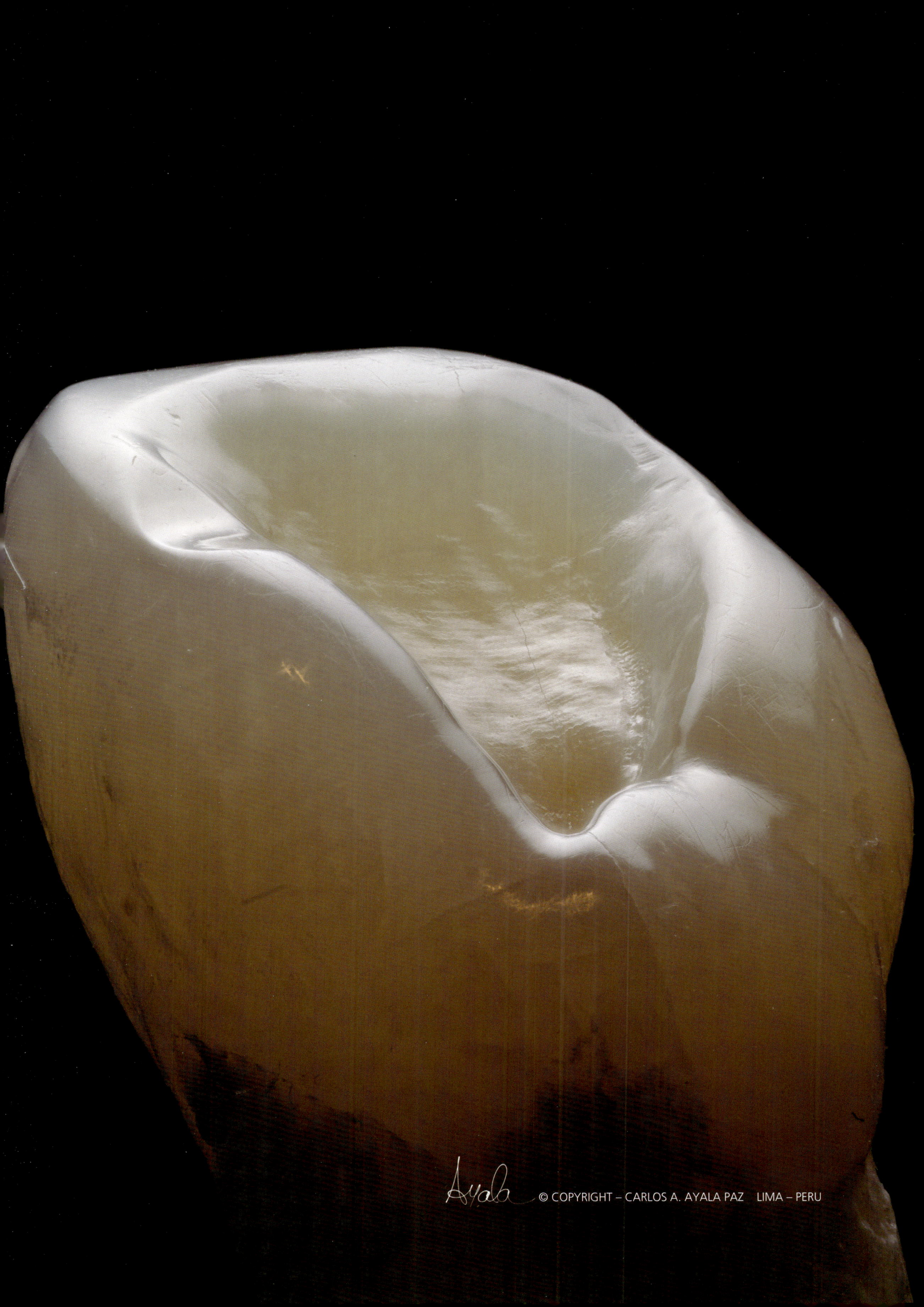
Ayala

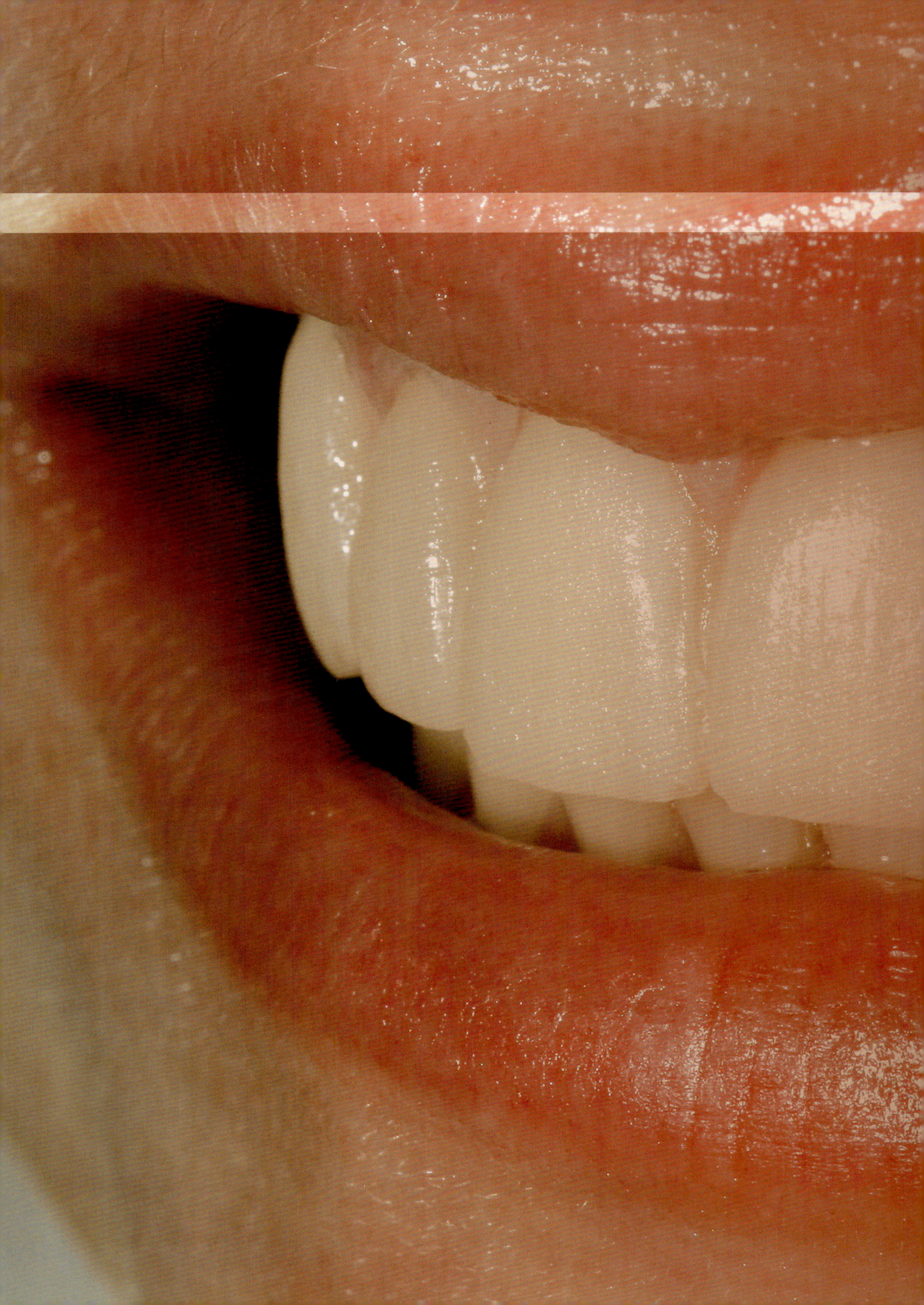

CAPÍTULO 4

Ultimate Ceramic Veneers: Técnica de Preparo Guiada Pelo Laboratório para Restaurações Minimamente Invasivas

Relato de um Caso Clínico com a Presença de Diastemas

Oswaldo Scopin de Andrade, DDS, MS, PhD
Luiz Alves Ferreira, CDT
Gilberto Antonio Borges, DDS, MS, PhD
Dario Adolfi, DDS, CDT

A tendência atual na Odontologia restauradora é a preservação da estrutura dentária associada às restaurações adesivas.[1] Na dentição anterior, modalidades de tratamento como as resinas compostas diretas têm se mostrado clinicamente efetivas.[2] Quando usadas para pequenas cavidades e procedimentos aditivos em pacientes jovens, a resina composta permite resultados estéticos minimamente invasivos. Outras vantagens incluem os custos reduzidos e a capacidade de reparo nos casos de pequenas lascas, fraturas ou mudança de cor.[3] Ainda, quando indicado, a resina composta pode ser usada tanto para técnicas diretas como indiretas.[1,4] Entretanto, ainda existe escassez na evidência científica sobre o desempenho clínico longitudinal das resinas compostas na dentição anterior.

Outra opção de tratamento são os laminados cerâmicos (LCs). Estudos têm mostrado que a essas restaurações cerâmicas mostram padrões de desgaste similares aos do esmalte, baixo acúmulo de placa[5] e excelente estabilidade dimensional.[6] Em função da cor e das propriedades físicas, a cerâmica é um material de escolha quando alto nível de estética é desejado.[7] Entretanto, esse material deve ser aderido à estrutura dentária e o sucesso da união depende do tratamento superficial no dente e na cerâmica. Os preparos para laminados cerâmicos não oferecem qualquer retenção mecânica; assim, o uso de agentes cimentantes adesivos é recomendado. A união do cimento ao dente é obtido pelo condicionamento ácido do esmalte ou dentina e pelo uso de um agente adesivo próprio para cada substrato. A penetração dos monômeros na matriz dentinária desmineralizada e/ou esmalte condicionado, seguida pela polimerização, promove a união micromecânica devido à formação da camada híbrida. Da mesma forma, a superfície interna da restauração cerâmica deve estar preparada para otimizar a união micromecânica entre a cerâmica e a resina (cimento resinoso). As cerâmicas à base de sílica são o único tipo que pode ser usado como laminado ou restauração ultraconservadora. Essas cerâmicas também podem ser sinalizadas para melhorar sua resistência adesiva e longevidade. Os laminados cerâmicos têm sido usados por mais de duas décadas e foram concebidos inicialmente para ser utilizados para restaurações indiretas minimamente invasivas.[8,9]

Inicialmente, os laminados cerâmicos foram usados em conjunto com redução dentária mínima ou inexistente. Naquela época, o troquel refratário e a lâmina de platina eram os métodos de fabricação mais comumente usados. Entretanto, os clínicos e ceramistas tinham problemas no manuseio de tais restaurações. Os laminados à base de cerâmicas vítreas mostram resistência muito baixa à fratura antes da adesão. Ainda, para se atingir o melhor das propriedades ópticas e mecânicas, o procedimento de estratificação tinha que ser cuidadosamente controlado para evitar a incorporação de bolhas de ar.[10] Por esses motivos, o uso de cerâmicas vítreas à base de pó e líquido era demorado e necessitava de técnicas extremamente precisas. Para superar esses problemas e melhorar a técnica, materiais reforçados foram desenvolvidos.

No início dos anos 1990, a cerâmica injetável foi desenvolvida com base na técnica de cera perdida.[11] Devido ao aumento do conteúdo do cristal de leucita, esse material permitiu a confecção de laminados com melhores propriedades mecânicas, reduzindo assim as desvantagens já descritas. Entretanto, a primeira geração de cerâmicas injetáveis demandava mais espaço para a restauração, comparada aos sistemas pó-líquido. Além disso, as características estéticas eram obtidas com corantes e pigmentação, criando restaurações que não tinham a mesma qualidade estética dos dentes naturais. Contudo, os laminados cerâmicos fabricados pela técnica da cerâmica injetável ganharam popularidade.[12]

Recentemente, uma nova geração de cerâmicas vítreas com propriedades melhoradas – à base de dissilicato de lítio – tem permitido aos técnicos criar restaurações cerâmicas muito delgadas. Inicialmente, esse material mostrava altos níveis de opacidade, limitando assim sua aplicação como laminado minimamente invasivo.[13] Atualmente, a geração mais recente das cerâmicas à base de dissilicato de lítio (IPS e.max Press/IPS e.max CAD, Ivoclar Vivadent) oferece diversos graus de translucidez e opacidades, assim como a possibilidade de caracterização e glazeamento. Esse material possui quase cinco vezes mais a resistência das cerâmicas feldspáticas tradicionais. Taxas de fratura extremamente baixas são a maior vantagem desta geração dos materiais à base de dissilicato de lítio.[14] Esses materiais são adequados para a confecção de laminados com preparo mínimo.

Assim, os avanços recentes na ciência dos materiais têm permitido que a Odontologia restauradora direcione-se para os procedimentos minimamente invasivos.[15] O conceito de preservação máxima do esmalte, com a possibilidade de se criarem laminados delgados com melhores propriedades físicas e ópticas, tem gerado novas abordagens no tratamento odontológico estético.[16,17]

Este capítulo apresenta uma reabilitação estética usando a técnica para laminado cerâmico chamada *Ultimate Ceramic Veneer* (UCV).[17,18] Essa técnica é baseada na fabricação da peça pelo laboratório após a moldagem final. Nenhum preparo foi conduzido antes de se receber o guia de preparo personalizado pelo laboratório. Com esse guia, o clínico desgasta apenas as áreas necessárias para dar espaço à cerâmica. A técnica UCV é um procedimento inovador e conservador para a preservação máxima do esmalte.

RELATO DO CASO

Este caso envolveu uma reabilitação maxilar estética de uma mulher jovem usando a técnica UCV. A queixa principal da paciente era a presença do diastema e o sorriso não estético (Fig. 4.1). Depois de todas as opções de tratamento serem explicadas e discutidas com a paciente, decidiu-se restaurar os incisivos e os caninos superiores usando os laminados cerâmicos.

DIAGNÓSTICO E PLANO DE TRATAMENTO

O exame pré-tratamento incluiu uma análise cuidadosa da oclusão e do periodonto. Radiografias e um conjunto completo de fotografias faciais e intrabucais foram obtidas. Atenção especial foi dada ao guia canino. Os caninos são importantes não apenas na estética, mas na manutenção de uma oclusão adequada. As fotografias faciais frontais foram usadas para ajudar o técnico na determinação da linha média correta. As vistas laterais do sorriso e o arco facial determinaram a inclinação da linha do sorriso na maxila. Para o enceramento, os modelos foram colocados em posição num articulador semiajustável.

ENCERAMENTO PRELIMINAR ADITIVO E SIMULAÇÃO

Quando o plano de tratamento pede uma abordagem minimamente invasiva, o enceramento deve ser fabricado cuidadosamente usando uma técnica aditiva. O enceramento deve considerar as características dentárias, a aparência do sorriso e o padrão oclusal, assim como a idade, personalidade e o biótipo gengival do paciente.

Outra questão importante nos casos de preparo mínimo ou inexistente é a falta de provisionalização, como no caso descrito. Assim, o paciente deve aprovar o desenho estético final durante a sessão de simulação (*mock-up*), o que significa que o enceramento inicial serve como projeto para a restauração definitiva. Por esse motivo, a qualidade dos modelos é muito importante. O material de moldagem utilizado deve permitir diversos vazamentos com alta precisão (p. ex., uma polivinilsiloxano, PVS).

O enceramento preliminar foi transferido para a cavidade bucal para avaliação clínica. A simulação foi confeccionada com resina bis-acrílica (Protemp 4, 3M ESPE). Uma avaliação cuidadosa foi conduzida verificando o enceramento em termos de cor, formato, comprimento e desenho do sorriso (Figs. 4.2 a, b). Quaisquer alterações desejadas pelo paciente ou clínico devem ser analisadas e ajustadas quando necessário. Após a aprovação pelo paciente, toda informação foi coletada pela simulação usando a fotografia digital e um molde de alginato para a obtenção do modelo. A simulação foi removida e os dentes, limpos com pedra-pomes para a moldagem. A simulação também é útil porque podendo ser mensurada verificando a espessura da resina bis-acrílica e, assim, prevendo a quantidade de preparo necessária para as restaurações definitivas (Figs. 4.2 c, d).

PROCEDIMENTOS DE MOLDAGEM

Uma técnica de dupla moldagem e passo único com PVS (Virtual, Ivoclar Vivadent) foi utilizada. Um fio afastador fino (Ultrapack 00, Ultradent) foi colocado no sulco para melhor visualizar a região cervical e, assim, para melhor controle da futura restauração. Duas moldagens foram obtidas para cada arcada.

PROCEDIMENTOS LABORATORIAIS

Depois de toda a informação ser coletada pela simulação, os moldes foram vazados e remontados no articulador. Com base no enceramento, o ceramista verificou o espaço disponível para as restaurações.

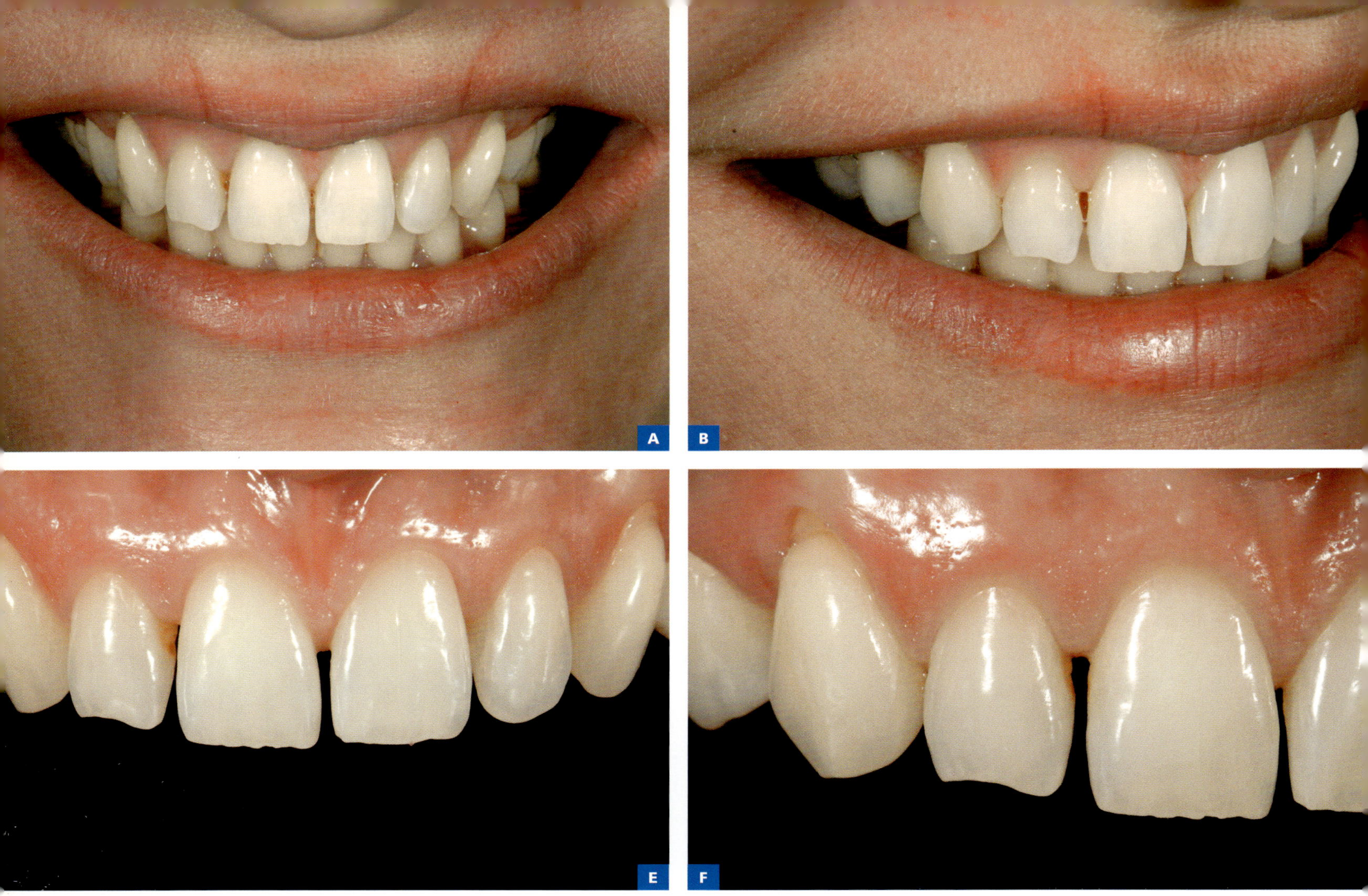

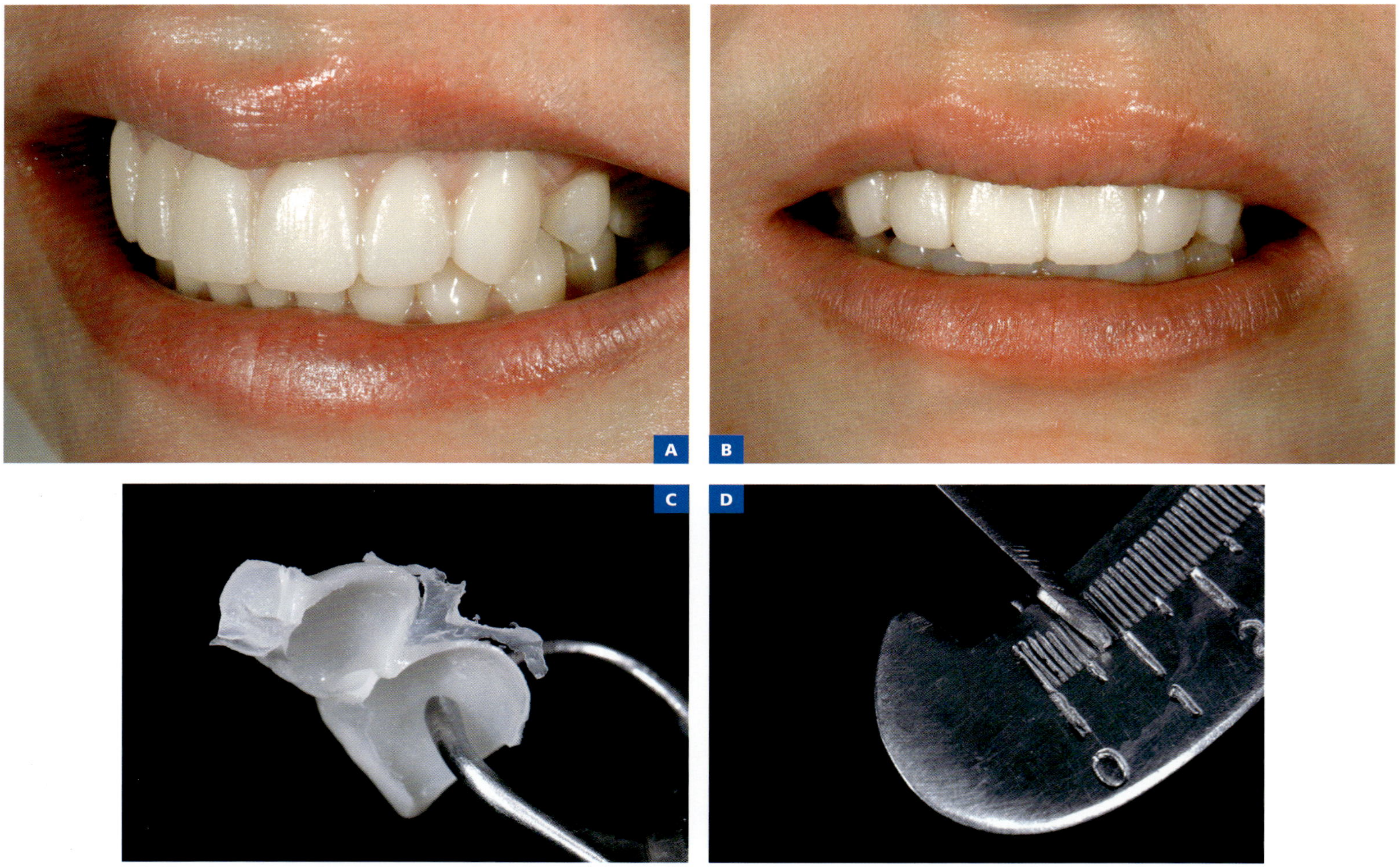

Figuras 4.2 – (A e B) Imagens extrabucais com a simulação em posição. **(C e D)** Avaliação da espessura da simulação (*mock-up*).

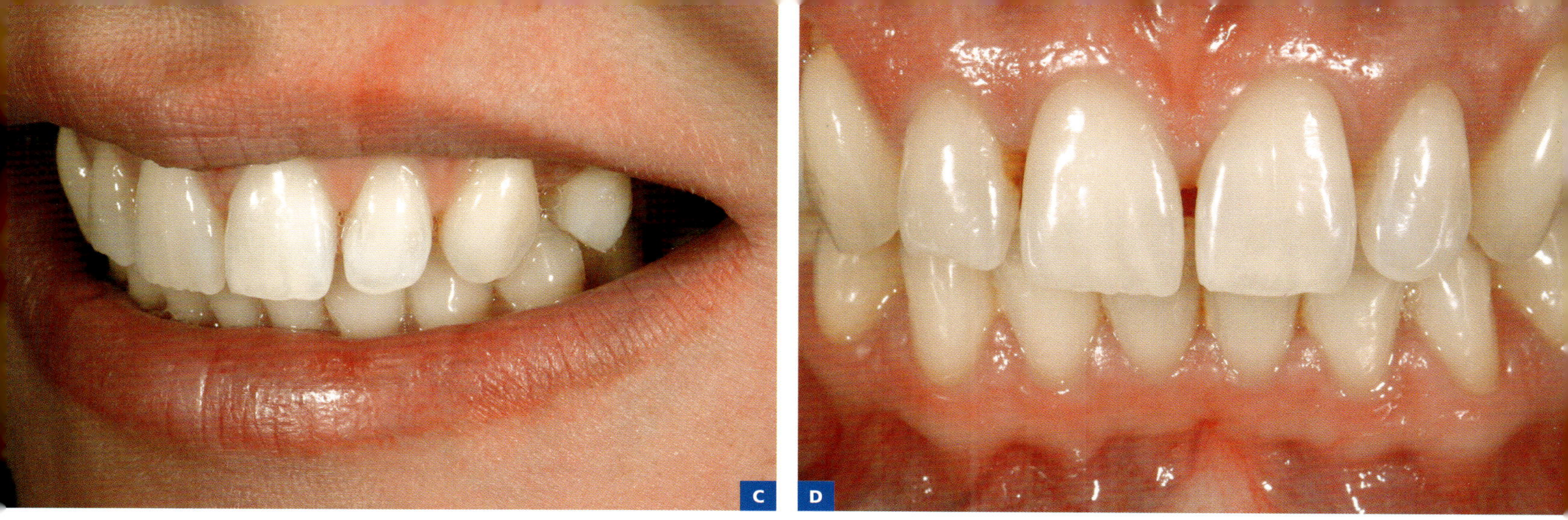

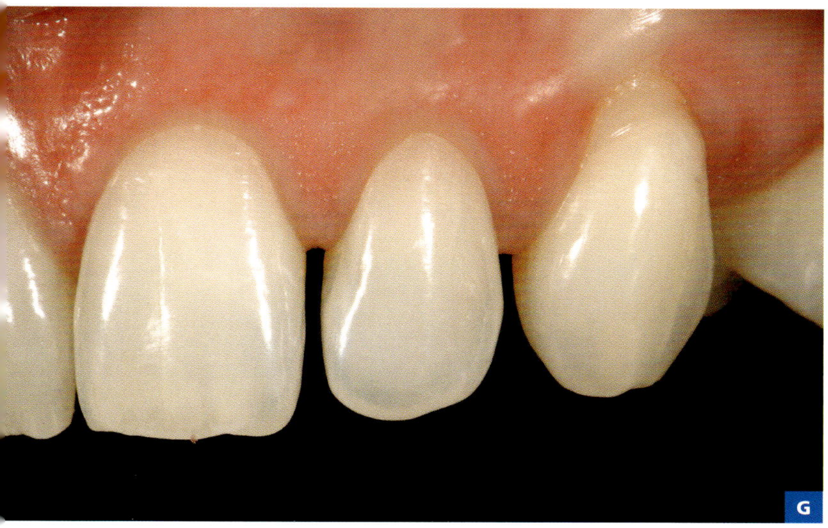

Figuras 4.1 – (A-G) Imagens pré-operatórias mostrando os diastemas de canino a canino e ausência de simetria em ambos os lados.

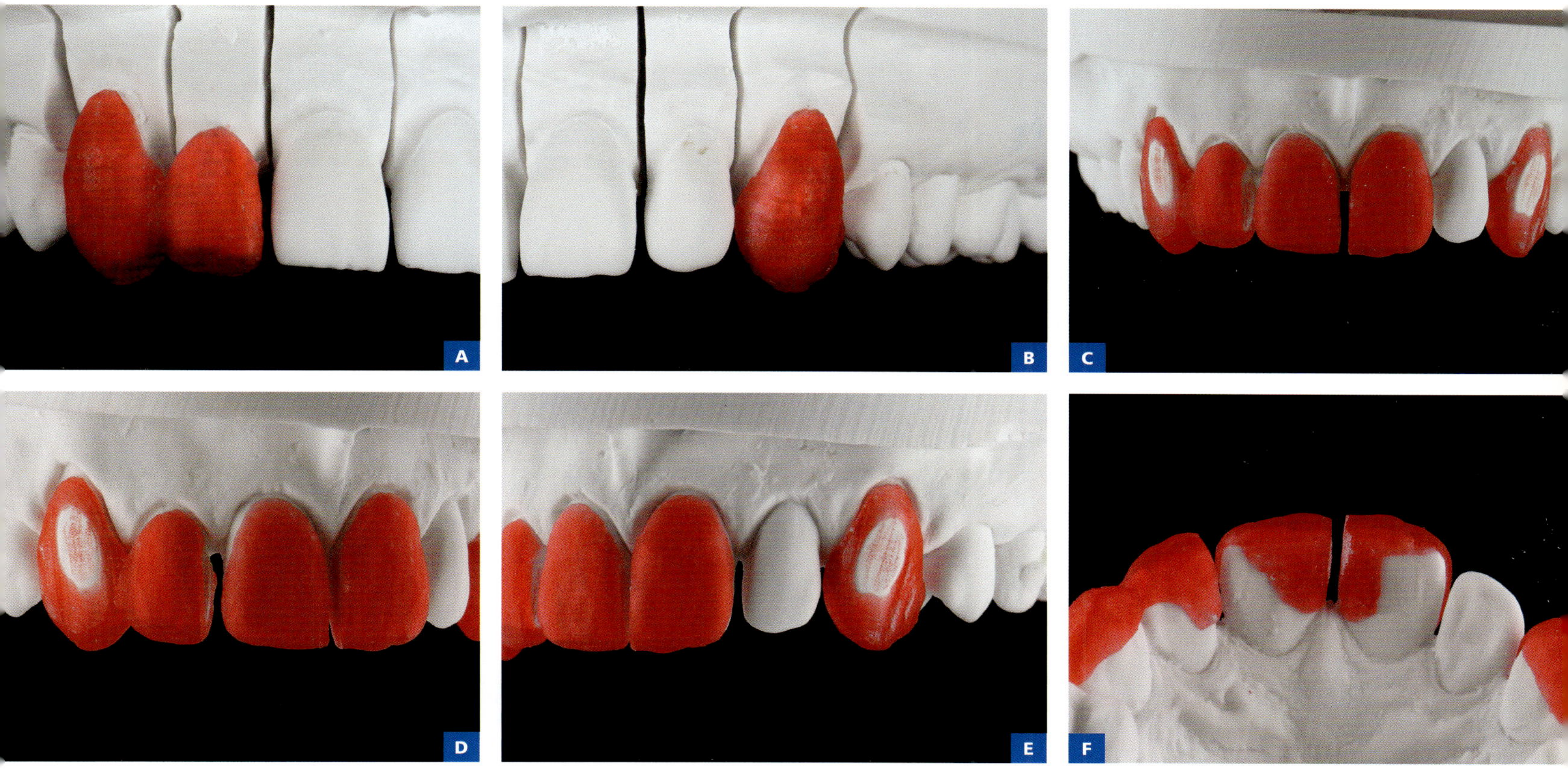

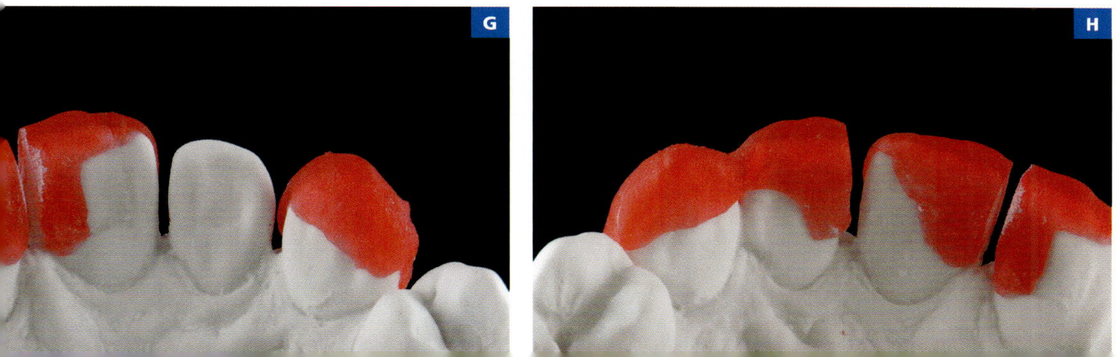

Figuras 4.3 – (A) (à *esquerda*) Guia de preparo UCV para o canino e o incisivo lateral direitos no modelo seccionado. **(B)** (à *direita*) Guia de preparo UCV para o canino esquerdo. **(C-H)** Guia de preparo UCV completo em posição.

Nessa modalidade de tratamento, o primeiro passo é definir a trajetória de inserção.[1] Nesse caso, o discreto preparo proximal foi necessário em função dos diastemas. Apenas a área dentária retentiva foi alterada no modelo.

Como planejado, nenhum preparo foi realizado antes da moldagem. Assim, antes de preparar o modelo, o ceramista criou um guia de preparo UCV com resina acrílica (GC Pattern Resin, GC America). Nas áreas com necessidade de preparo, o mesmo foi conduzido através do guia até tocar o modelo de gesso (Figs. 4.3 e 4.4). Após a redução, o guia foi removido e o espaço, verificado usando um guia prévio de silicone originado do enceramento por adição. Se mais espaço fosse necessário ou a trajetória de inserção não permitisse a colocação da restauração, o guia seria reposicionado e mais gesso removido. O guia de preparo UCV usado no modelo seria o mesmo usado no preparo intrabucal. A redução foi necessária nas áreas interproximais como as cristas vestibulares dos caninos.

O espaço para a restauração cerâmica foi verificado com o guia de silicone. No modelo modificado, foi construído o enceramento da restauração definitiva e 6 laminados cerâmicos foram injetados com a pastilha de dissilicato de lítio de alta translucidez (IPS e.max Press) (Figs. 4.5 a, b). Nesse caso, foi possível acrescentar uma camada de cerâmica vítrea compatível (IPS e.max Ceram, Ivoclar Vivadent) para fornecer melhor estética através de modificações anatômicas intrínsecas. As correções morfológicas e superficiais, assim como a avaliação da adaptação marginal, foram realizadas e restaurações cerâmicas, cuidadosamente ajustadas nos modelos-mestre.

Os laminados foram estabilizados para ajuste oclusal e confirmação do guia anterior. A anatomia e morfologia definitiva foram determinadas nesse momento.

Depois, corantes foram aplicados para dar aspectos naturais e as facetas foram sinterizadas para manter essas incorporações e o *glaze*. Os laminados delgados foram verificados novamente no modelo-mestre intacto (Fig. 4.5 c) e enviadas ao clínico.

PREPARO DENTÁRIO

Nesta fase, o clínico recebeu os seguintes itens do laboratório: o modelo-mestre intacto, um modelo troquelado, sendo ambos modificados, um conjunto de guias de preparo UCV e as restaurações definitivas.

Os guias UCVs foram posicionados e cuidadosamente verificados para estabilidade (Figs. 4.6 a-e). É extremamente importante que o guia permaneça estável. Uma ponta diamantada foi usada para reduzir a

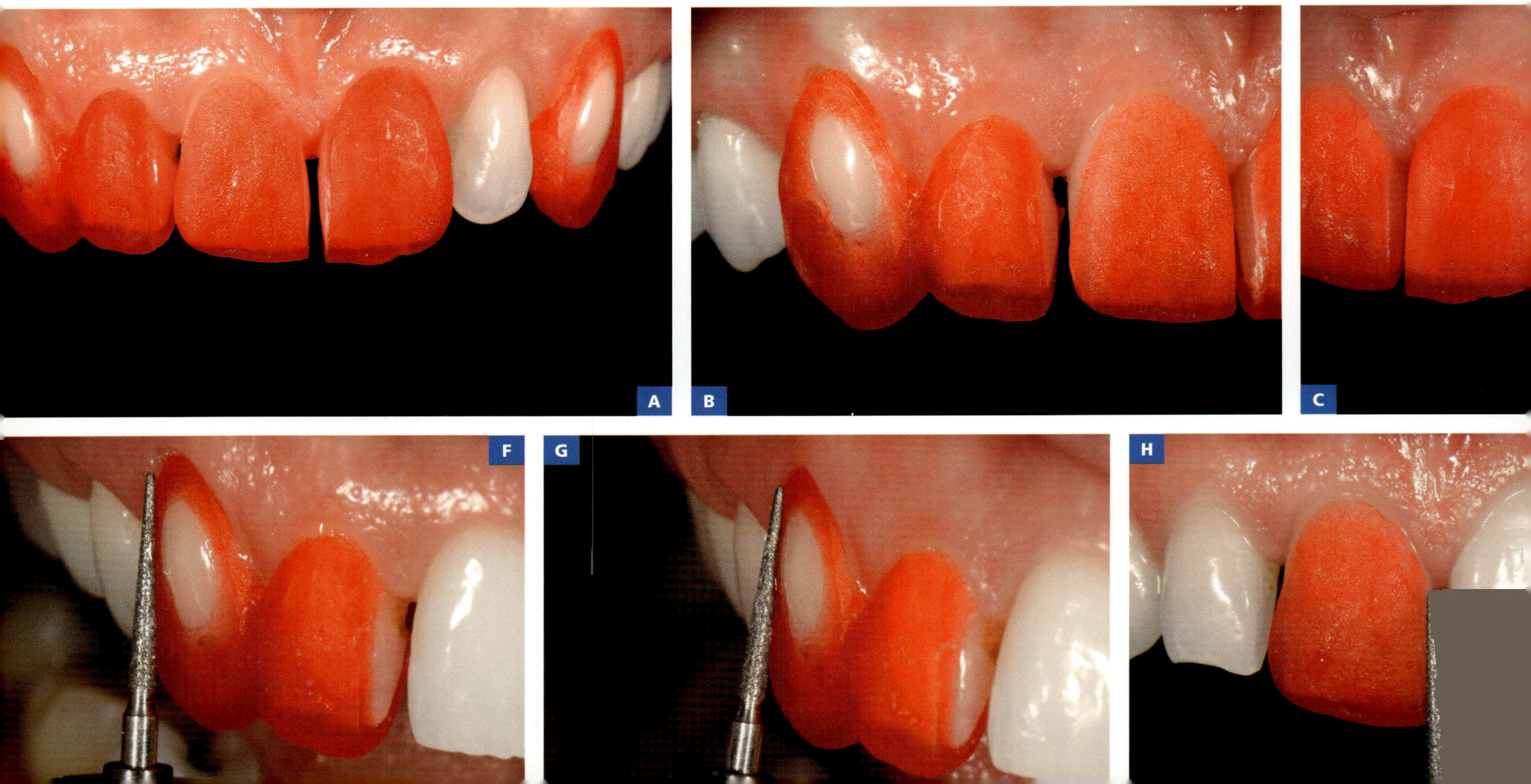

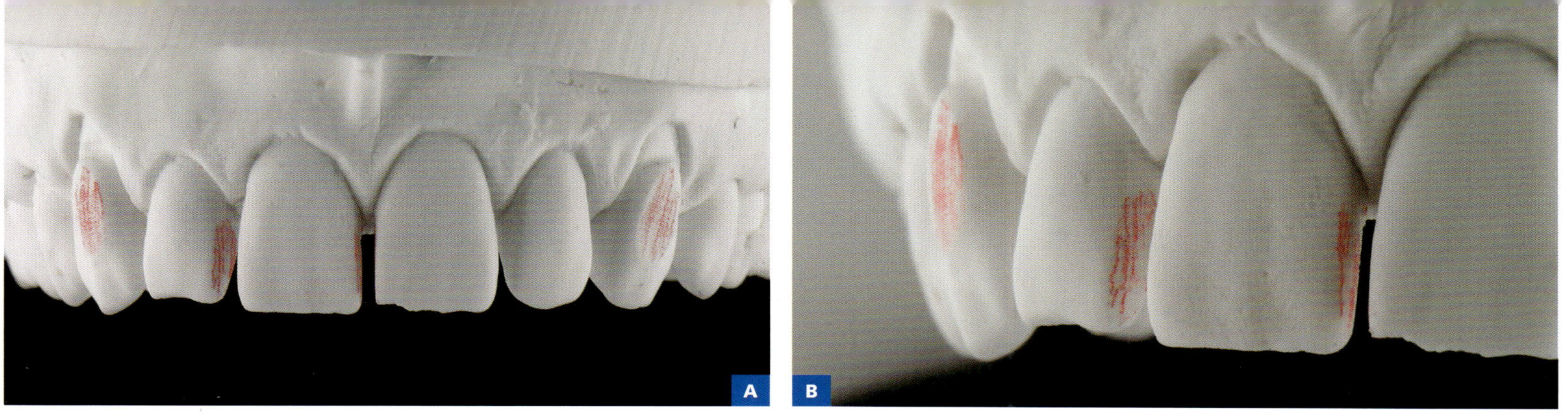

Figuras 4.4 – (A e B) Áreas que requerem preparo são marcadas no modelo.

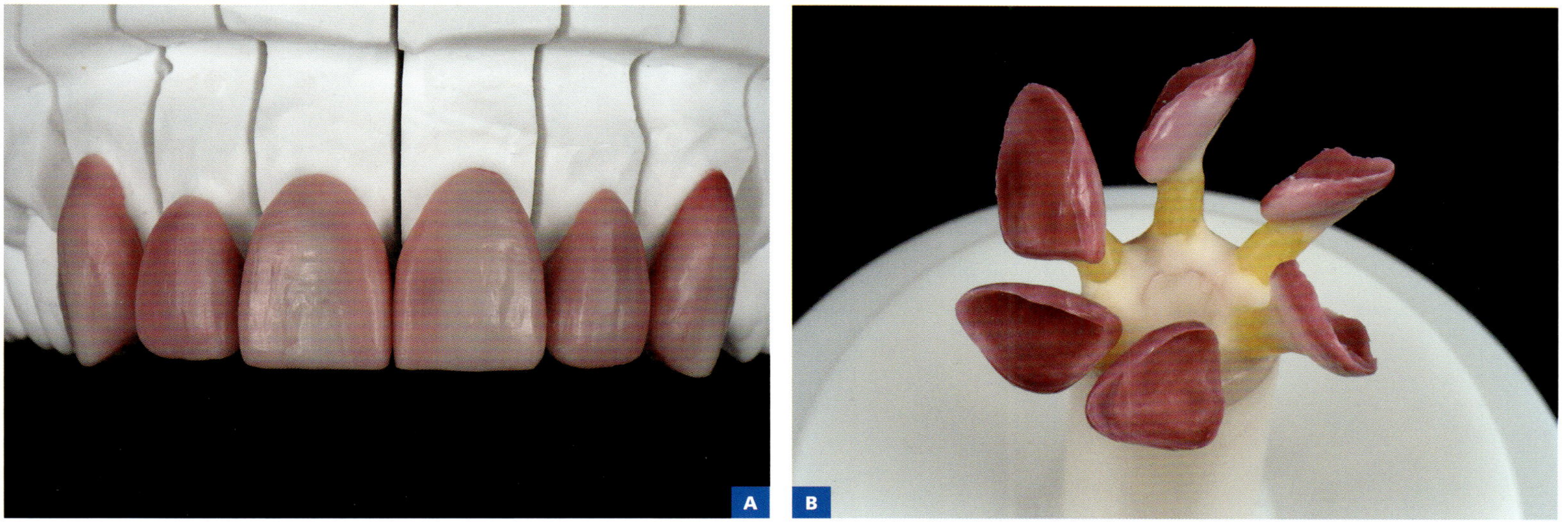

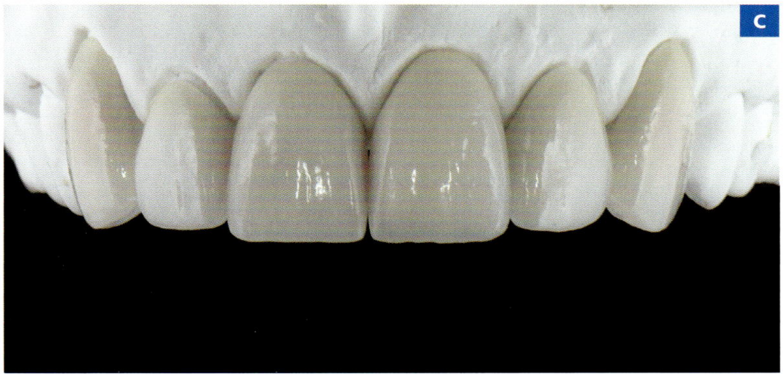

Figuras 4.5 – (A) Enceramentos em posição para serem incluídos no anel de revestimento. **(B)** Enceramento das restaurações definitivas. **(C)** Restaurações cerâmicas no modelo-mestre.

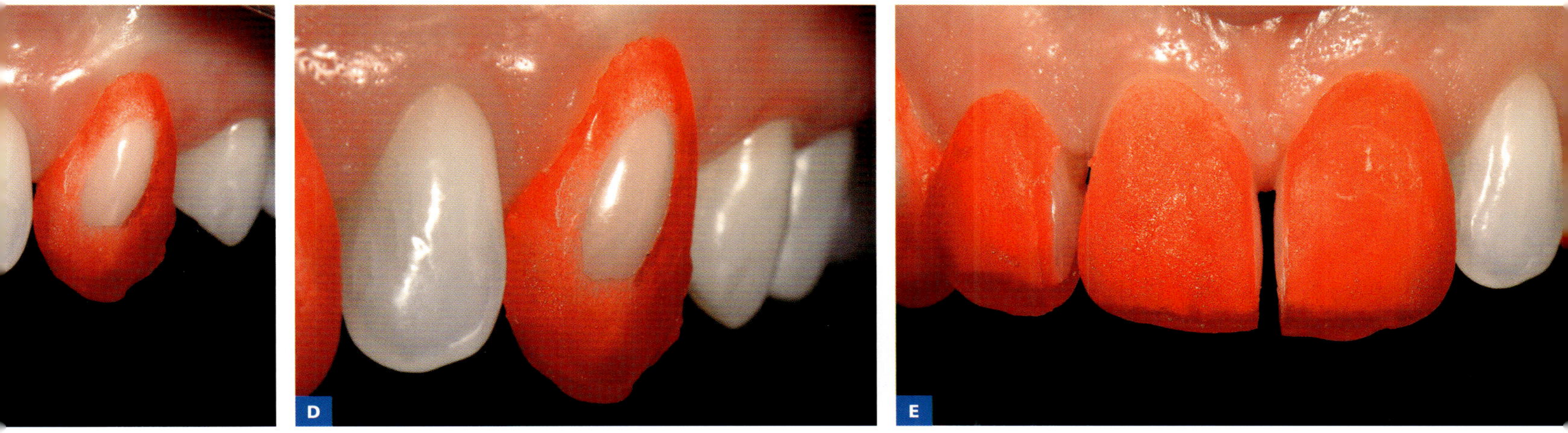

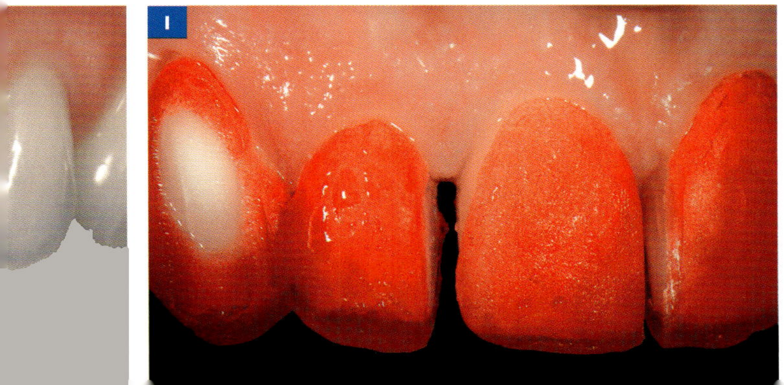

Figuras 4.6 – (A-E) Guia de preparo UCV no paciente antes da redução do esmalte. **(F-H)** Redução dentária unitária usando o guia de preparo UCV. **(I)** Vista vestibular após o preparo interproximal dos incisivos central e lateral direitos.

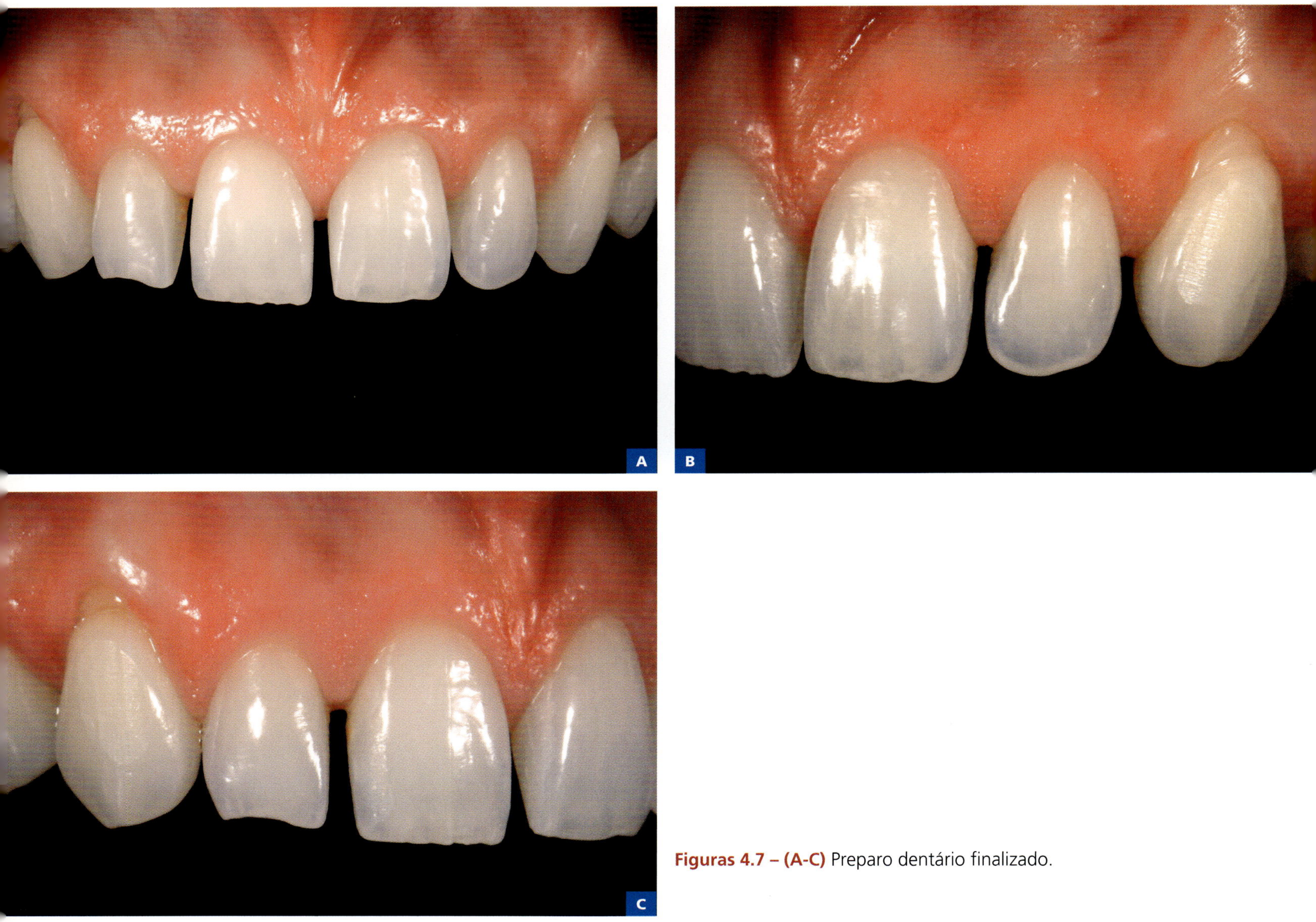

Figuras 4.7 – (A-C) Preparo dentário finalizado.

crista vestibular dos caninos e as áreas interproximais, como realizado no laboratório pelo ceramista (Figs. 4.6 f-i). Os procedimentos de acabamento foram conduzidos com discos (Soft-Lex, 3M ESPE) para alisar as superfícies de esmalte. A figura 4.7 mostra o preparo dentário final: observe como a redução é conservadora comparada à situação inicial (veja as Figs. 4.1 d-g).

Após o preparo, cada laminado foi testado quanto à inserção passiva da peça. Os outros procedimentos foram os mesmos para qualquer restauração indireta: avaliação da adaptação marginal, contatos interproximais, anatomia, cor e a estética geral do novo desenho do sorriso.

PROVA E CIMENTAÇÃO

Como previamente mencionado, não foi utilizada restauração provisória nesse caso, por essa razão, o tecido gengival permaneceu estável. A cor final de um laminado cerâmico também é determinada pela cor do cimento resinoso: assim, a adesão final é precedida pelo procedimento de prova para a seleção do cimento resinoso mais adequado para o caso. A pasta-teste foi aplicada e avaliada pelo paciente e pelo clínico. No incisivo central direito, a pasta de baixo valor -3 (Variolink Veneer, Ivoclar Vivadent) mostrou nítida diferença comparada à pasta de alto valor +3 (Fig. 4.8). Esse foi o cimento resinoso selecionado. Geralmente para caso de laminados, escolhe-se um cimento resinoso com alto valor.

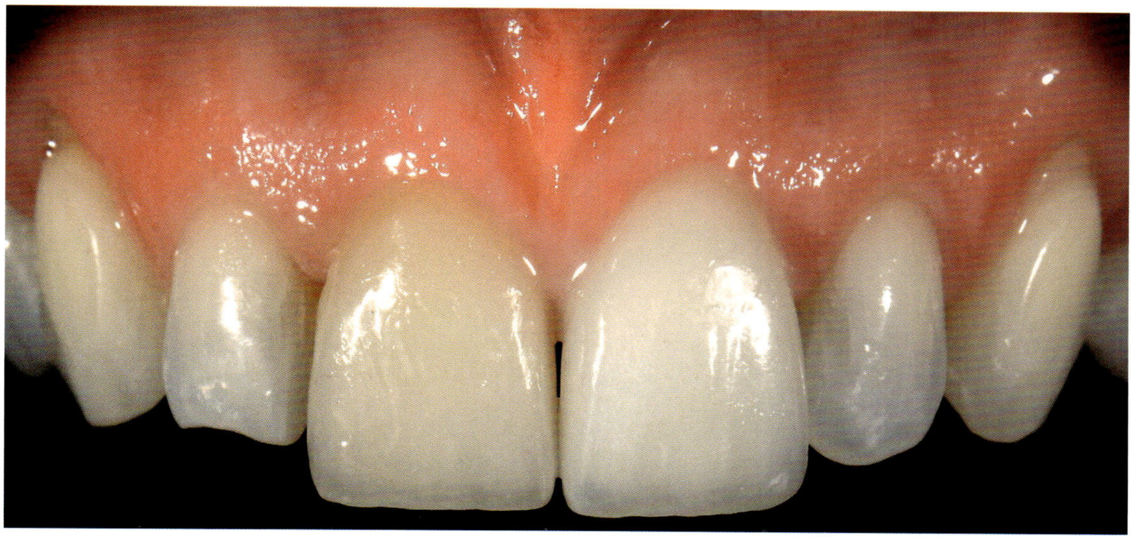

Figura 4.8 – Avaliação da cor e adaptação usando a pasta à base de glicerina (*try-in*). Duas cores diferentes foram testadas: pasta de baixo valor no incisivo central direito e pasta de alto valor no incisivo central esquerdo.

Os laminados foram condicionados e cimentados individualmente. A superfície interna foi condicionada com ácido hidrofluorídrico a 9% por 20 segundos. Após a lavagem por 30 segundos, as peças foram colocadas em cuba ultrasônica com água destilada por 5 minutos para a remoção dos resíduos decorrentes do condicionamento ácido. Um silano foi aplicado e ficou em repouso por 2 minutos; a evaporação do solvente foi completada com leve jato de ar. A superfície interna foi coberta com adesivo hidrofóbico (HelioBond, Ivoclar Vivadent) afinado por um leve jato de ar sem contaminantes. O adesivo não foi polimerizado e a restauração, protegida com uma cobertura plástica para evitar a polimerização prematura do adesivo.

Para melhor controle da umidade, um lençol de borracha foi utilizado (Fig. 4.9 a). O esmalte foi limpo com pedra-pomes, seguido por microjateamento (PrepStart H_2O, Danville) com partículas de óxido de alumínio 50 µm em 40 psi (Figs. 4.9 b,c). A superfície de cada dente foi condicionada com ácido fosfórico a 37% (UltraEtch, Ultradent) por 60 segundos, lavada e seca (Figs. 4.9 d,f). O mesmo adesivo usado na superfície interna da cerâmica foi usado nos dentes e não polimerizado (Figs. 4.9 g, h). Nos caninos, na região cervical onde havia dentina exposta pela recessão, o ácido fosfórico foi aplicado por 15 segundos e adesivo hidrofílico (Excite F, Ivoclar Vivadent) foi usado em vez de um adesivo hidrofóbico. O cimento resinoso fotoativado foi escolhido em função do seu fácil manuseio e estabilidade de cor.

O cimento resinoso foi cuidadosamente injetado para evitar a incorporação de bolhas de ar, e cada laminado foi posicionado. Após remover os excessos de cimento, a fotopolimerização foi realizada por 40 segundos em quatro direções usando uma unidade em modo alta potência (Bluephase, Ivoclar Vivadent) (Fig. 4.9 i). Um gel de glicerina (Liquid Strip, Ivoclar Vivadent) foi aplicado para impedir a formação da camada inibida pelo oxigênio. Cada superfície foi novamente fotoativada por 20 segundos (Fig. 4.9 j). Uma lâmina de bisturi nova foi usada para remover os excessos de adesivo e cimento resinoso. Esse procedimento deve ser feito com cautela, evitando riscar ou danificar a superfície da cerâmica.

Apenas uma faceta foi cimentada de cada vez (Fig. 4.9 k). Após a cimentação dos seis laminados, os procedimentos de acabamento foram realizados usando tiras de lixa abrasiva (Flexistrips, Cosmedent). Brocas e tiras diamantadas não são recomendadas no ajuste nas áreas cervicais e vestibulares porque podem riscar a superfície da cerâmica. Os ajustes oclusais foram realizados com pontas diamantadas e um sistema de polimento próprio para cerâmicas (Optrafine, Ivoclar Vivadent). Cada espaço interproximal foi verificado com fio dental para checar se não houve excesso de material cimentante. As figuras 4.10 a 4.12 mostram os resultados finais do tratamento.

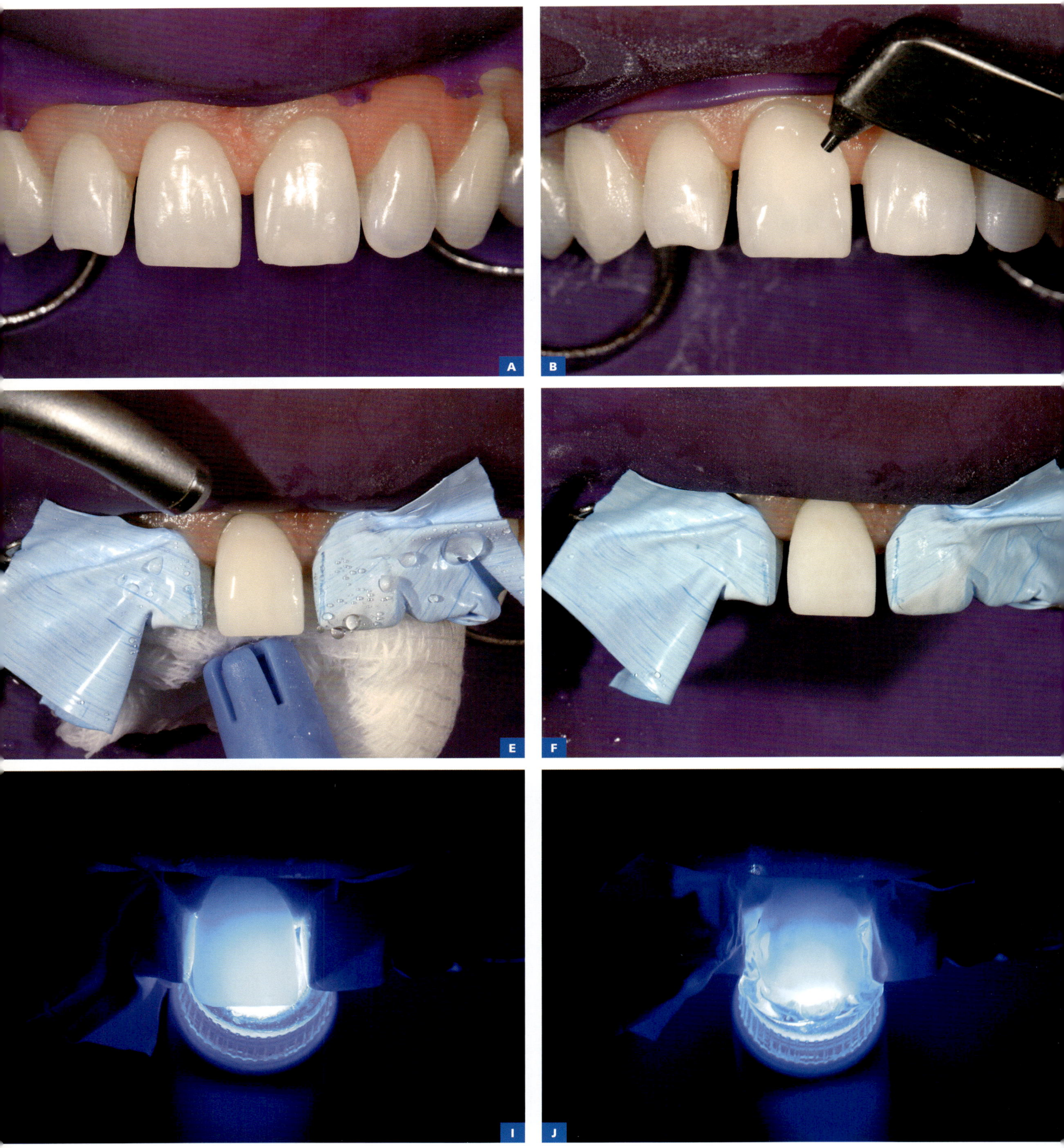
A
B
E
F
I
J

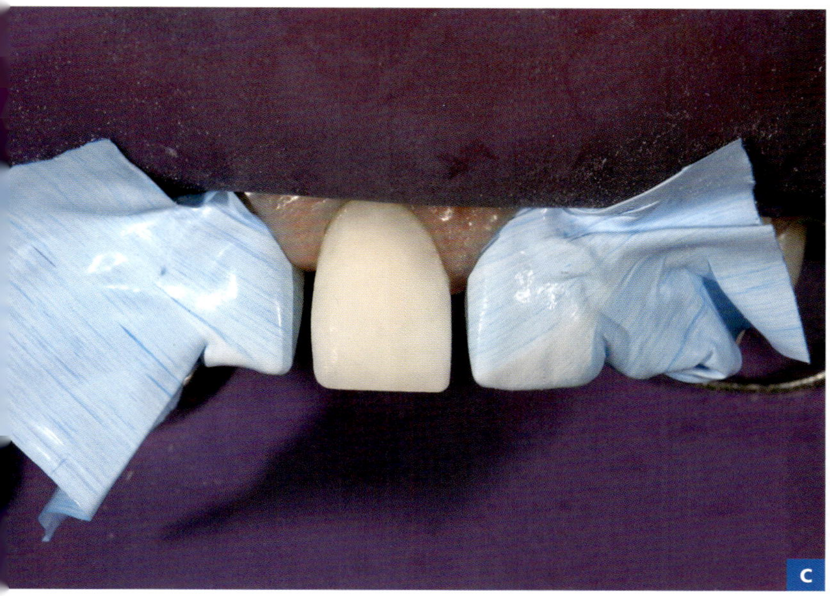

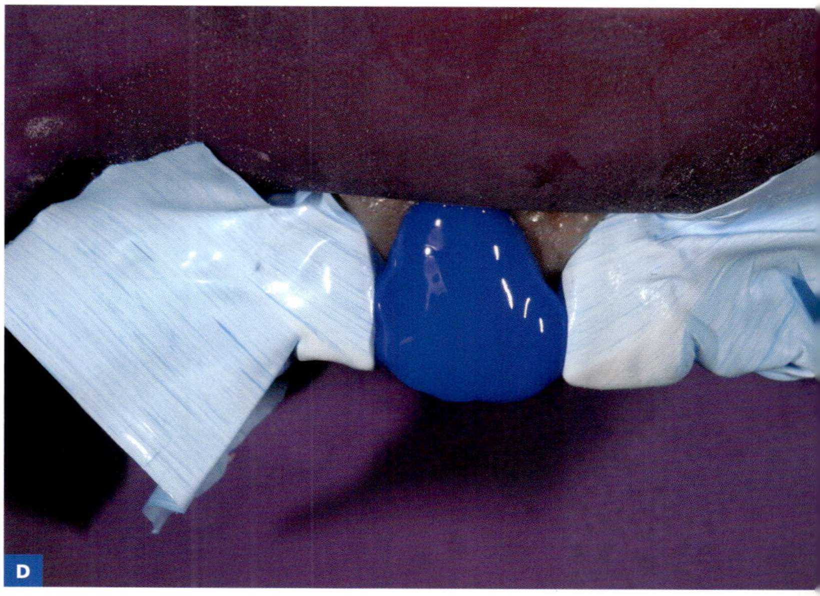

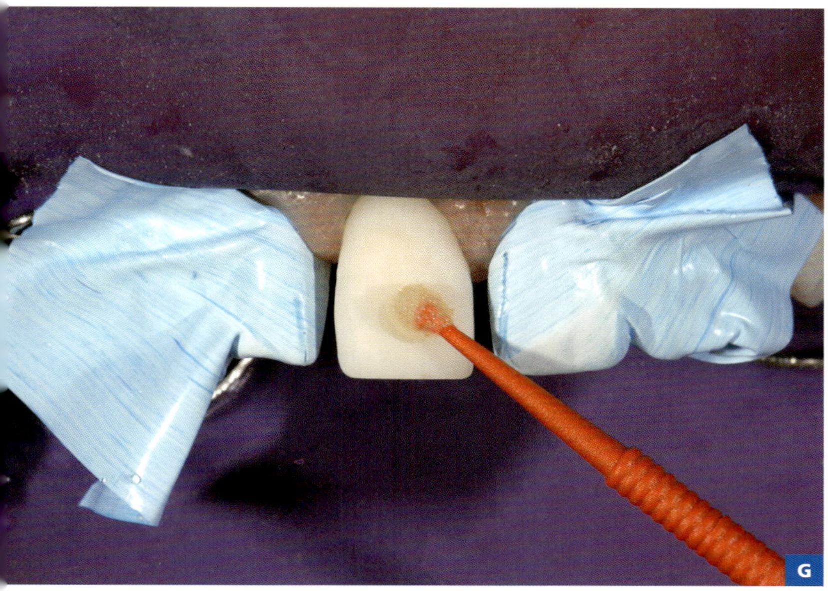

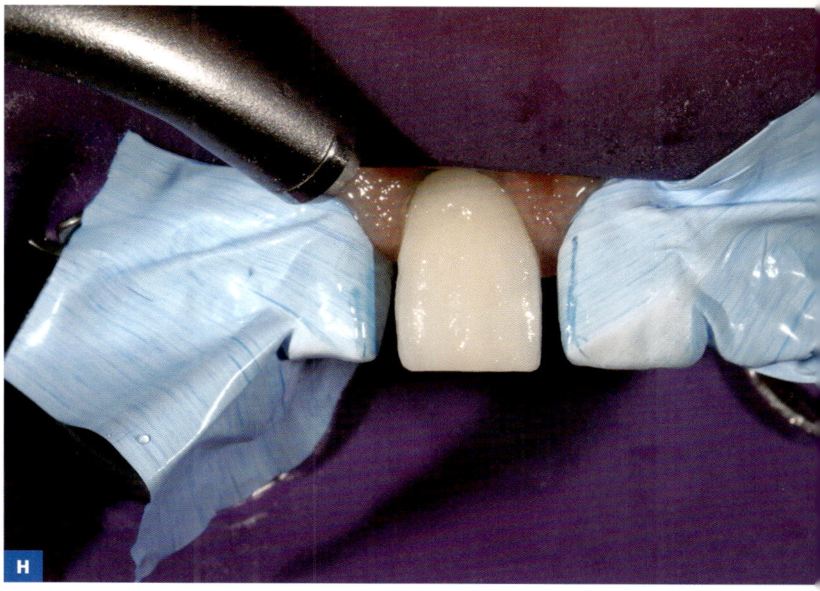

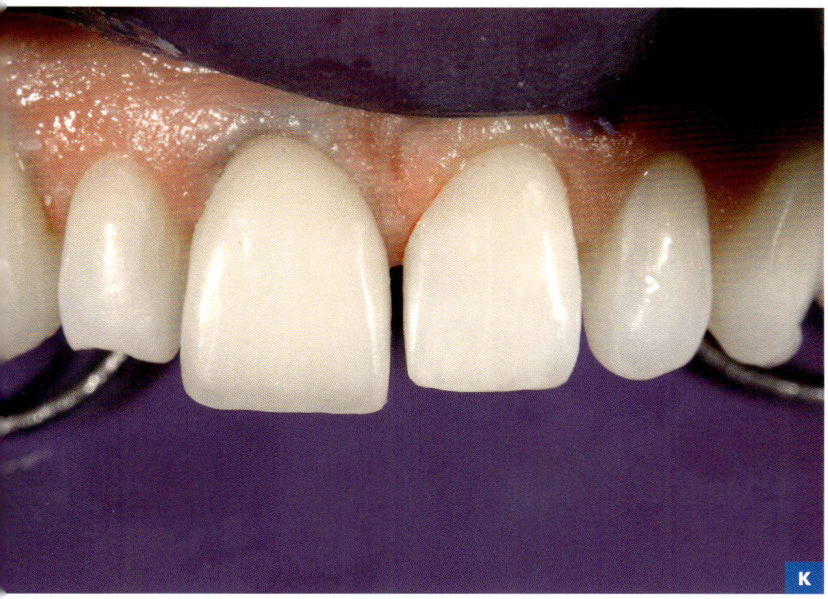

Figuras 4.9 – (A) Lençol de borracha usado para o controle da umidade. **(B)** Abrasão da superfície do esmalte com o dispositivo de microabrasão. **(C)** O incisivo central direito logo depois da abrasão. **(D-H)** Procedimentos de adesão. O adesivo foi afinado, mas não polimerizado. **(I)** Fotoativação depois da remoção do excesso de cimento. **(J)** Fotoativação após a aplicação do gel de glicerina. **(K)** Laminado cerâmico logo depois da cimentação no incisivo central esquerdo.

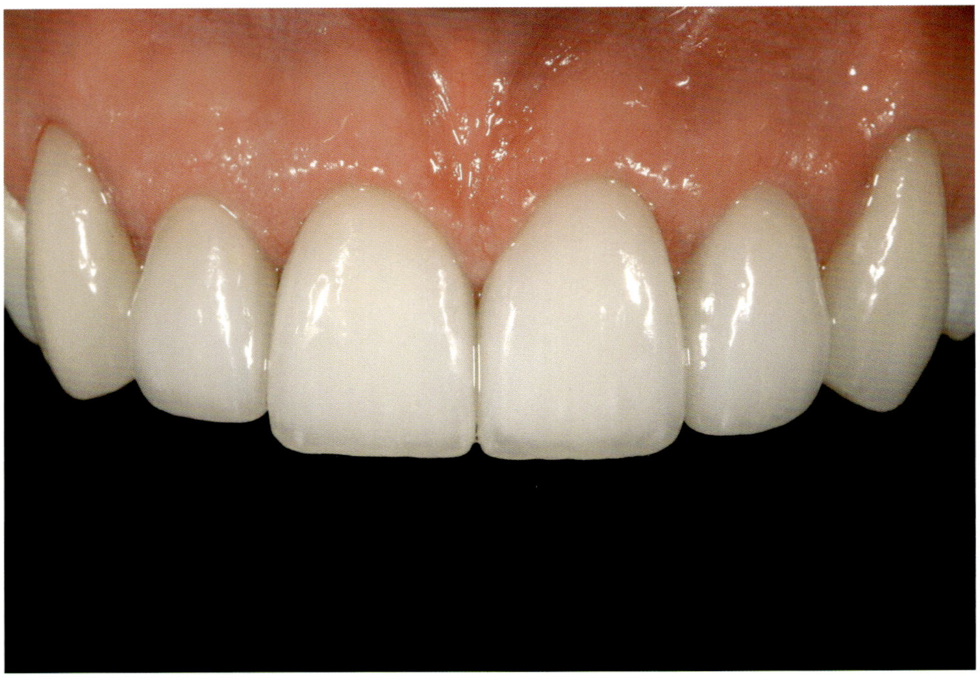

Figura 4.10 – laminados definitivos logo após a cimentação.

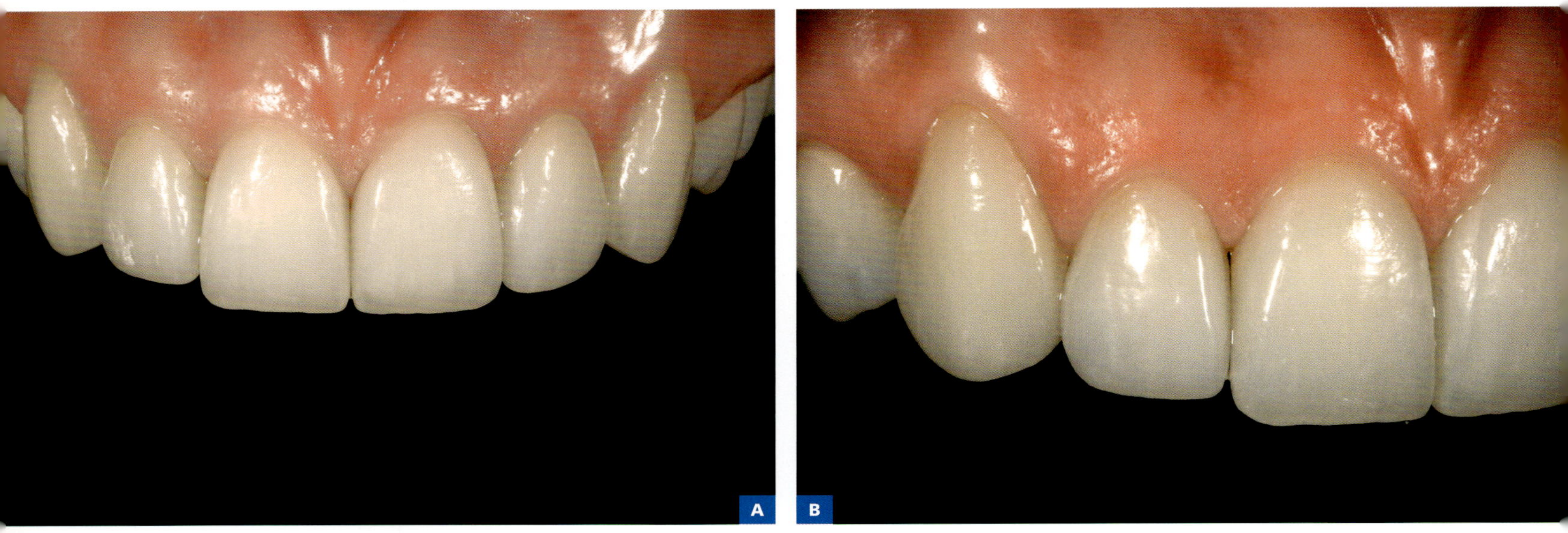

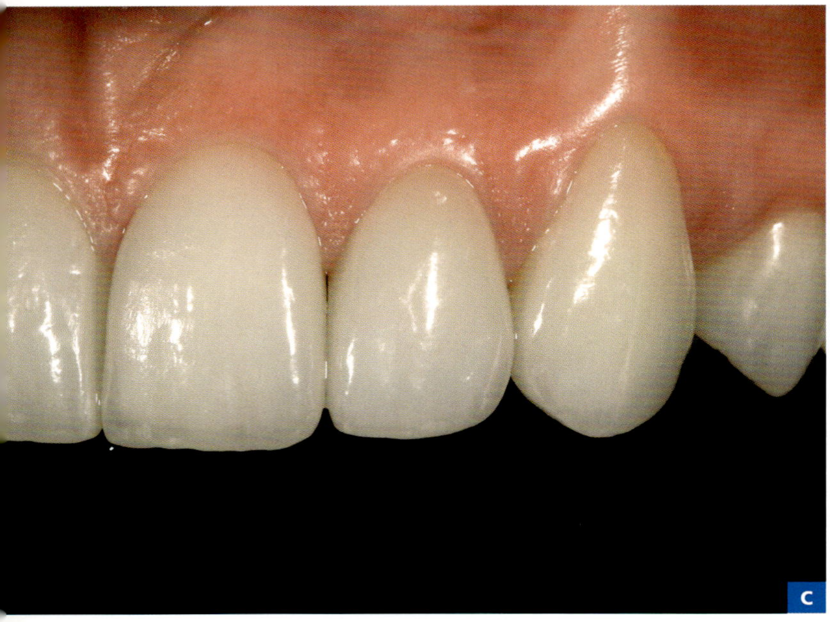

Figuras 4. 11 – (A-C) Controle clínico 3 meses depois da cimentação.

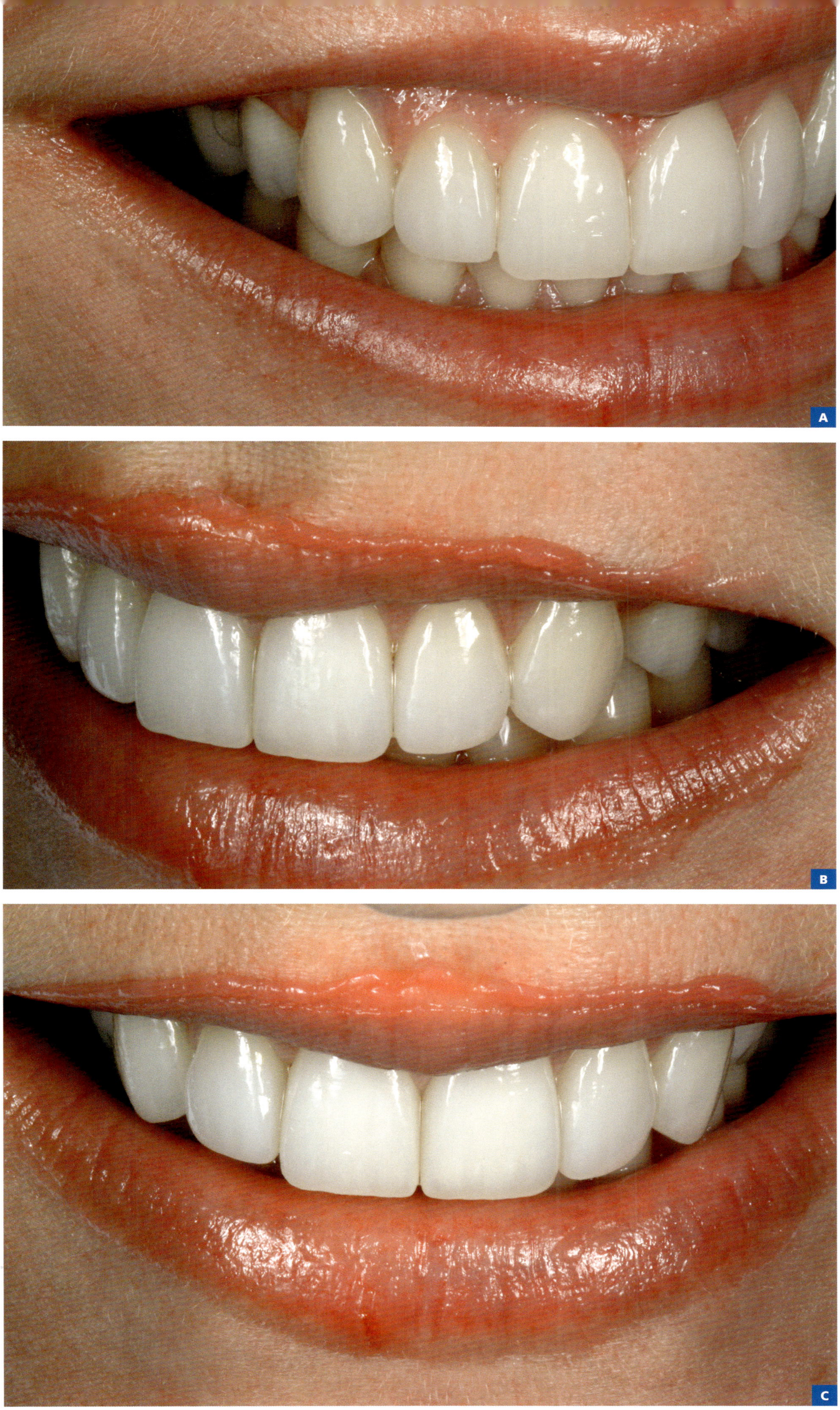

Figuras 4.12 – (A-C) Sorriso final após 90 dias.

CONCLUSÕES

O conceito *ultimate ceramic veneer* (UCV) oferece restaurações de alta qualidade com preparo dentário mínimo. Essa técnica pode ser usada em qualquer caso em que os laminados cerâmicos estejam indicados e onde o substrato dentário não mostre alterações severas na cor. As restaurações à base de dissilicato de lítio fornecem excelente qualidade estética e função. Quando associada à adesão e ajuste oclusal cuidadosos, os laminados cerâmicos preenchem os requisitos para um sucesso clínico longitudinal.

AGRADECIMENTOS

Os autores não relatam conflito de interesse nesse estudo.

REFERÊNCIAS

1. Scopin de Andrade O, Kina S, Hirata R. Concepts for an ultraconservative approach to indirect anterior restorations. Quintessence Dent Technol 2011;34:103–119.
2. Wolff D, Kraus T, Schach C, et al. Recontouring teeth and closing diastemas with direct composite buildups: A clinical evaluation of survival and quality parameters. J. Dent 2010;38:1001–1009.
3. Dietschi D. Optimizing smile composition and esthetics with resin composites and other conservative esthetic procedures. Eur J Esthet Dent 2008; 3:14–29.
4. Dietschi D, Devigus A. Prefabricated composite veneers: Historical perspectives, indications and clinical application. Eur J Esthet Dent 2011;6:178–187.
5. Kourkouta S, Walsh TF, Davis LG. The effect of porcelain laminate veneers on gingival health and bacterial plaque characteristics. J Clin Periodontol 1994;21:638–640.
6. Magne P, Belser U. Bonded Porcelain Restorations in Anterior Dentition: A Biomimetic Approach. Chicago: Quintessence, 2002.
7. Gurel G. The Science and Art of Porcelain laminate Veneers. Chicago: Quintessence, 2003.
8. Horn HR. Porcelain laminate veneers bonded to etched enamel. Dent Clin North Am 1983;27:671–684.
9. Calamia JR, Calamia CS. Porcelain laminate veneers: Reasons for 25 years of success. Dent Clin North Am 2007;51:399–417.
10. McLaren EA. Luminescent veneers. J Esthet Dent 1997; 9:3–12.
11. Dong JK, Luthy H, Wohlwend A, Schärer P. Heat-pressed ceramics: Technology and strength. Int J Prosthodont 1992;5:9–16.
12. Fradeani M, Redemagni M, Corrado M. Porcelain laminate veneers: 6 to 12-year clinical evaluation—A retrospective study. Int J Periodontics Restorative Dent 2005;25:9–17.
13. Conrad HJ, Seong WJ, Pesun IJ. Current ceramic materials and systems with clinical recommendations. A systematic review. J Prosthet 2007; 98:389–404.
14. Culp L, McLaren EA. Lithium disilicate: The restorative material of multiple options. Compend Contin Educ Dent 2010;31:716–720,722,724–725.
15. Adolfi D, Scopin de Andrade O. Lithium disilicate veneers: A case report with no teeth preparation. Spectrum Dialogue 2011;10:18–20, 22, 24, 26, 28–35.
16. Scopin de Andrade O, Borges G, Stefani A, Fujiy F, Battistella P. Quintessence Dent Technol 2010;33:114–131.
17. Scopin de Andrade O, Romanini JC, Hirata R. Ultimate ceramic veneers: A laboratory-guided ultraconservative preparation concept for maximum enamel preservation. Quintessence Dent Technol 2012;35:29–43.
18. De Andrade OS, Hirata R, Celestrino M, Seto M, Siqueira S Jr, Nahas R. Ultimate ceramic veneers: A laboratory-guided preparation technique for minimally invasive laminate veneers. J Calif Dent Assoc 2012;40:489–494.

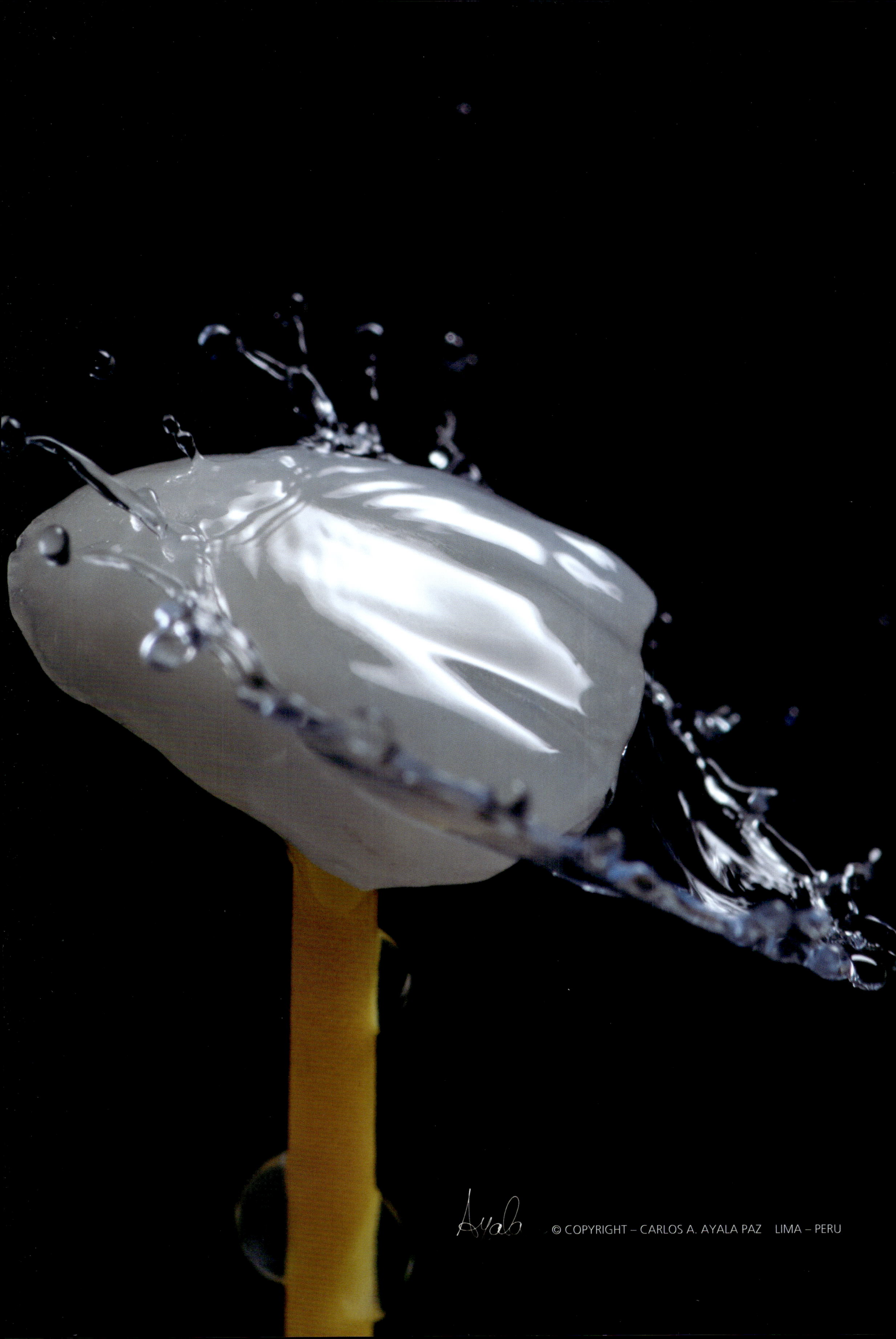

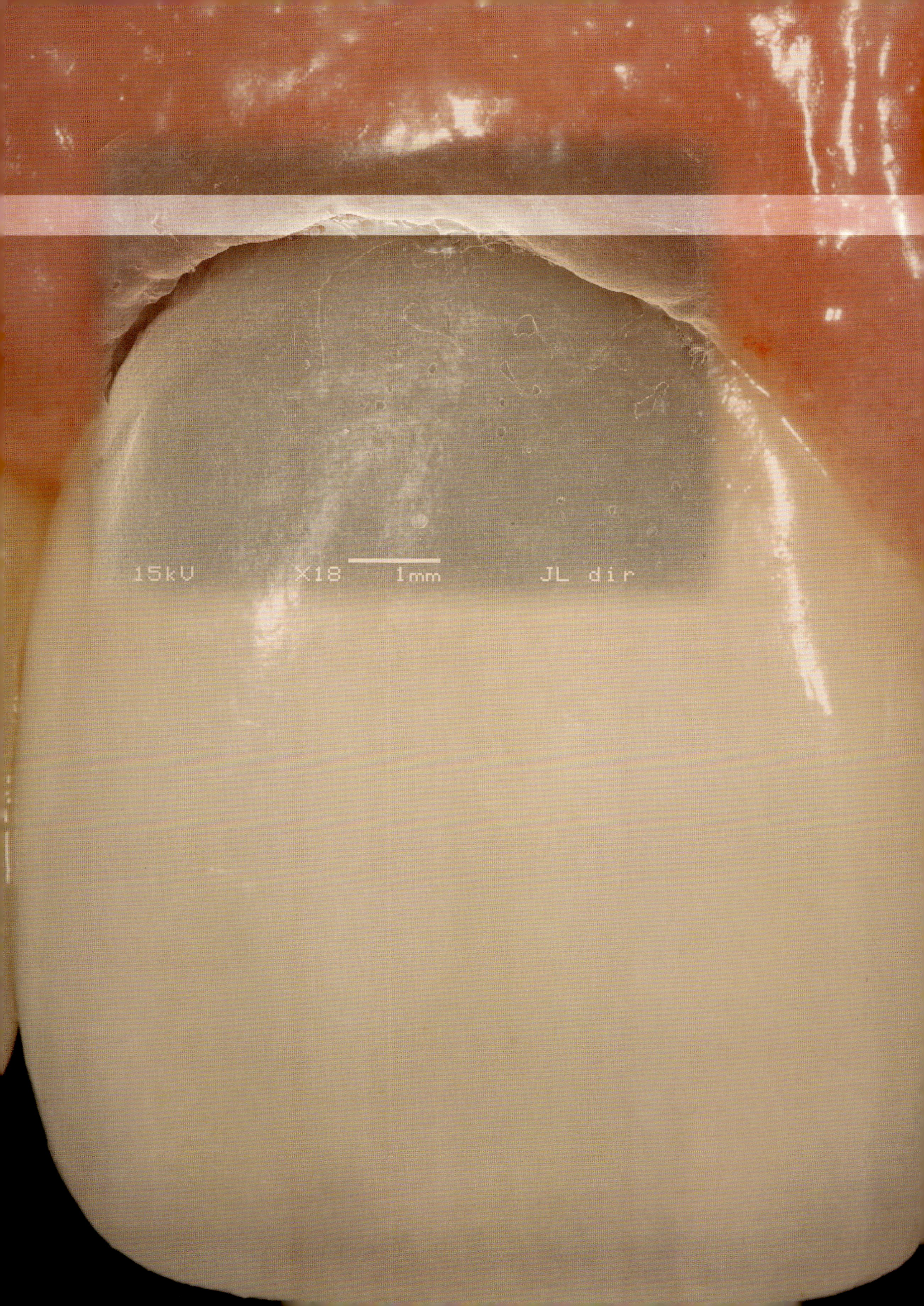
15kV X18 1mm JL dir

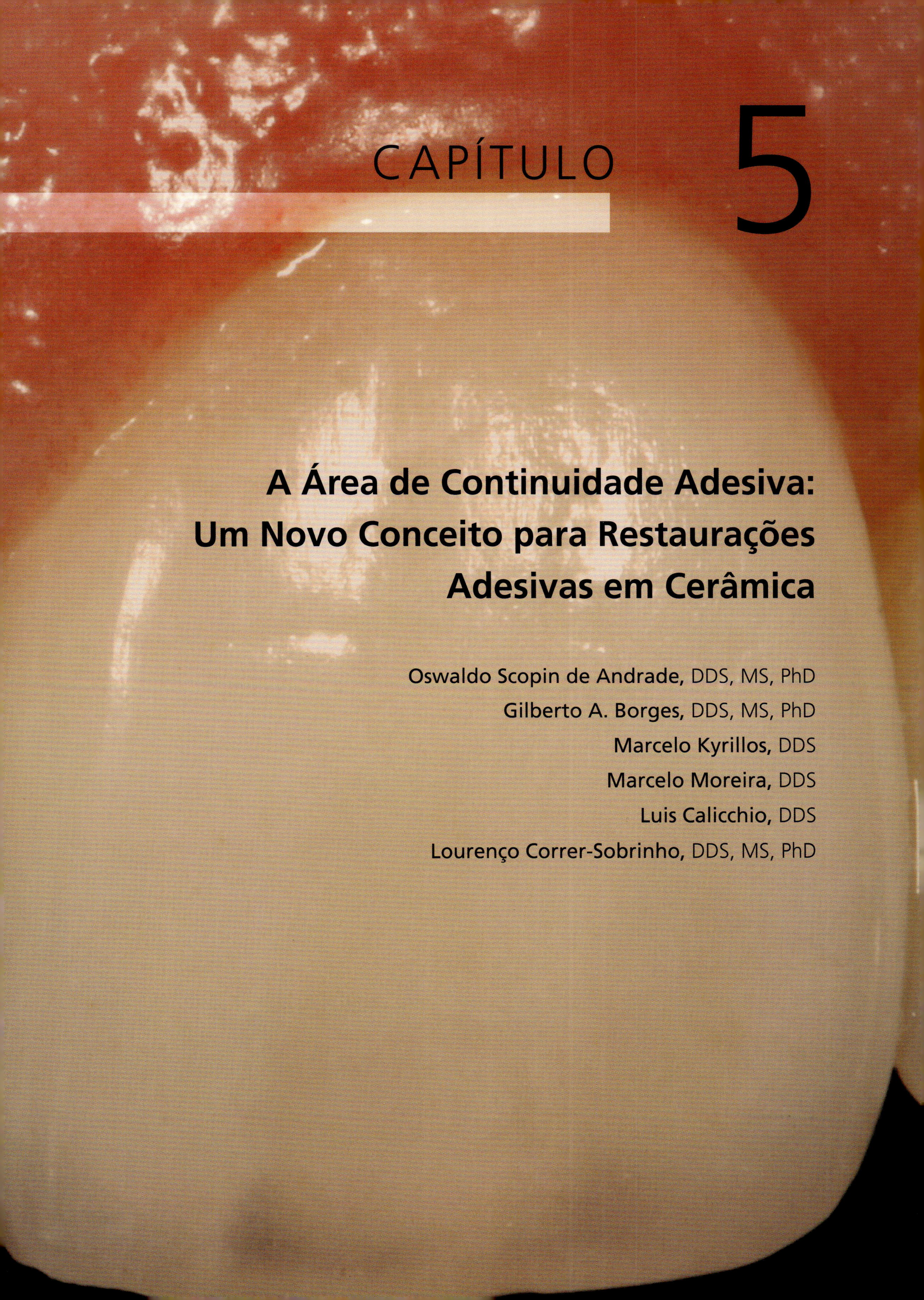

CAPÍTULO 5

A Área de Continuidade Adesiva: Um Novo Conceito para Restaurações Adesivas em Cerâmica

Oswaldo Scopin de Andrade, DDS, MS, PhD

Gilberto A. Borges, DDS, MS, PhD

Marcelo Kyrillos, DDS

Marcelo Moreira, DDS

Luis Calicchio, DDS

Lourenço Correr-Sobrinho, DDS, MS, PhD

Laminados cerâmicos (LCs) proporcionam a realização de casos de reabilitação oral estética e funcional com taxas de sucesso favoráveis bem documentadas. [1–6] Geralmente, a avaliação de sucesso restaurador é baseada em critérios clínicos estabelecidos e análise estatística associada a estes. Os critérios comumente utilizados na literatura incluem os critérios do *United States Public Health Service*, critérios da *California Dental Association* modificados, e variações deles. [3,6,7] Esses sistemas permitem mensurações uniformes e facilitam a tabulação de dados para análise estatística. Dessa maneira, um índice de sucesso pode ser atribuído a um determinado tratamento restaurador. Essas avaliações são bem aceitas na literatura e podem ser utilizadas para avaliar a eficácia de uma ampla variedade de opções de tratamento.

Quando se trata da substituição da estrutura dental faltante, utilizando qualquer tipo de material de restauração, a pergunta é sempre a mesma: qual é a longevidade desse tratamento? Cientificamente existem vários métodos de mensurar a qualidade de uma restauração, incluindo avaliações diretas ou indiretas [8–10] e objetivas ou subjetivas de uma variedade de diferentes parâmetros.

Parâmetros objetivos são as avaliações mais bem aceitas na literatura odontológica.[11,12] Parâmetros objetivos podem incluir os seguintes:

- Adaptação marginal
- Degradação marginal
- Sinais de infiltração
- Cáries secundárias ou recorrentes
- Manutenção e estabilidade de cor
- Textura da superfície
- Lascamento ou fratura

Em contraste, parâmetros subjetivos também podem ser utilizados para captar sensações e opiniões pessoais obtidas do paciente e/ou clínico via questionários e entrevistas.[6,8,12] Parâmetros subjetivos incluem satisfação do paciente e opiniões de pacientes em relação à manutenção e estabilidade da cor.

Hoje, as ciências restauradoras estão focadas em técnicas conservadoras, isso é, no desgaste de menos estrutura dental. Graças ao desenvolvimento de novos materiais adesivos, o preparo dental para restaurações indiretas está cada vez mais restrito ao esmalte e à dentina superficial. Com o máximo de preservação do esmalte e procedimentos adesivos cuidadosamente executados, problemas como cáries secundárias e lascamento não ocorrem tão frequentemente para restaurações indiretas cimentadas utilizando cimentos resinosos quanto aquelas cimentadas com reação com cimentos que possuem reação ácido-base. [13,14]

Para os LCs, estudos longitudinais mostraram excelentes resultados em termos de estética e estabilidade das margens de restauração. Os dados desses estudos geralmente são apresentados como taxas de sucesso ou sobrevivência; entretanto, devido ao número limitado de páginas e imagens disponíveis em um artigo publicado, ao ler esses estudos, os clínicos podem não ter certeza de como avaliar seus próprios LCs intraoralmente. Em outras palavras, embora os estudos publicados frequentemente relatem os resultados de avaliações clínicas, eles raramente proporcionam uma clara compreensão de como efetuar avaliações clínicas. O esclarecimento dessa questão ajudaria os clínicos que não são pesquisadores a determinar a qualidade de seus próprios tratamentos.

Portanto, este artigo visa descrever um método adicional para avaliar a qualidade e a longevidade dos LCs, utilizando microscopia eletrônica de varredura (MEV) e parâmetros estéticos com base na fotografia digital.

ADAPTAÇÃO MARGINAL: COROAS CONVENCIONAIS *VERSUS* RESTAURAÇÕES ADESIVAS

A adaptação marginal e a espessura do filme de cimento desempenham papéis cruciais no sucesso a longo prazo das preparações convencionais de coroas totais.[15–17] Ao fabricar uma restauração indireta cada etapa do processo visa alcançar uma perfeita adaptação marginal.[18] Por exemplo, as diretrizes clínicas para preparação do dente tentam criar um eixo adequado de inserção para permitir uma espessura mínima da película de cimento.[19] No laboratório, os métodos utilizados para vazar os moldes e fabricar as restaurações são igualmente baseados na adaptação marginal perfeita, isso é, proporcionar um espaço mínimo entre a restauração e a estrutura do dente.

A preparação tradicional de coroa frequentemente exige remoção extensa de tecido dentário sadio.[20] Reciprocamente, o tratamento com LC pode ser proporcionado utilizando técnicas minimamente invasivas.[21–23] Se adequadamente planejado e executado, essas restaurações podem ser aderidas à estrutura do dente sem qualquer preparação. Como resultado, a restauração pode não ter uma margem bem definida com em uma coroa.[23–26] Isso pode tornar impossível determinar a localização da linha de acabamento para o LC. Além disso, a adesão habitualmente se estende além das margens da restauração para selar adequadamente as estruturas dentárias circunjacentes.[22,27] Assim, restaurações adesivas conservadoras são diferentes de restaurações cimentadas. Por essa razão, os autores sugerem descrever a junção entre a restauração adesiva e o dente não como uma *linha de adaptação marginal*, mas como uma *área de continuidade adesiva* (ACA).

A ACA: MUDANÇA DE PARADIGMA PARA RESTAURAÇÕES ADESIVAS INDIRETAS

Artigos e investigações científicas mostram que a adaptação marginal de aproximadamente 100 µm é aceitável para a maioria dos procedimentos indiretos,[28] e é comprovado em estudos *in vitro* que é possível obter adaptação marginal de menos do que 100 µm em testes laboratoriais controlados.[29–31] Mensurações intrabucais de adaptação marginal são raros na literatura odontológica; na verdade, é extremamente difícil avaliar a adaptação marginal dentro da cavidade bucal. Por exemplo, é desafiador medir diretamente em torno da circunferência total de uma coroa e determinar exatamente o ajuste marginal médio de toda peça. Também é impossível avaliar todas as áreas de uma restauração indireta. Contudo, é possível avaliar áreas selecionadas que proporcionarão a melhor informação disponível para assim determinar o comportamento do material restaurador.[28]

Ao utilizar um laminado cerâmico como restauração indireta, os critérios para longevidade clínica precisam incluir a adaptação marginal como um dos parâmetros importantes para o sucesso a longo prazo. Devido aos LCs envolverem um procedimento conservador e aditivo, a restauração pode não ter uma linha de acabamento bem definida; em outras palavras, a transição entre o LC e a estrutura do dente é totalmente diferente da adaptação marginal de uma coroa. Para laminados sem preparo dental e fragmentos parciais, o ceramista frequentemente deixa um leve excesso para facilitar a inserção e o posicionamento adequado da restauração. A área em excesso é então removida somente após a fixação (adesão) final, utilizando rodas de polimento de cerâmica específicas. Dessa maneira, a ACA é criada, formando uma interface híbrida de estruturas diferentes que foram literalmente fundidas juntas: o dente (esmalte ou dentina), sistema adesivo, cimento resinoso e cerâmica.

Protocolo Clínico

O sucesso clínico dos LCs depende de quatro fatores principais: preservação do esmalte, seleção do material (cerâmicas ácido-sensíveis), procedimento de adesão e ajuste oclusal cuidadoso.[21] Para atingir excelência em todos esses parâmetros, precisa ser realizado o planejamento detalhado do tratamento, incluindo o seguinte:

1. Protocolo de fotografia digital diagnóstica, incluindo a vista facial e a intraoral. Essas fotografias ajudarão a determinar a extensão do tratamento, o número de dentes a serem incluídos e se é necessária uma possível cirurgia plástica periodontal ou procedimentos adicionais.
2. Enceramento aditivo inicial feito em um molde obtido, utilizando material de impressão de polivinil siloxano (PVS). O enceramento orientará todo o procedimento restaurador estético.[24]
3. Simulação (*mock-up*) do tratamento. Nessa fase, o paciente e a equipe odontológica determinam os parâmetros reais para o tratamento restaurador final. Qualquer alteração deve ser feita nesse estágio e discutido com o paciente.[24–26]

Após o plano de tratamento ser definido, os procedimentos clínicos precisam ser cuidadosamente executados para preservar o máximo da estrutura do dente. A preparação dental deve ser mantida principalmente no esmalte. Além disso, a moldagem adequada e a provisionalização são essenciais segundo uma perspectiva clínica de controle total do tratamento. O material cerâmico pode ser aderido à estrutura do dente utilizando cimento resinoso ou uma resina composta pré-aquecida.

Protocolo de manutenção

Todo material odontológico sofre variação térmica, carga mastigatória e contato com substâncias abrasivas que podem lesar ou alterar a superfície. Por essa razão, precisa ser implementado um programa de manutenção clínica de controle.

Como já foi mencionado, as restaurações adesivas geralmente não têm uma linha de acabamento (adaptação marginal) bem definida; mas sim têm uma área de continuidade adesiva(ACA). Essa área é exposta a uma variedade de elementos nocivos, incluindo abrasão causada pela escovação e alimentação. A abrasão química devido ao consumo de bebidas ácidas é particularmente comum e pode resultar em manchamento do cimento resinoso na margem da restauração. O desgaste do cimento e consequente perda de material podem levar a uma margem de cerâmica sem sustentação. [32] Contudo, se o protocolo de manutenção for implementado e cuidadosamente seguido, é possível evitar esses problemas ou pelo menos detectá-los nos seus estágios iniciais. Então, tais defeitos podem ser resolvidos através de acabamento e polimento e eventuais reparos. [3,26] Quando apenas o cimento resinoso foi manchado, é possível reparar ou mesmo polir esse defeito superficial em áreas acessíveis para a instrumentação. Na verdade, os LCs habitualmente proporcionam fácil acesso porque estes tendem a ser restaurações conservadoras com margens supragengivais ou intrasulcular. Em alguns casos, a margem de um LC pode ter a margem finalizada sobre a dentina devido à presença de restaurações pré-existentes ou recessão gengival. Os clínicos devem estar cientes de que a colocação da margem de restauração nessa área necessita de cuidado especial, mas não é contraindicação para o procedimento.

O protocolo de manutenção clínico deve incluir o seguinte:

1. Avaliação cuidadosa de qualquer restauração pré-existente. Radiografias periapicais podem ser úteis nesse estágio.
2. Instrução e apoio à higiene do paciente. Cremes dentais branqueadores devem ser evitados por pacientes com LCs. Embora exista falta de dados científicos sobre esse tema, muitos cremes dentais branqueadores parecem ser extremamente abrasivos e podem remover a face polida da cerâmica e/ou danificar a camada de *glaze*.
3. Manutenção do ajuste oclusal no final do tratamento. O desenvolvimento do guia em canino ajuda a proteger o segmento anterior durante os movimentos em lateralidade e látero protrusão. Para modificações extensas, uma placa oclusal pode ser entregue no dia da cimentação final do caso.
4. Ajustes e reparos podem ser realizados, conforme necessidade funcional e/ou estética. Podem ocorrer pequenas fraturas, lascamentos e a realização de reparos muitas vezes é mais conservadora do que a substituição de toda peça. O protocolo de reparo é executado conforme a sequência: (1) broca diamantada de aspereza média com irrigação de água ou abrasão por ar com partículas óxido de alumínio a 40 psi (PrepStart H20, Danville, San Ramon, Califórnia, EUA), (2) resina *block-out* polimerizada por luz (Ultradent, South Jordan, Utah, EUA) pode ser utilizado para proteção do esmalte, (3) ácido hidrofluorídrico a 9% durante 20 segundos na superfície cerâmica a ser reparada (lavar, secar e remover a resina *block-out*)(4) ácido fosfórico a 35% durante 60 segundos no esmalte e superfície cerâmica (lavar, secar, aplicar um agente à base de silano durante 2 minutos e secar), (5) adesivo hidrofóbico seguido de um leve jato de ar (sem cura por luz), (6) resina composta (aplicada suavemente com um pincel), (7) fotoativação seguida por aplicação de um gel de glicerina e novamente ativação por luz para impedir a formação da camada inibida pelo oxigênio e (8) polimento com rodas de borracha de cerâmica e/ou resina composta. Se uma grande área é afetada pela fratura, pode ser realizado um fragmento ou um laminado parcial sobre o laminado fraturado para evitar o desgaste excessivo no esmalte quando se realiza a remoção total de uma restauração adesiva indireta.

O protocolo de manutenção deve ser explicado ao paciente antes do tratamento e deve ser assinado um formulário de acordo e consentimento do procedimento.

ANÁLISE DE MEV: RELATOS DE CASOS

Os clínicos geralmente acreditam que uma restauração indireta perfeita deve ter quase nenhuma cimentação ou linha de cimento; entretanto, quando coroas e facetas de longo prazo são avaliadas sob MEV e mensuradas *in vivo*, um cenário diferente se torna evidente.[33,34]

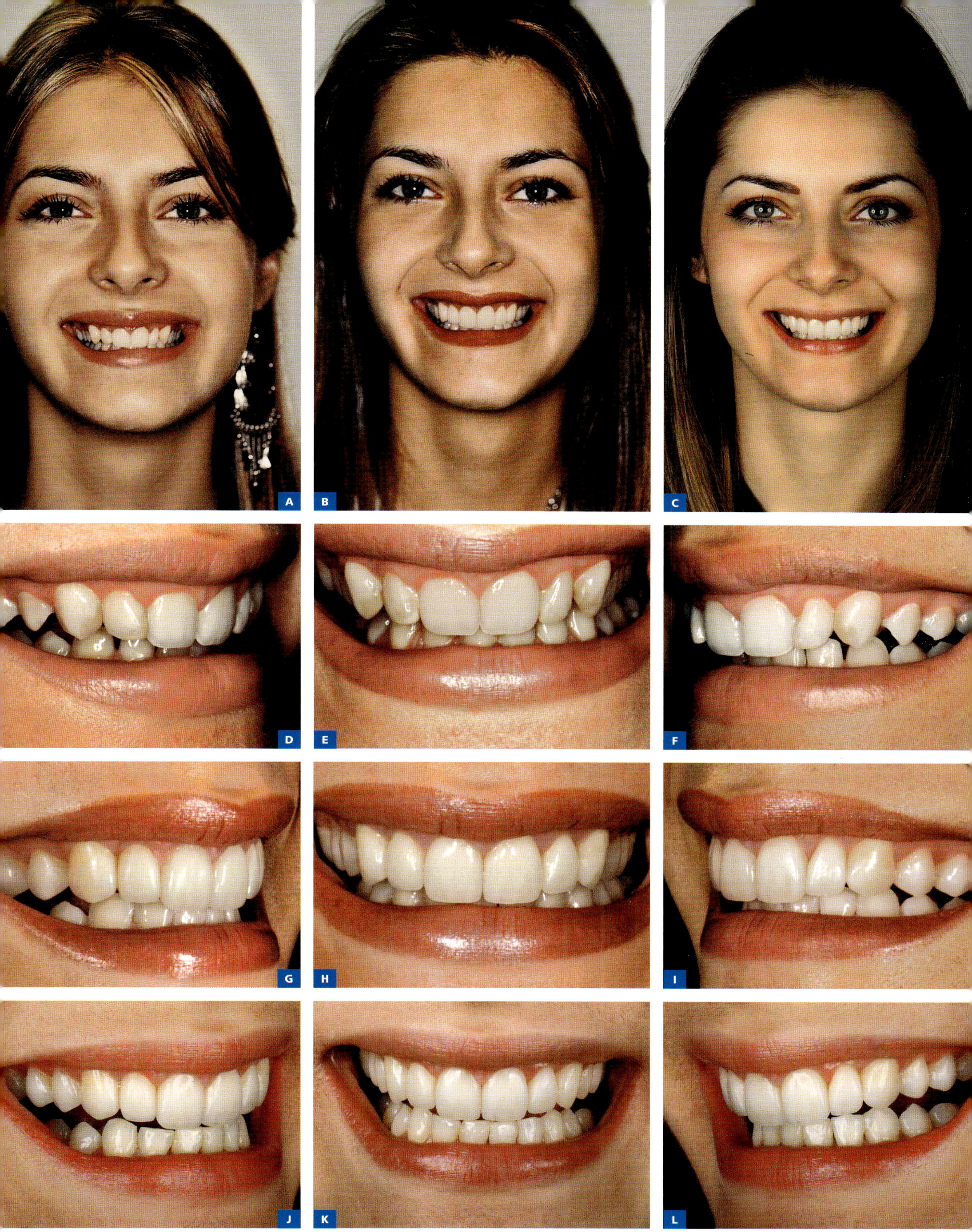

Figuras 5.1 – (A a L) Exemplo do protocolo fotográfico utilizado em todos os casos para documentar a situação pré-operatória **(A, D a F)**, pós-tratamento imediato **(B, G a I)** e acompanhamento a longo prazo **(C, J a L)**.

A MEV tem sido utilizada há muitos anos para analisar estruturas e materiais odontológicos.[35,36] A análise com MEV pode ser utilizada para revelar detalhes da superfície que seriam quase impossíveis de detectar usando um microscópio óptico. Em alguns casos, é necessário um aumento: mínimo de 100× para avaliar corretamente o resultado de uma restauração adesiva. Naturalmente, isso pode não ser factível para todo caso clínico. No entanto, a informação coletada de uma única imagem é valiosa para melhor compreender e prever o comportamento de novas técnicas com restaurações adesivas.

Para essa análise, foram avaliados vários casos. Todos os pacientes analisados estavam usando os LCs por mais de 5 anos. Alguns pacientes foram tratados mais de 10 anos antes. O procedimento adesivo foi efetuado sob rigoroso protocolo de adesão sob aumento (2,5×). Todos os pacientes foram incluídos em um programa de manutenção controlado a cada 6 meses.

As áreas selecionadas de cada caso foram submetidas à análise MEV para ajudar a avaliar as margens do LC. Para a avaliação em MEV, foi tomada uma impressão PVS e foi criada uma réplica de cada área de interesse com um material à base de resina epóxi. As margens da restauração a serem avaliadas no modelo de resina epóxi foram metalizadas com ouro (Balzers- SCD 050, Oerlikon Balzers, Balzers, Liechtenstein) durante 180 segundos a 40 mA e analisadas sob MEV (LEO 435 VP, LEO, Cambridge, England) a 20 kV pelo mesmo operador.

Todos os LCs foram feitos utilizando a técnica do troquel refratário com uma cerâmica vítrea com alto conteúdo de fluorapatita (IPS d'Sign, Ivoclar Vivadent, Schaan, Liechtenstein). Para o procedimento adesivo foi utilizado um cimento à base de resina composta ativado por luz (Variolink II, Ivoclar Vivadent) em conjunto com um adesivo hidrofóbico (Heliobond, Ivoclar Vivadent) para esmalte ou um adesivo hidrofílico (Single Bond, 3M ESPE, St Paul, Minnesota, EUA) em caso de dentina exposta envolvida no preparo. Cada caso analisado seguiu o protocolo clínico descrito acima. Foram feitas fotografias extrabucais e intrabucais faciais de todos os pacientes (Fig 5.1).

Caso 1

Este caso envolveu cirurgia plástica periodontal do primeiro molar maxilar ao primeiro molar e colocação de LCs do segundo pré-molar maxilar ao segundo pré-molar. Os incisivos centrais foram selecionados para análise. As restaurações se encontravam em função por 7 anos no momento da análise (Figs 5.2a e 5.2b).

A análise clínica revelou uma pequena margem pigmentada na região mesial/cervical do incisivo central direito. Isso provavelmente foi causado por não aderência ou perda de adesão ou pela presença de uma bolha de ar no interior do cimento de resina. Em tais casos, a linha de acabamento de esmalte habitualmente evita sensibilidade do dente e cárie recorrente.

Foi possível observar a ACA utilizando a análise MEV (Figs 5.2c e 5.2d). O cimento resinoso apareceu desgastado sem lesão ao laminado cerâmico.

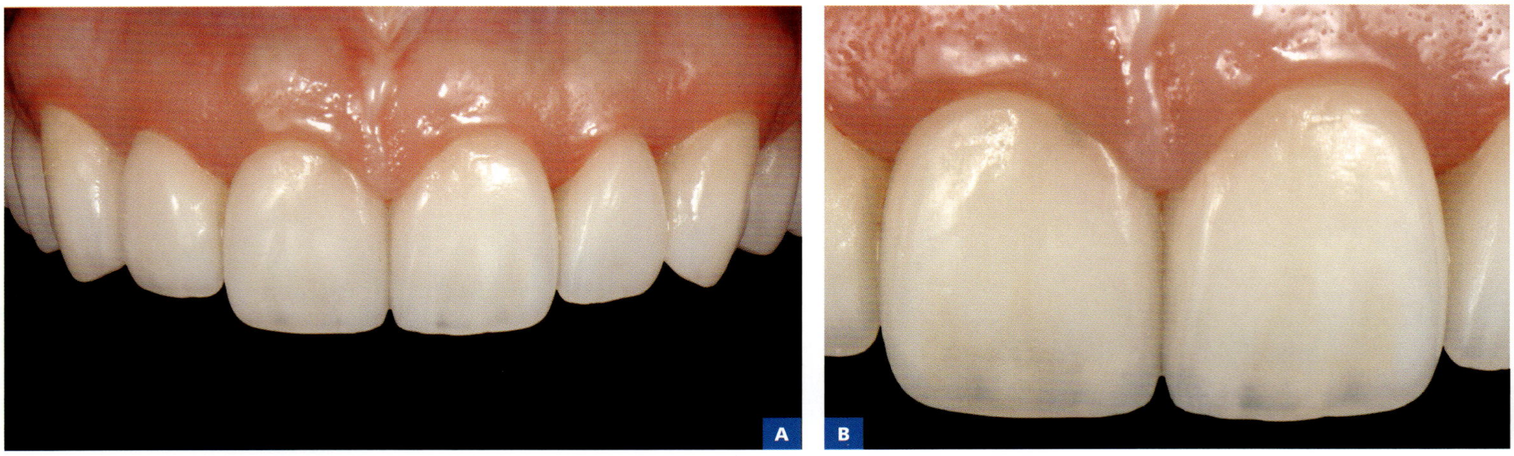

Figuras 5.2 – (A) Vista intrabucal da região avaliada. **(B)** Vista frontal dos LCs nos incisivos centrais.

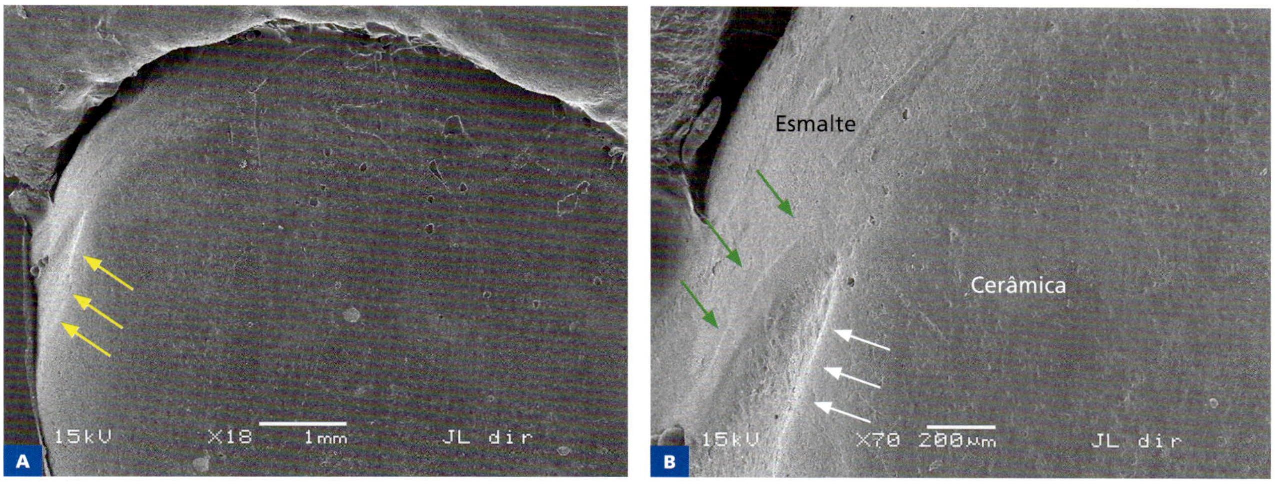

Figuras 5.2 (continuação) – **(C)** Imagem de MEV da área cervical do incisivo central direito (aumento: 18×). **(D)** Imagem de MEV mostrando a ACA no incisivo central direito (aumento: 70×). RC = cimento resinoso.

CASO 2

Para este caso, o tratamento inclui cirurgia plástica periodontal do segundo molar direito superior a primeiro molar esquerdo, colocação de LCs nos incisivos laterais e primeiro e segundo pré-molar esquerdo e colocação de fragmentos parciais nos primeiro e segundo pré-molares direitos.

Os LCs nos incisivos laterais foram selecionados para análise. As restaurações estiveram *in situ* durante 7 anos. A análise clínica revelou alterações na textura e tonalidade ocorrendo na face mesiovestibular do LC no incisivo lateral direito (Fig 5.3a). Também estavam evidentes irregularidade de superfície na ACA (Fig 5.4a).

A análise MEV revelou uma margem perfeita e contínua (Figs 5.3b e 5.3c). Uma explicação possível para a diferença entre as imagens clínicas e de MEV é que ocorreu perda de adesão após anos de função, criando a separação de interface observada clinicamente. Em aumentos maiores (Figs 5.4b e 5.4c), as restaurações mostraram uma margem contínua, a despeito de uma área de abrasão de cimento de resina (sem relevância clínica). Poucas áreas mostraram algumas marcas de indentação ou desgate superficial, possivelmente devido a procedimentos de acabamento.

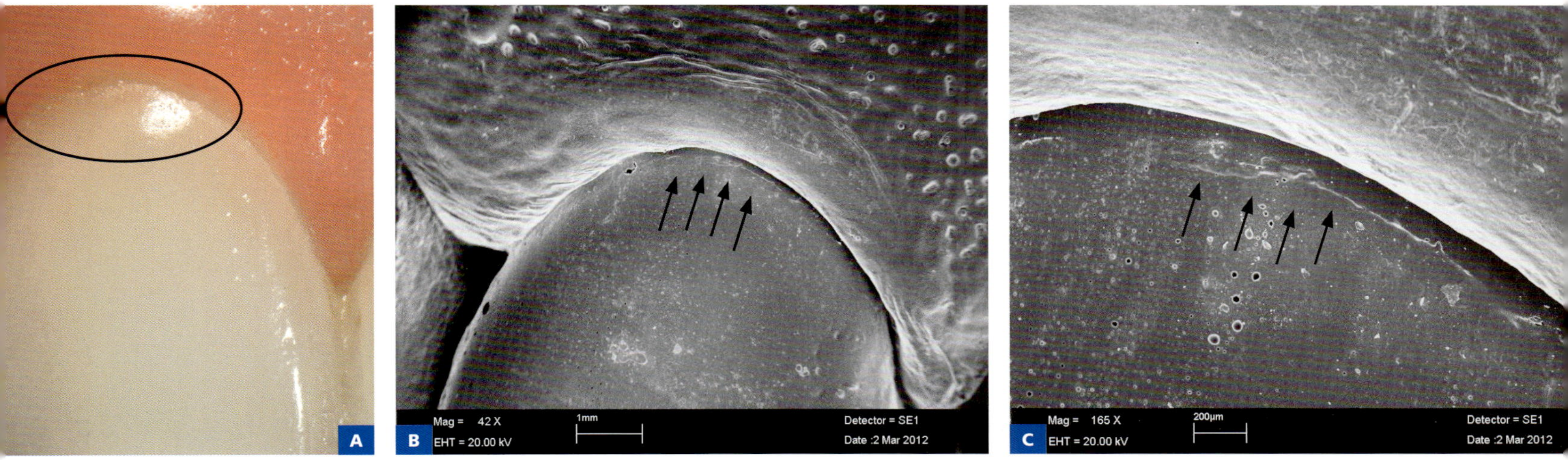

Figuras 5.3 – (A) LC no incisivo lateral direito. Note a textura visivelmente diferente da restauração. **(B)** Fotomicrografia de MEV mostrando a interface LC (setas) como vista na área marcada da figura 3a (aumento: 42×). **(C)** Imagem de MEV mostrando a interface LC (setas) em um aumento maior. Mesmo nesse aumento é possível ver uma ACA bem adaptada (aumento: 165×).

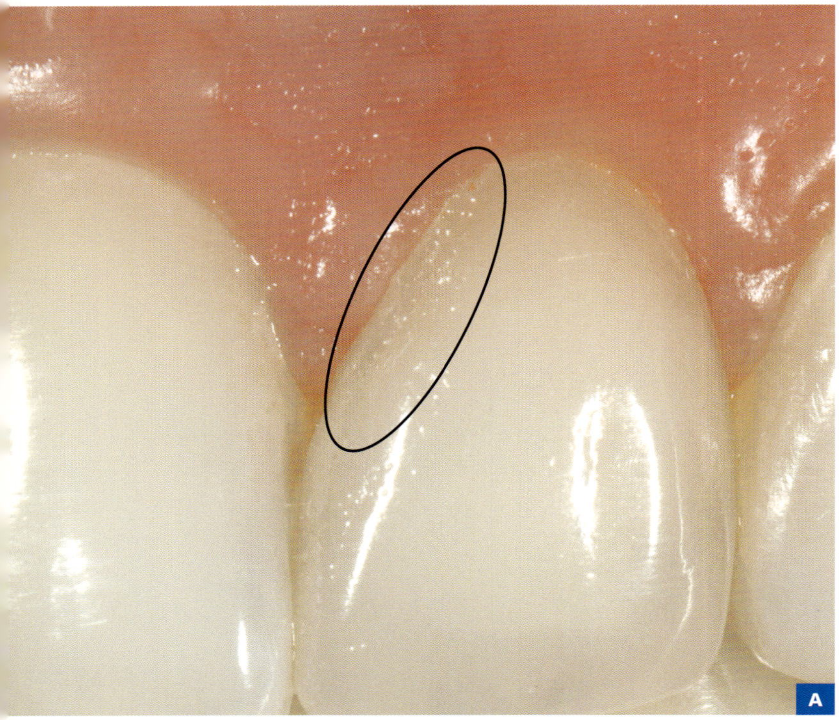

Figuras 5.4 – **(A)** LC no incisivo lateral esquerdo. Podem ser observadas irregularidades menores na ACA. **(B)** As irregularidades na ACA se tornam mais evidentes sob análise em MEV (aumento: 41×). **(C)** Imagem de MEV mostrando a interface do LC(setas vermelhas). As setas amarelas mostram as margens da estrutura de cerâmica. A área em torno do cimento resinoso mostra irregularidades, possivelmente devido à abrasão. As setas laranja mostram um possível arranhão causado pelos procedimentos de acabamento (aumento: 209×). RC = cimento resinoso; E = esmalte.

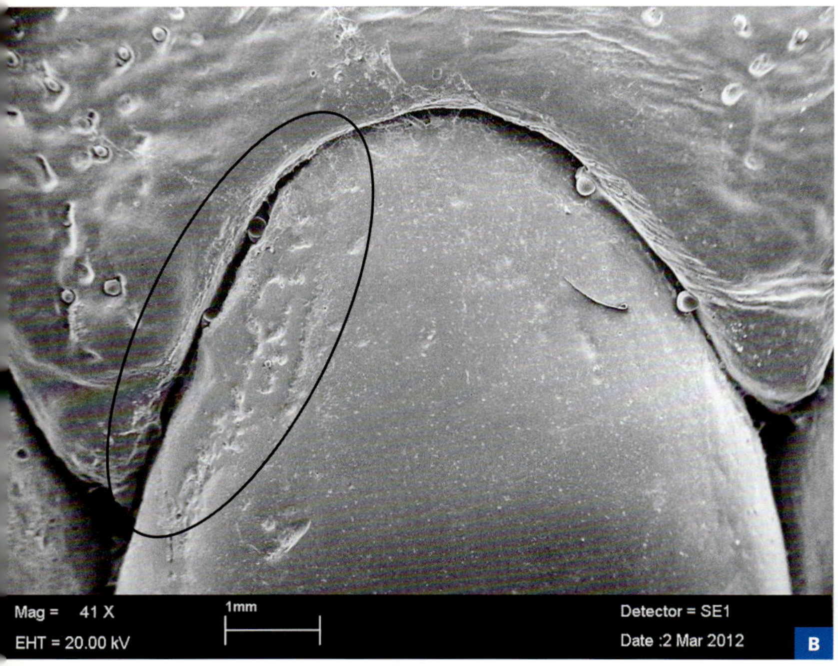

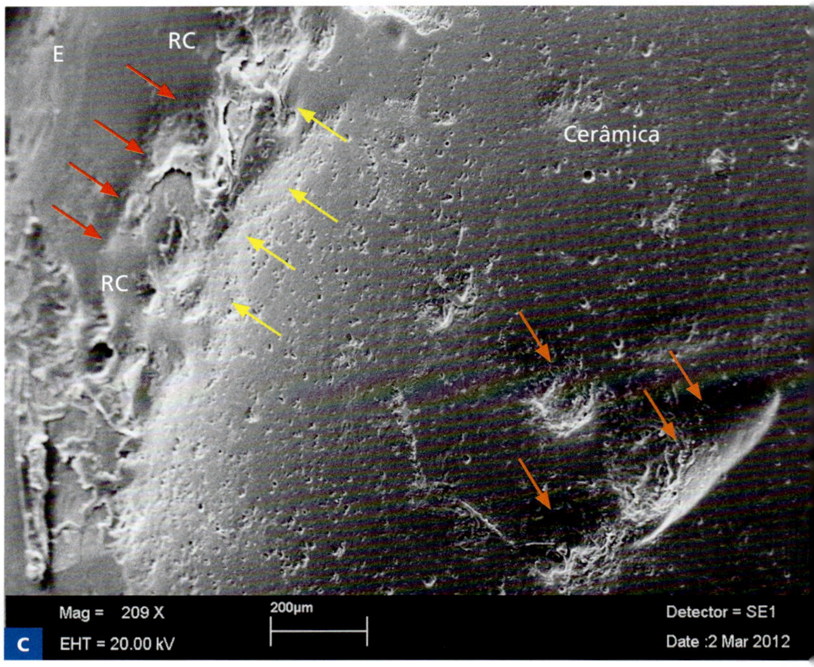

Caso 3

LCs foram colocados do canino superior a canino e canino inferior a canino. O LC no canino maxilar direito foi selecionado para análise. Essa restauração recebeu um laminado parcial depois de fratura da cerâmica no canino e incisivo lateral devido a um acidente.

A análise clínica revelou discreto manchamento marginal. A margem das facetas parciais estava visível (Fig 5.5a).

A análise MEV revelou a presença da ACA. A melhor vista da margem foi obtida utilizando um fio de afastamento para deslocamento de tecido (Figs 5.5b e 5.5c). Em um aumento maior (Fig 5.5d), estava evidente uma área de abrasão; entretanto, a ACA ainda era clinicamente aceitável. As figuras 5.5e e 5f mostram a área onde o laminado parcial foi aderido para corrigir a fratura.

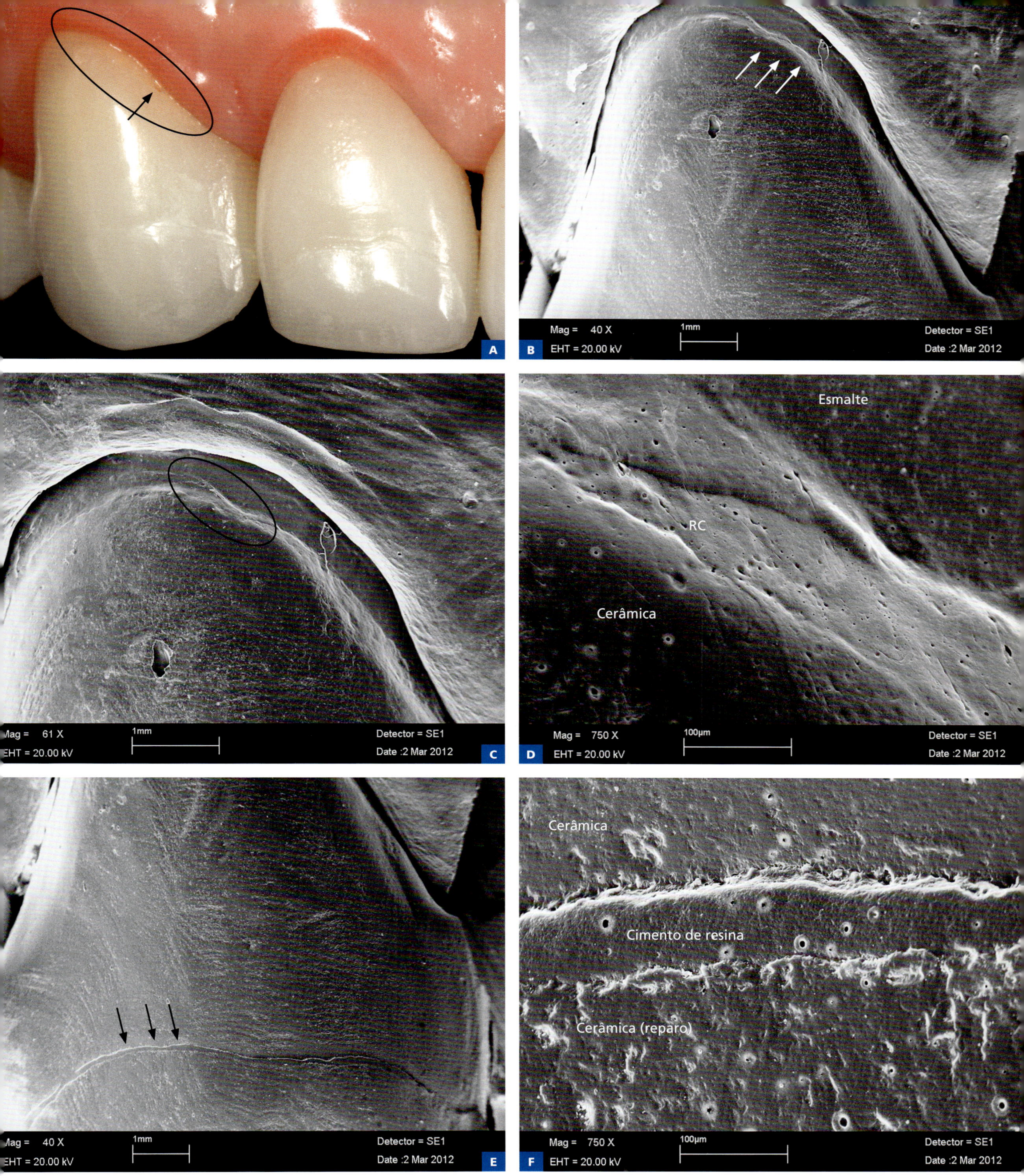

Figuras 5.5 – (A) LC no canino direito. Manchamento marginal é evidente na ACA. **(B)** Imagem de MEV mostrando a ACA. A imagem foi obtida com a ajuda de um fio afastador colocado no sulco (aumento: 40×). **(C)** Imagem de MEV da área marcada na figura 5b (aumento: 61×). **(D)** A ACA claramente mostra nenhum sinal de abrasão profunda. É possível observar a diferença entre as três estruturas da ACA: esmalte, cimento resinoso (RC) e cerâmica (aumento: 750×). **(E)** Imagem de MEV mostrando a interface entre o LC e o fragmento parcial (setas). Arranhões na superfície cerâmica provavelmente resultado de abrasão causada por creme dental e alimento (aumento: 40×). **(F)** Imagem de MEV mostrando a ACA na área reparada (aumento: 750×).

Caso 4

Este caso envolveu cirurgia plástica periodontal e colocação de LCs do segundo pré-molar superior a segundo pré-molar. Os LCs nos incisivos centrais e primeiro e segundo pré-molares direitos foram selecionados para análise.

A análise clínica revelou uma superfície lisa na ACA entre os incisivos centrais (Fig 5.6a). Para os LCs modificados nos segundos pré-molares, nenhuma lesão era evidente, a despeito da localização da margem na área oclusal (Fig 5.7a).

A análise MEV dos incisivos centrais revelou uma ACA sem modificações graves (Fig 5.6b). Foi encontrada uma fissura no LC (Figs 5.6c e 5.6d), que não causou qualquer alteração de tonalidade. Esse achado é comum para LCs.[24]

A análise MEV dos segundos pré-molares ajudou a elucidar o comportamento da ACA quando é mantido o guia anterior em canino e realizado cuidadosos ajustes oclusais (Fig 5.7b). Foi observada uma área de abrasão do esmalte (Figs 5.7c e 5.7d). O comportamento do esmalte e da cerâmica parece ser semelhante.

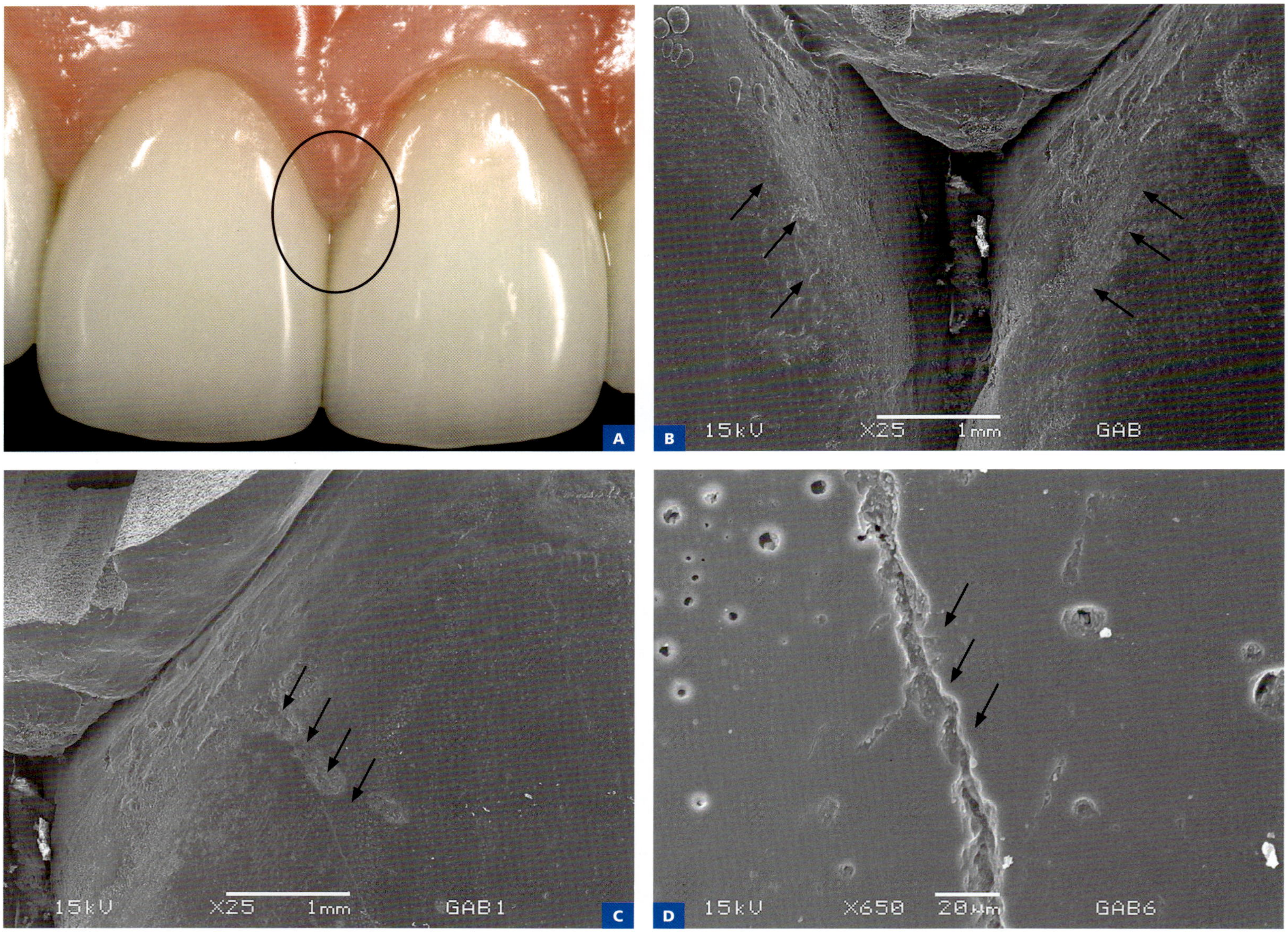

Figuras 5.6 – (A) LCs nos incisivos centrais mostrando ACA com excelente qualidade. **(B)** Vista de MEV mostrando a interface entre o LC e a estrutura do dente nos incisivos centrais. Note que a interface é mais fácil de detectar sob MEV do que na imagem clínica (aumento: 25×). **(C)** Foi encontrada uma fenda no LC no incisivo central esquerdo (aumento: 25×). **(D)** Vista em aumento maior da fenda (aumento: 650×).

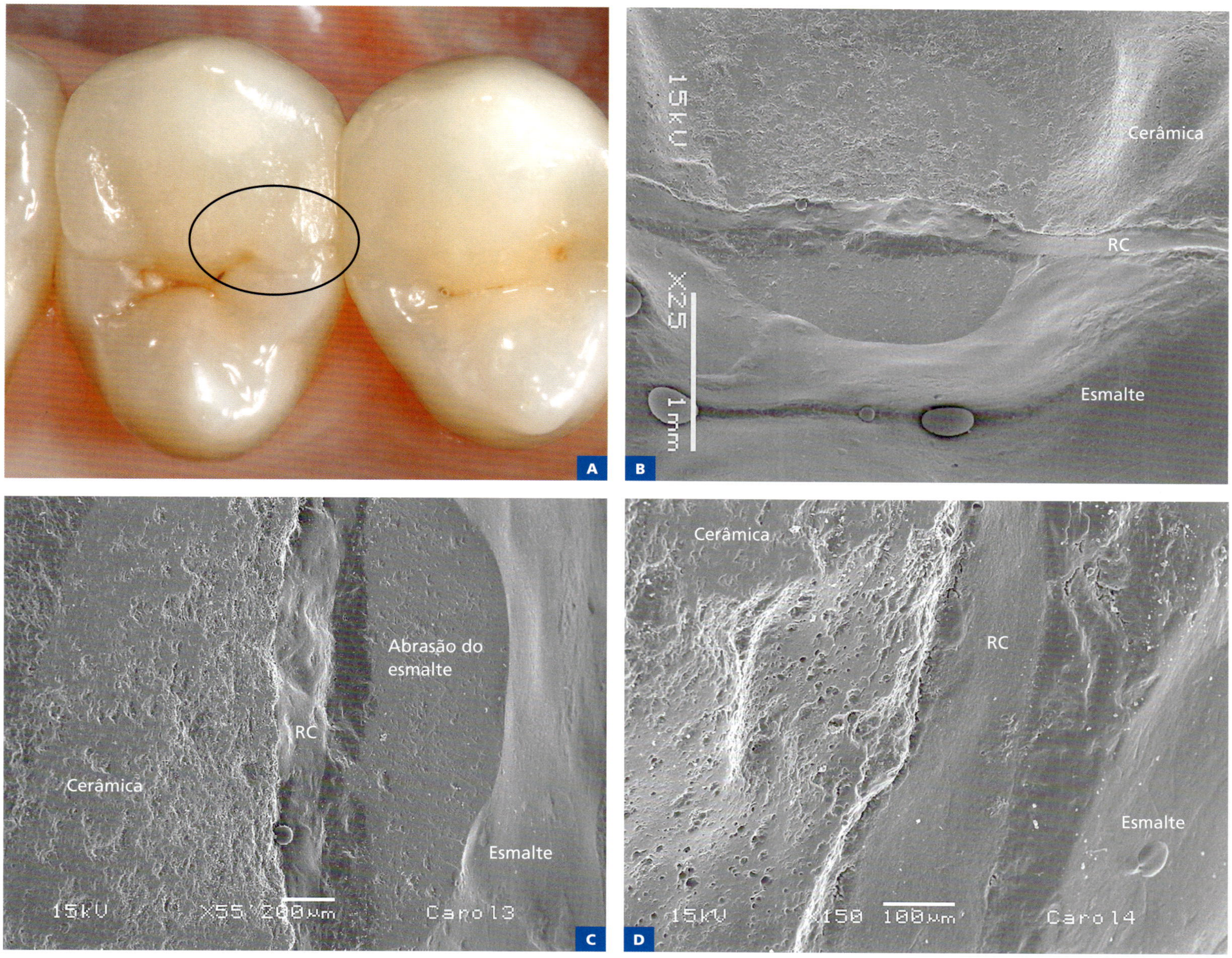

Figuras 5.7 – (A) Vista oclusal do LC modificada no segundo pré-molar direito. **(B)** Imagem de MEV mostrando a ACA na superfície oclusal (aumento: 25×). RC = cimento resinoso. **(C)** Em um aumento maior, a ACA mostra uma área de abrasão no esmalte, sem sinais de desgaste (aumento: 55×). **(D)** O aumento: adicional revela irregularidades menores ou bolhas na superfície cerâmica (aumento: 150×). RC = cimento resinoso.

Caso 5

LCs foram colocados de canino superior a canino e restaurações cerâmicas parciais foram colocadas no primeiro e segundo pré-molares superiores. Os caninos e o incisivo central esquerdo foram selecionados para análise.

A análise clínica do incisivo central esquerdo revelou discreto manchamento da margem (Fig 5.8a). Os caninos mostraram margens clinicamente aceitáveis (Fig 5.9a).

A análise MEV do incisivo central mostrou uma ACA ideal (Figs 5.8b e 5.8c). As figuras 5.9c a 5.9e mostraram as imagens por MEV do canino direito. Foi observado lascamento devido à fratura da margem cerâmica ou irregularidade causada por procedimentos de acabamento. No canino esquerdo, a margem do LC estava visível (Figs 5.9f a 5.9h).

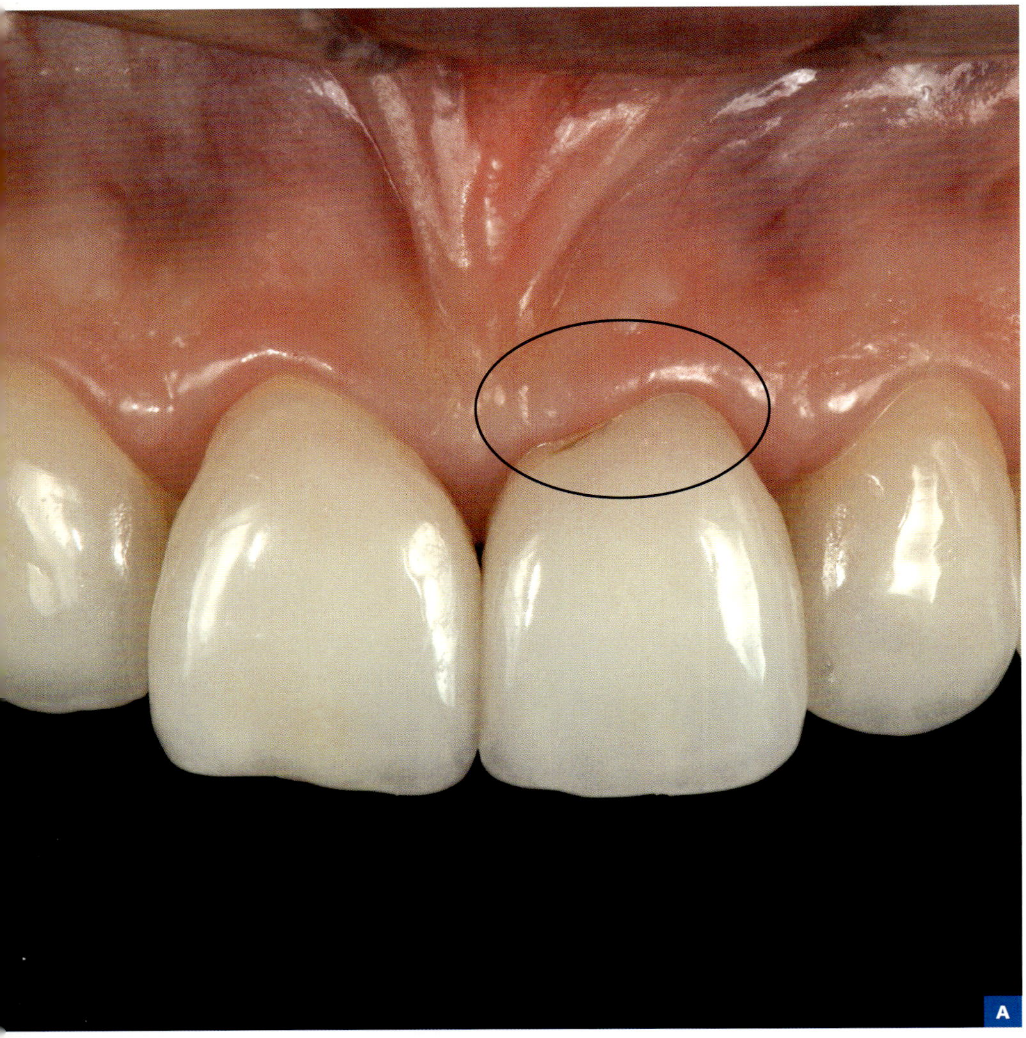

Figuras 5.8 – (A) LCs nos incisivos central e lateral. **(B)** Vista de MEV da área marcada na figura 8a. Nenhuma falha ou bolha é evidente (aumento: 25×). **(C)** Aumento maior da área marcada na figura 8b. Nessa imagem não existem irregularidades visíveis na superfície da ACA (aumento: 140×).

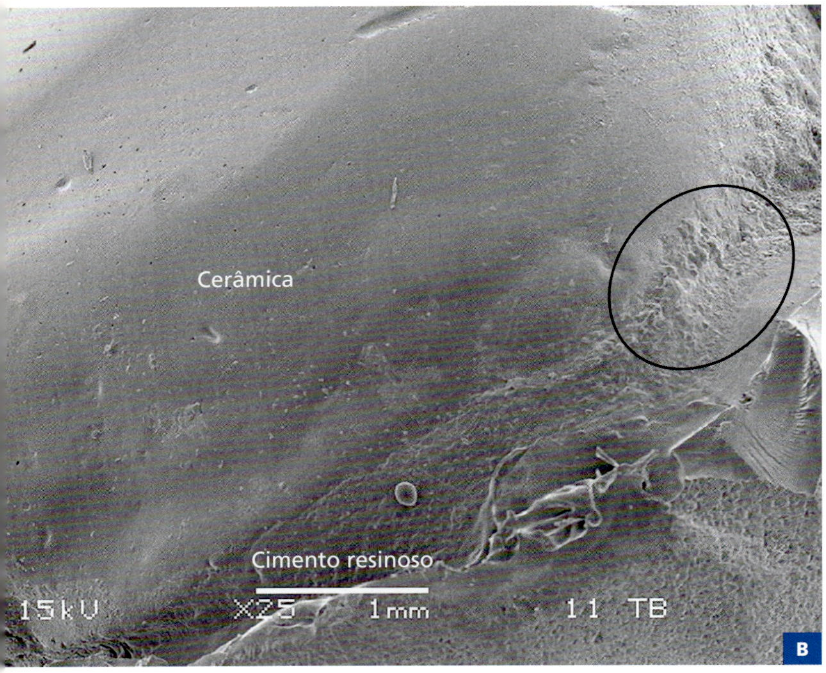

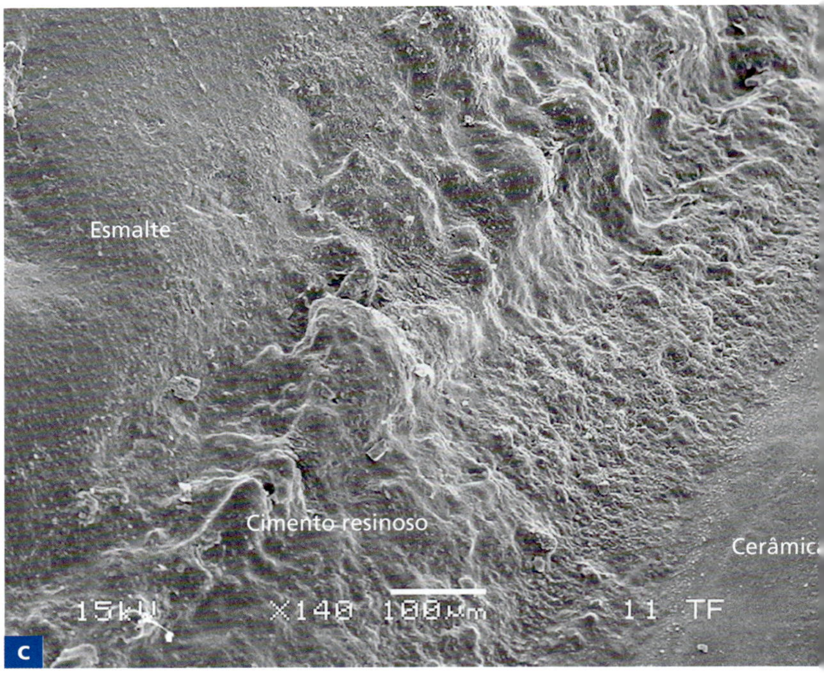

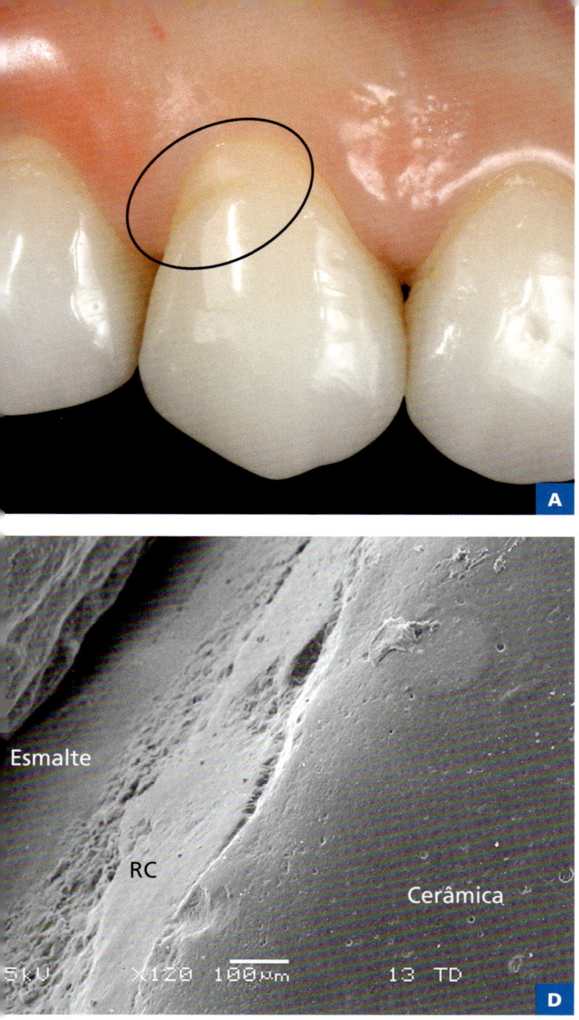

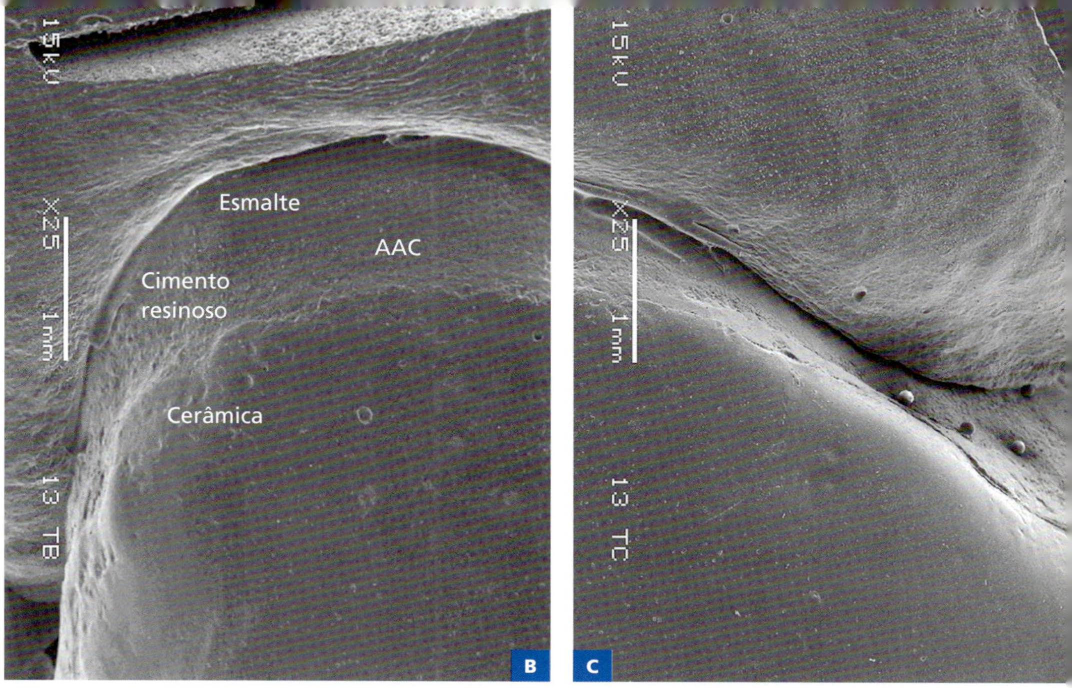

Figuras 5.9 – (A) LC no canino direito. A ACA é visível nesta imagem. **(B)** Imagem de MEV da ACA destacando adicionalmente a superfície lisa da cerâmica (aumento: 25×). **(C)** Imagem de MEV da área mesial (aumento: ×25). **(D)** Como observado sob grande aumento, é possível para a área de cimento resinoso (CR) ser maior do que 100 μm sem lesar a interface (aumento: 120×). **(E)** Imagem de MEV mostrando lascamento menor no lado da cerâmica da ACA no canino direito (aumento: 190×). **(F)** Vista de MEV do canino esquerdo (aumento: 25x). As setas mostram a área analisada nas figuras 9g e 9h. **(G)** A seta mostra uma bolha no cimento de resina. A área circundada é mostrada em aumento maior na figura 9h. (aumento: 25x). CR = cimento resinoso. **(H)** No grande aumento, é evidente o excesso do cimento resinoso (setas) (aumento: 190x).

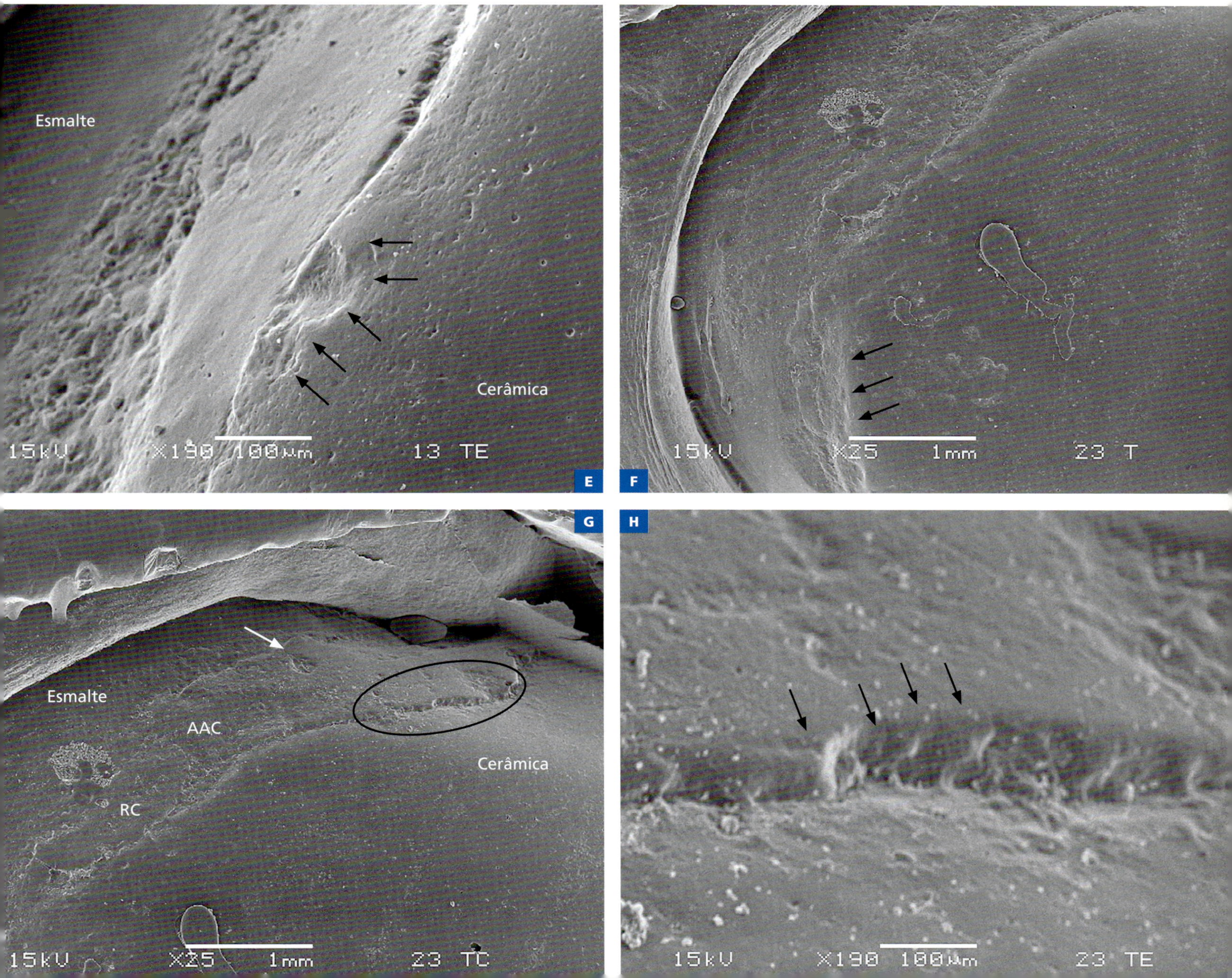

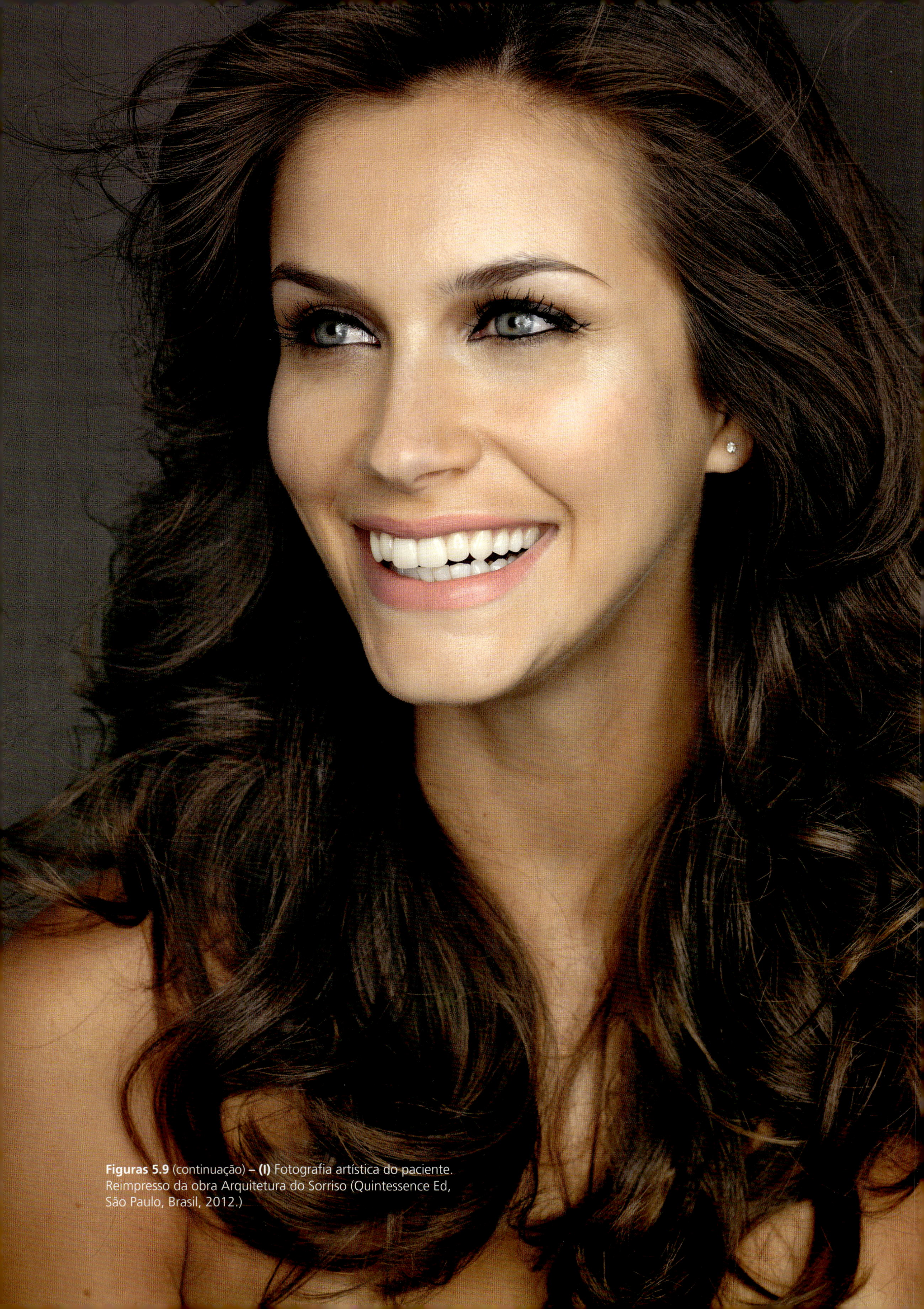

Figuras 5.9 (continuação) – **(l)** Fotografia artística do paciente. Reimpresso da obra Arquitetura do Sorriso (Quintessence Ed, São Paulo, Brasil, 2012.)

Caso 6

LCs foram colocados nos incisivos laterais maxilares e caninos. Os incisivos laterais foram selecionados para análise.

A análise clínica revelou uma margem clinicamente aceitável no incisivo lateral esquerdo (Fig 5.10a) e no incisivo lateral direito (Fig 5.11a).

Utilizando a MEV, a superfície cerâmica do incisivo lateral esquerdo apresentou uma irregularidade marginal, possivelmente devido à procedimentos de acabamento e/ou polimento (Figs 5.10b a 5.10d). O incisivo lateral direito mostrou lascamento menor na margem do LC (Figs 5.11b a 5.11d).

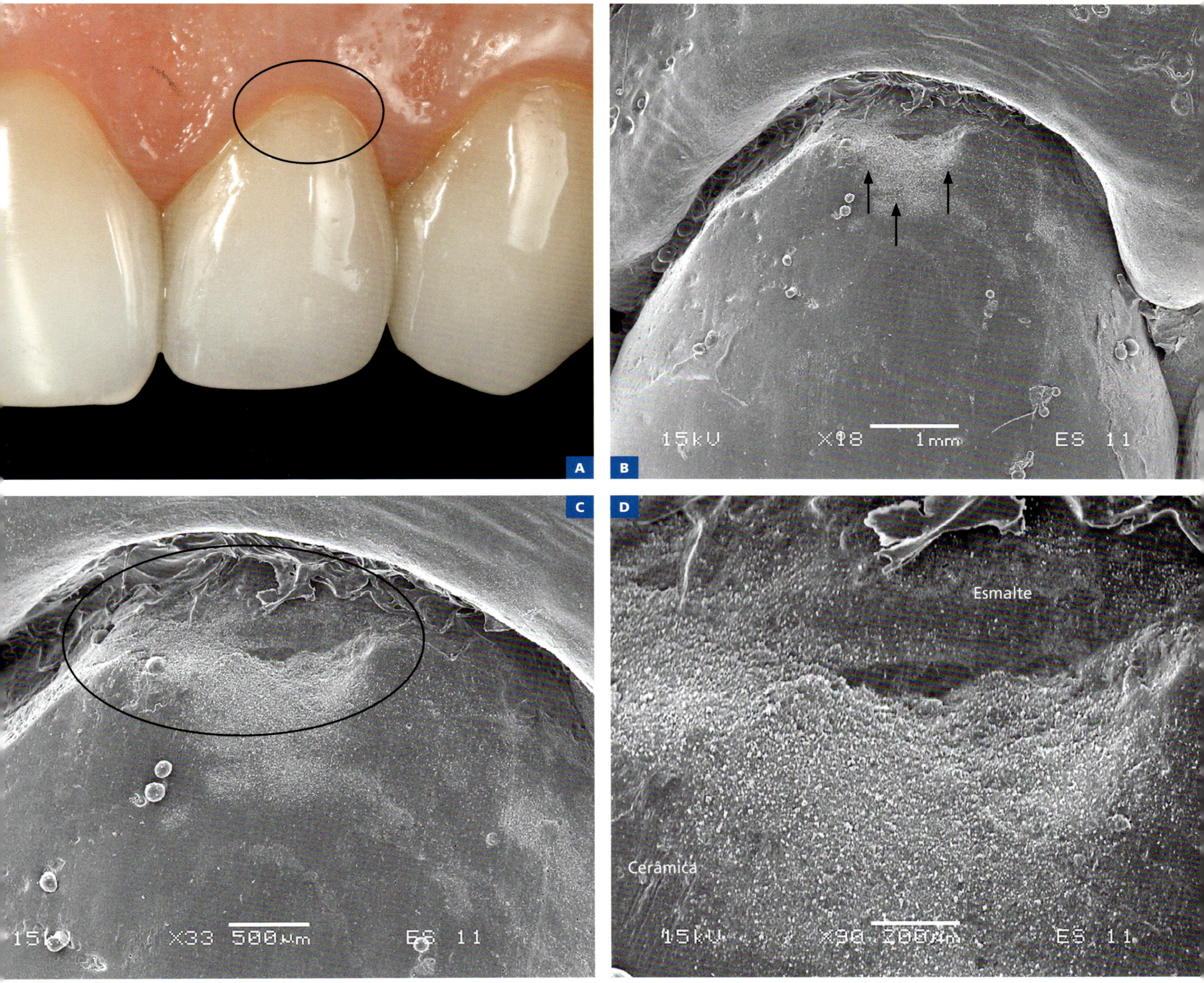

Figuras 5.10 – (A) LC no incisivo lateral esquerdo. **(B)** Imagem de MEV mostrando lascamento menor na interface do LC (setas) (aumento: 18x). **(C)** A área lascada mostra irregularidades na ACA (aumento: 33×). **(D)** Em aumento maior, a superfície cerâmica revela uma área irregular provavelmente causada pelos procedimentos de acabamento (aumento: 90×).

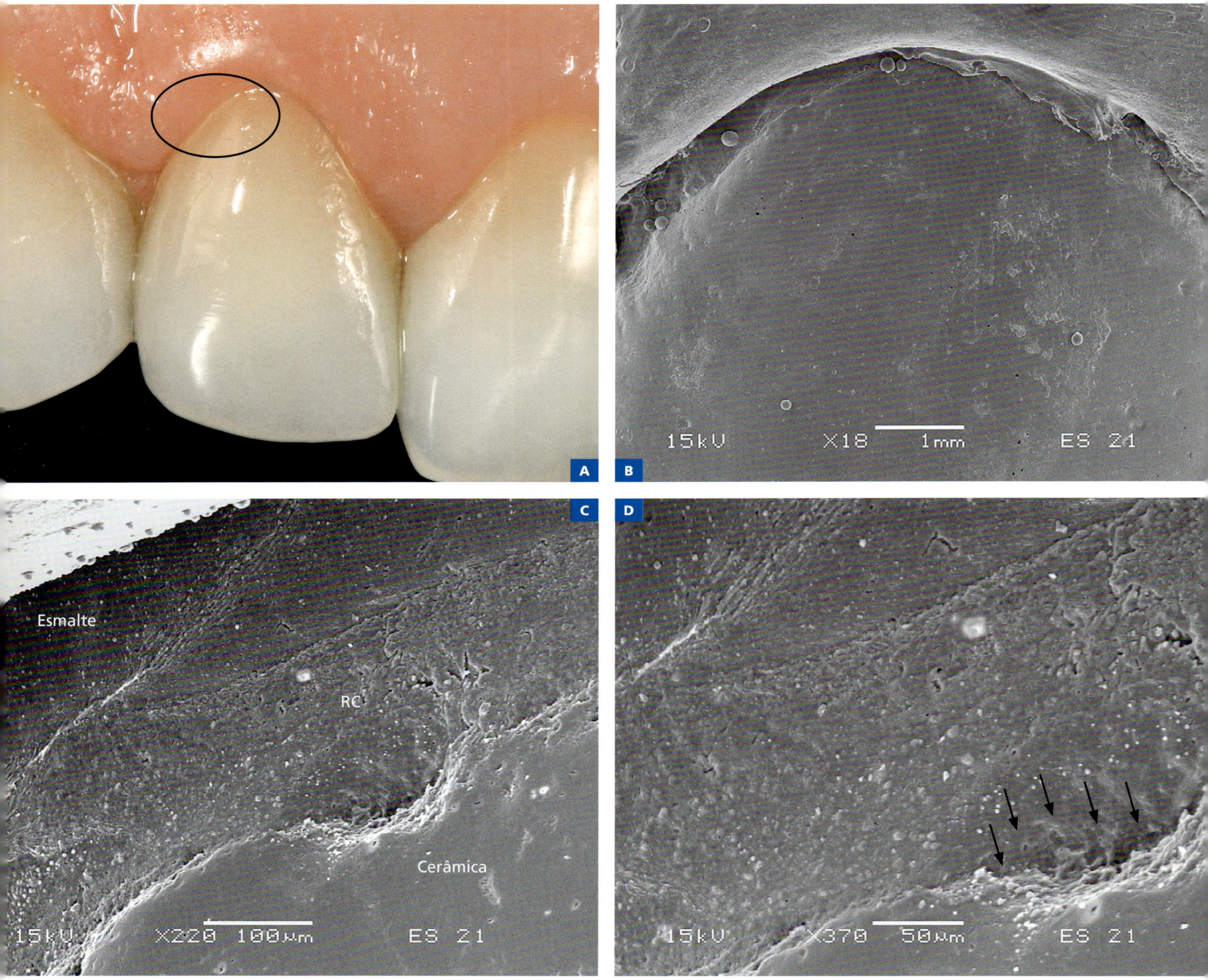

Figuras 5.11 – (A) LC no incisivo lateral direito. **(B)** Imagem de MEV mostrando a ACA (aumento: 18×). **(C)** ACA clinicamente aceitável com uma medida de mais do que 100 µm (aumento: 220×). RC = cimento resinoso. **(D)** Imagem de MEV mostrando área de lascamento menor (setas) no lado cerâmico da ACA (aumento: 370×).

CONCLUSÕES

A área de continuidade adesiva (ACA) é um novo conceito para a análise de restaurações adesivas. A ACA forma uma interface híbrida de diferentes estruturas que foram fundidas, unidas aderidas formando um conjunto: o dente (esmalte ou dentina), sistema adesivo, cimento resinoso e cerâmico. Essa interface intricada destaca a necessidade de que os clínicos avaliem as restaurações adesivas diferentemente das restaurações cimentadas convencionais.

Compreender o conceito da ACA é essencial para aprimorar a longevidade das restaurações adesivas de cerâmica.

AGRADECIMENTOS

Os autores gostariam de expressar sua gratidão à equipe do Ateliê Oral em São Paulo, Brasil. A fotografia artística da paciente na página 23 foi feita por André Schiliró para o livro *Arquitetura do Sorriso*, publicado em 2012 pela Quintessence Editora, São Paulo, Brasil.

REFERÊNCIAS

1. Fradeani MJ. Six-year follow-up with Empress veneers. Int J Periodontics Restorative Dent 1998;18:216-225.
2. Smales RJ, Etemadi S. Long-term survival of porcelain veneers using two preparation designs: A retrospective study. Int J Prosthodont 2004;7:323-326.
3. Fradeani M, Redemagni M, Corrado M. Porcelain laminate veneers: 6 to 12 year clinical evaluation-A retrospective study. Int J Periodontics Restorative Dent 2005;25:9-17.
4. Wiedhahn K, Kerschbaum T, Fasbinder DF. Clinical long-term results with 617 Cerec veneers: A nine-year report. Int J Comput Dent 2005;8:233-246.
5. Burke FJ, Lucarotti PS. Ten-year outcome of porcelain veneers Placed within the general dental services in England and Wales. J Dent 2009;37:31-38.
6. Beier US, Kapferer I, Burtscher D, Dumfahrt H. Clinical performance of porcelain laminate veneers for up to 20 years. Int J Prosthodont 2012;25:79-85.
7. Layton DM, Clarke M, Walton TR. A systematic review and meta- analysis of the survival of feldspathic porcelain veneers over 5 and 10 years. Int J Prosthodont 2012;25:590-603.
8. Peumans M, De Munck J, Fieuws S, Lambrechts P, Vanherle G, Van Meerbeek B. A prospective ten-year clinical trial of porcelain veneers. J Adhes Dent 2004;6:65-76.
9. Petridis HP, Zekeridou A, Malliari M, Tortopidis D, Koidis P. Survival of ceramic veneers made of different materials after a minimum follow-up period of five years: A systematic review and meta-analysis. Eur J Esthet Dent 2012;7:138-152.
10. Bindl A, Mormann WH. Clinical and SEM evaluation of all-ceramic chair-side CAD/CAM-generated partial crowns. Eur J Oral Sci 2003;111:163-169.
11. Sadowsky SJ. An overview of treatment considerations for esthetic restorations: A review of the literature. J Prosthet Dent 2006;96:433-442.
12. Aykor A, Ozel E. Five-year clinical evaluation of 300 teeth restored with porcelain laminate veneers using total-etch and modified self-etch adhesive system. Oper Dent 2009;34:516-523.
13. Federlin M, Schmidt S, Hiller KA, Thonemann B, Schmalz G. Partial ceramic crowns: Influence of preparation design and luting material in internal adaptation. Oper Dent 2004;29:560-570.
14. Edelhoff D, Ozcan M. To what extent does the longevity of fixed dental prostheses depend on the function of the cement? Working Group 4 materials: Cementation. Clin Oral Implants Res 2007;18(suppl 3):193-204.
15. Jacobs MS, Windeler AS. An investigation of dental luting cement solubility as a function of the marginal gap. J Prosthet Dent 1991;65:436-442.
16. Kydd WL, Nicholls JI, Harrington G, Freeman M. Marginal leakage of cast gold crowns luted with zinc phosphate cement: In vivo study. J Prosthet Dent 1996;75:9-13.
17. Yuksel E, Zaimoglu A. Influence of marginal fit and cement types on microleakage of all-ceramic crown systems. Braz Oral Res 2012;25:261-266.
18. Massironi D, Pascetta R, Romeo G. Precision in Dental Esthetics: Clinical and Laboratory Procedures. Chicago: Quintessence, 2007.
19. Martignoni M, Shonenberger AJ. Precision Fixed Prosthodontics: Clinical and Laboratory Aspects. Chicago: Quintessence, 1990.
20. Edelhoff D, Sorensen JA. Tooth structure removal associated with various preparation designs for anterior teeth. J Prost Dent 2002;87:503-509.
21. Scopin de Andrade 0, Borges G, Stefani A, Fujiy F, Battistella P. A step-by-step ultraconservative esthetic rehabilitation using lithium disilicate ceramic. Quintessence Dent Technol 2010;33: 114-131.
22. Scopin de Andrade 0, Kina S, Hirata R. Concepts for an ultraconservative approach to indirect anterior restorations. Quintessence Dent Technol 2011;34:103-119.
23. Scopin de Andrade 0, Romanini JC, Hirata R. Ultimate ceramic veneers: A laboratory-guided ultraconservative preparation concept for maximum enamel preservation. Quintessence Dent Technol 2012;34:29-43.
24. Magne P, Belser U. Bonded Porcelain Restorations in Anterior Dentition: A Biomimetic Approach. Chicago: Quintessence, 2002.
25. are' G. Predictable, precise, and repeatable tooth preparation for porcelain laminate veneers. Pract Proced Aesthet Dent 2003;15:17-24.
26. Gurel G. The Science and Art of Porcelain Laminate Veneers. Chicago: Quintessence, 2003.
27. Peumans M, Van Meerbeek B, Yoshida Y, Lambrechts P, Vanherle G. Porcelain veneers bonded to tooth structure: An ultramorphological FE-SEM examination of the adhesive interface. Dental Mater 1999;15:105-119.
28. Wolfart S, Wegner SM, Al-Halabi A, Kern M. Clinical evaluation of marginal fit of a new experimental all-ceramic system before and after cementation. Int J Prosthodont 2003;25:590-603.
29. Reich S, Gozdowski S, Trentzsch L, Frankenberger R, Lohbauer U. Marginal fit of heat-pressed vs CAD/CAM processed all-ceramic onlays using a milling unit prototype. Oper Dent 2008;33:644-650.
30. Tao J, Han D. The effect of finish line curvature on marginal fit of all-ceramic CAD/CAM crowns and metal-ceramic crowns. Quintessence Int 2009;40:745-752.
31. Grenade C, Mainjot A, Vanheusden A. Fit of single tooth zirconia copings: Comparison between various manufacturing processes. J Prosthet Dent 2011;105:249-255.
32. Kramer N, Taschner M, Lohbauer U, Petschelt A, Frankenberg R. Totally bonded ceramic inlays and onlays after eight years. J Adhes Dent 2008;10:307-314.
33. Belser UC, MacEntee MI, Richter WA. Fit of three porcelainfused- to-metal marginal designs in vivo: A scanning electron microscopy study. J Prosthet Dent 1985;53:24-29.
34. Garcia-Godoy F, Kramer N, Feilzer AJ, Frankenberger R. Longterm degradation of enamel and dentin bonds: 6-years results in vitro vs. in vivo. Dent Mater 2010;26:1113-1118.
35. de Andrade OS, de Goes MF, Montes MA. Marginal adaptation and microtensile bond strength of composite indirect restorationsbonded to dentin treated with adhesive and low-viscosity composite. Dent Mater 2007;23:279-287.
36. Duarte S Jr, Phark JH, Blatz M, Sadan A. Ceramic systems: An ultrastructural study. Quintessence Dent Technol 2010;33:42-60.

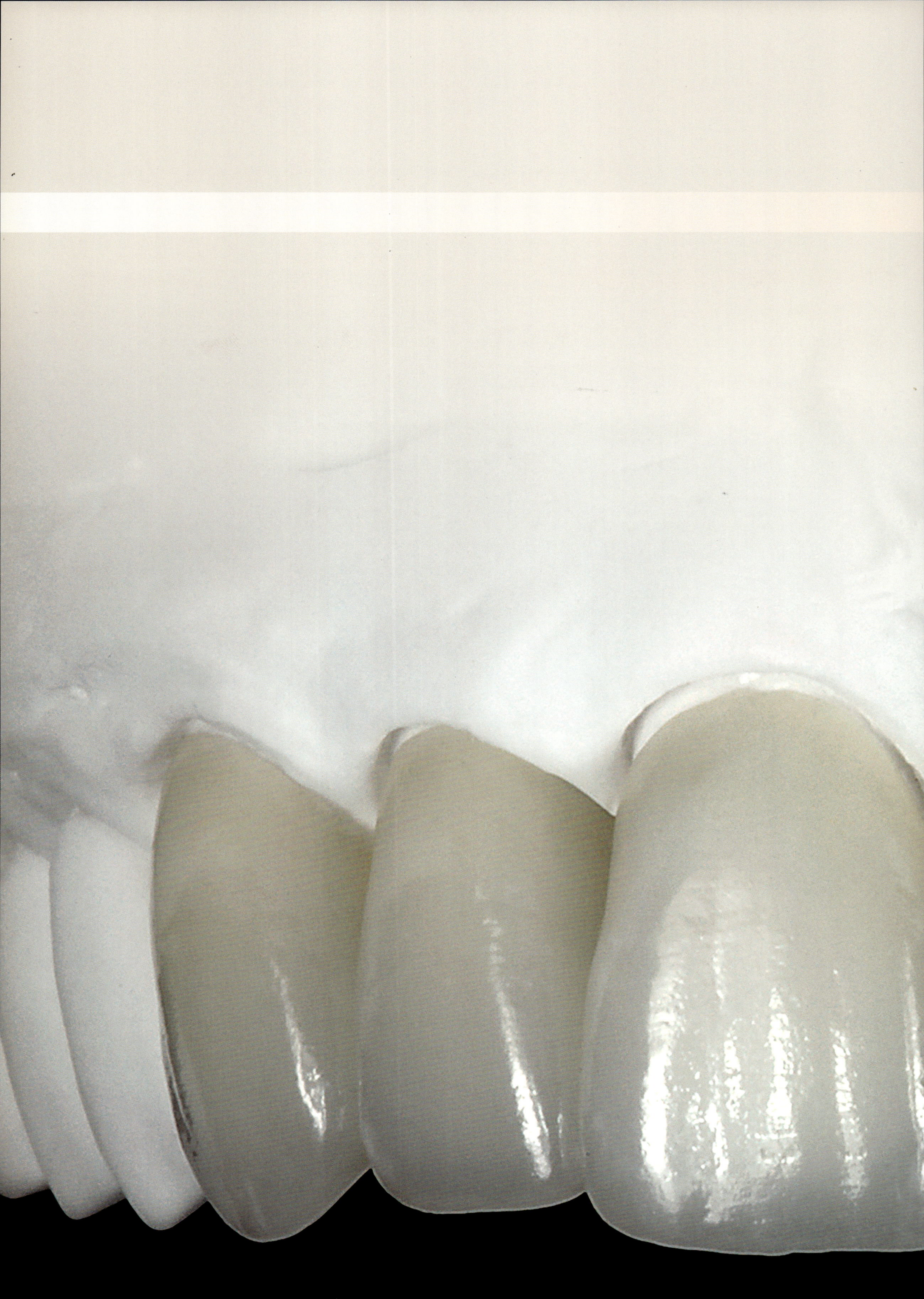

CAPÍTULO 6

Reabilitação Oral Adesiva: Maximizando as Opções de Tratamento com Restaurações Indiretas Minimamente Invasivas

Oswaldo Scopin de Andrade, DDS, MS, PhD
Messias Rodrigues, DDS, MS
Ronaldo Hirata, DDS, MS, PhD
Luiz Alves Ferreira, CDT

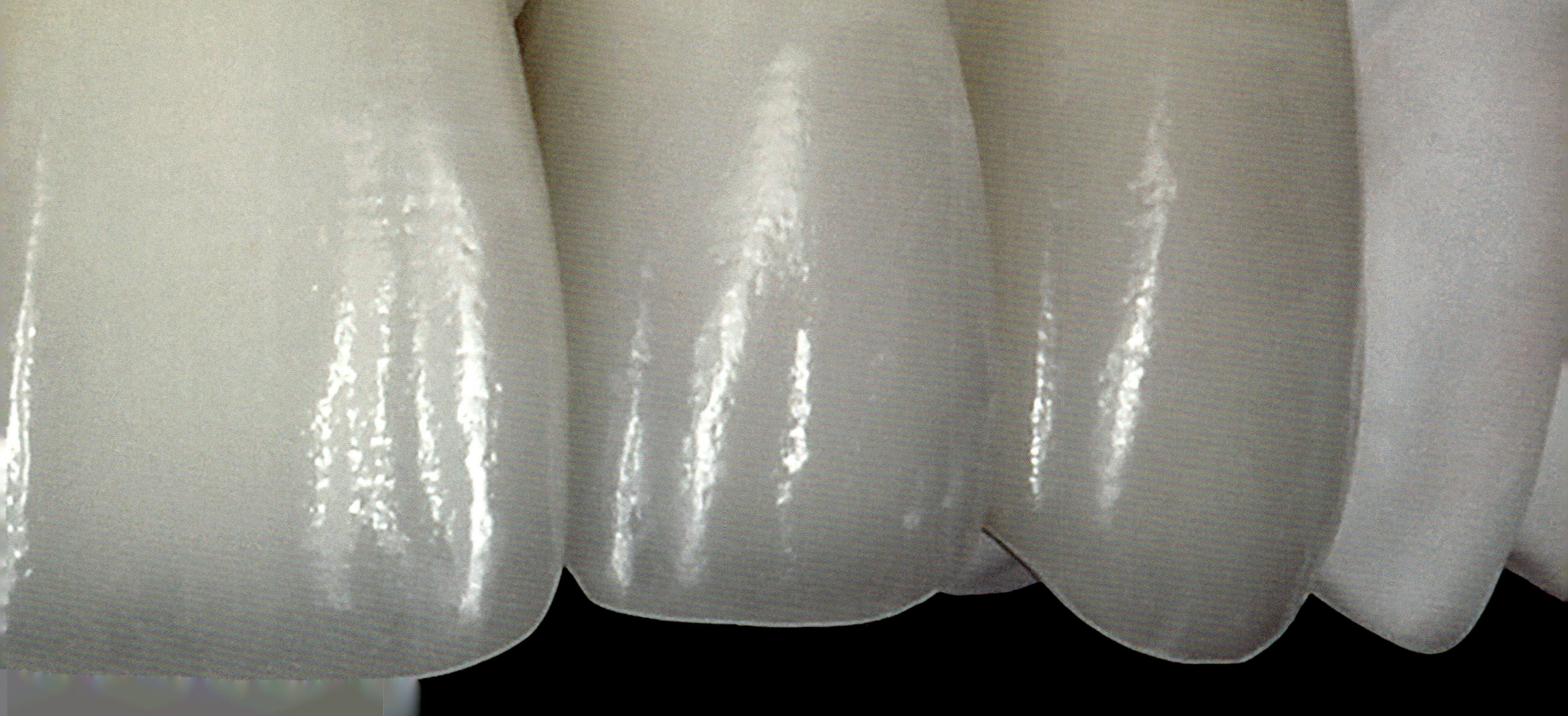

Tipicamente, a reabilitação oral envolve o uso de coroas totais e próteses fixas com cobertura de toda estrutura coronária.[1] A realização de uma reabilitação oral requer selecionar materiais e técnicas apropriados, determinando o esquema oclusal ideal, visualizando as proporções dentárias e confeccionando e colocando tanto as restaurações provisórias quanto as definitivas.[2,3] Em muitos casos, procedimentos adicionais como o tratamento endodôntico também são necessários.

Com o advento das novas tecnologias adesivas e materiais restauradores, procedimentos protéticos tradicionais estão sendo substituídos por abordagens mais conservadoras para preservar os tecidos dentais. Dentre as técnicas mais comuns está o uso das facetas laminadas ou laminados de porcelana (FLP) e das restaurações posteriores parciais como *inlays* e *overlays* confeccionadas com o uso de cerâmica e resina composta.[4-6] Tais desenhos de preparos são tipicamente usados para restaurações em reabilitações parciais da hemiarcada ou restaurações unitárias, com altas taxas de sucesso.[7,8] Em função dos seus resultados promissores, essas modalidades restauradoras têm sido usadas cada vez mais em casos mais extensos e complexos. Com o sucesso clínico das FLP e restaurações parciais, os clínicos agora oferecem reabilitações orais totais usando materiais com características adesivas que podem ser unidos à estrutura dentária.[9]

Diferente dos conceitos tradicionais de preparo, restaurações indiretas minimamente invasivas (RIMI) visam maximizar a preservação da estrutura dentária mantendo as margens restauradoras principalmente em esmalte. O preparo só é realizado para criar a trajetória de inserção da restauração.[10] Atualmente, as RIMIs são confeccionadas usando o dissilicato de lítio. Esse material pode ser usado na forma monolítica ou, quando melhores características ópticas são necessárias, a infraestrutura pode ser reduzida para menos de 0,5 mm, permitindo a incorporação da cerâmica de recobrimento.[10,11] Estudos recentes desta modalidade têm mostrado alta resistência à fratura com espessuras reduzidas.[12] O sistema IPS e.max (Ivoclar Vivadent, Schaan, Liechtenstein) pode ser injetado ou usinado por meio da tecnologia de fabricação CAD/CAM. A cerâmica pode ser condicionada com ácido hidrofluorídrico para aumentar a área superficial interna para retenção mecânica. Sendo à base de sílica, também pode ser silanizada para aumentar a interação química com o cimento resinoso.[13] Assim, as vantagens desta cerâmica vítrea à base de dissilicato de lítio permitem o preparo dentário mínimo com preservação máxima da estrutura dentária.

Entretanto, mesmo que esta modalidade seja mais conservadora do que as próteses fixas parciais tradicionais ainda existe o risco de exposição da dentina. Em tais casos, procedimentos de proteção imediata da dentina devem ser usados para minimizar as chances de sensibilidade pós-operatória e contaminação, assim como para aumentar a resistência adesiva.[14-18]

Diversas técnicas novas têm sido propostas para planejar e executar uma reabilitação oral. Por exemplo, a técnica em três etapas[19-21] e os procedimentos protéticos minimamente invasivos têm sido descritos para casos com dentição afetadas por abrasão.[9]

O propósito deste capítulo é descrever as etapas de tratamento para o planejamento e a execução das RIMIs nas reabilitações totais. Três relatos de casos são usados para demonstrar o potencial clínico dos procedimentos.

- *Sequência clínica 1:* Reabilitação total com laminados cerâmicos (LCs) para a dentição anterior com resinas compostas pré-existentes, sem a modificação da dimensão vertical de oclusão (DVO).
- *Sequência clínica 2:* Reabilitação total com facetas totais para a dentição anterior precedida pelo tratamento ortodôntico sem a modificação da DVO.
- *Sequência clínica 3*: Reabilitação total com facetas totais para a dentição anterior com a modificação da DVO e restaurações aditivas de cobertura parcial nos dentes posteriores.

SEQUÊNCIA CLÍNICA 1

A presença de restaurações extensas pré-existentes nos pacientes que buscam tratamento levanta questões sobre a melhor abordagem restauradora. Publicações recentes têm mostrado que, quando corretamente executadas, os LCs confeccionados sobre restaurações pré-existentes de resina composta são um método seguro e efetivo com longevidade satisfatória.[22] Esta técnica requer um preparo dentário conservador e procedimentos adesivos. Estes conceitos podem ser usados em toda a dentição anterior e posterior graças aos sistemas cerâmicos contemporâneos.

Relato de Caso

A paciente mostrava restaurações de resina composta insatisfatórias na dentição anterior e na posterior (Figs. 6.1a a d). Nos dentes posteriores havia áreas de impacção alimentar e desconforto durante a mastigação. A paciente explicou que o enxerto de tecido conjuntivo tinha sido feito anos atrás para modificar o biótipo periodontal em ambas as arcadas. As análises clínica e radiográfica não mostraram a presença de doença periodontal ativa. Uma moldagem em polivinilsiloxano (PVS) foi realizada para realizar cuidadosamente o enceramento diagnóstico inicial. No laboratório, o técnico determinou o melhor esquema oclusal com o auxílio de fotografias extra e intrabucal. Um enceramento aditivo foi conduzido na dentição anterior para corrigir a anatomia oclusal na região posterior (Fig. 1e). Um enceramento aditivo criará um leve sobrecontorno; entretanto, isto pode ser corrigido durante o preparo dentário. Já que uma reabilitação oral adesiva foi planejada, o protocolo funcional e estético para a reabilitação oral[1] foi modificado, mas ainda é usado em todas as fases do tratamento. A paciente possui estabilidade posterior de oclusão e guia anterior estáveis; assim, os dentes posteriores superiores e inferiores foram restaurados primeiro, seguidos pelos dentes anteriores superiores e finalmente pelos dentes anteriores inferiores. Nos casos sem mudança na DVO e guia canino em movimentos em lateralidade, o tratamento deve ser realizado usando uma abordagem em estágios por hemiarcada.[1] Para isto, uma das hemiarcadas deve ser selecionada para começar o processo. Neste caso, a região mandibular posterior direita foi selecionada. O enceramento inicial forneceu o esquema oclusal ideal para esta área. Se qualquer alteração fosse necessária na arcada antagonista, uma pequena redução era realizada no modelo de gesso e o enceramento corretivo realizado. As restaurações provisórias foram realizadas com base no enceramento. Os preparos dentários foram conduzidos removendo as restaurações inadequadas. Restaurações de cobertura parcial foram planejadas como primeira opção; entretanto, alguns dentes possuíam destruição extensa necessitando de preparo da coroa total (Figs. 6.2a e b). Os preparos nas coroas foram realizados conforme os conceitos atuais de RIMIs, preservando a maior porção de esmalte possível e com mínima espessura. As exceções foram o primeiro e segundo molares inferiores direitos, que possuíam pino e núcleo e um preparo modificado pelo bisel. Modificar a linha do término nestes dentes necessitaria da remoção de estrutura dentária adicional. Assim, as restaurações metalocerâmicas (RMC) existentes nestes dentes foram substituídas por novas RMCs.

Nos casos com exposição dentinária, a técnica de *resin coating* (RC)[14] foi usada. A técnica RC é um procedimento de selamento dentinário imediato (SID)[15,16], feito antes da moldagem, para proteger a dentina e a polpa durante a fase provisória. Um adesivo autocondicionante de dois frascos/dois passos (Clearfil SE Bond, Kuraray, Tóquio, Japão) foi usado da forma[23] descrita a seguir.

1. Preparo dentário com base no enceramento inicial.
2. Remoção dos materiais restauradores antigos.
3. A dentina foi limpa com brocas *carbide* para acabamento e sob irrigação.
4. Foi aplicado jato de ar/água e a dentina foi seca.
5. O passo 1 (*primer*) foi aplicado na dentina por 20 segundos.
6. O solvente foi evaporado usando jato de ar por 30 segundos.
7. O passo 2 (agente de união) foi aplicado, seguido de secagem leve com jato de ar.
8. A fotoativação foi conduzida por 10 segundos.
9. Uma fina camada de resina composta fluida foi aplicada e polimerizada.
10. O gel de glicerina foi usado e fotoativado.

Se grande parte da estrutura dentária tivesse sido removida após o SID, uma resina composta micro-híbrida seria usada para reconstruir a área ou eventuais áreas retentivas.

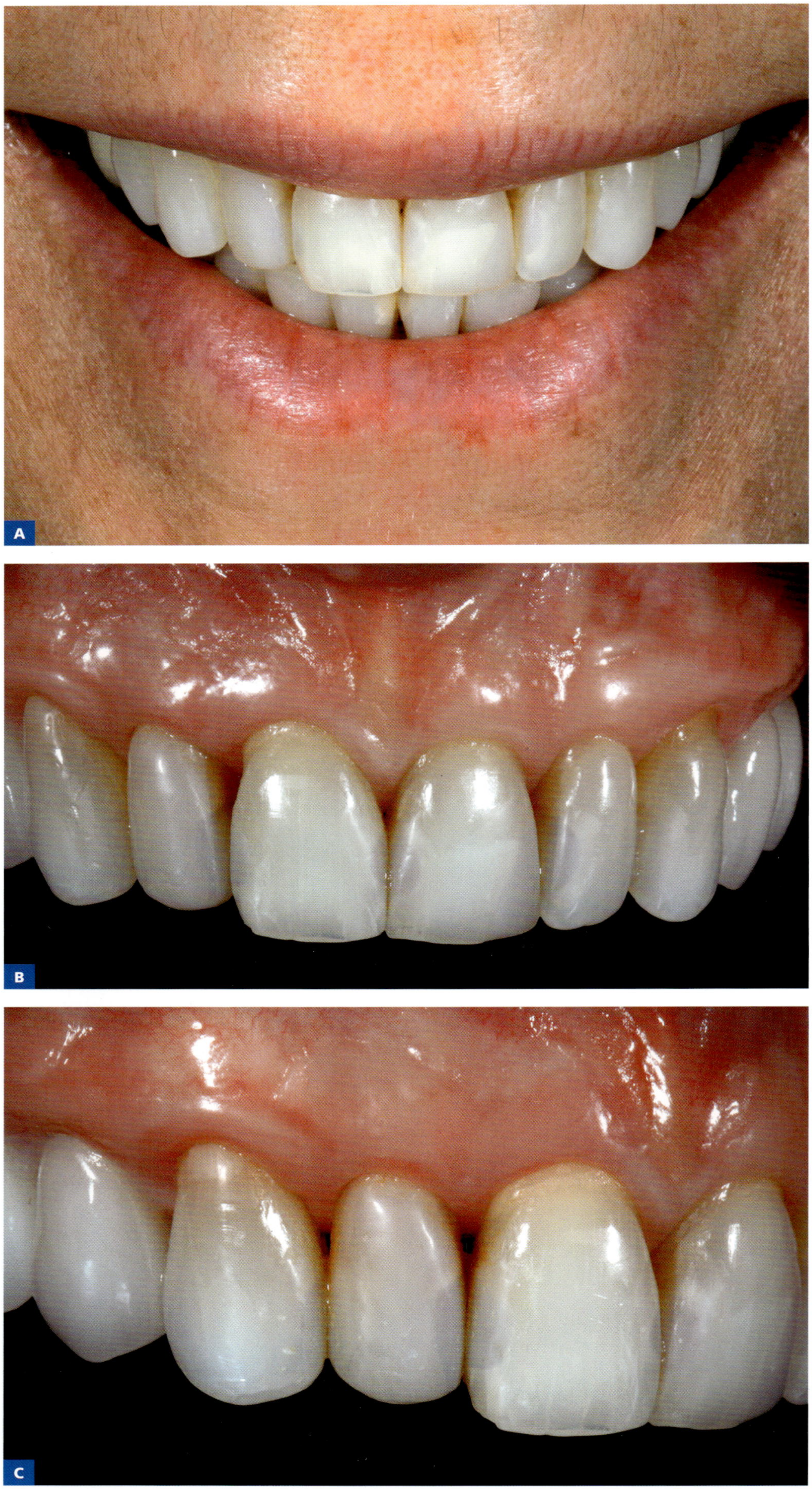

Figuras 6.1 – (A a **C)** Aspectos pré-tratamento. Observe a recessão e restaurações insatisfatórias de resina composta.

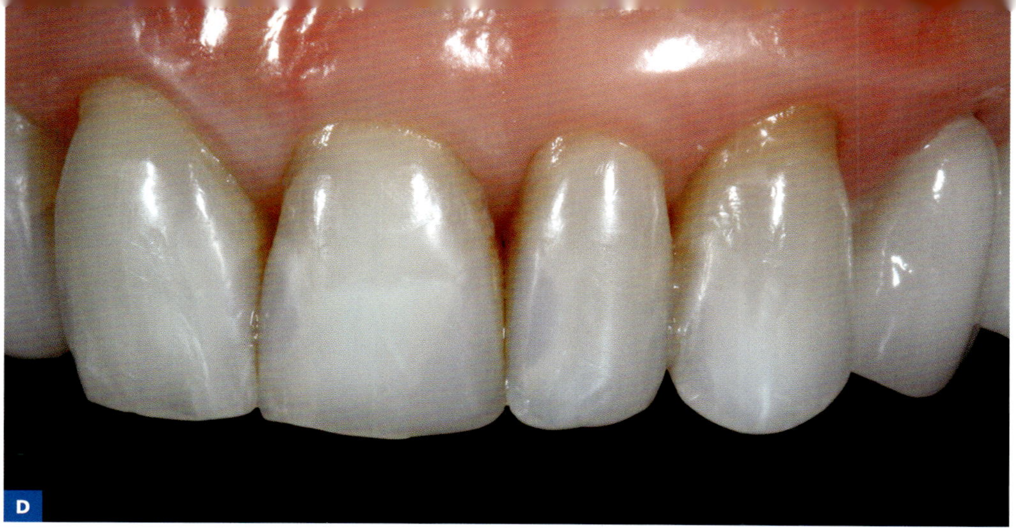

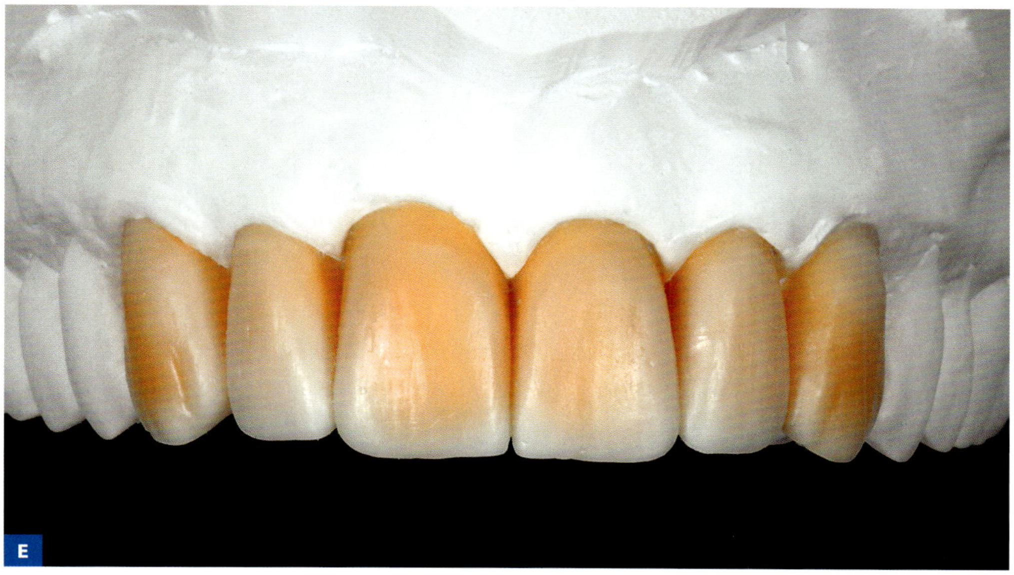

Figuras 6.1 continuação – **(D)** Aspectos pré-tratamento. Observe a recessão e restaurações insatisfatórias de resina composta. **(E)** O enceramento aditivo nos dentes anteriores superiores.

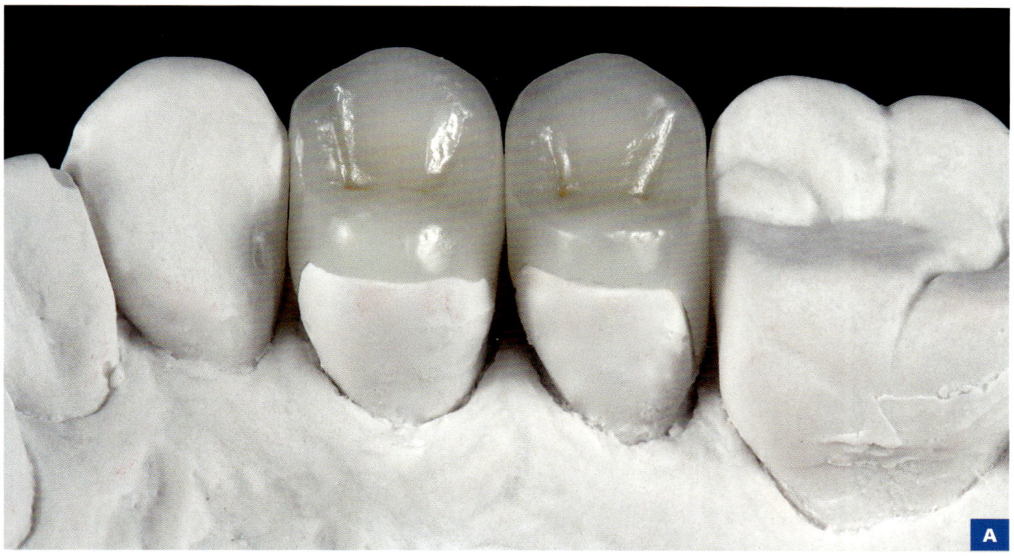

Figuras 6.2 – **(A** e **B)** Restaurações cerâmicas indiretas no modelo--mestre. Mesmo quando os preparos das coroas (totais) são necessários, a quantidade de estrutura dentária removida é mínima.

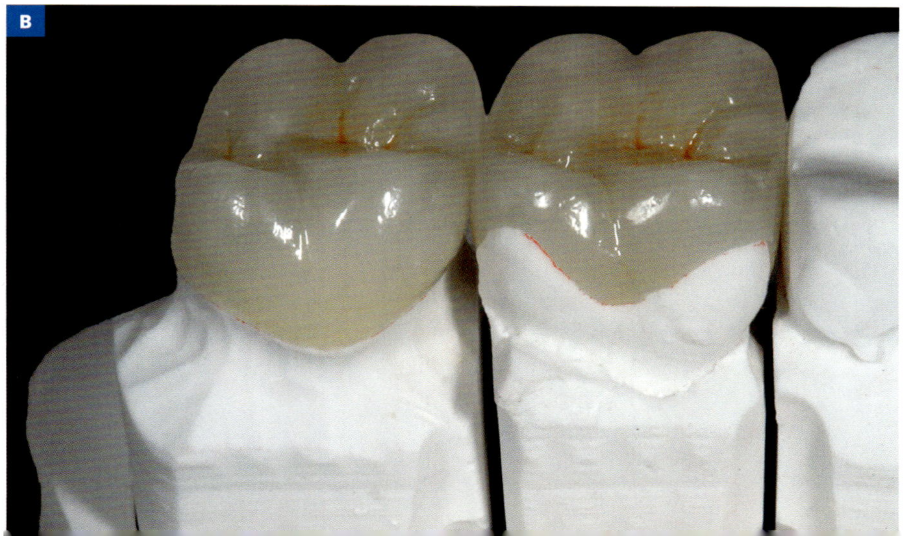

Antes da moldagem, a superfície de cada restauração protegida com SID foi limpa com bolinha de algodão e álcool para a remoção dos resíduos da resina não polimerizada. As restaurações provisórias foram confeccionadas com resina acrílica no laboratório e reembasadas com resinas compatíveis de presa rápida (Unifast Trad, GC America, Alsipl, Illinois, EUA). Os registros oclusais foram realizados. A reabilitação funcional e estética foi conduzida na sequência descrita a seguir.

1. Arcada mandibular posterior esquerda.
2. Arcada mandibular posterior direita.
3. Arcada maxilar posterior esquerda.
4. Arcada maxilar posterior direita.
5. Canino a canino – arcada maxilar.
6. Canino a canino – arcada mandibular.

A cerâmica à base de dissilicato de lítio (IPS e.max Press, Ivoclar Vivadent) foi selecionada para as restaurações adesivas.

Para a dentição anterior, LCs foram planejados mesmo com os dentes extensamente restaurados com resina composta e mostrando recessão gengival expondo a dentina radicular. A mesma abordagem usada para preparar um dente intacto foi seguida[24]; entretanto, a área proximal foi preparada em função das restaurações pré-existentes. Apenas nesta região, a área de retenção foi corrigida, ignorando as restaurações pré-existentes. Após os preparos com espaço suficiente para o laminado cerâmico, as restaurações de resina composta foram removidas e a base usada para proteger a polpa foi limpa até que uma superfície nítida de dentina estivesse disponível (Figs. 6.3a a d). Em função da proximidade da polpa em algumas regiões, um sistema adesivo autocondicionante de dois passos/dois frascos (Clearfil SE Bond) foi aplicado e as cavidades preenchidas com uma resina composta micro-híbrida. A resina para dentina da Empress Direct A2 (Ivoclar Vivadent) foi usada para mimetizar a estrutura dentária. Os preparos foram acabados e polidos com broca diamantada de granulação média (Figs. 6.4a a c). Uma técnica de moldagem com dupla mistura e passo único foi utilizada. Apenas um fio retrator foi delicadamente colocado em cada dente para afastar o tecido gengival e ajudar o laboratório na leitura das margens discretas dos preparos. Os moldes finais foram realizados com PVS.

Dois detalhes importantes devem ser mencionados sobre o preparo dentário na região anterior da maxila. Primeiro, a linha do término palatina dos LCs foi desenhada para manter a área adesiva em esmalte; entretanto, mesmo se uma área maior necessitasse ser coberta pela cerâmica, preparos dentários agressivos não são necessariamente obrigatórios. Isto pode ser visto nas figuras 6.5a a e. Um LC foi inicialmente planejado no incisivo lateral superior esquerdo. Após o enceramento final, o ceramista decidiu que para se obter uma oclusão harmoniosa, todo o aspecto palatino deveria ser recoberto. Entretanto, não havia necessidade de outro preparo ou moldagem porque os laminados de dissilicato de lítio podem ser feitos com espessura mínima sem afetar a resistência da restauração definitiva. Restaurações muito finas que copiem perfeitamente o enceramento aditivo podem ser confeccionadas. O segundo ponto importante é o local da margem cervical dos LCs. Este caso mostrava exposição da dentina radicular e a paciente tinha passado recentemente por cirurgia de recobrimento radicular em ambas as arcadas; assim, qualquer manipulação do tecido gengival deve ser minimizada. Somente um fio afastador (nº 00, Ultrapack, Ultradent, South Jordan, Utah, EUA) foi usado para deslocar o tecido gengival. Quando há exposição da dentina, a linha do término marginal dos LCs deve ficar no nível da margem gengival (Figs. 6.5f e g).

O mesmo conceito de preparo foi aplicado na região anterior mandibular. As restaurações foram cimentadas com sistema adesivo hidrofílico (Excite F, Ivoclar Vivadent) e cimento resinoso fotoativado (VariolinkVeneer, Ivoclar Vivadent). As imagens após 1 ano podem ser vistas nas figuras 6.6a a e.

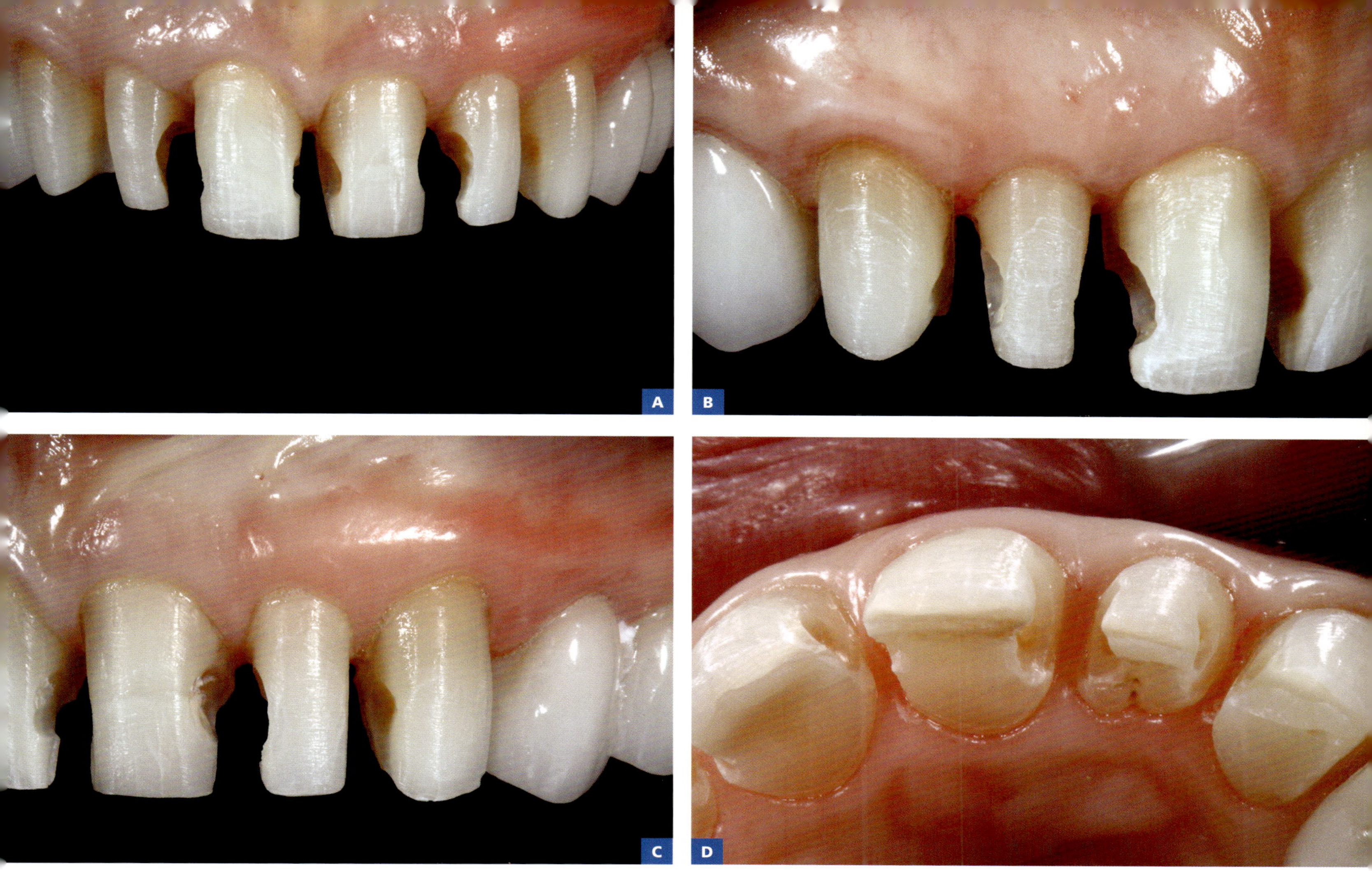

Figuras 6.3 – (A a D) Dentes anteriores superiores após o preparo inicial e remoção das restaurações preexistentes de resina composta.

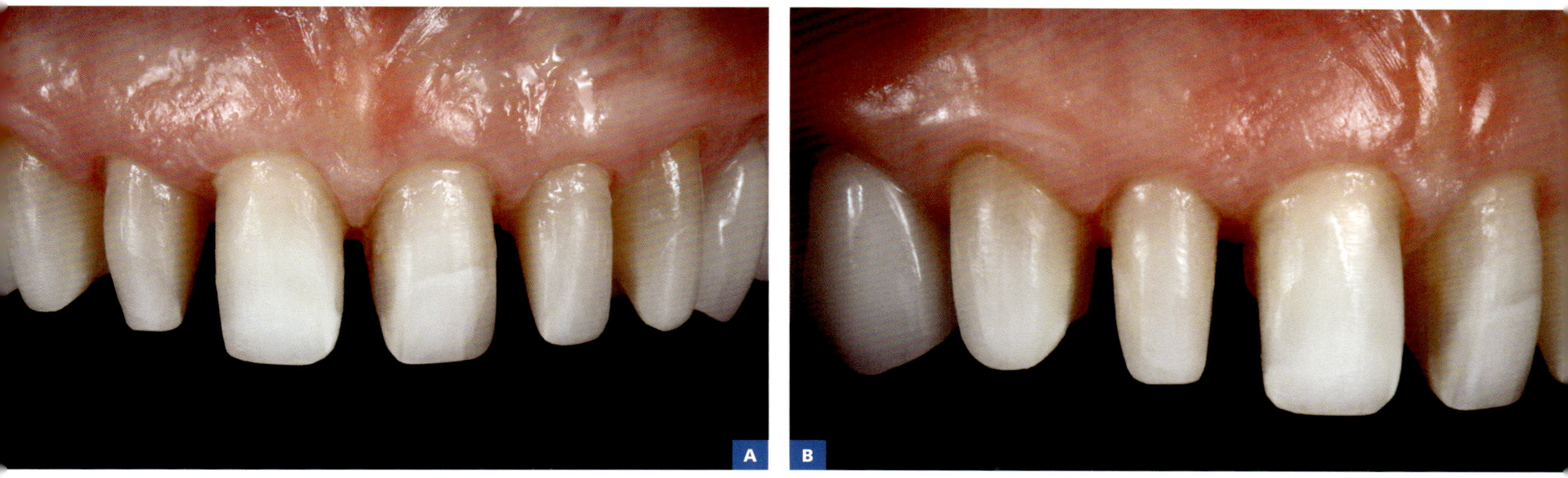

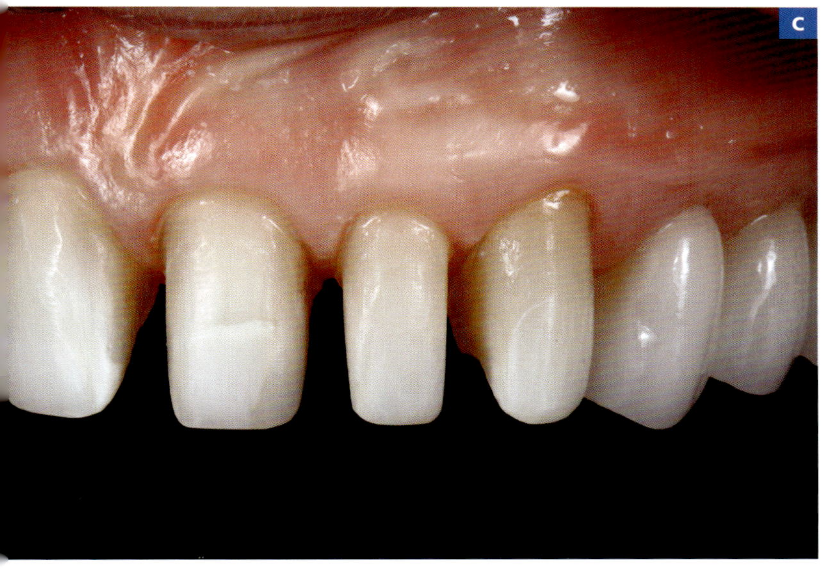

Figuras 6.4 – (A a C) Dentes anteriores superiores após a reconstrução com resina composta. As superfícies dentárias foram polidas para moldagem.

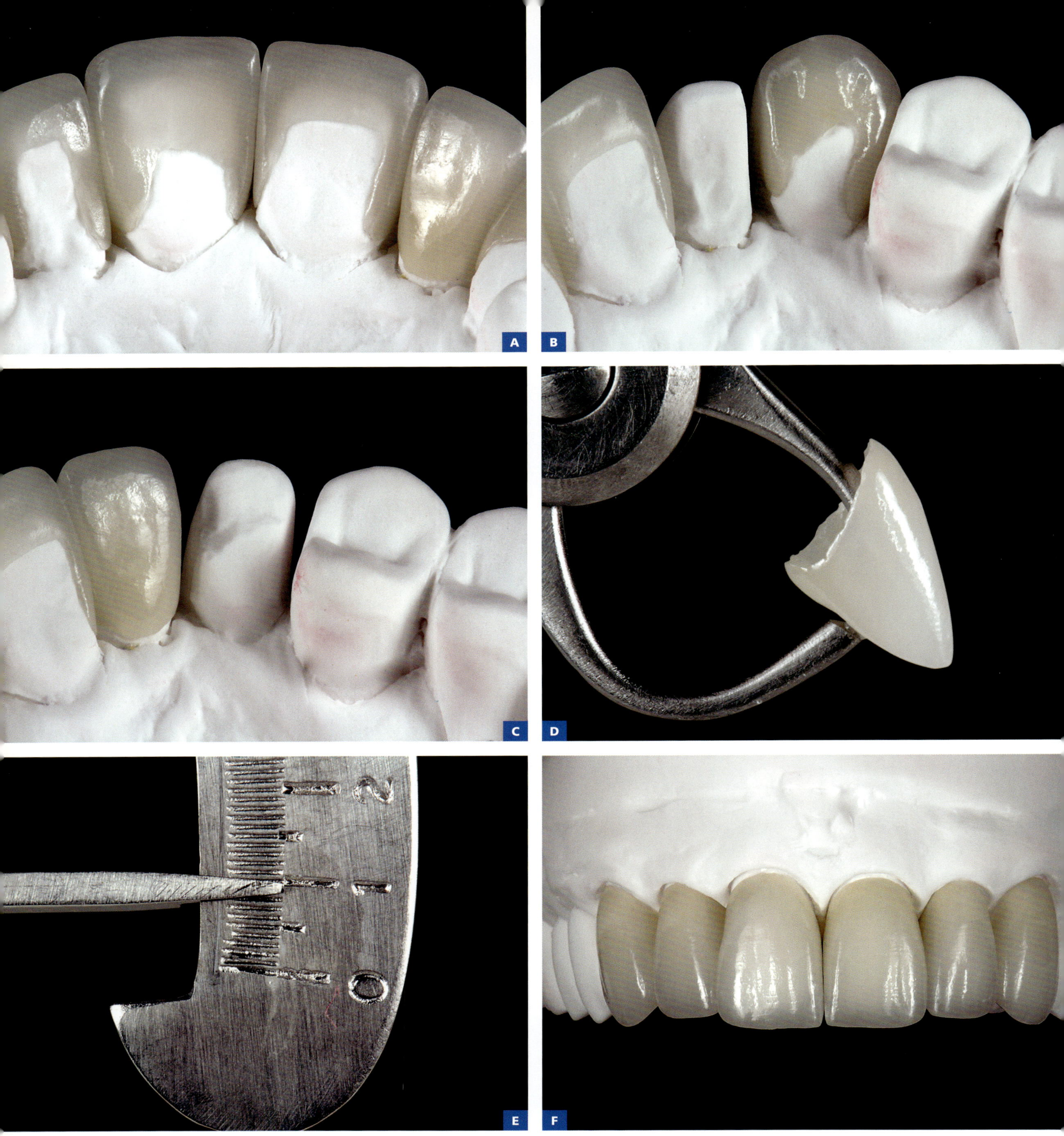

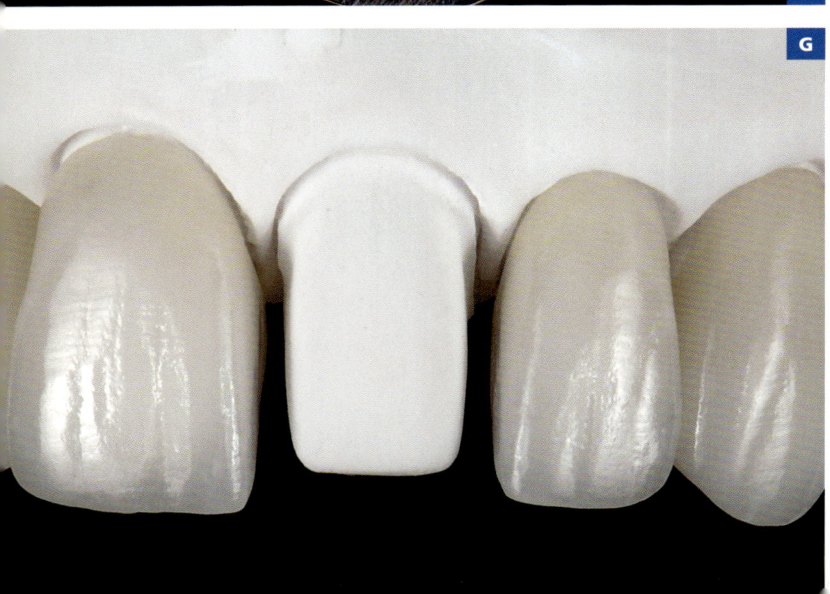

Figuras 6.5 – (A) Aspecto palatino das restaurações cerâmicas definitivas. A faceta no incisivo central esquerdo foi sobre-extendida além do preparo original. **(B)** Para obter uma oclusão adequada, o ceramista decidiu cobrir toda a superfície palatina no incisivo lateral esquerdo, convertendo o LC numa restauração de cerâmica com cobertura total. **(F** e **G)** Restaurações cerâmicas no modelo-mestre. As linhas de término dos laminados estão no nível das margens gengivais.

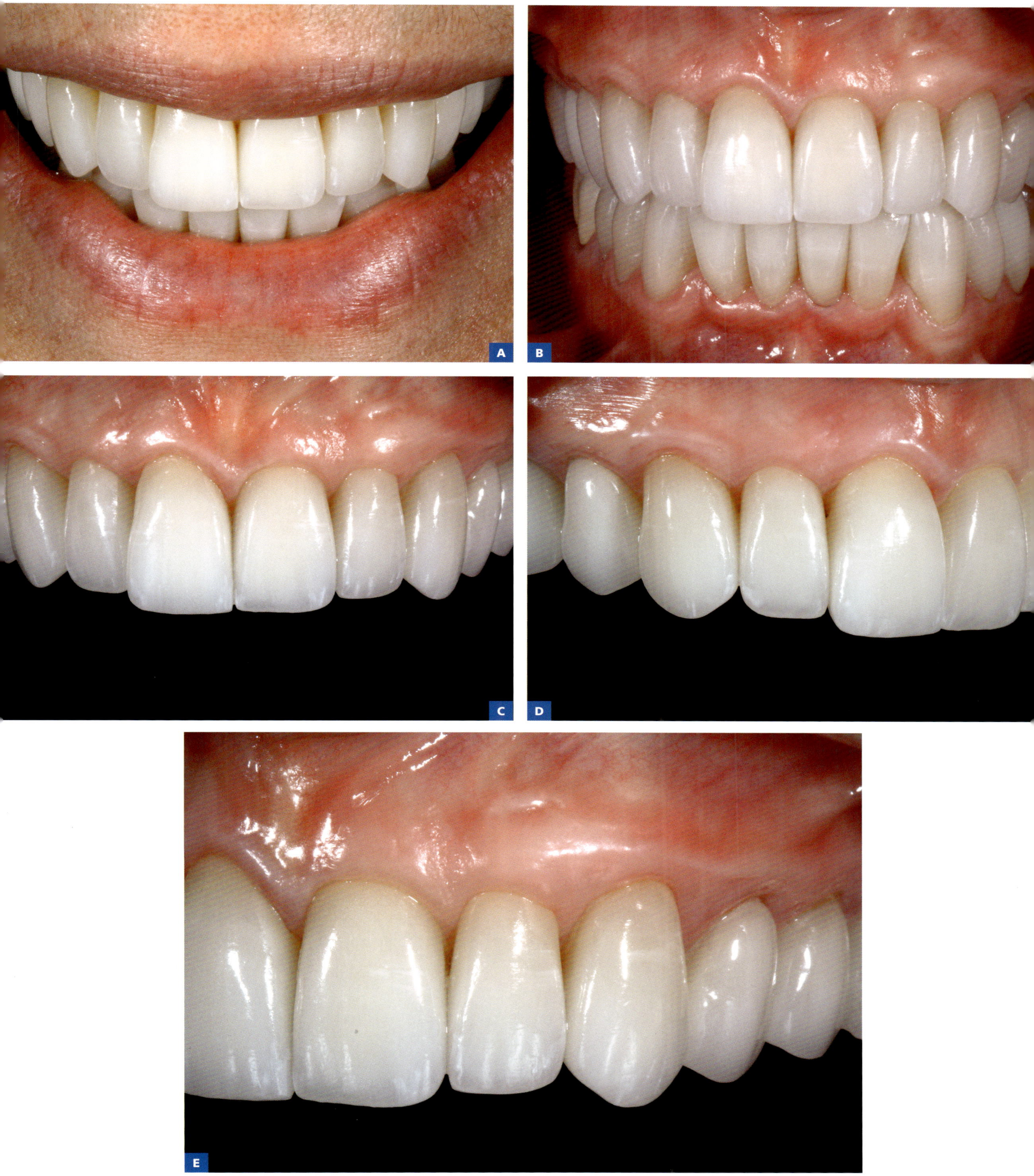

Figuras 6.6 – (A a **E)** Aspectos após 1 ano de acompanhamento.

SEQUÊNCIA CLÍNICA 2

Alguns pacientes apresentam-se não apenas com restaurações inadequadas, mas também dentes mal-posicionados que estão causando problemas funcionais e estéticos. Nesta situação, o tratamento ortodôntico torna-se uma opção viável. O tratamento ortodôntico auxilia no alinhamento dentário, facilitando assim o planejamento e a implantação da reabilitação oral. Se o tratamento ortodôntico não for usado, pode ser necessário realizar preparos que necessitem de tratamento endodôntico, gerando destruição extensa dos tecidos duros.

O tratamento ortodôntico permite o uso de preparos dentários minimamente invasivos. Dentre os conceitos conservadores de preparo, encontramos a faceta/laminado total ou *full veneer* (FV).[25,26] Nos primeiros anos da *coroas de jaqueta* de porcelana,[27] esta modalidade tinha altas taxas de falha pela falta de agentes cimentantes adequados. Com o advento do condicionamento interno da superfície por meio de ataque ácido e aplicação do silano e agentes de união, este tipo restauração agora mostra resultados melhores e tem sido usada com frequência.[28] Esta técnica é indicada onde é possível cobrir todas as superfícies dentárias sem ou com preparo mínimo.[29,30] Os materiais cerâmicos com características adesivas devem ser usados. A linha do término deve ser o mais conservador possível, sem a necessidade de chanfrado ou ombro. Como sugerido pelo nome, um preparo para FV é similar ao preparo para laminado, exceto por cobrir todos os aspectos dentários. Este conceito pode ser usado em dentes anteriores e posteriores.[31] A cerâmica de dissilicato de lítio é usada devido às vantagens já mencionadas.[12] Este tipo de preparo é comum em pacientes com necessidade de DVO aumentada e leve mordida aberta anterior, como no caso descrito nesta sequência.

Relato de Caso

Um homem de 52 anos de idade apresentou-se com contatos oclusais inadequados causando desconforto mastigatório. O exame clínico revelou diversas restaurações inadequadas de amálgama, diastemas e mordida aberta, quase sem exposição dos dentes anteriores superiores (Figs. 6.7a a d).

Em função da presença de mordida aberta anterior, procedimentos protéticos tradicionais necessitariam de preparo dentário invasivo. Assim, o tratamento ortodôntico foi usado para melhorar as posições dentárias antes da reabilitação oral total.

O tratamento ortodôntico foi desenhado para melhorar a distribuição dentária e facilitar a reabilitação adesiva (Figs. 6.8a a c). A mordida aberta anterior foi corrigida deixando um leve trespasse, que seria corrigido mais tarde por meio das restaurações cerâmicas. O guia canino foi obtido no final do tratamento ortodôntico. Fotografias, radiografias e moldagens de PVS foram realizadas para planejar o tratamento. Osteotomias foram realizadas para a colocação de um implante dentário no sítio do primeiro molar superior esquerdo. O enceramento diagnóstico foi confeccionado. A sequência de tratamento começou com os dentes posteriores. Não houve mudança na DVO, e todos os preparos seguiram o conceito *full veneer*. Primeiro, os dentes posteriores do lado direito foram preparados. Depois, o lado esquerdo foi preparado, e as restaurações provisórias colocadas e ajustadas. Desta forma, a DVO e o guia canino obtido no tratamento ortodôntico foram mantidos. Após todas as restaurações provisórias posteriores em posição, incluindo a coroa provisória sobre o implante, os dentes anteriores superiores foram tratados. O preparo foi restrito ao esmalte de cada dente. A mordida aberta foi dividida entre a maxila e a mandíbula para se obter espaço à cerâmica. As figuras 6.9a e b mostram o incisivo central direito intacto junto com o preparo para FV no incisivo central esquerdo. As margens das coroas tipo FV foram mantidas no nível do sulco gengival (Figs. 6.10a a e).

Para a união das peças, a superfície do esmalte foi condicionada e cada uma, cimentada individualmente. Após as restaurações anteriores na maxila serem finalizadas, cada segmento posterior da hemiarcada foi restaurado individualmente. Os dentes anteriores inferiores foram os últimos a serem restaurados conforme o mesmo conceito conservador. Nenhum desgaste incisal foi necessário para a mordida aberta (Figs. 6.11a e b). Um preparo conservador foi conduzido de canino a canino (Figs. 6.12a e b). Os LCs foram feitos com cerâmica injetável à base de dissilicato de lítio (Figs. 6.13a a c).

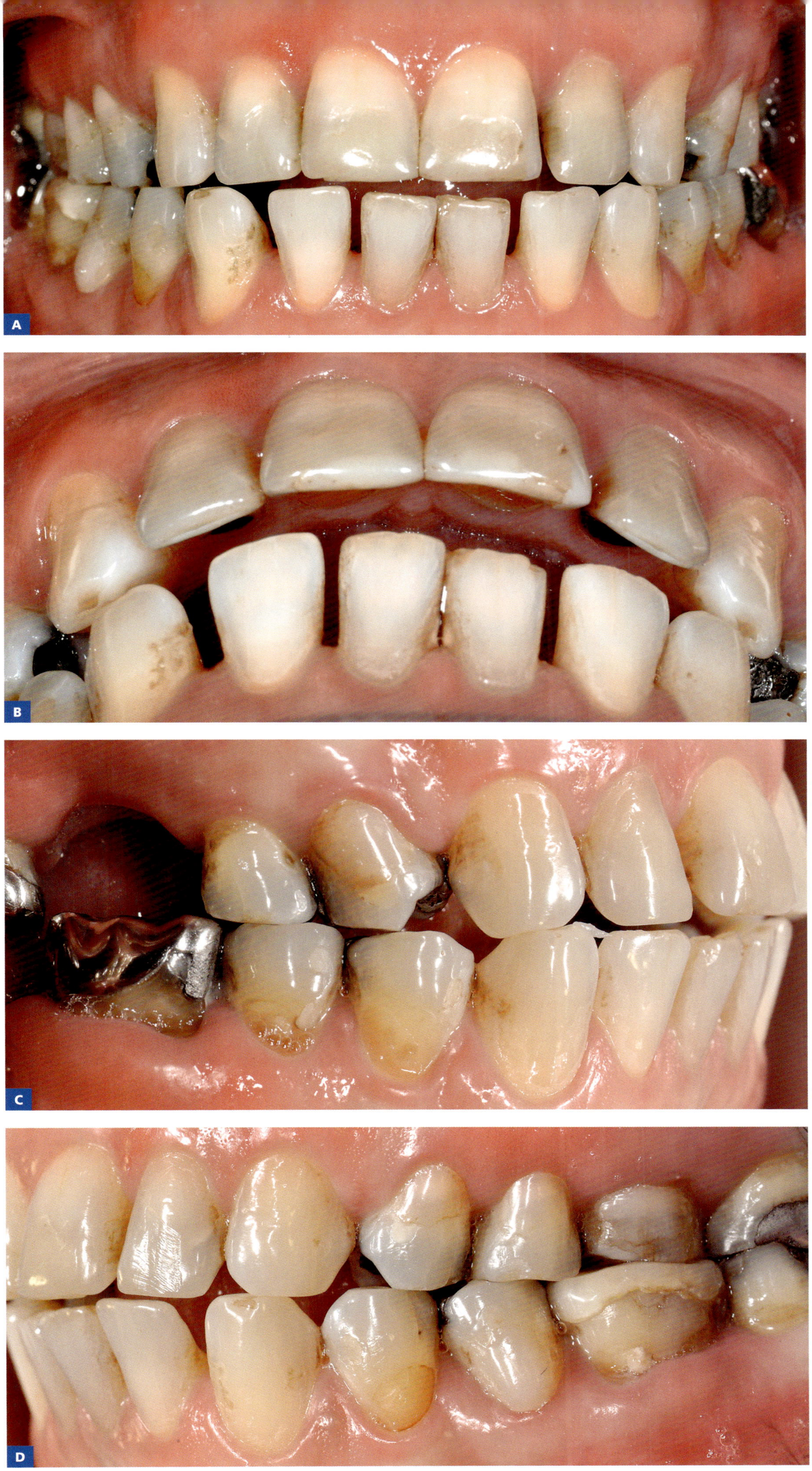

Figuras 6.7 – (A a D) Aspectos pré-tratamento.

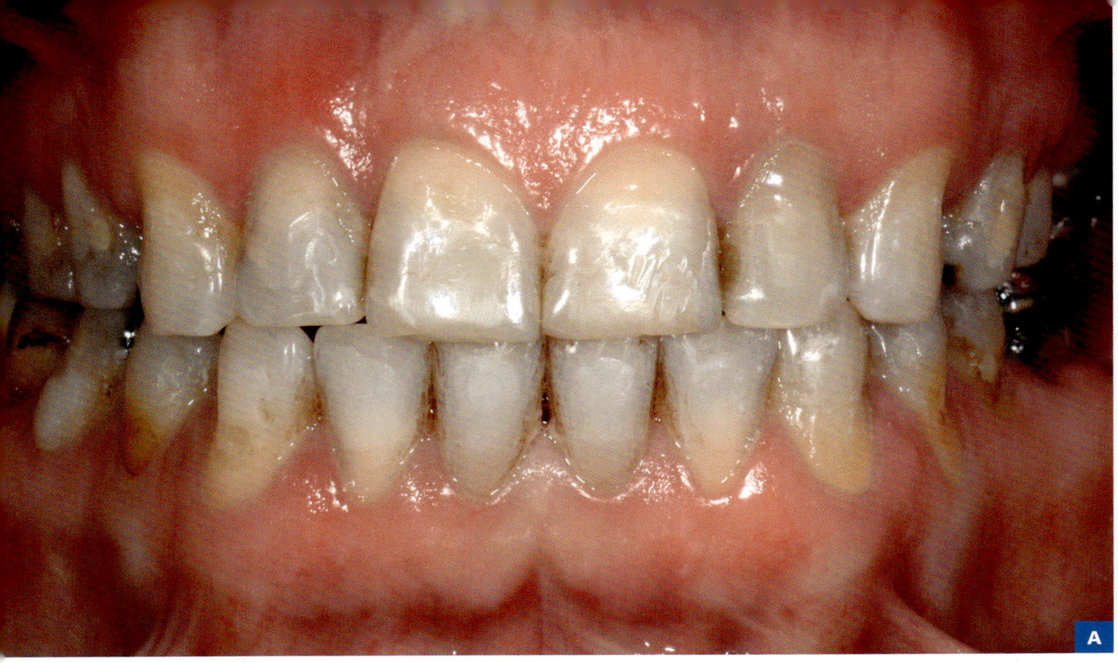

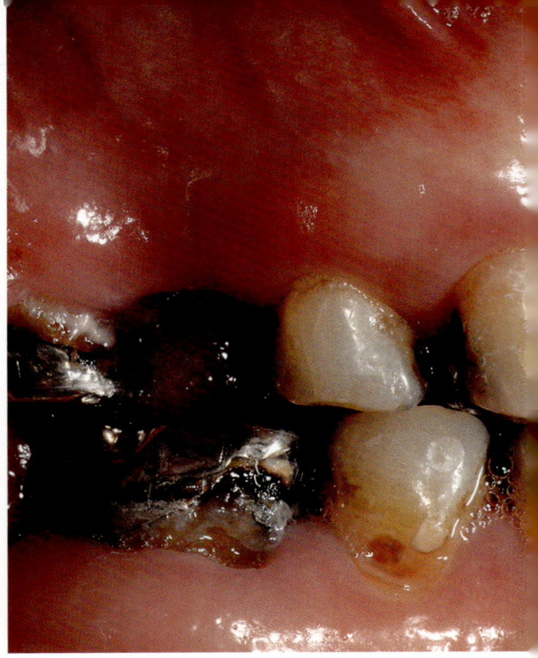

Figuras 6.8 – (A a **C)** Posições dentárias melhoradas após 1 ano de tratamento ortodôntico.

Figuras 6.9 – (A e **B)** Preparo dentário inicial nos incisivos central e lateral esquerdo. A natureza conservadora do preparo pode ser apreciada quando os dentes preparados são comparados aos incisivos central e lateral direito intactos.

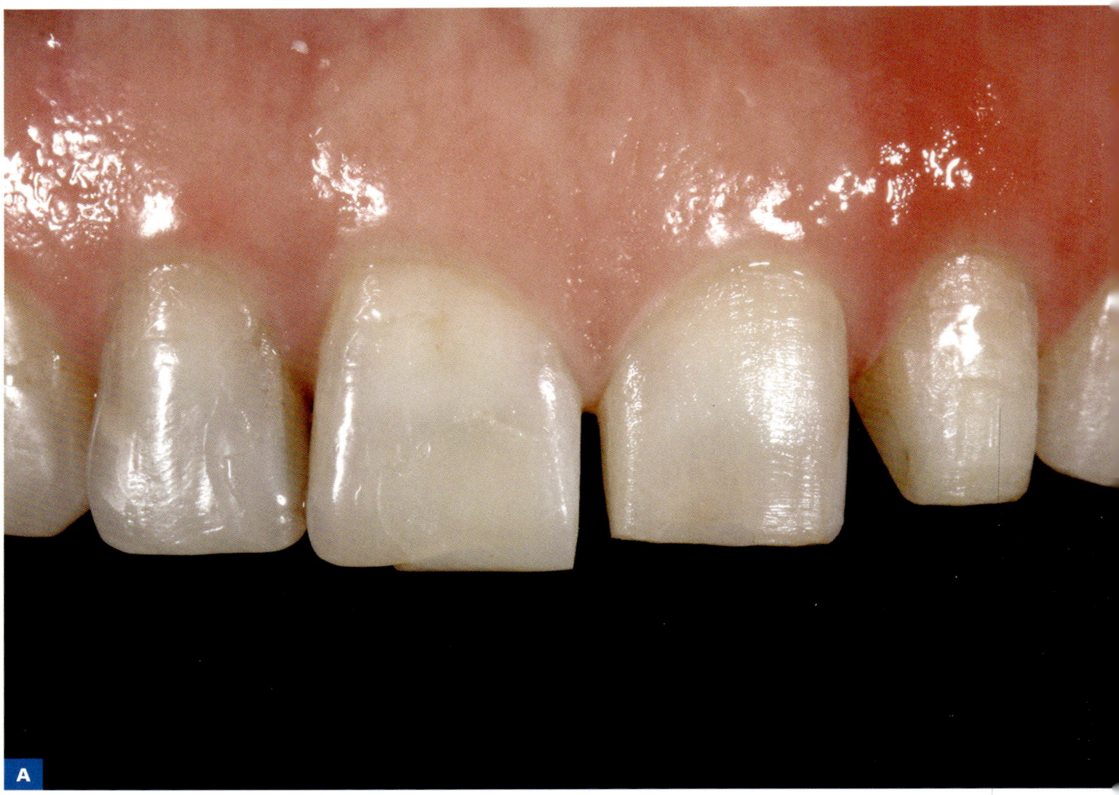

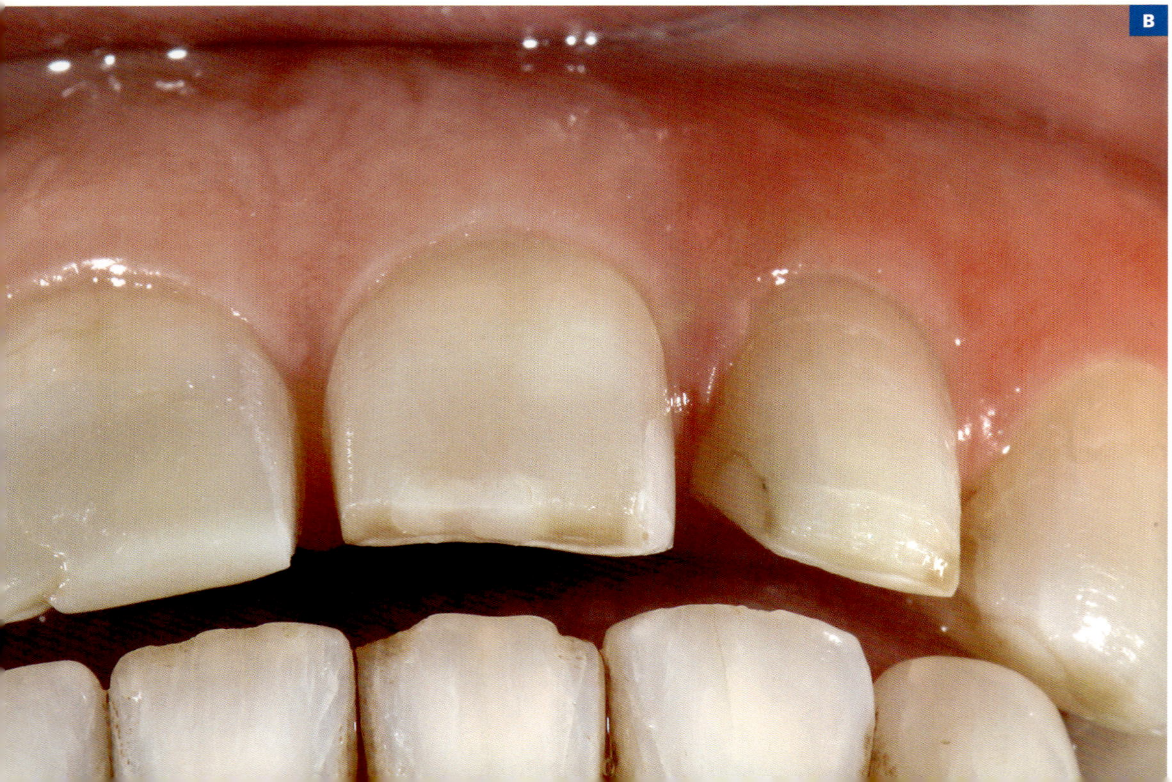

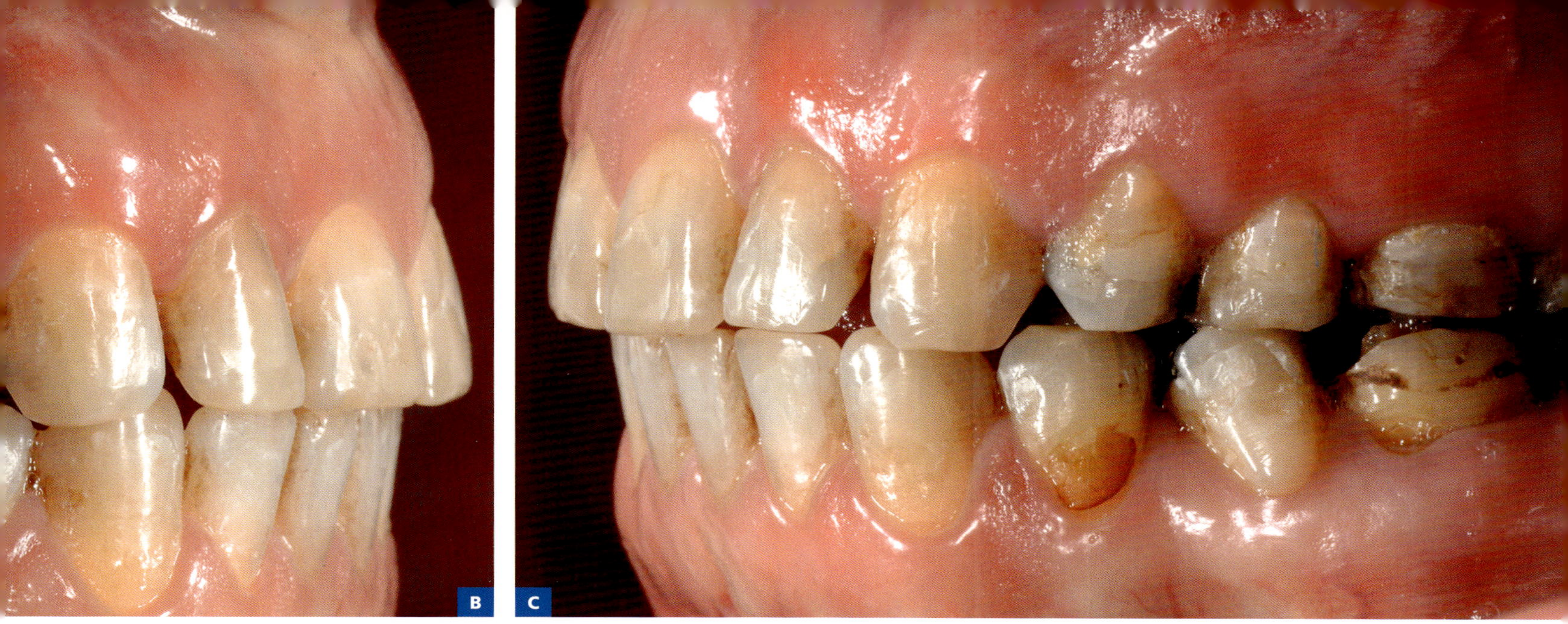

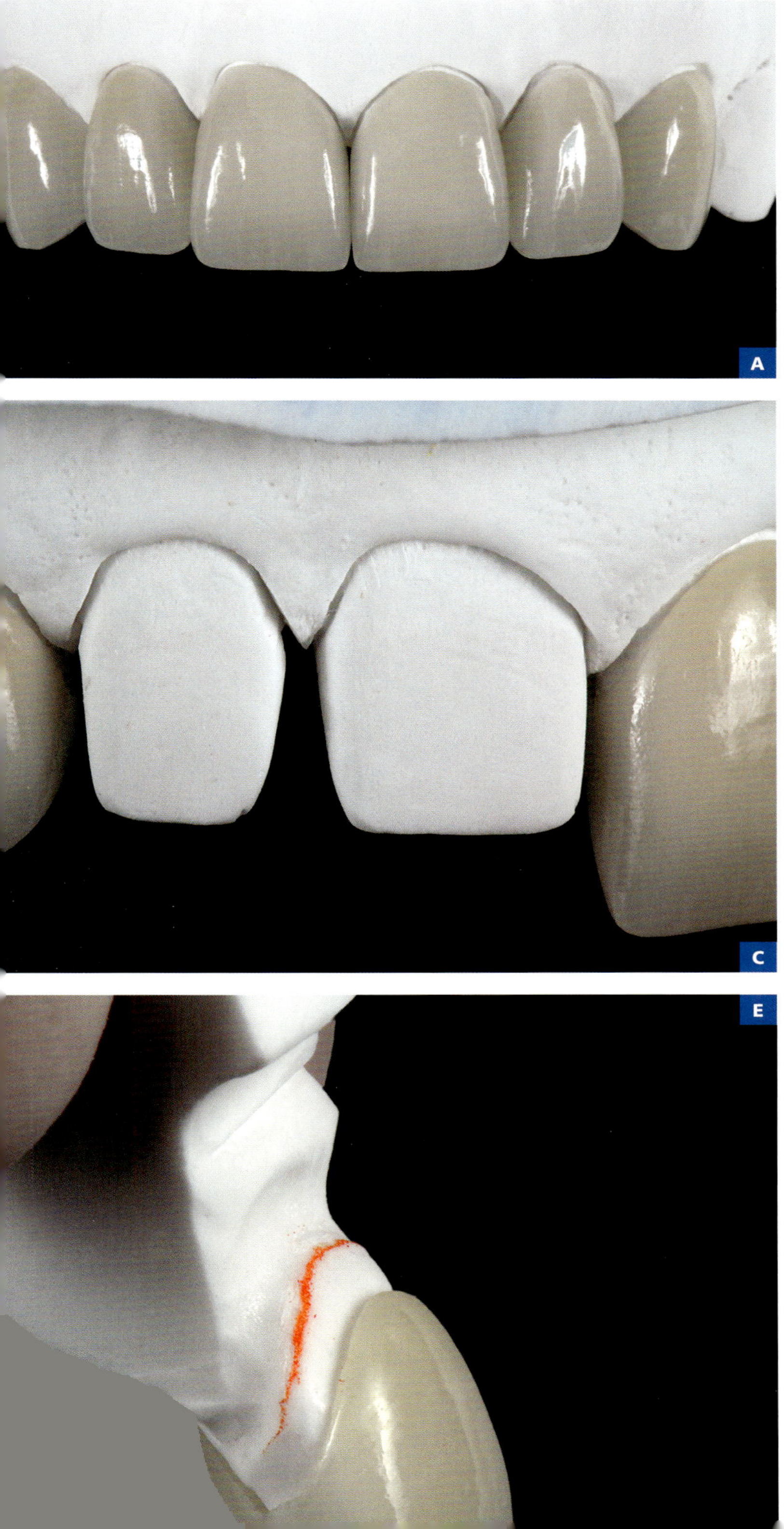

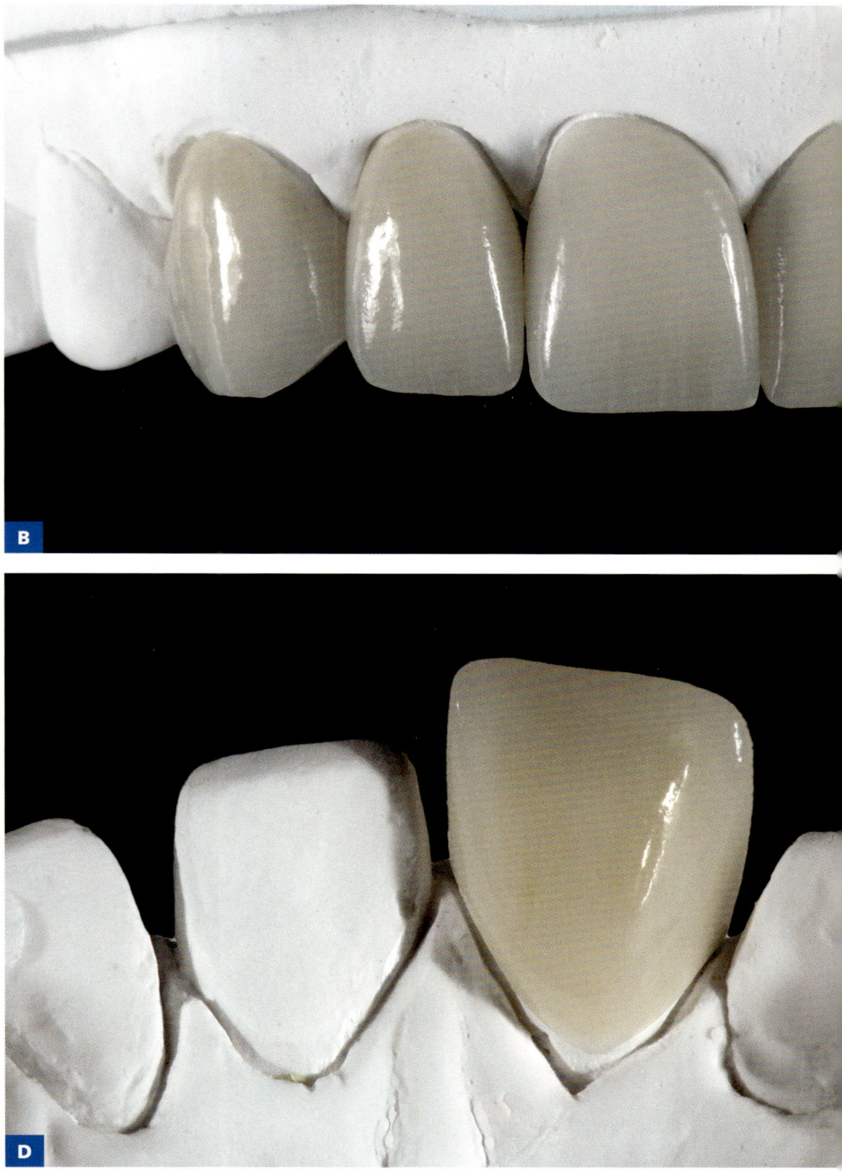

Figuras 6.10 – (A e B) Coroas tipo *full veneer* no modelo de gesso. **(C e D)** Modelos-mestre mostrando a ausência de ombro como linha de término, mesmo na área palatina. **(E)** FV posicionada no modelo. É possível visualizar a linha do término biselada, maximizando assim a preservação dentária.

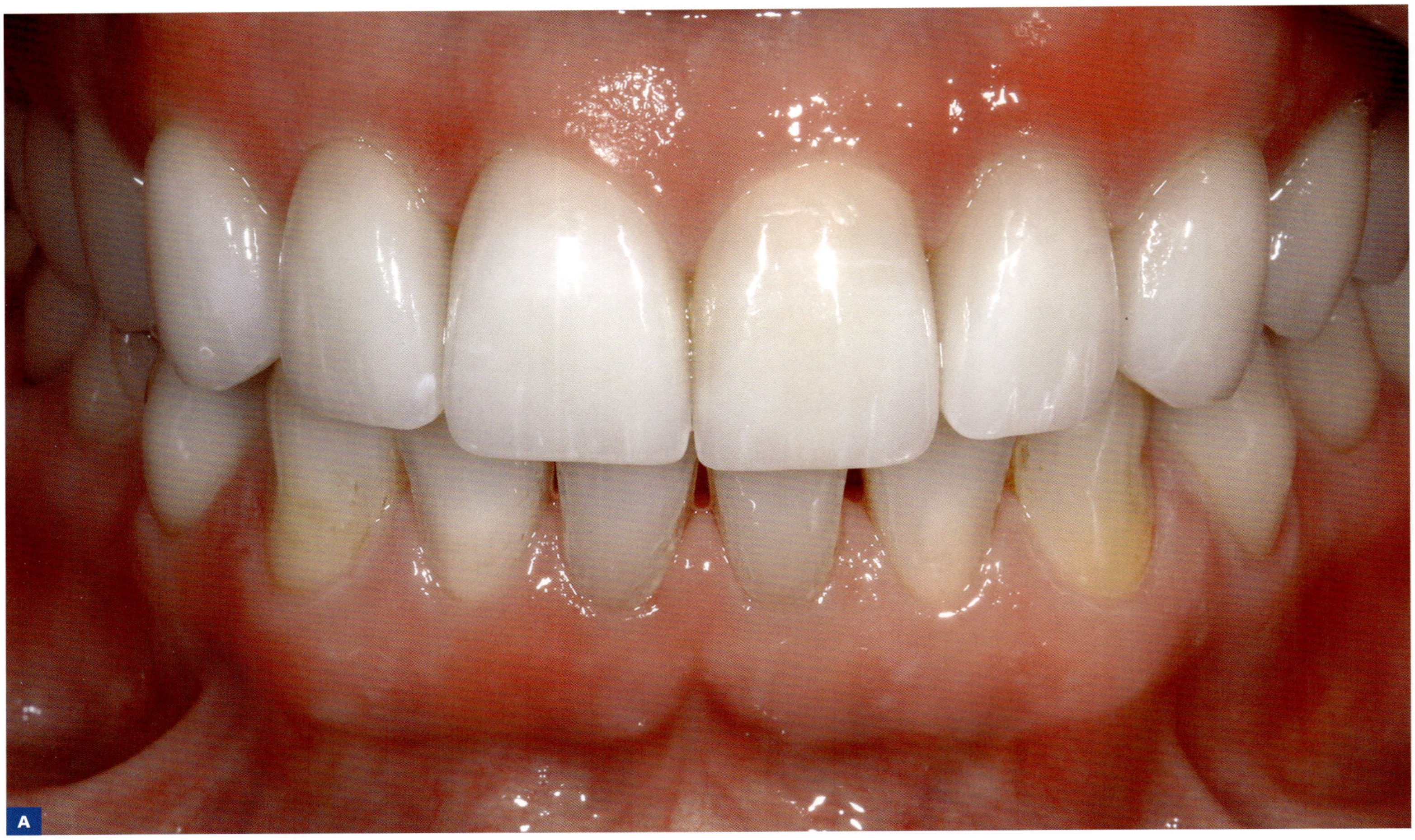

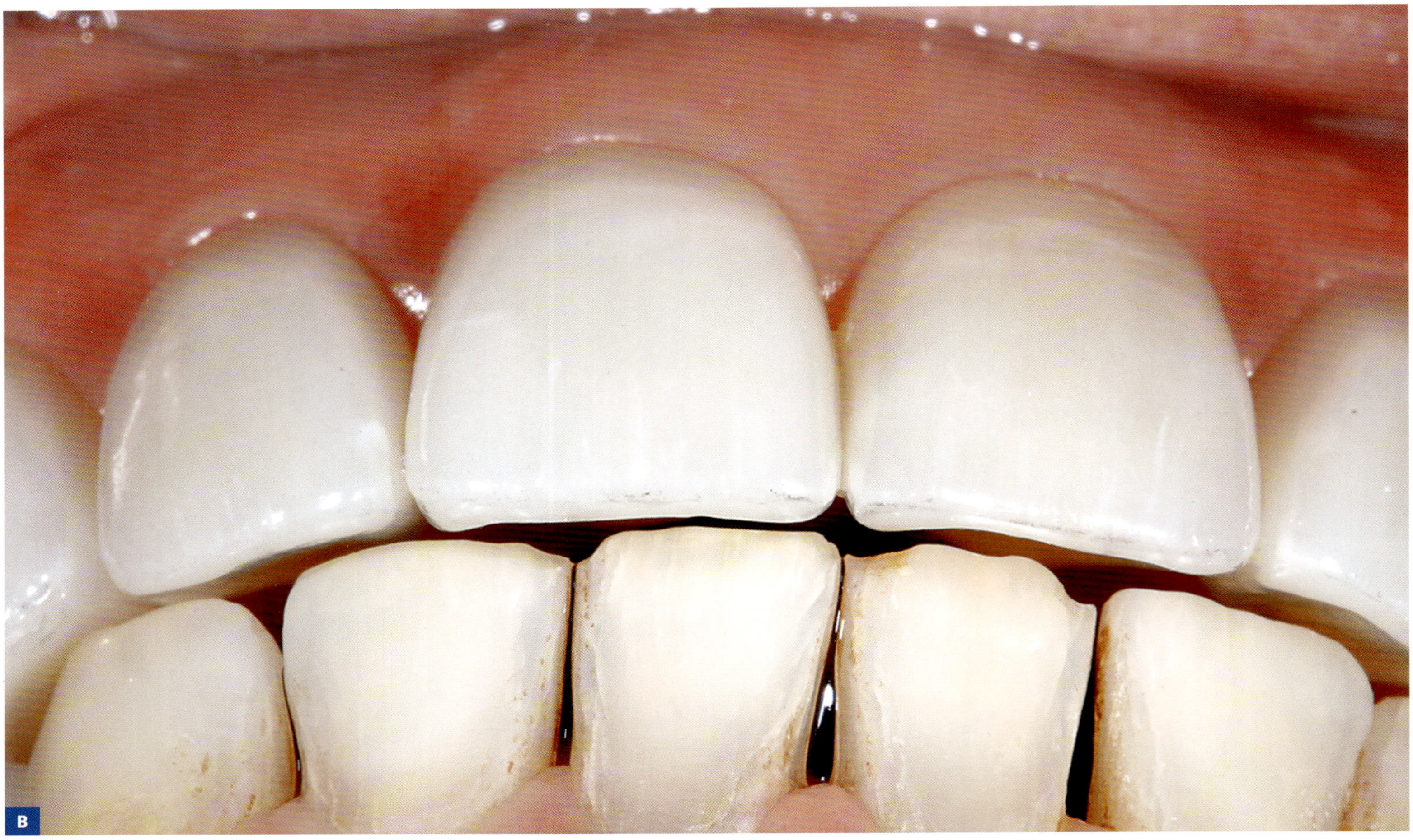

Figuras 6.11 – (A) FVs na região anterior da maxila. **(B)** A discreta mordida aberta deve ser fechada posteriormente com o uso de laminados mandibulares.

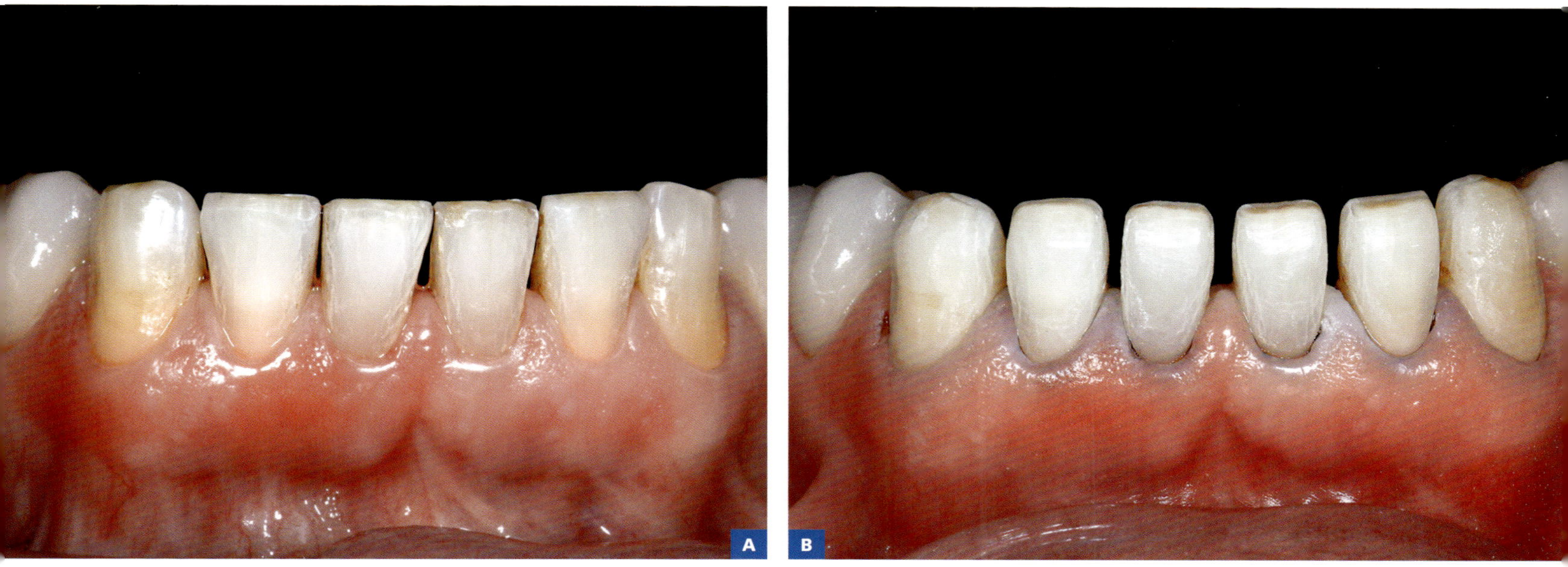

Figuras 6.12 – (A) Aspecto pré-tratamento dos dentes inferiores. **(B)** Preparo final dos dentes anteriores superiores.

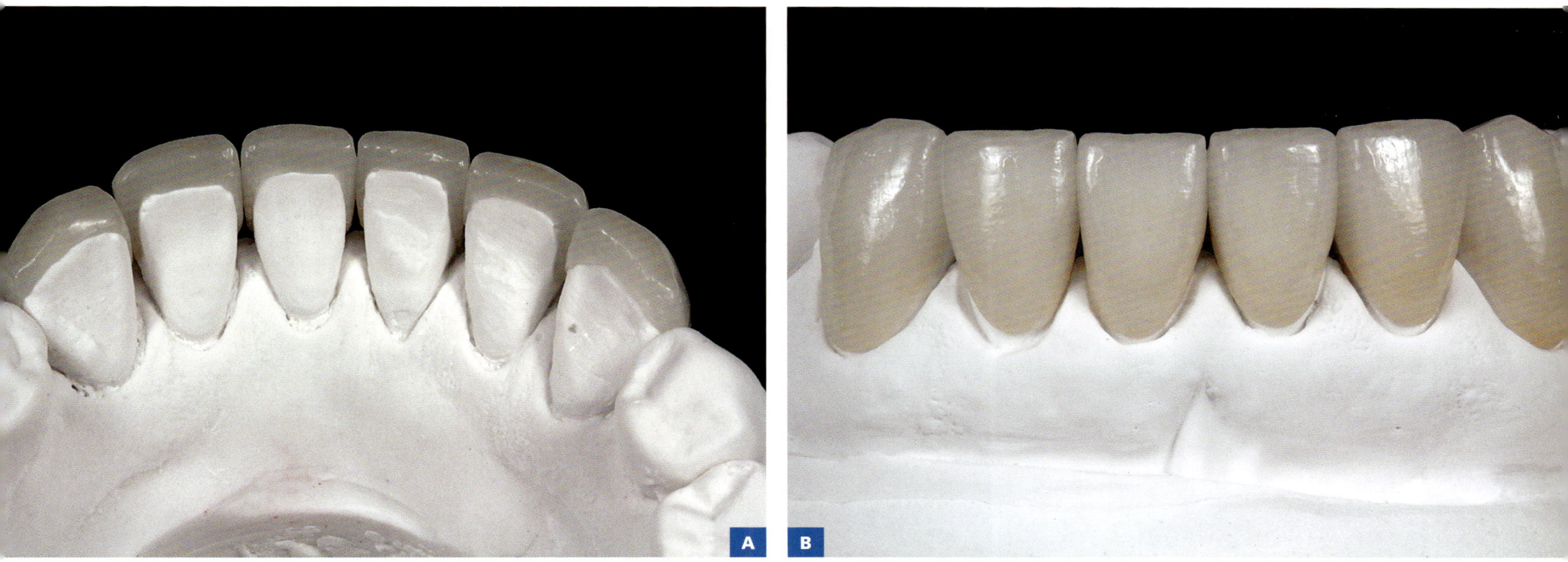

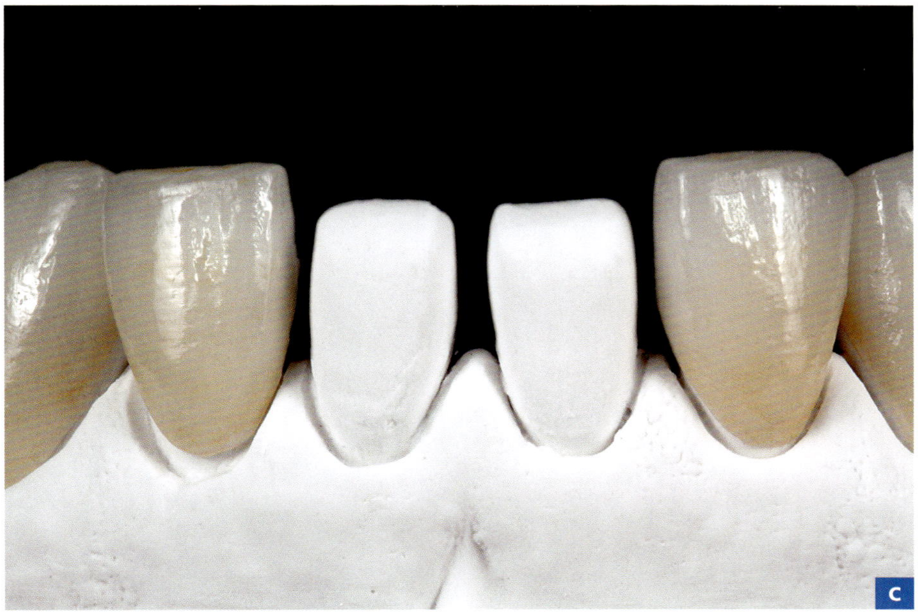

Figuras 6.13 – (A e **B)** LC no modelo-mestre. **(C)** Detalhe do modelo-mestre sem as peças nos incisivos centrais.

O desenho das restaurações foi avaliado no modelo-mestre (Figs. 6.14a a c). O tecido gengival saudável visto na figura 6.15 foi obtido com restaurações provisórias desenhadas e executadas com cuidado. Os laminados foram cimentados individualmente (Figs. 6.16a a c).

Observe que mesmo usando um preparo conservador restrito ao esmalte e sem ombro, é importante fazer a moldagem com fio afastador. O afastamento leve dos tecidos gengivais auxilia no fornecimento de um perfil de emergência adequado para as peças (Figs. 6.17a a c). Esta abordagem permite a manutenção do padrão oclusal obtido durante a fase ortodôntica. A região mandibular anterior foi a última a ser finalizada. As figuras 6.18a a c mostram os resultados finais. Uma placa protetora de resina acrílica foi ajustada e entregue ao paciente após o tratamento.

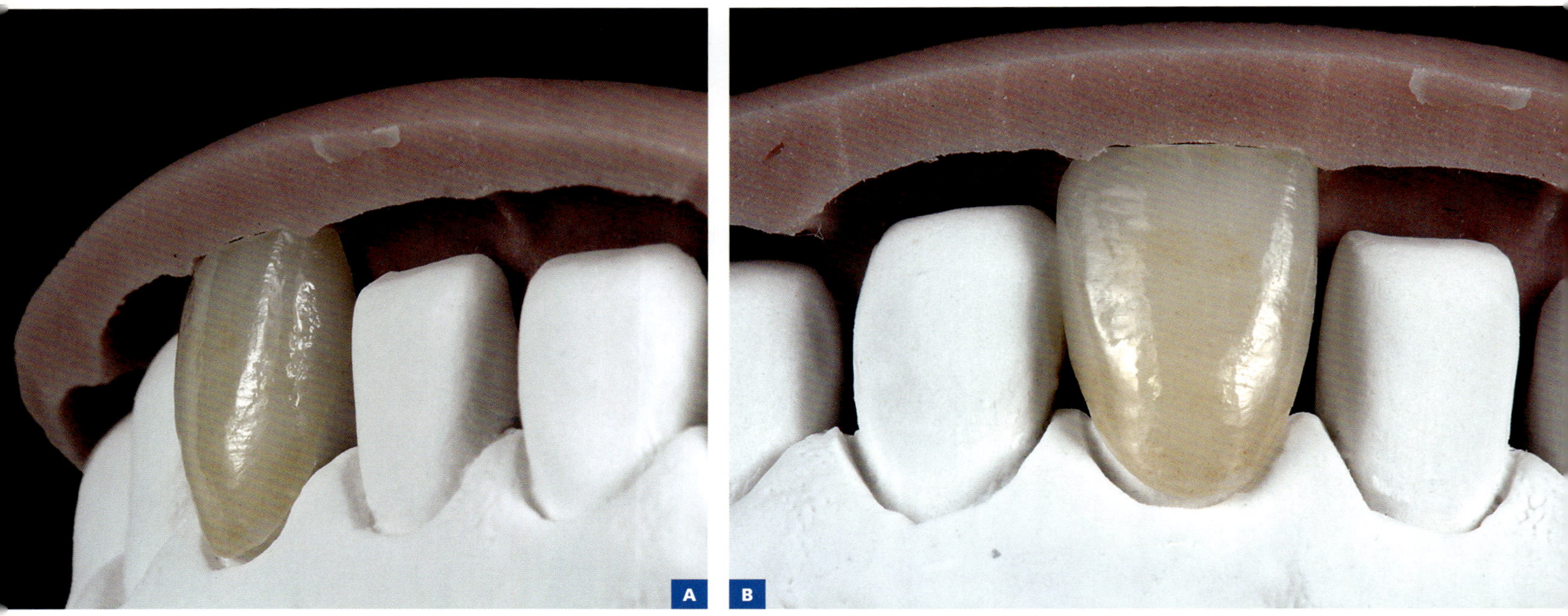

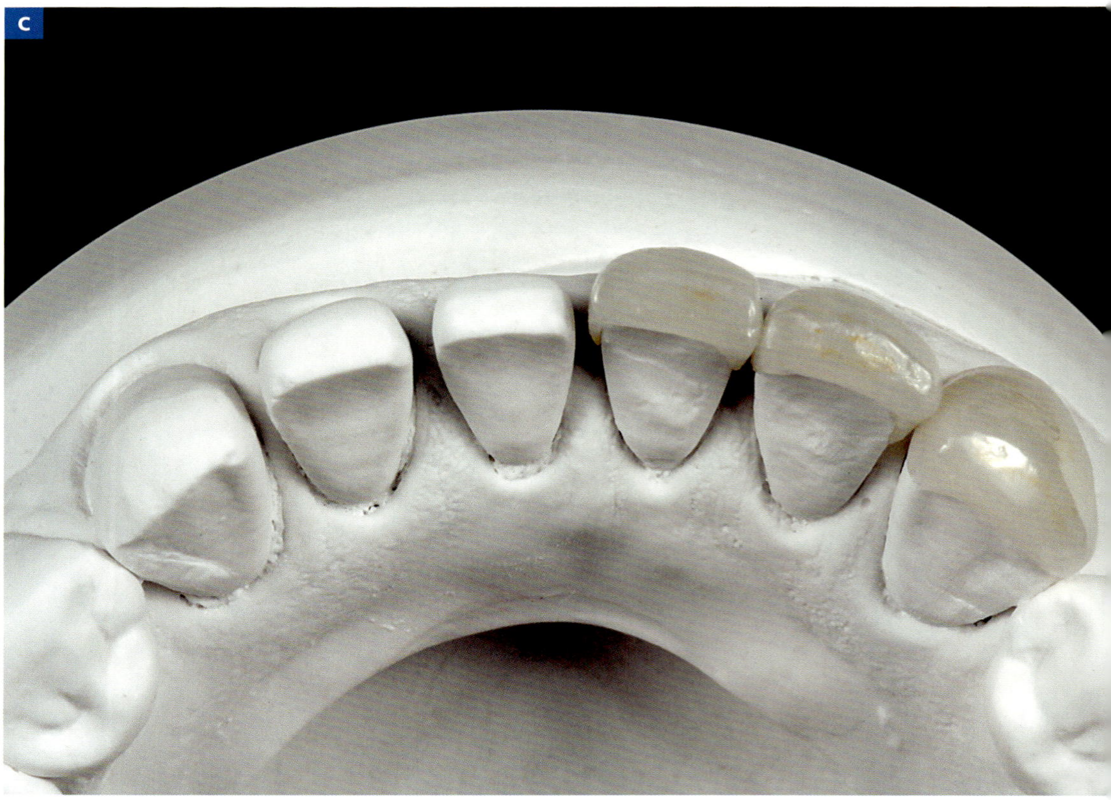

Figuras 6.14 – (A e B) LC no modelo-mestre para comparação com o desenho do preparo nos dentes adjacentes. **(C)** LC no incisivo central, incisivo lateral e canino direito.

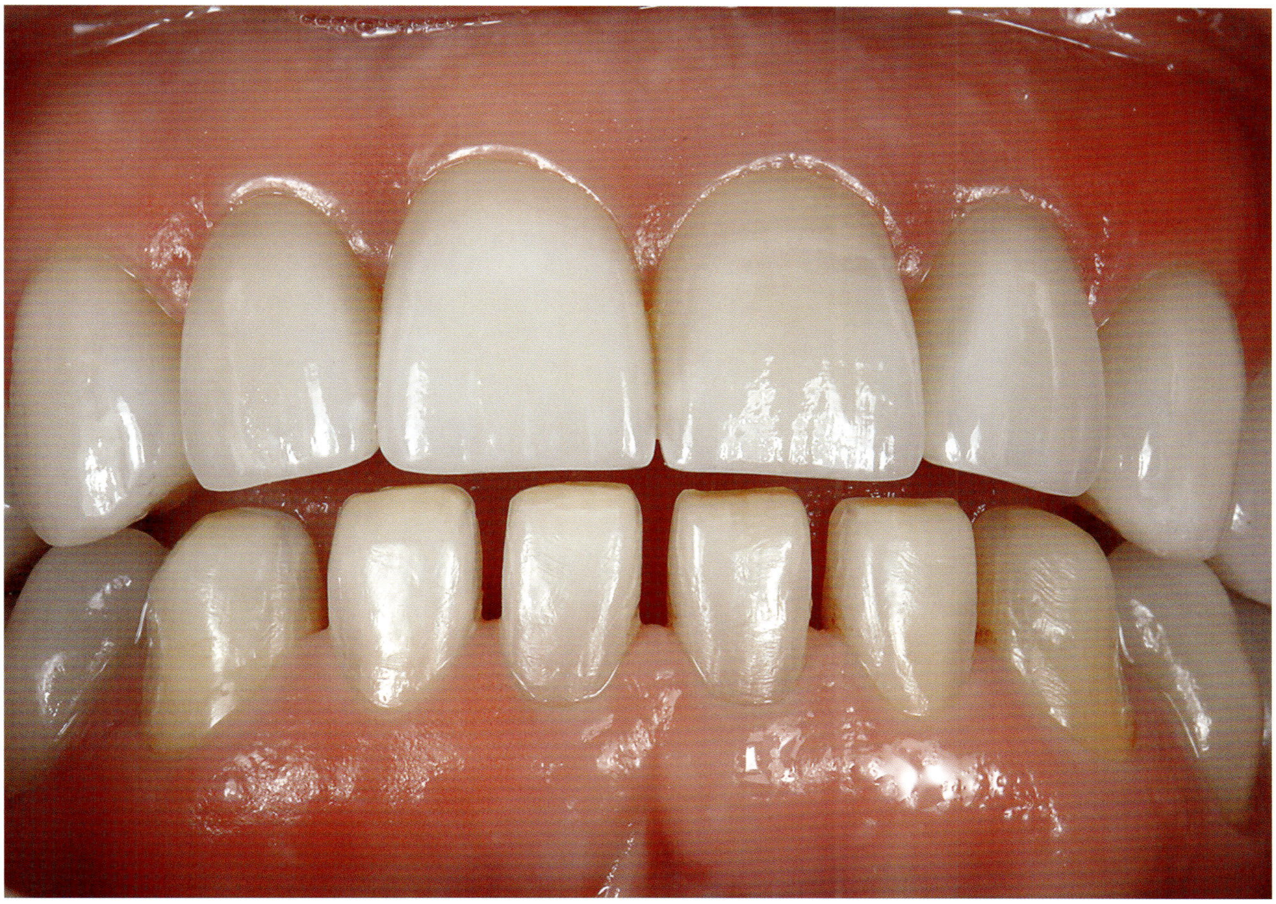

Figura 6.15 – Preparo dos dentes anteriores inferiores e remoção das restaurações provisórias após a cimentação definitiva.

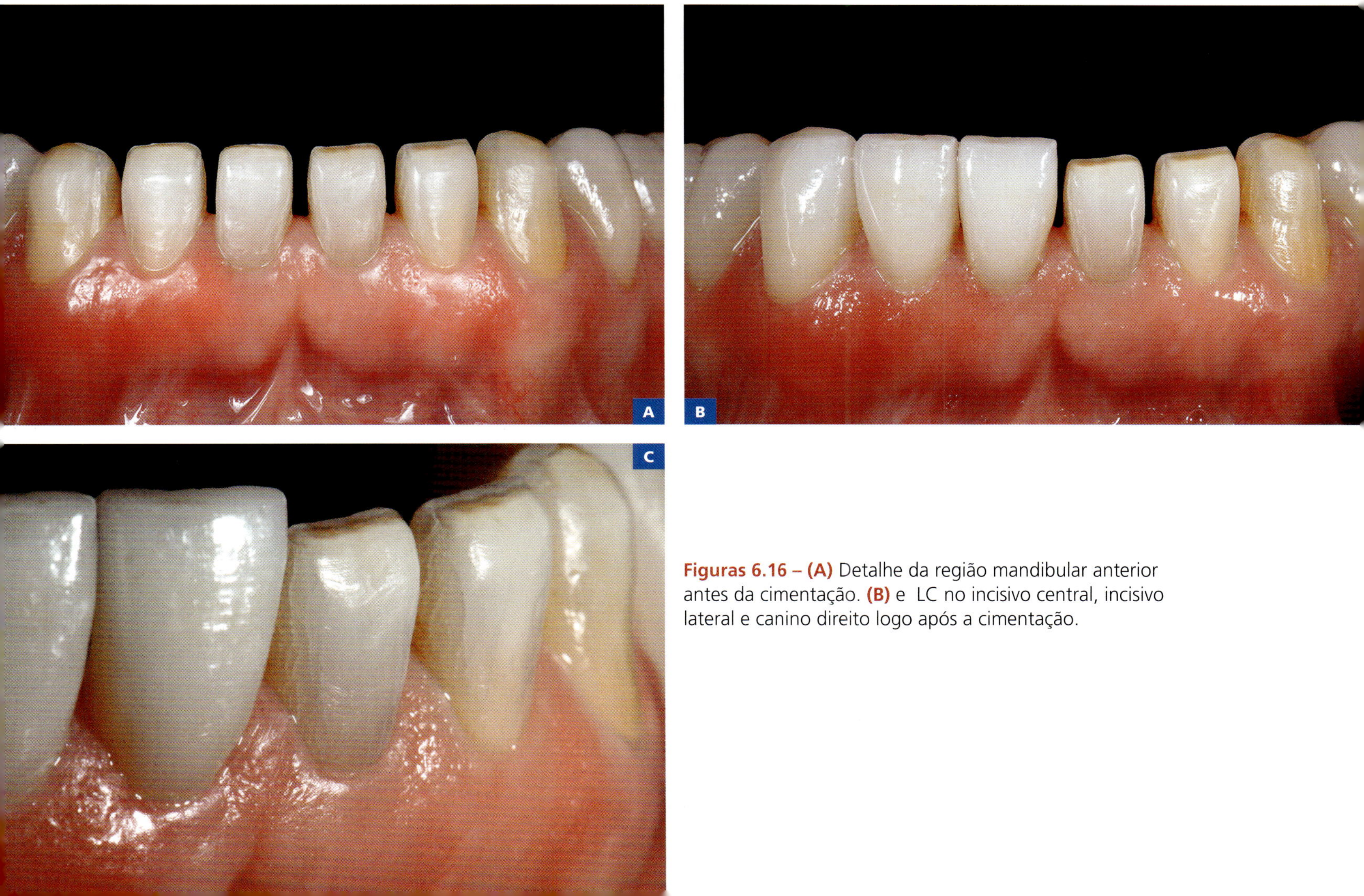

Figuras 6.16 – (A) Detalhe da região mandibular anterior antes da cimentação. (B) e LC no incisivo central, incisivo lateral e canino direito logo após a cimentação.

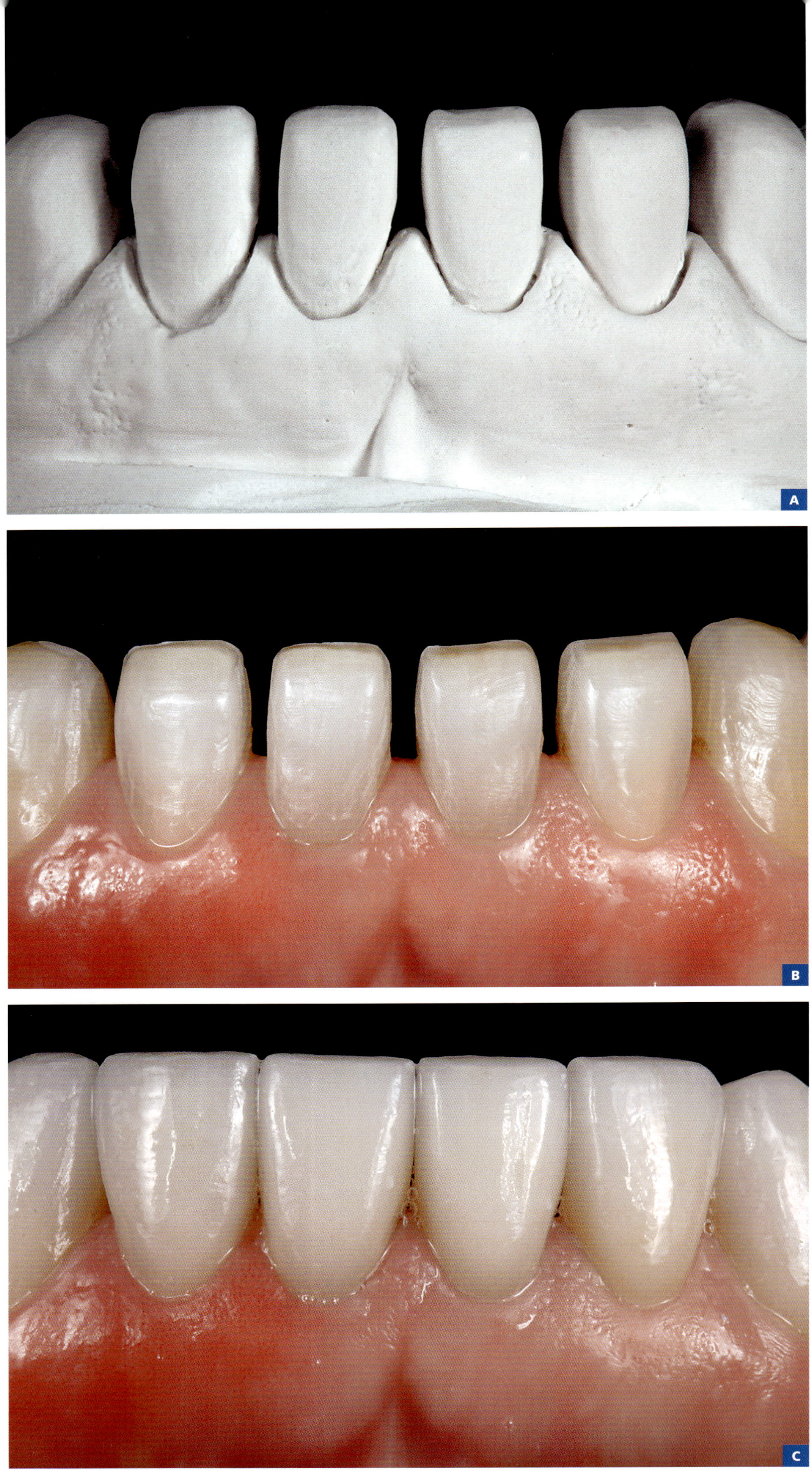

Figuras 6.17 – (A a **C)** Detalhes do modelo-mestre, preparos dentários e resultado final.

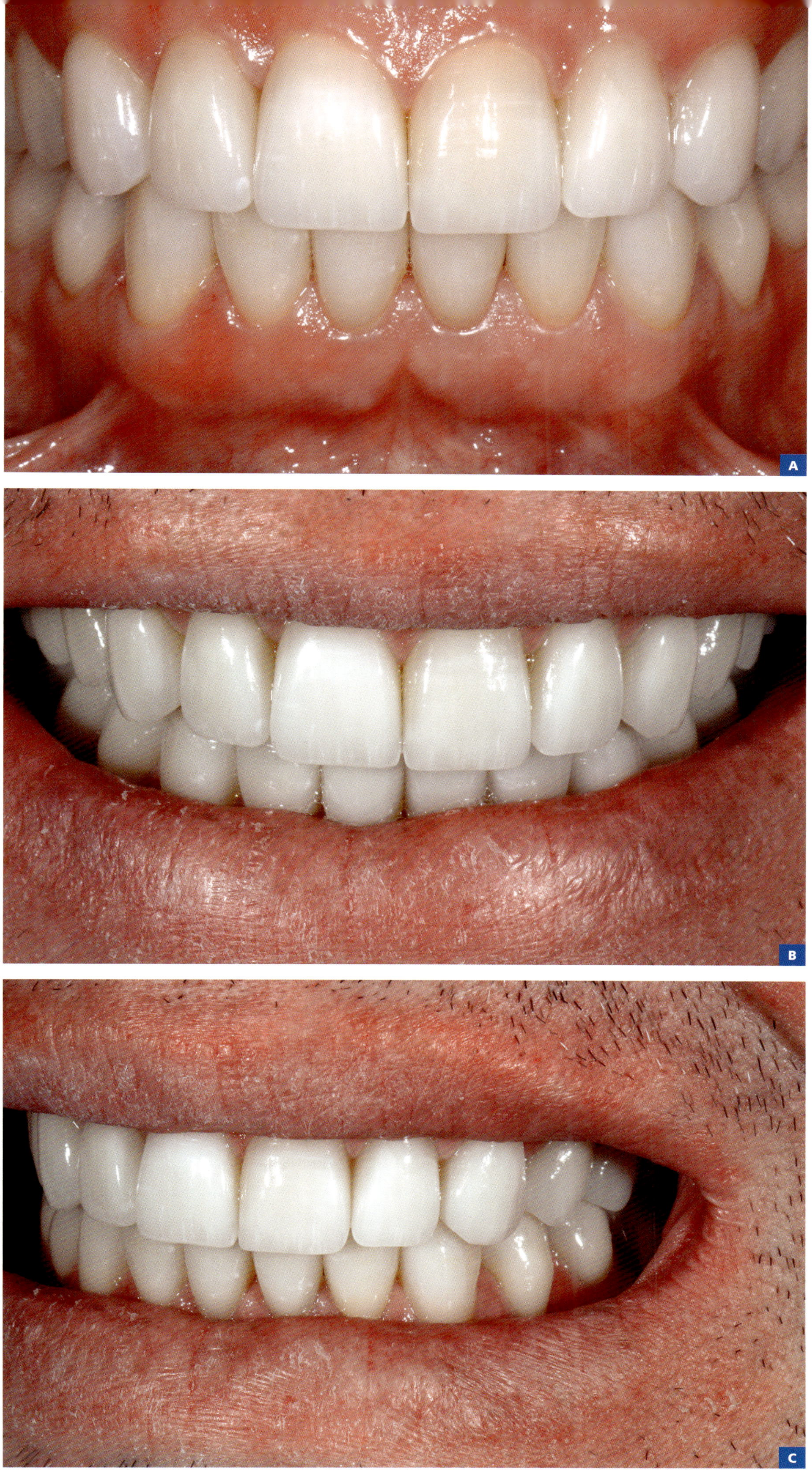

Figuras 6.18 – (A a C) Resultado final após três meses de cimentação dos LCs mandibulares.

SEQUÊNCIA CLÍNICA 3

Pacientes que apresentam erosão dentária são cada vez mais comuns na prática clínica e desencadearam uma nova era de discussão sobre esta patologia.[32] Em alguns casos, a erosão inicial é restrita à dentição anterior, causando apenas problemas estéticos. A ausência dos incisivos durante os movimentos protrusivos e guia canino nos movimentos em lateralidade pode gerar a degradação inicial nestes dentes. Um diagnóstico preciso antes da erosão avançada dos dentes posteriores facilita uma reabilitação oral mais conservadora, como no caso seguinte.

Relato de Caso

Um homem de 55 anos de idade solicitou um tratamento restaurador estético. Sua queixa principal era o sorriso *envelhecido* (Figs. 6.19a a c). Ele não relatou dor nos músculos da face ou na articulação temporomandibular. Quando era jovem, recebeu tratamento ortodôntico e os quatro primeiros pré-molares foram extraídos. O paciente relatou dificuldades para mastigar na região anterior e impacção alimentar na região mandibular.

O exame clínico mostrou erosão dentária e desgaste limitado à dentição anterior (Figs. 6.19d a f), provavelmente devido à ausência de guia canino anterior (Figs. 6.20a e b). Todos os dentes possuíam vitalidade, exceto o primeiro molar inferior direito. A análise estética quase não mostrou exposição dos incisivos superiores. Mesmo sem sinais severos de perda da DVO, a análise facial mostrou aspecto envelhecido no sorriso do paciente.

Na primeira consulta fotografias digitais, radiografias, moldagens totais em PVS e um registro com o arco facial foram realizados. Após um plano de tratamento cuidadoso, o tratamento proposto envolveu uma reabilitação na arcada maxilar e a substituição das restaurações posteriores mandibulares. O diastema entre os caninos inferiores e os segundos pré-molares seriam fechados com LCs parciais de forma conservadora.

Os modelos maxilar e mandibular foram montados em posição de máxima intercuspidação em um articulador semi-ajustável. Um enceramento aditivo em toda a maxila foi realizado (Figs. 6.21a e b), aumentando a DVO através do análise e aumento estético dos dentes anteriores superiores.[19] A DVO aumentada foi essencial na execução deste casos com restaurações minimamente invasivas. A mordida do paciente era tão profunda (veja a Fig. 6.19e) que não haveria espaço para o material restaurador sem a alteração da DVO. Com base no enceramento inicial e na DVO modificada, uma simulação intrabucal (*mock-up*) foi realizada para validar o desenho estético (Fig. 6.22). Após a aprovação do paciente e do clínico, a simulação foi removida da boca do paciente. Em função da DVO modificada e da história dentária do paciente, uma placa oclusal com a DVO aumentada foi fabricada (Figs. 6.23a a c). O paciente foi instruído para usar esta placa pelo maior tempo possível por alguns meses, removendo-a apenas durante as refeições. Na finalização deste estágio, o paciente não relatou desconforto ou dor; assim, uma reconstrução com resina composta direta similar à placa oclusal foi conduzida conforme o enceramento inicial. Uma vez selecionado o novo desenho oclusal e a placa validada pela simulação, o próximo passo foi a confecção de provisórias cimentadas adesivamente por meio da técnica similar à descrita por Vailati e Belser.[20] As figuras 6.24a a e ilustram este procedimento; entretanto, observe que estas imagens são de um caso diferente porém com a mesma técnica.

Com base no enceramento inicial, o técnico produziu três matrizes de silicone transparente (Elite Transparent, Zhermack, BadiaPolesine, Itália) num modelo duplicado do enceramento (Figs. 6.24a e b). As matrizes seriam usadas para transferir o novo desenho oclusal à boca do paciente.

Após a abrasão e o condicionamento ácido, o clínico carregou cada matriz com resina composta híbrida fotoativada, previamente aquecida para facilitar sua inserção. Um fotopolimerizador foi usado no modo alta potência para polimerizar a resina composta (Figs. 6.24c a e). Desta forma, numa única consulta, todas as superfícies oclusais posteriores e os dentes anteriores foram restaurados adesivamente

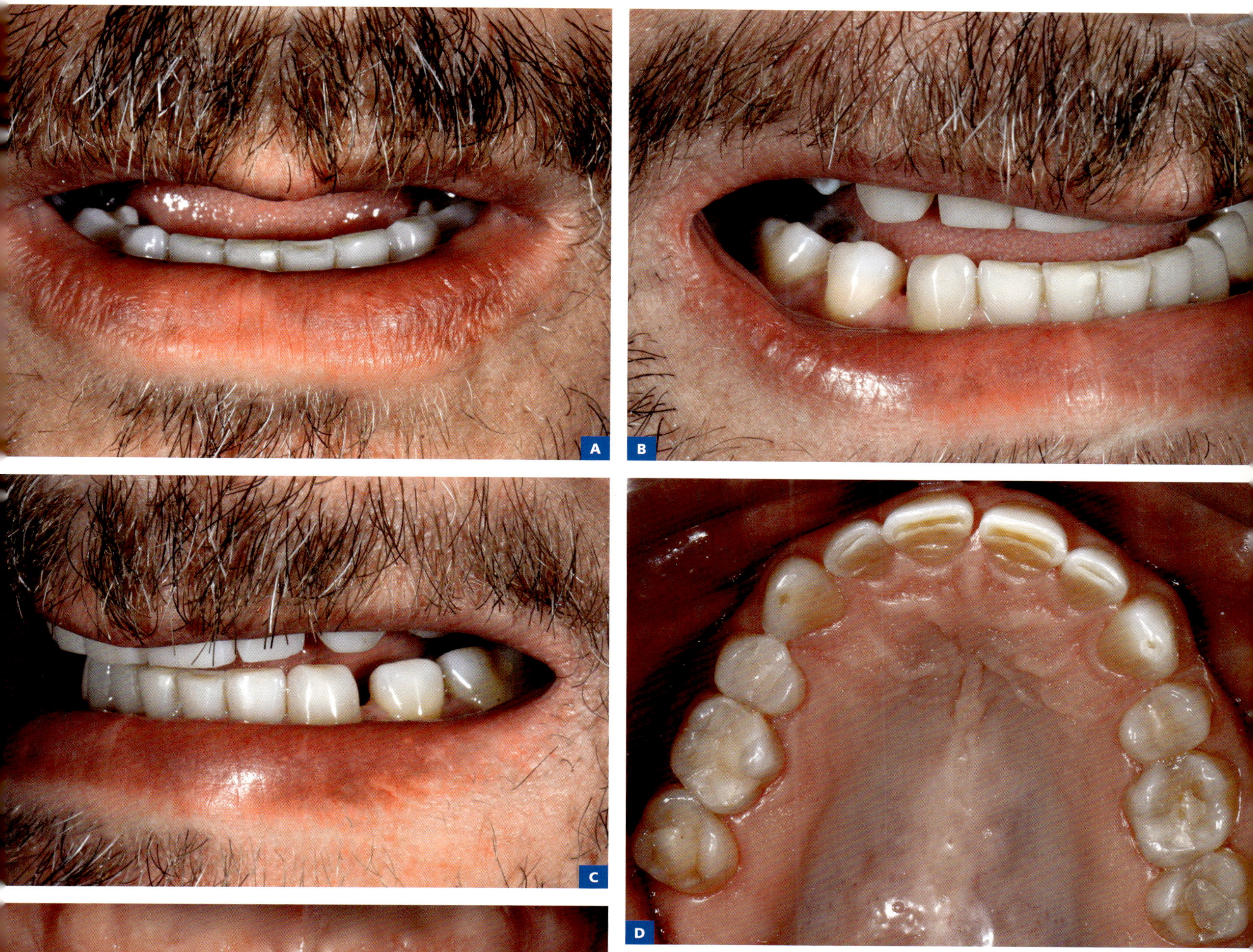

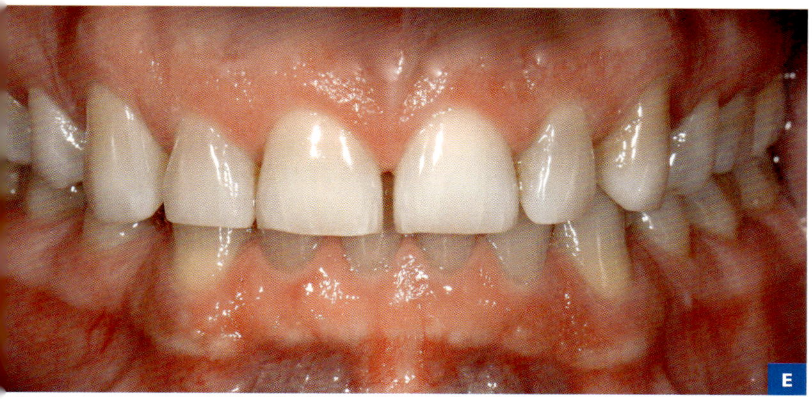

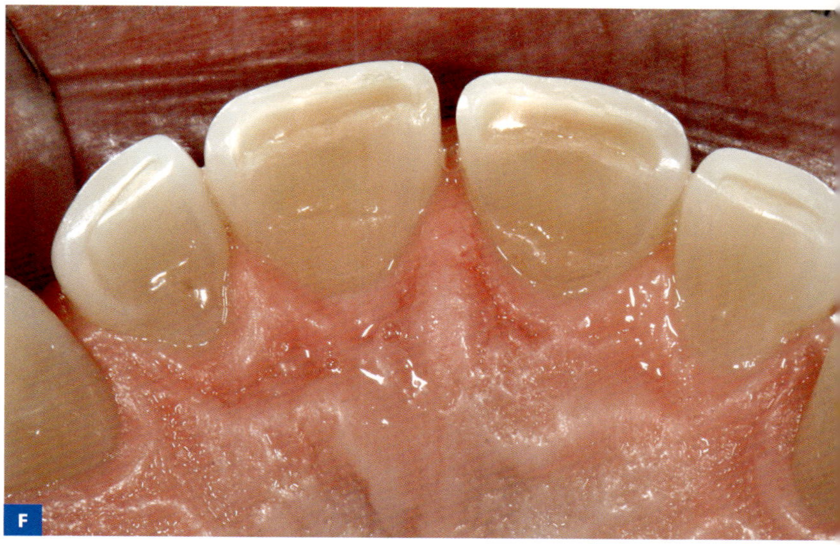

Figuras 6.19 – (A a C) Vistas extrabucais pré-tratamento. **(D)** Vista oclusal pré-tratamento. Observe a dentição quase intacta. **(E)** Vista intrabucal mostrando a mordida profunda do paciente e a presença de um diastema. **(F)** Vista palatina dos dentes anteriores mostrando a erosão e o desgaste dentário.

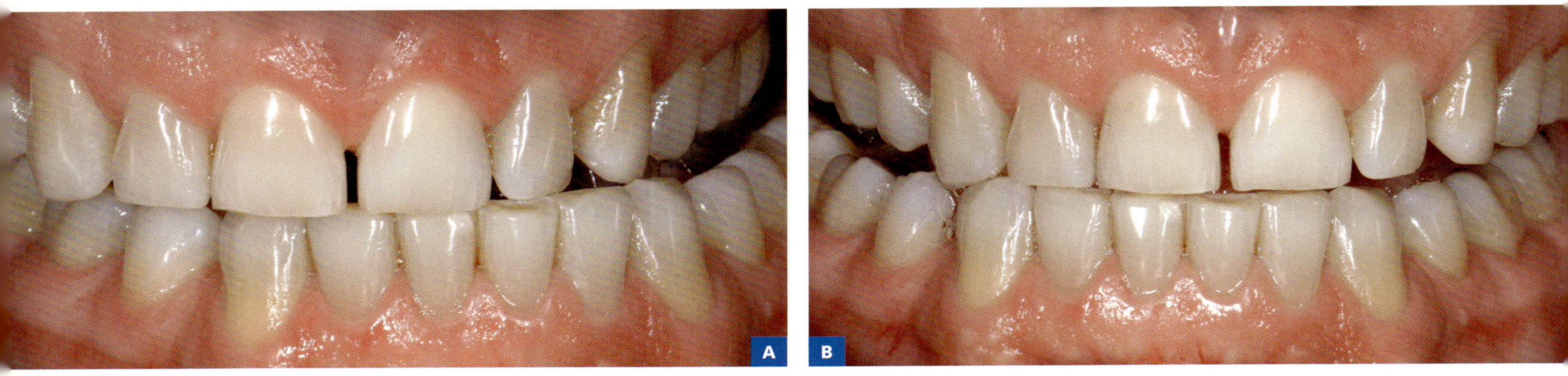

Figuras 6.20 – (A e **B)** Oclusão pré-tratamento nos movimentos laterais.

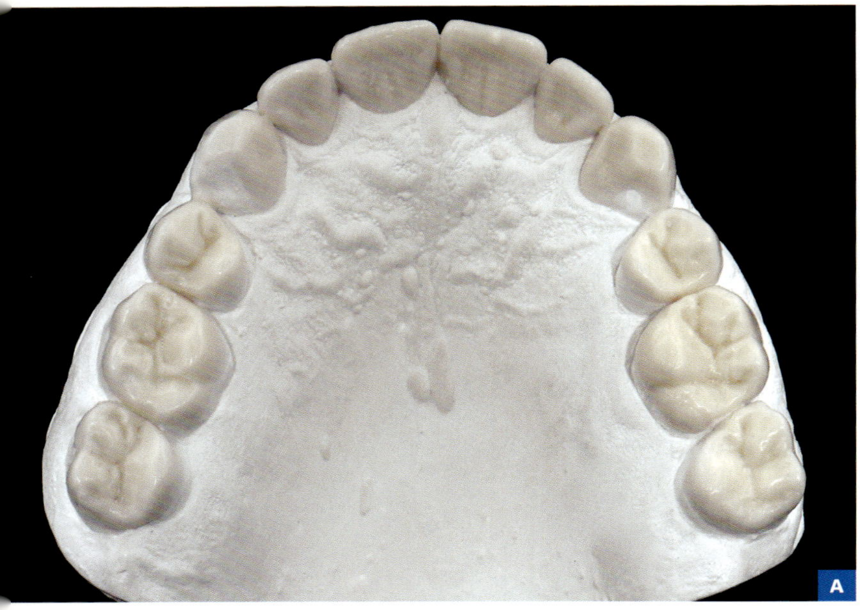

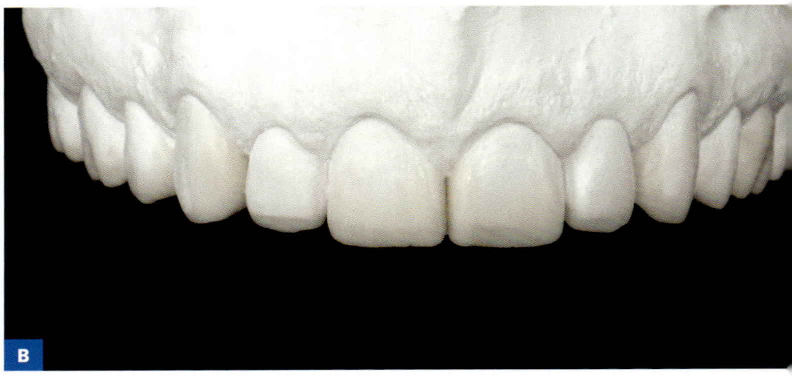

Figuras 6.21 – (A e **B)** Enceramento aditivo.

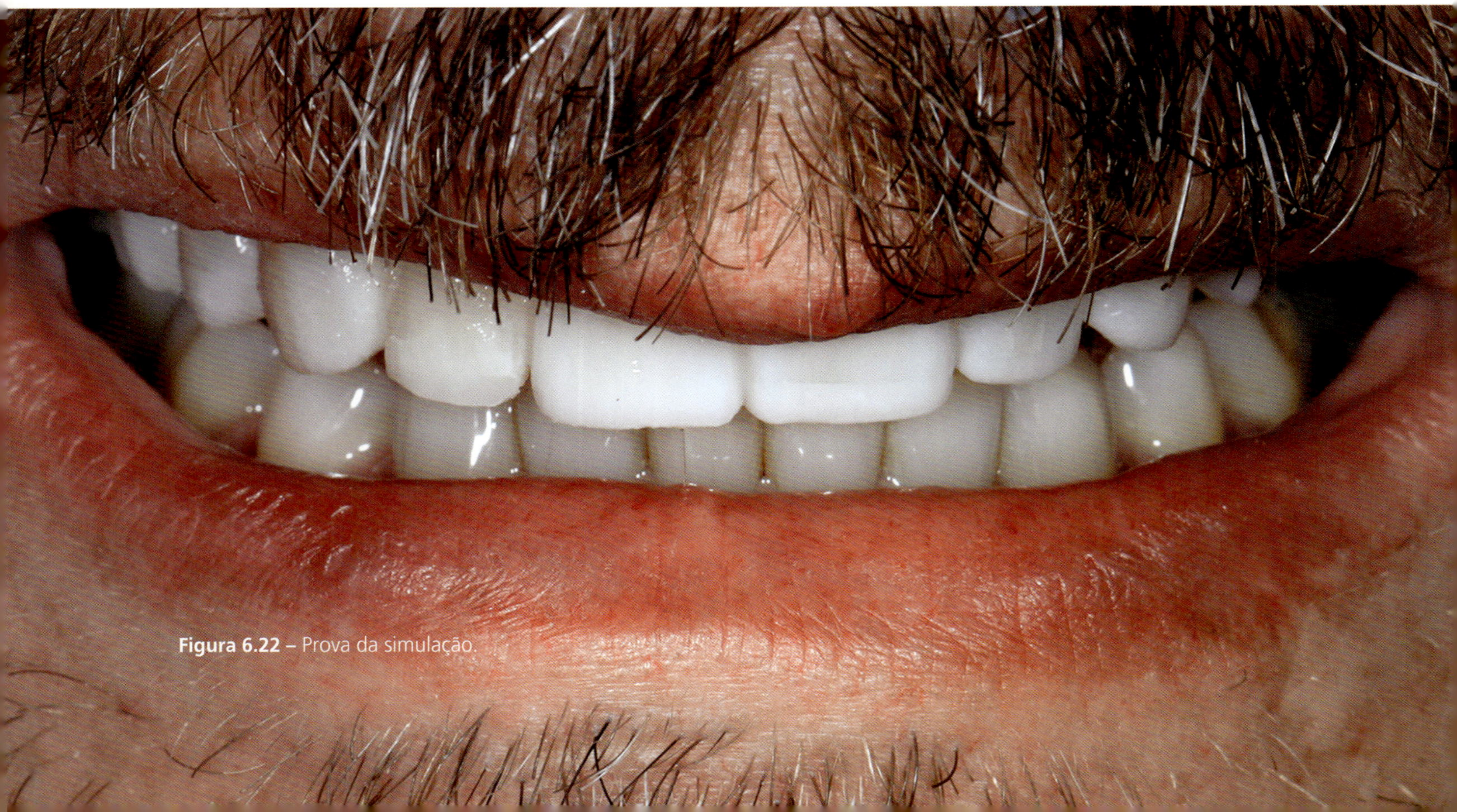

Figura 6.22 – Prova da simulação.

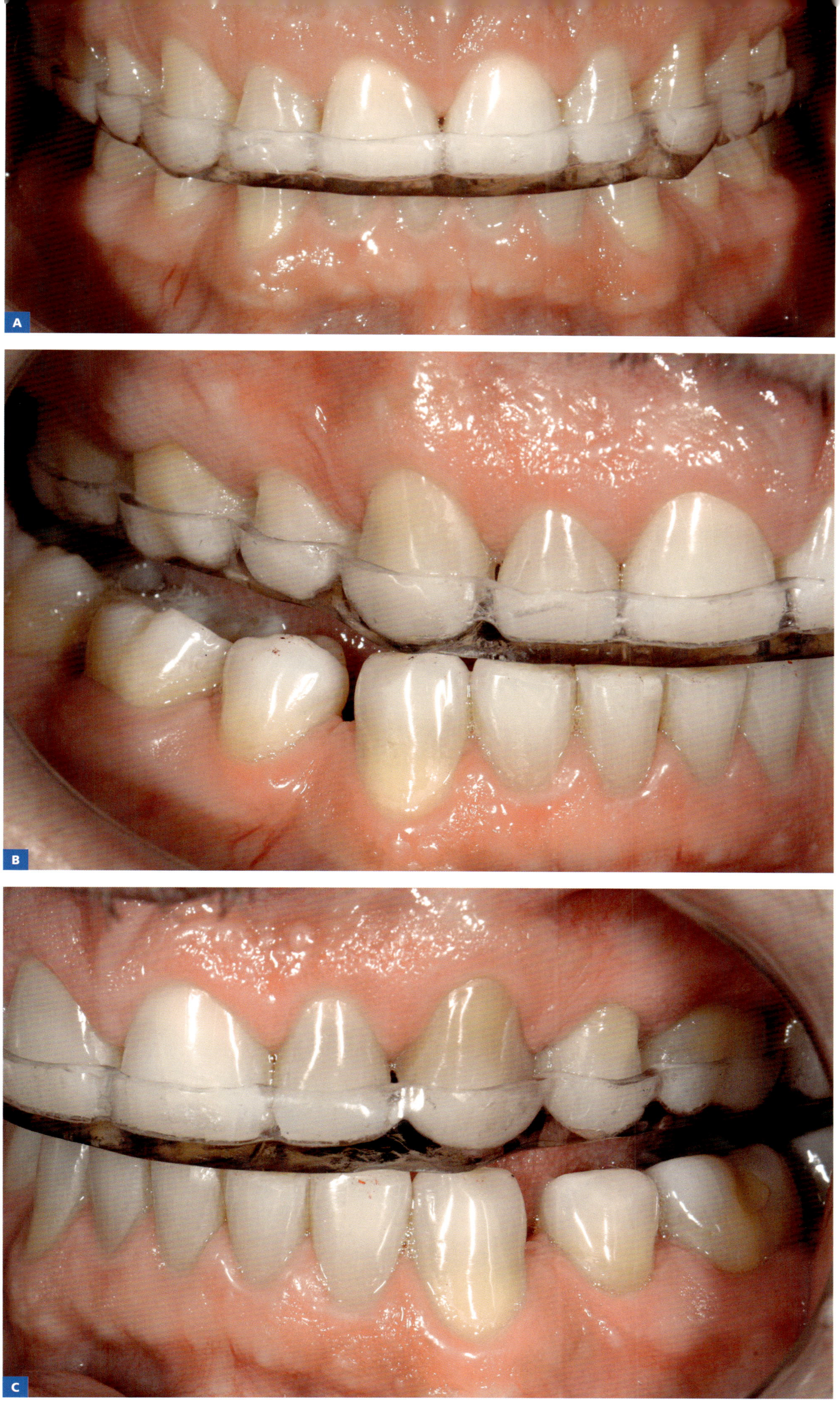

Figuras 6.23 – (A a C) Placa oclusal de resina acrílica.

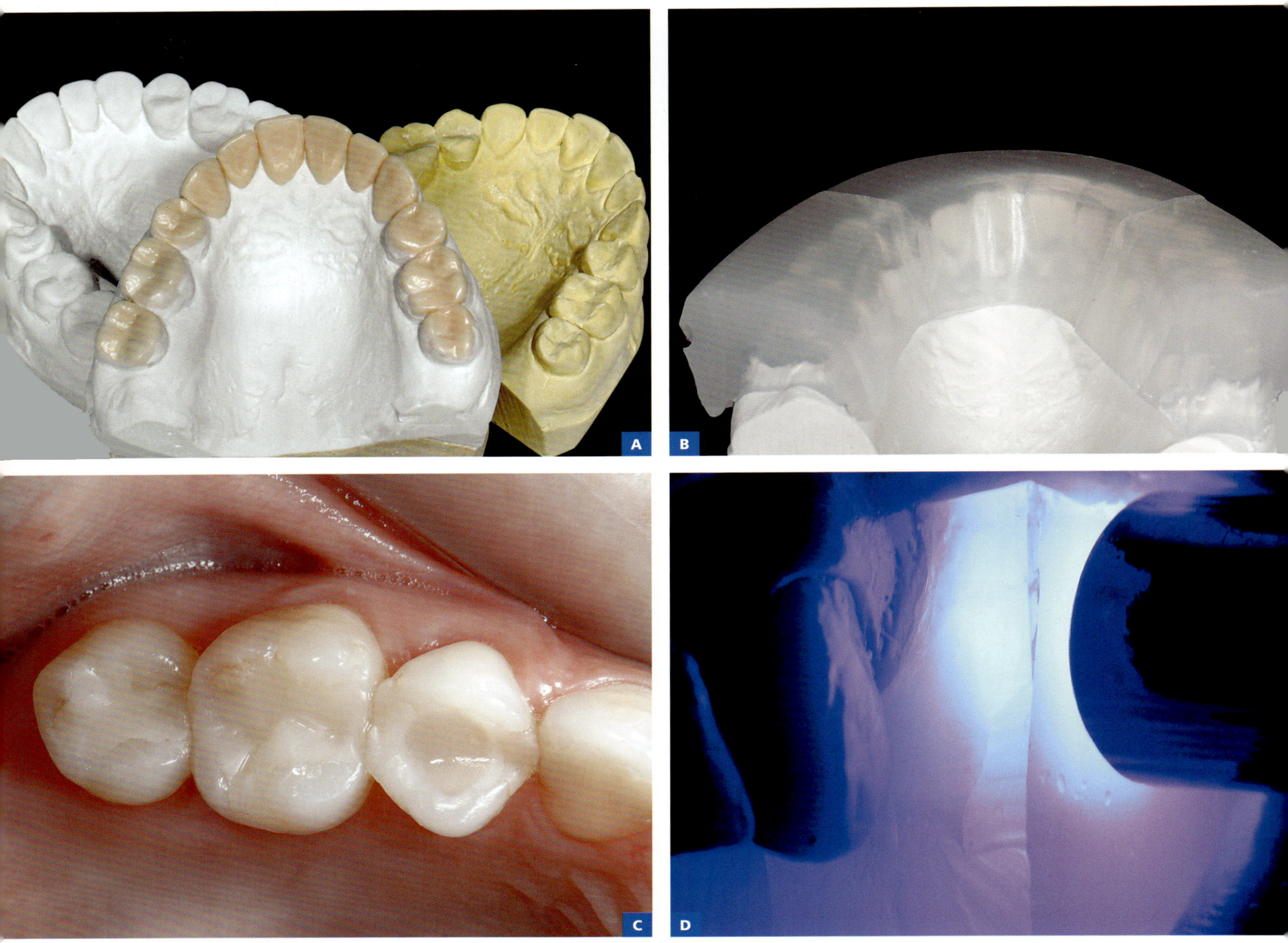

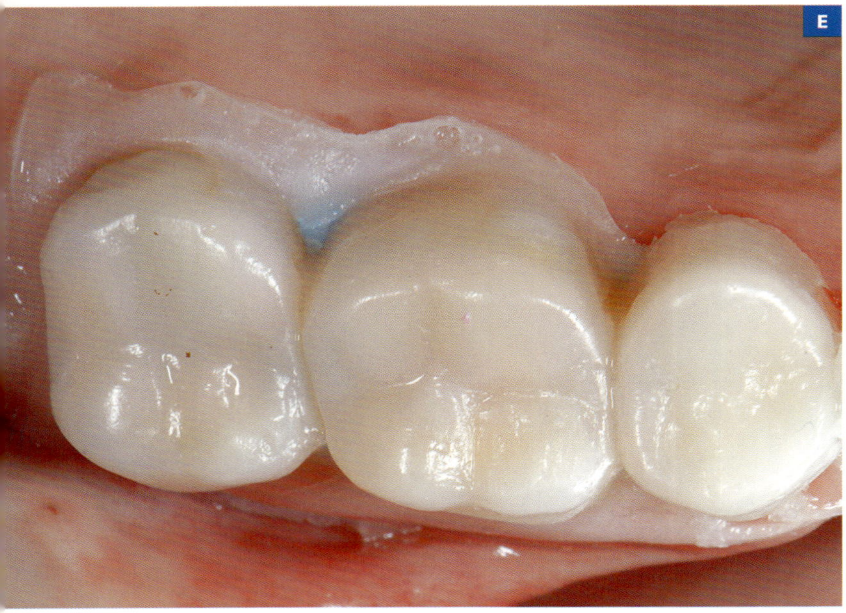

Figuras 6.24 – (A) *Da esquerda para a direita*: modelo duplicado do enceramento, modelo encerado e modelo da situação inicial. **(B)** Matrizes de silicone confeccionadas e seccionadas em três partes. **(C)** Situação inicial dos dentes posteriores do lado esquerdo da maxila. **(D)** Unidade fotoativadora usada para polimerizar a resina composta através da matriz de silicone. **(E)** Resina composta imediatamente após a remoção da matriz de silicone. O ponto azul é a fita de Teflon usada para impedir a penetração da resina composta.

(Figs. 6.25a a c). A anatomia oclusal posterior seria refinada no próximo estágio da reabilitação. Todos os dentes posteriores superiores foram esplintados, e instruções de higiene bucal foram dadas, similar às que os pacientes que usam braquetes recebem após o tratamento ortodôntico.

O paciente *usou* e testou esta nova DVO e sorriso por três meses para verificar a estética e função. Após o novo desenho oclusal ser aprovado, uma nova moldagem foi realizada. O enceramento foi refinado para a obtenção de uma anatomia oclusal mais adequada e restaurações provisórias de resina acrílica foram confeccionadas (Figs. 6.26a a c). As hemiarcadas posteriores superiores foram restauradas em momentos diferentes. As figuras 6.26d e e mostram os preparos planejados para restaurações *overlay* no segundo molar, primeiro molar e segundo pré-molar superior direito. O preparo dentário foi realizado com brocas diamantadas removendo simplesmente a resina composta que foi usada para aumentar a DVO. Se restaurações prévias estivessem presentes, elas seriam removidas. Um espaço oclusal de pelo menos 0,3 mm era necessário para o dissilicato de lítio monolítico. Neste caso, as *overlays* tinham mais e 0,5 mm de espaço porque apenas uma arcada fora restaurada para aumentar a DVO. As *overlays* de dissilicato de lítio foram confeccionadas no laboratório (Figs. 6.27a e b) e cimentadas com agente de união e resina composta híbrida pré-aquecida (Figs. 6.28a e b). As figuras 6.28c e d

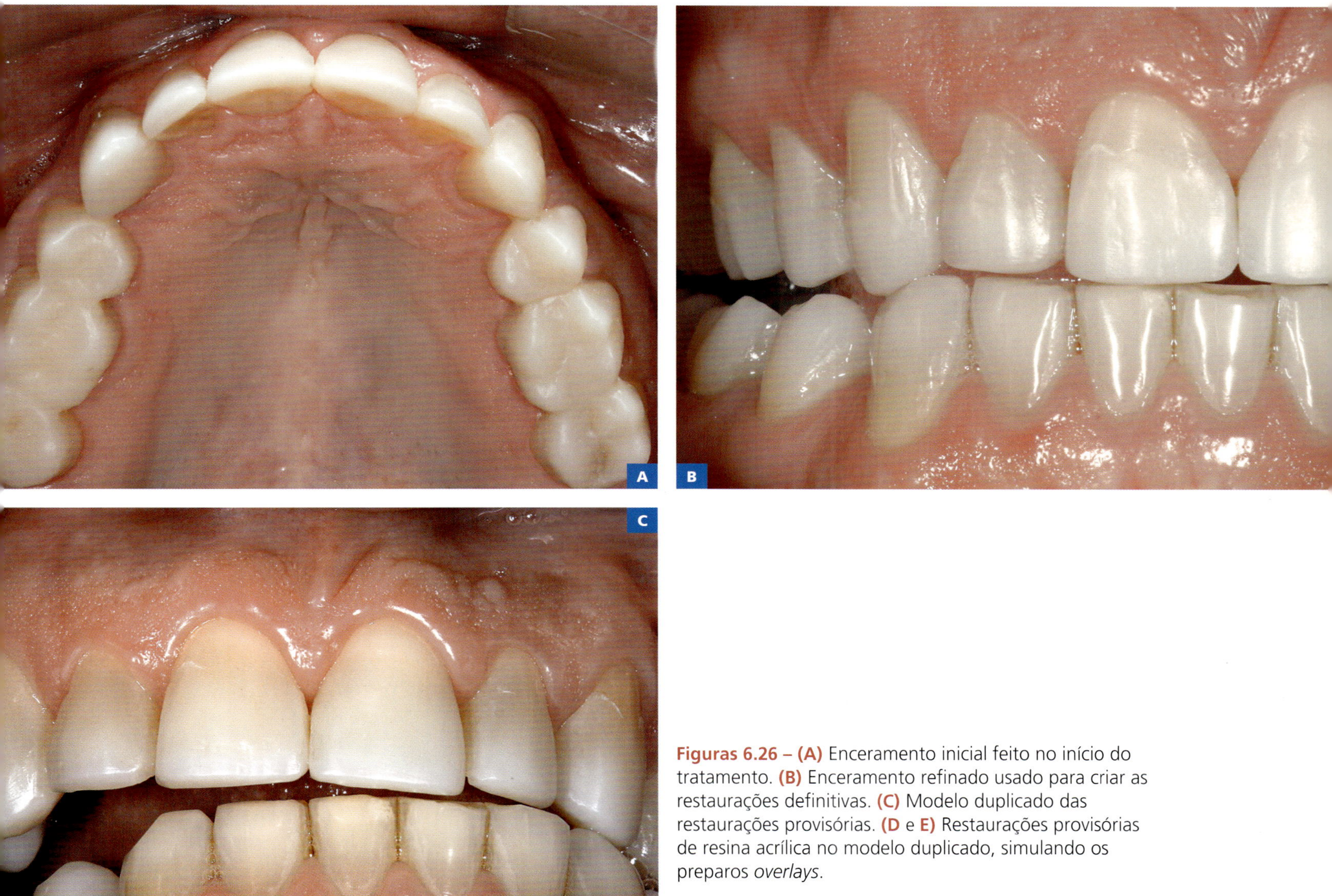

Figuras 6.26 – (A) Enceramento inicial feito no início do tratamento. **(B)** Enceramento refinado usado para criar as restaurações definitivas. **(C)** Modelo duplicado das restaurações provisórias. **(D** e **E)** Restaurações provisórias de resina acrílica no modelo duplicado, simulando os preparos *overlays*.

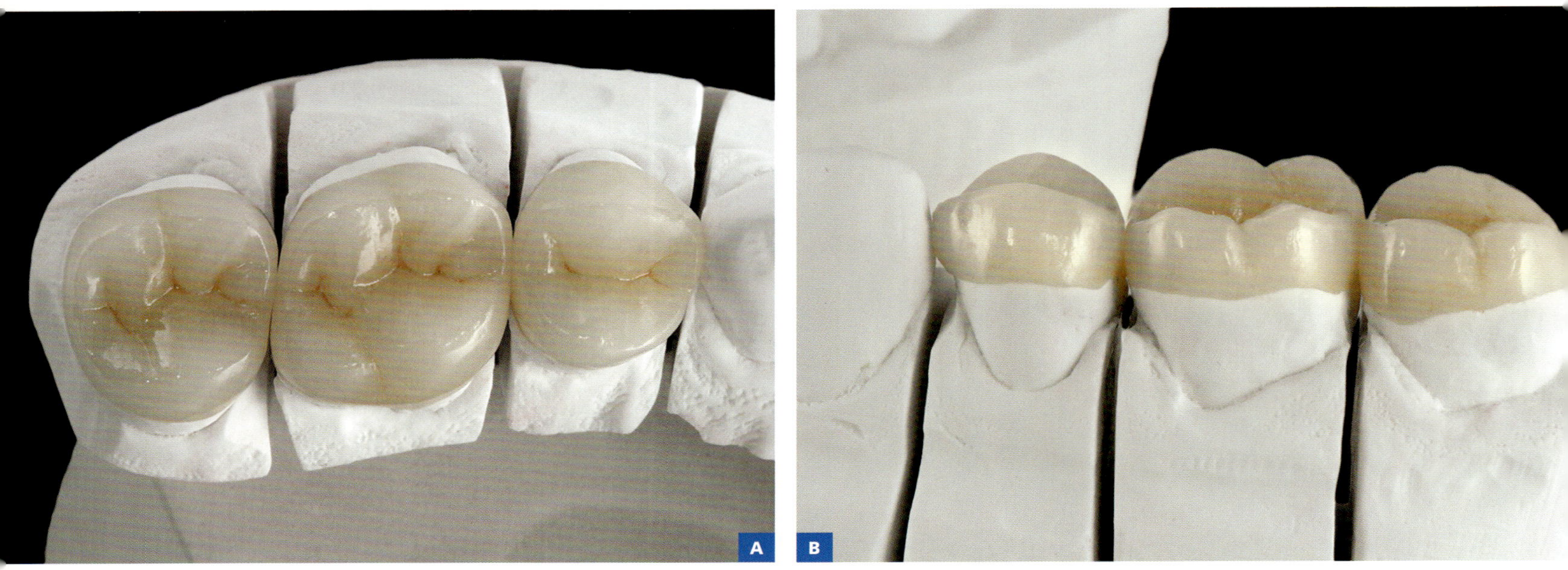

Figuras 6.27 – (A e **B)** Modelo-mestre com *overlays* cerâmicas em posição.

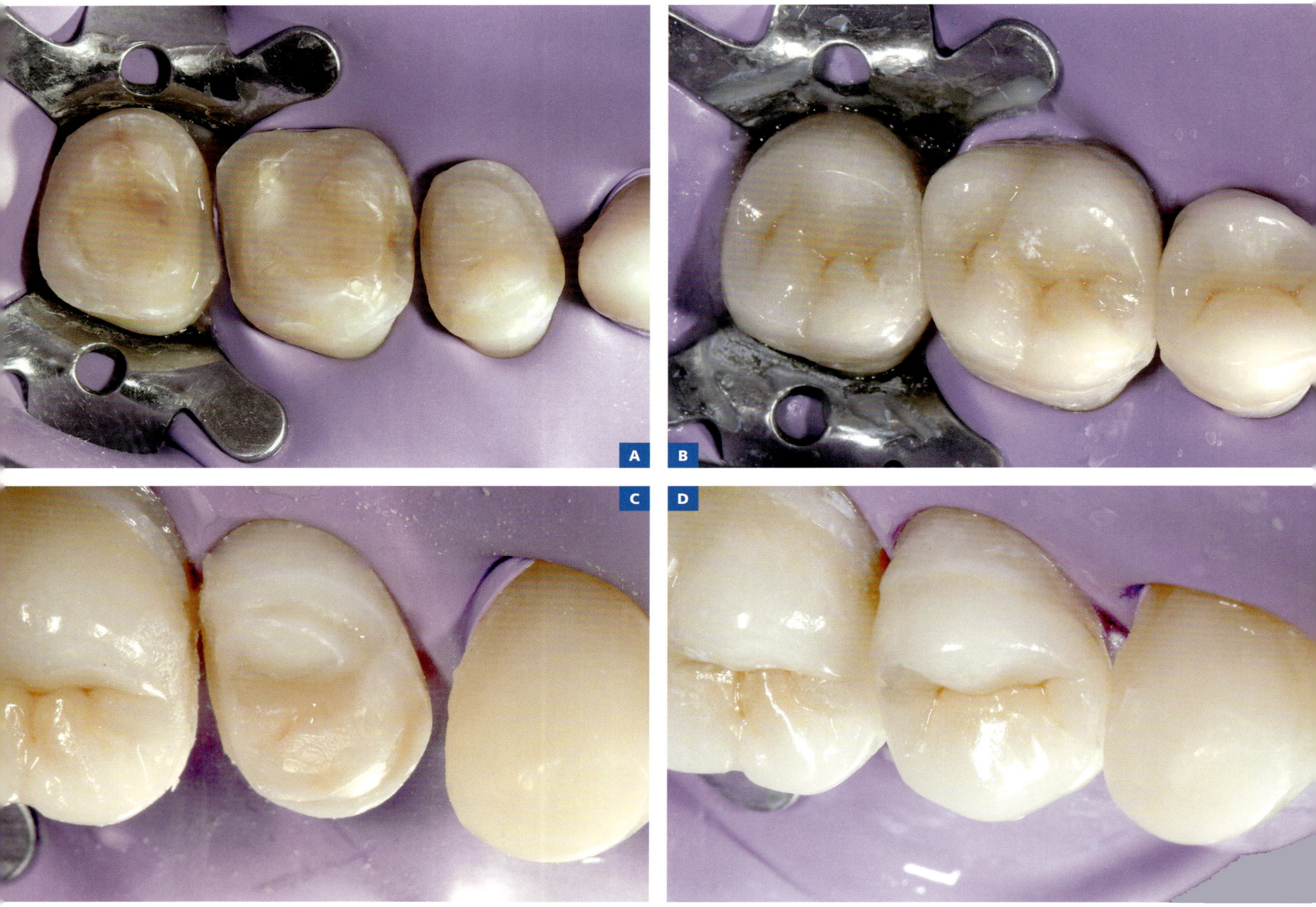

Figuras 6.28 – (A e **B)** Vistas antes e depois dos procedimentos de união para as restaurações *overlays*. **(C** e **D)** Detalhes antes e após a cimentação de uma *overlay* no segundo pré-molar direito.

mostram as *overlays* em detalhe antes e depois da cimentação. Depois, os dentes anteriores superiores foram preparados para receber facetas totais (Figs. 6.29a a c). Já que a DVO havia sido aumentada e mantida pela resina composta aditiva, o preparo envolveu a remoção primária deste material. Os espaços interproximais foram levemente preparados para criar a trajetória de inserção das facetas totais (Figs. 6.30a a d). Os preparos foram restritos ao esmalte, e nenhuma área de dentina foi exposta. As restaurações provisórias de resina acrílica foram confeccionadas no laboratório e reembasadas para a análise da estética e função (Figs. 6.31a a c). Moldagens e registros oclusais foram tomados e enviados ao ceramista para a criação das restaurações cerâmicas definitivas (Figs. 6.32a a d). As superfícies internas das restaurações foram condicionadas com ácido hidrofluorídrico por 20 segundos e então lavadas com água. O ácido fosfórico (a 35%) foi aplicado e removido, e a superfície foi seca. Um agente de união à base de silano foi aplicado por 90 segundos. Os preparos para as coroas tipo *full veneer* foram restritos ao esmalte, e os procedimentos de união conduzidos de forma semelhante aos laminados convencionais usando condicionamento ácido do esmalte e cimento resinoso fotoativado. As superfícies internas das peças e os preparos foram cobertos com adesivo hidrofóbico (Heliobond, Ivoclar Vivadent), afinados com ar, e não polimerizados. As restaurações foram carregadas com cimento resinoso fotoativado (VariolinkVeneer) e posicionadas nos dentes preparados (Figs. 6.33a a c). O excesso de cimento foi removido e a fotoativação, realizada por 40 segundos em quatro direções. O gel de glicerina foi aplicado e fotoativado. As facetas totais foram posicionadas e cimentadas individualmente. O clareamento dentário foi conduzido na arcada mandibular.

Os dentes posteriores inferiores tinham restaurações parciais, que foram substituídas por *inlays* e *onlays*. Os diastemas entre os caninos e segundos pré-molares foram fechados com facetas cerâmicas parciais (e.max Press) cimentadas ao esmalte (Figs. 6.34a a d). No final do tratamento, o paciente recebeu uma placa oclusal protetora (Fig. 6.35a). As figuras 6.35b a d mostram o resultado final após 18 meses.

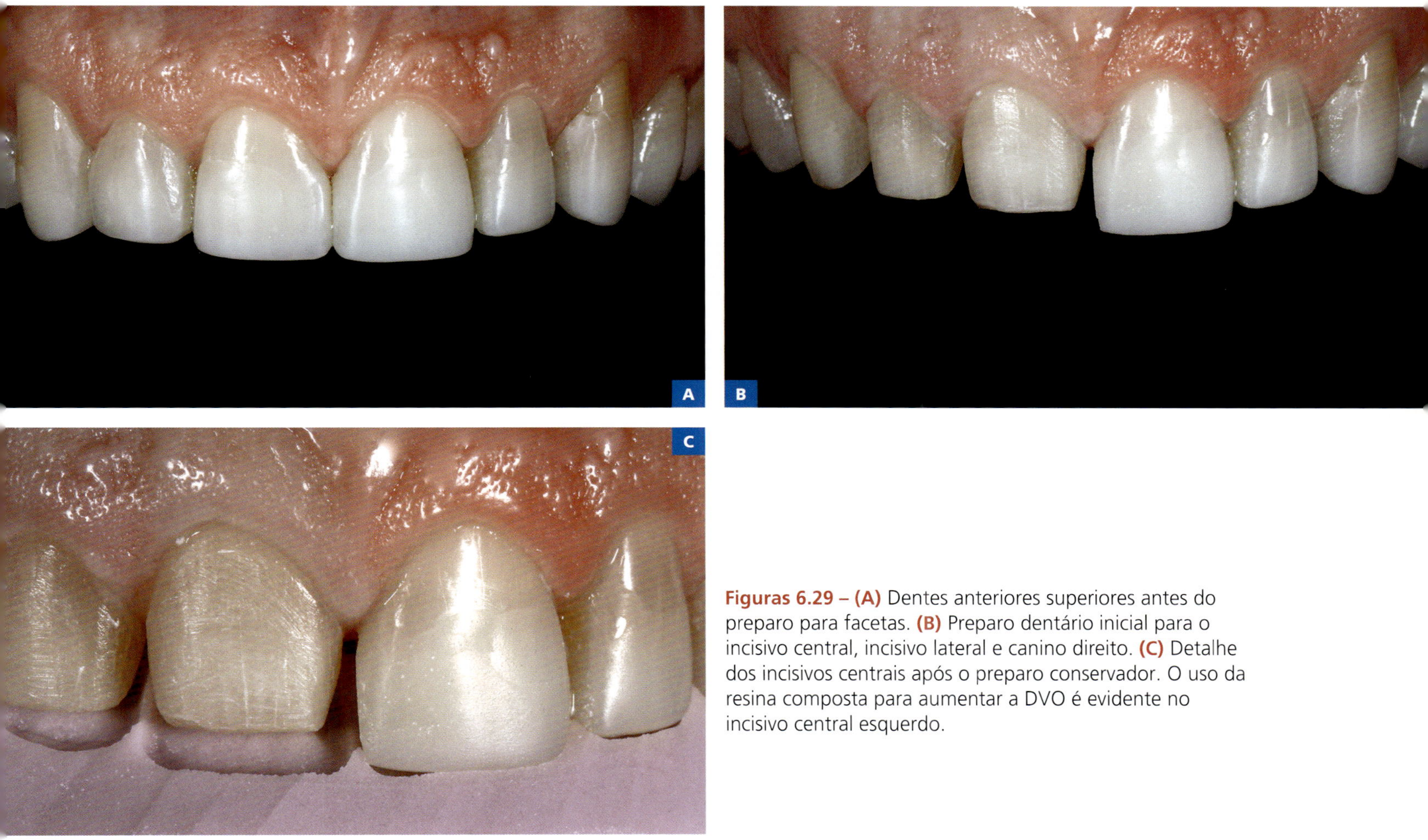

Figuras 6.29 – (A) Dentes anteriores superiores antes do preparo para facetas. **(B)** Preparo dentário inicial para o incisivo central, incisivo lateral e canino direito. **(C)** Detalhe dos incisivos centrais após o preparo conservador. O uso da resina composta para aumentar a DVO é evidente no incisivo central esquerdo.

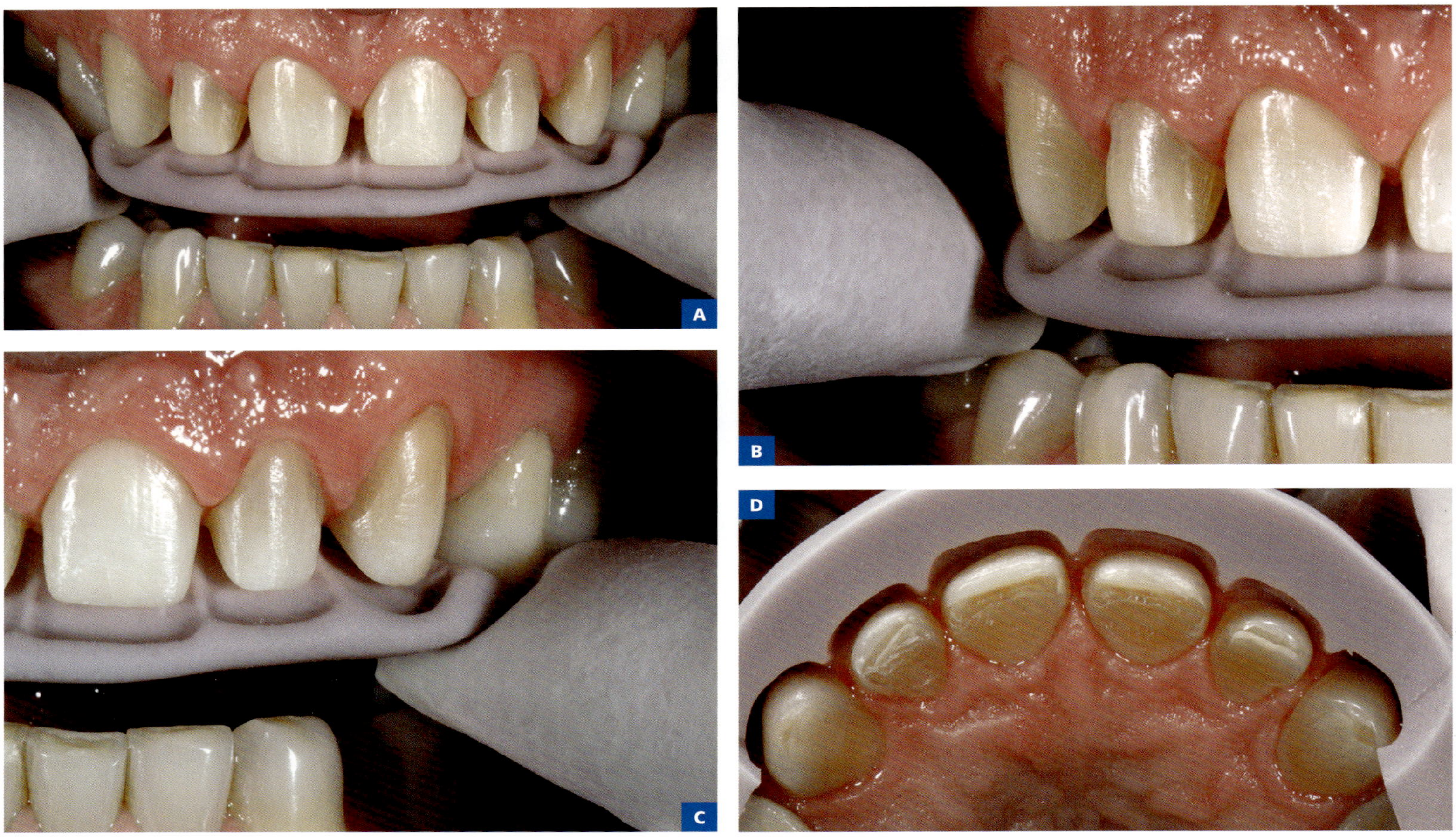

Figuras 6.30 – (A a D) Preparos dentários após os procedimentos de acabamento. Uma matriz de silicone foi usada para verificar o espaço para o material cerâmico.

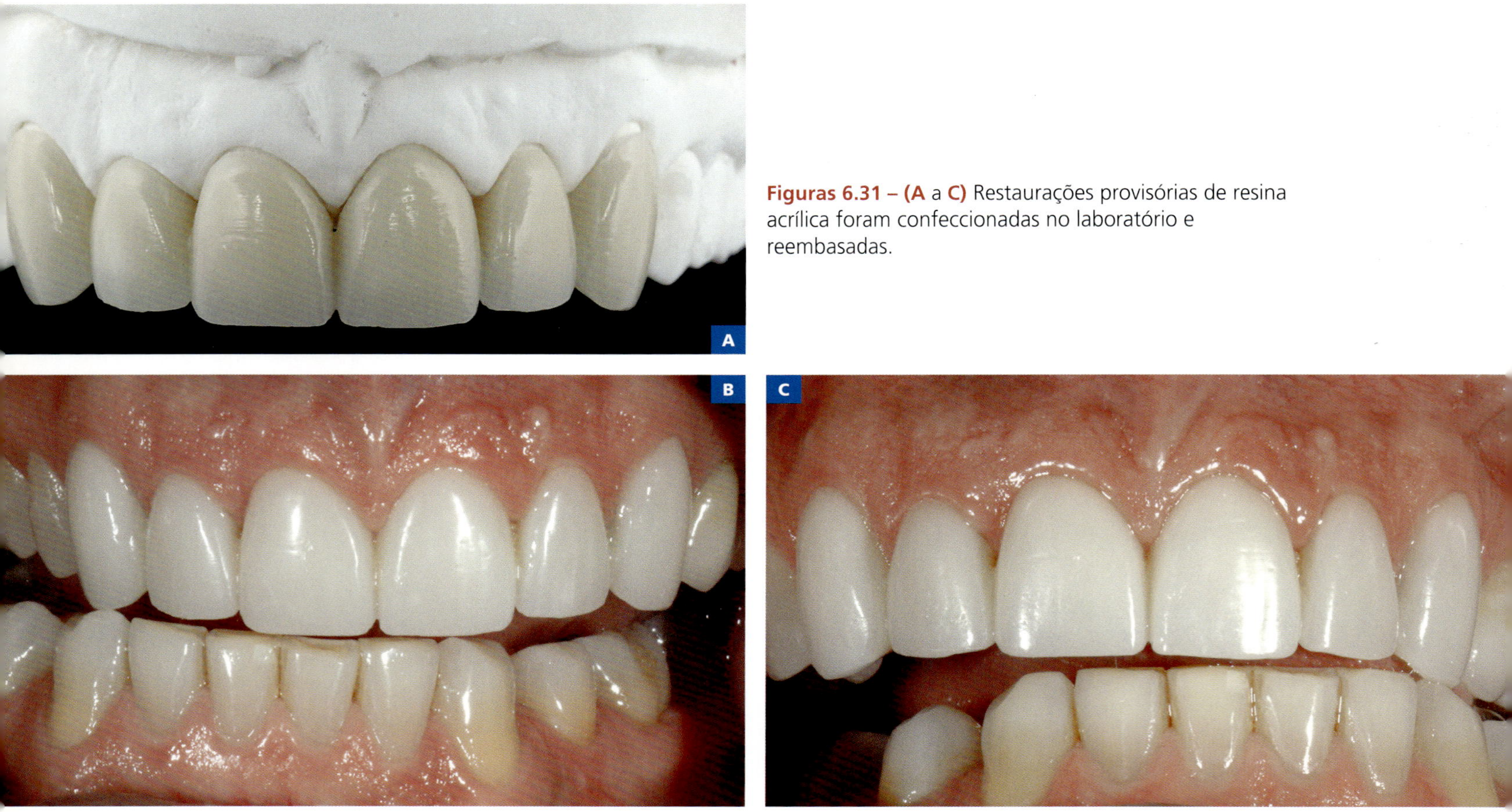

Figuras 6.31 – (A a C) Restaurações provisórias de resina acrílica foram confeccionadas no laboratório e reembasadas.

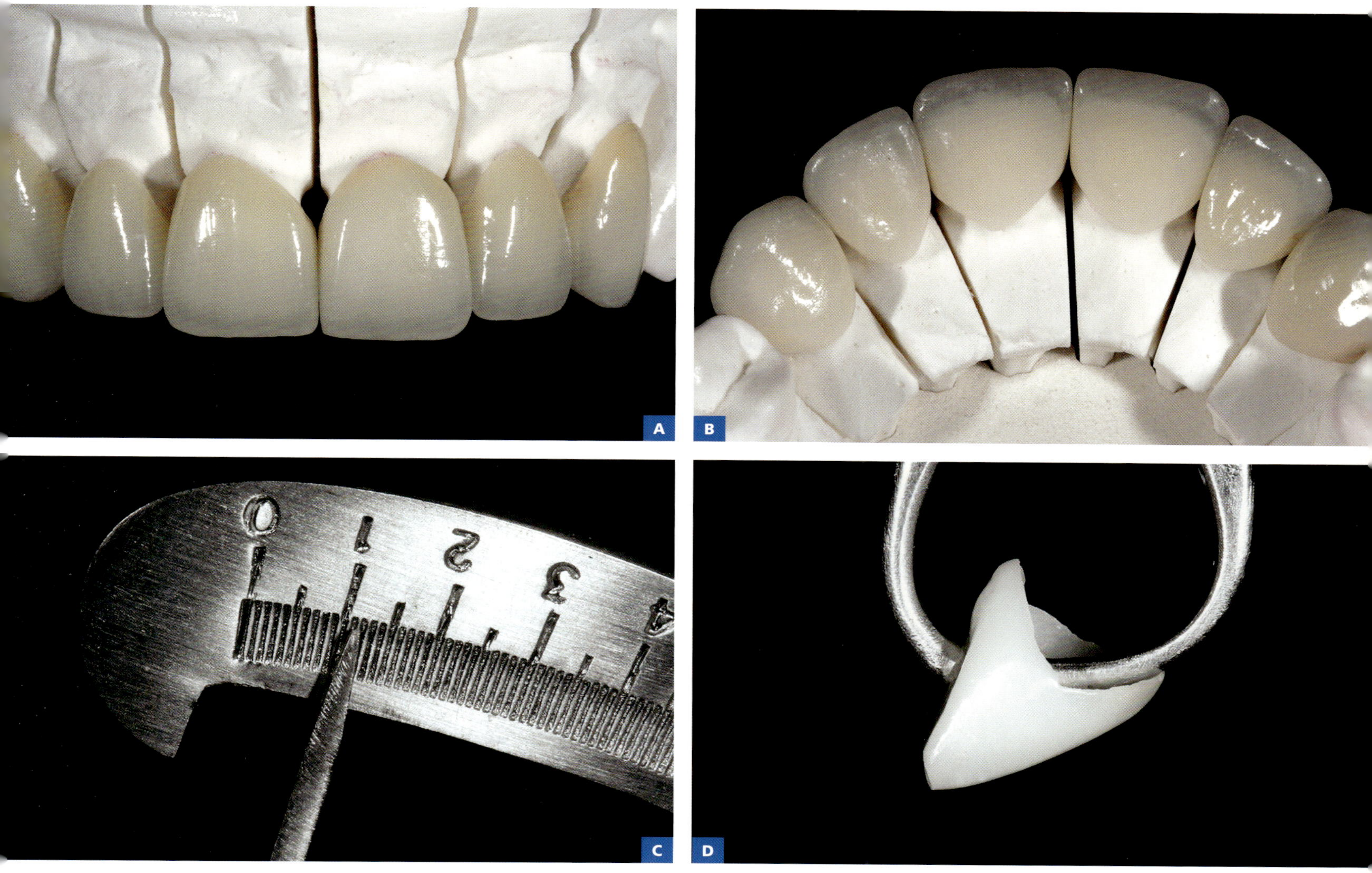

Figuras 6.32 – (A e **B)** Restaurações cerâmicas definitivas no modelo-mestre. **(C** e **D)** Espessímetro mostrando a espessura palatina da faceta total.

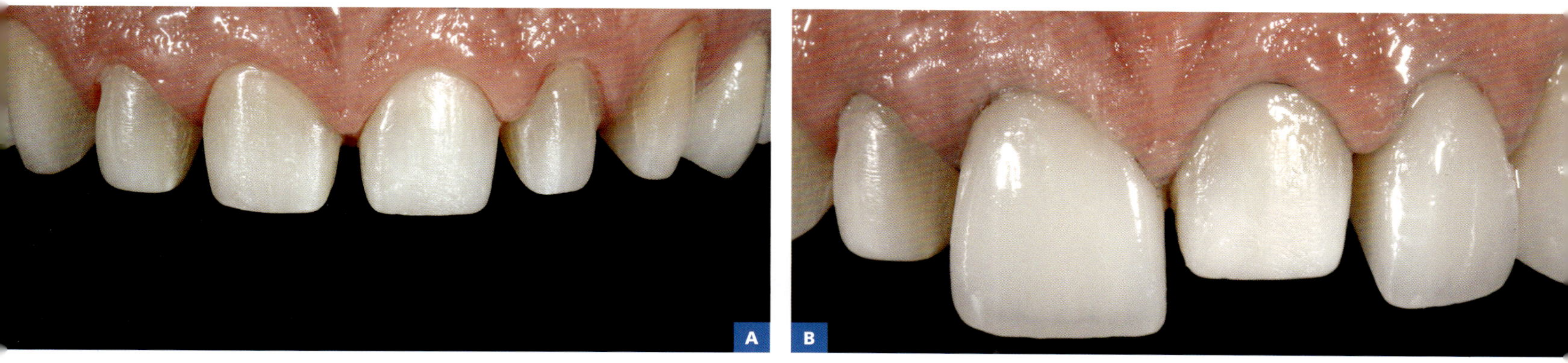

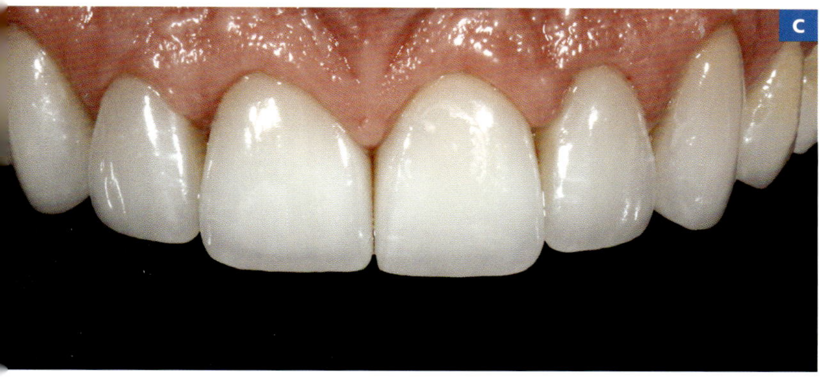

Figuras 6.33 – (A) Dentes anteriores superiores após a remoção das restaurações provisórias e antes da cimentação definitiva. **(B)** Incisivo central direito com faceta total em posição adjacente ao incisivo central esquerdo não restaurado, para comparação. **(C)** Dentes anteriores superiores imediatamente após a cimentação.

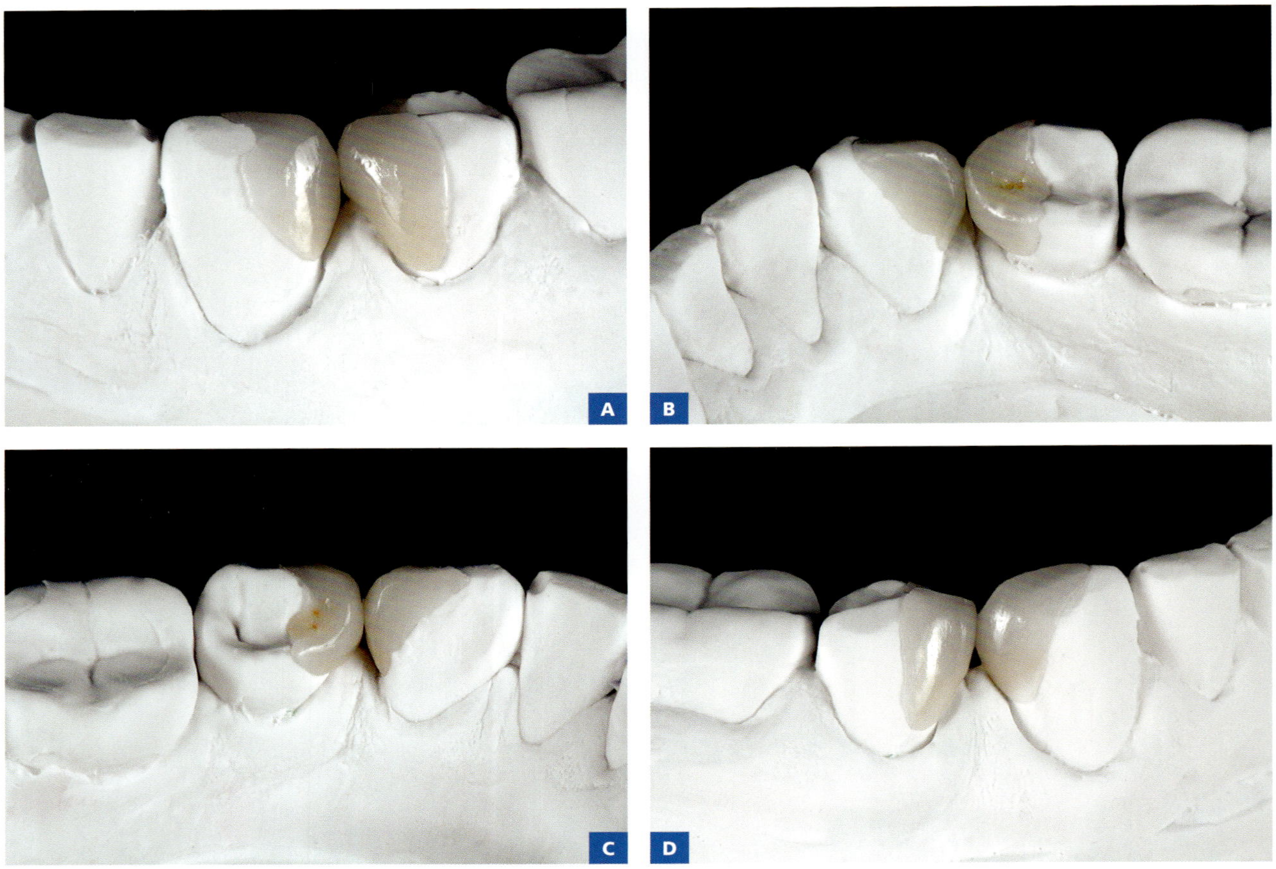

Figuras 6.34 – (A a D) Facetas parciais no modelo-mestre usadas para fechar os diastemas na região mandibular.

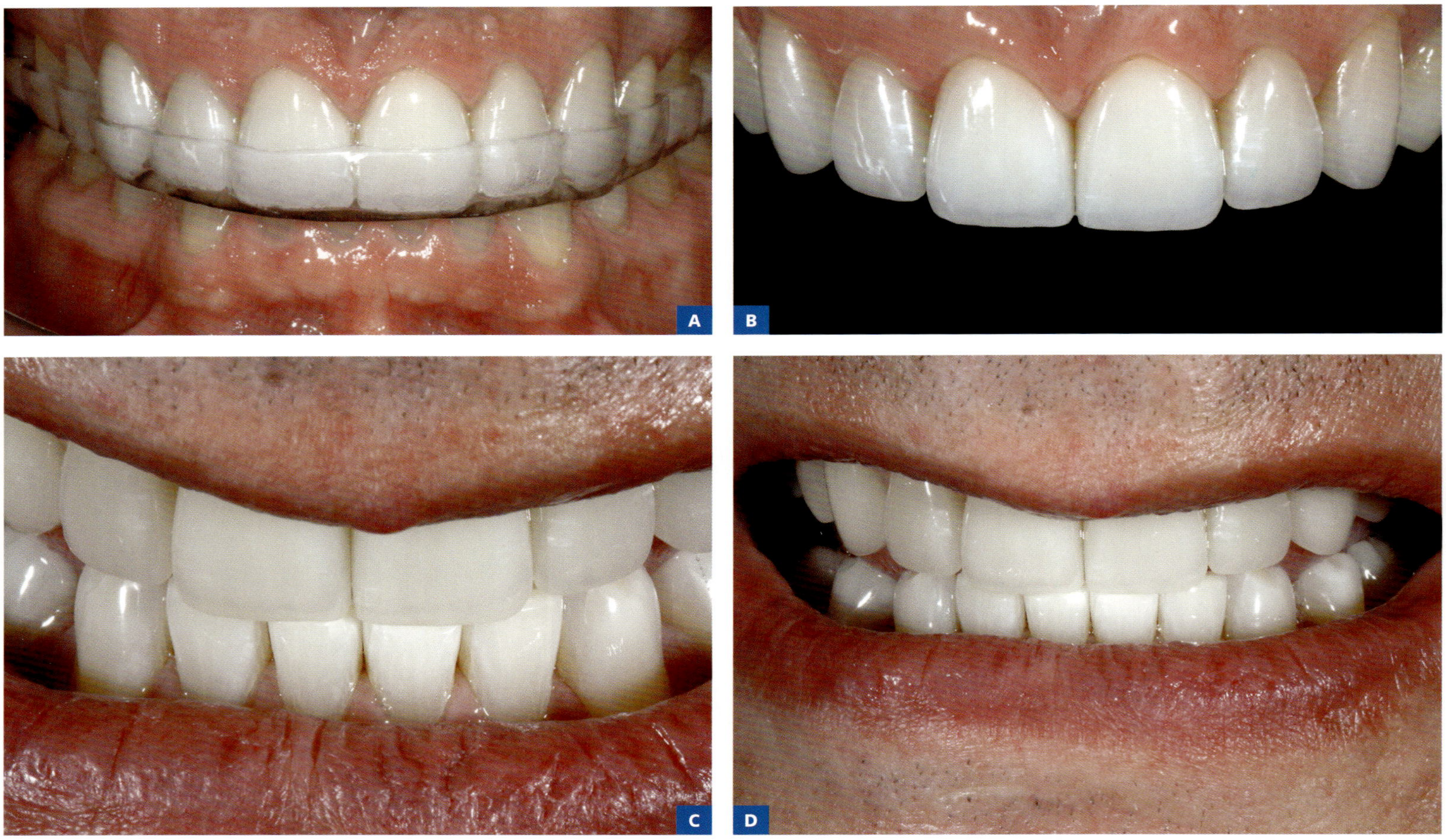

Figura 6.35 – (A) Placa oclusal de resina acrílica. (B a D) Resultado definitivo visto após 18 meses.

CONCLUSÃO

O uso de restaurações indiretas minimamente invasivas para reabilitação oral deve fazer parte do armamentário de cada cirurgião-dentista restaurador e protesista. Quando adequadamente executadas, as técnicas descritas neste artigo fornecem reabilitações orais bem-sucedidas com dano mínimo às estruturas dentárias naturais.

REFERÊNCIAS

1. Adolfi D, Scopin de Andrade O, Vernazza GJ, Adolfi MC. Functional and esthetic protocol for oral rehabilitation. Quintessence Dent Technol 2013;36:139–161.
2. Martignoni M, Shonenberger AJ. Precision Fixed Prosthodontics: Clinical and Laboratory Aspects. Chicago: Quintessence, 1990.
3. Massironi D, Pascetta R, Romeo G. Precision in Dental Esthetics: Clinical and Laboratory Procedures. Milan: Quintessence, 2007.
4. Magne P, Belser U. Bonded Porcelain Restorations in Anterior Dentition: A Biomimetic Approach. Chicago: Quintessence, 2002.
5. Burke FJ, Lucarotti PS. Ten-year outcome of porcelain veneers placed within the general dental services in England and Wales. J Dent 2009;37:31–38.
6. Scopin de Andrade O, Kina S, Hirata R. Concepts for an ultraconservative approach to indirect anterior restorations. Quintessence Dent Technol 2011;34:103–119.
7. Krämer N, Taschner M, Lohbauer U, Petschelt A, Frankenberg R. Totally bonded ceramic inlays and onlays after eight years. J Adhes Dent 2008;10:307–314.
8. Beier US, Kapferer I, Dumfahrt H. Clinical long-term evaluation and failure characteristics of 1,335 all-ceramic restorations. Int J Prosthodont 2012;25:70–78.
9. Fradeani M, Barducci G, Bacherini L, Brennan M. Esthetic rehabilitation of a severely worn dentition with minimally invasive prosthetic procedures (MIPP). Int J Periodontics Restorative Dent 2012;32:135–147.
10. Scopin de Andrade O, Romanini JC, Hirata R. Ultimate ceramic veneers: A laboratory guided ultraconservative preparation concept for maximum enamel preservation. Quintessence Dent Technol 2012;34:29–43.
11. Vailati F, Bruguera A, Belser UC. Minimallly invasive treatment of initial dental erosion using pressed lithium disilicate glassceramic restorations: A case report. Quintessence Dent Technol 2012;35:65–78.
12. Silva NR, Bonfante EA, Martins LM, et al. Reliability of reducedthickness and thinly veneered lithium disilicate crowns. J Dent Res 2012;91:305–310.
13. Duarte S Jr, Phark JH, Blatz M, Sadan A. Ceramic systems: An ultrastructural study. Quintessence Dent Technol 2010;33:42– 60.
14. Otsuki M, Yamada T, Inokoshi S. Establishment of a composite resin inlay technique. Part 7. Use of low viscous resin. J Jpn Conserv Dent 1993;36:1324–1330.
15. Paul SJ, Schärer P. The dual bonding technique: A modified method to improve adhesive luting procedures. Int J Periodontics Restorative Dent 1997;17:536–545.
16. Magne P. Immediate dentin sealing: A fundamental procedure for indirect bonded restorations. J Esthet Restor Dent 2005; 25:144–154.
17. de Andrade OS, de Goes MF, Montes MA. Marginal adaptation and microtensile bond strength of composite indirect restorations bonded to dentin treated with adhesive and low-viscosity composite. Dent Mater 2007;23:279–287.
18. Duarte S Jr, de Freitas CR, Saad JR, Sadan A. The effect of immediate dentin sealing on the marginal adaptation and bond strengths of total-etch and self-etch adhesives. J Prosthet Dent 2009;102:1–9.
19. Vailati F, Belser UC. Full-mouth adhesive rehabilitation of a severely eroded dentition: The three-step technique. Part 1. Eur J Esthet Dent 2008;3:30–44.
20. Vailati F, Belser UC. Full-mouth adhesive rehabilitation of a severely eroded dentition: The three-step technique. Part 2. Eur J Esthet Dent 2008;3:128–146.
21. Vailati F, Belser UC. Full-mouth adhesive rehabilitation of a severely eroded dentition: The three-step technique. Part 3. Eur J Esthet Dent 2008;3:236–257.
22. Gresnigt MM, Kalk W, Özcan M. Clinical longevity of ceramic laminate veneers bonded to teeth with and without existing composite restorations up to 40 months. Clin Oral Investig 2013;17:823–832.
23. Scopin de Andrade O, Giannini M, Hirata R, Sakamoto A Jr. Selamento imediato da dentina em prótese fixa. Aplicação e considerações clínicas. R Dent Press Esthet 2008;5:55–68.
24. Scopin de Andrade O, Borges G, Stefani A, Fujiy F, Battistella P. A step-by-step ultraconservative esthetic rehabilitation using lithium disilicate ceramic. Quintessence Dent Technol 2010;33: 114–131.
25. Rouses JS. Full veneer versus traditional veneer preparation: A discussion of interproximal extension. J Prosthet Dent 1997;78: 545–549.
26. Crispin BJ. Full veneers: The functional and esthetic application of bonded ceramics. Compendium 1994;15:284–288.
27. Doner FH. The molded porcelain jacket crown. Dental Cosmos 1936;78:16–19.
28. Calamia JR, Calamia CS. Porcelain laminate veneers: Reasons for 25 years of success. Dent Clin North Am 2007;51:399–417.
29. Magne P, Magne M, Magne I. Porcelain jacket crowns: Back to the future through bonding. Quintessence Dent Technol 2010; 33:89–96.
30. Edelhoff D, Sorensen JA. Tooth structure removal associated with various preparation designs for anterior teeth. J Prosthet Dent 2002;87:503–509.
31. Bacherini L, Brennan M, Bocabella L, Vigiani P. Esthetic rehabilitation of a severely discolored dentition with minimally invasive prosthetic procedures (MIPP). Quintessence Dent Technol 2013; 36:59–76.
32. Kao RT, Harpenau LA. Dental erosion and tooth Wear. J Calif Dent Assoc 2013;39:223–224.

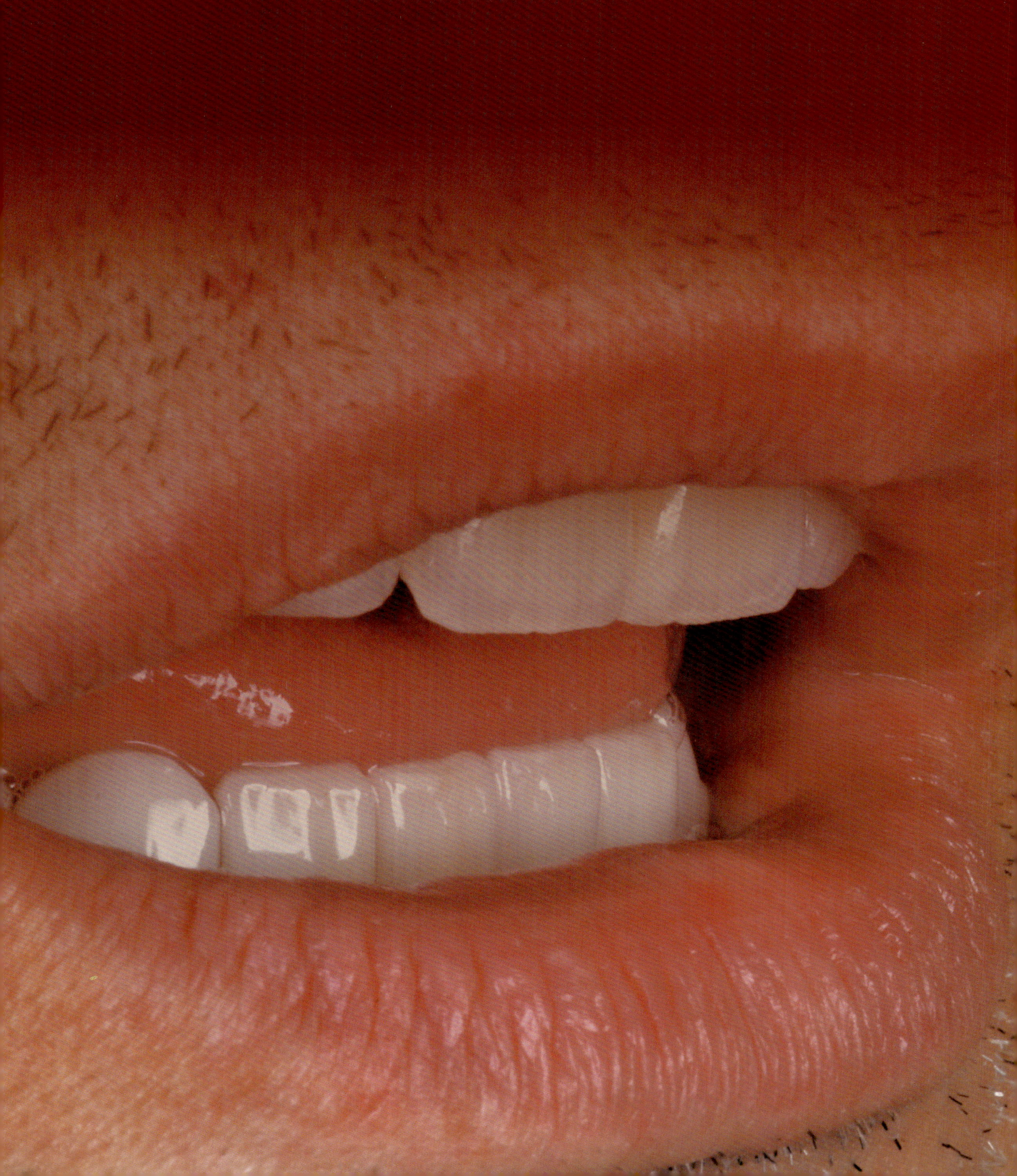

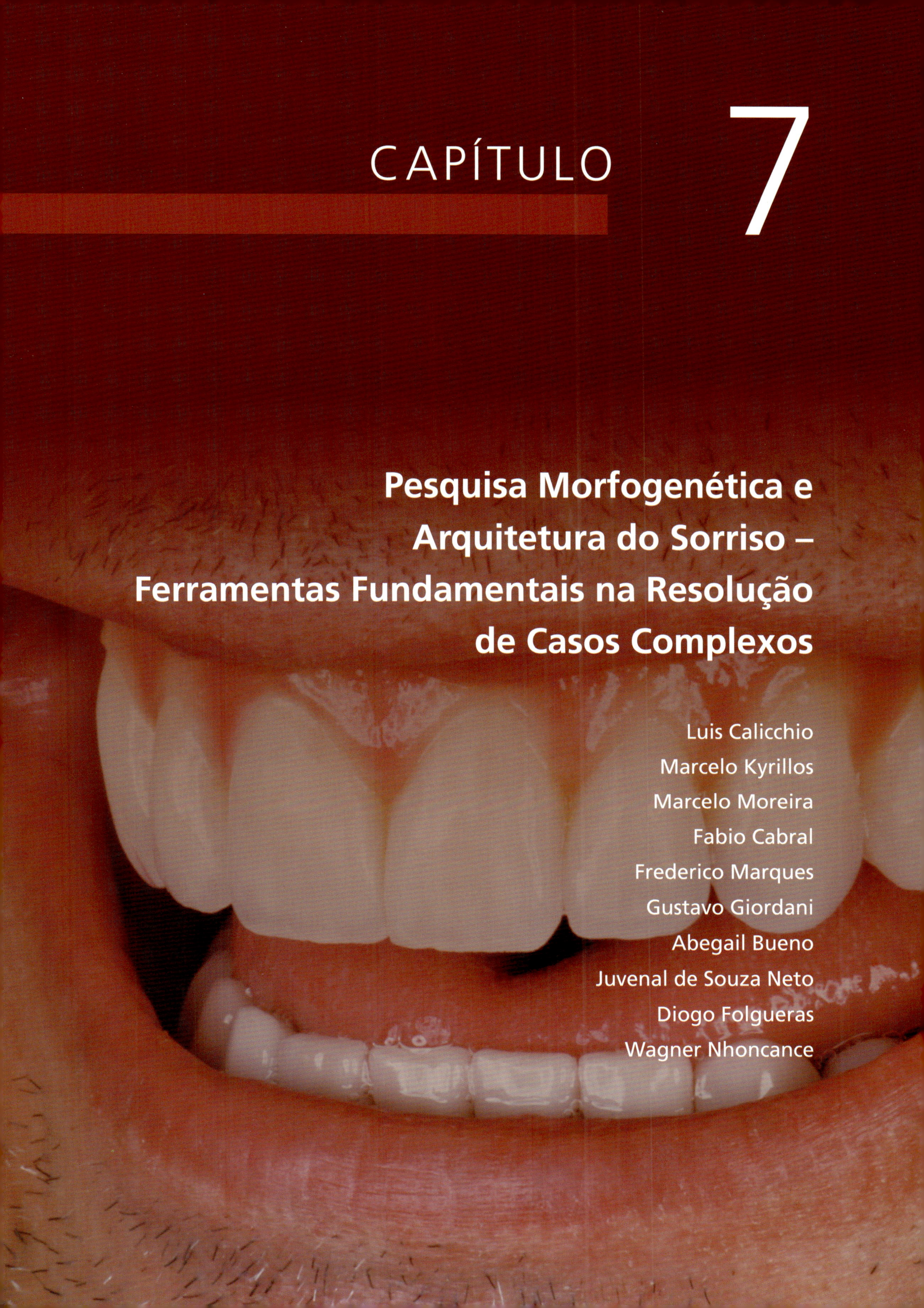

CAPÍTULO 7

Pesquisa Morfogenética e Arquitetura do Sorriso – Ferramentas Fundamentais na Resolução de Casos Complexos

Luis Calicchio
Marcelo Kyrillos
Marcelo Moreira
Fabio Cabral
Frederico Marques
Gustavo Giordani
Abegail Bueno
Juvenal de Souza Neto
Diogo Folgueras
Wagner Nhoncance

INTRODUÇÃO

A reabsorção óssea alveolar é a grande responsável pelo comprometimento das estruturas dentais e gengivais, que leva, em situações extremas, à perda das estruturas dentárias. Nos estágios iniciais da reabsorção óssea alveolar, diversas técnicas clínicas podem ser utilizadas para combater e estabilizar a perda, mas quando nos deparamos com grandes perdas de tecidos duro (osso) e mole (gengiva) as técnicas são escassas e, muitas vezes, incapazes de devolver o que foi perdido. Muitas vezes, o comprometimento estético é tão grande que mesmo as técnicas de enxerto ósseo e gengival são incapazes de devolver ao paciente a estética natural. O entendimento da complexidade do caso, junto com o entendimento biológico da reabsorção óssea alveolar são fundamentais para um diagnóstico preciso e assertivo, possibilitando ao cirurgião-dentista a indicação do melhor plano de tratamento ao paciente, resgatando a funcionalidade e estética do sistema estomatognático.

Com a perda dos dentes, a reabsorção óssea em altura e espessura é inevitável (Figs. 7.1 a 7.3), aumentando a dificuldade dos procedimentos restauradores em restabelecer a estética e função. A arquitetura do sorriso, individualmente, com as linhas estéticas faciais e labiais, junto com a proporção áurea dos dentes, muitas vezes, é incapaz de nortear a visão do reabilitador na definição de pontos de referência para a reconstrução do sorriso.

A pesquisa morfogenética explica como se comportam as estruturas ósseas após a perda dos dentes, sendo de extrema importância na determinação de pontos de referência para a reconstrução do sorriso. A tuberosidade maxilar é a estrutura óssea posterior que não sofre alteração após as exodontias (Figs. 7.1 a 7.3), sendo ela nosso primeiro ponto de referência na tentativa de reconstruir o sorriso. Outro ponto que não sofre alteração com as extrações dentárias é o forame incisivo (Figs. 7.4 e 7.5) e este será nosso ponto de referência anterior.

A partir do forame incisivo conseguimos determinar a posição dos caninos e incisivos centrais, como mostra a figura 7.6. A partir da tuberosidade podemos determinar o nível das cristas ósseas alveolares, possibilitando o reposicionamento das demais estruturas dentárias (Fig. 7.7). A arquitetura do sorriso utilizará duas linhas para refinar esse posicionamento dentário adequando às características faciais do paciente. Estas linhas são a linha média (Fig. 7.8), que auxiliará na posição correta dos incisivos centrais, e a linha asa do nariz/canino (Fig. 7.9), que auxiliará no posicionamento correto dos caninos.

Com o entendimento de todos os processos biológicos e ferramentas de análise do sorriso cabe ao cirurgião-dentista desenvolver boa comunicação com o técnico de prótese para que o projeto do novo sorriso seja desenvolvido.

Rebsorção Óssea alveolar

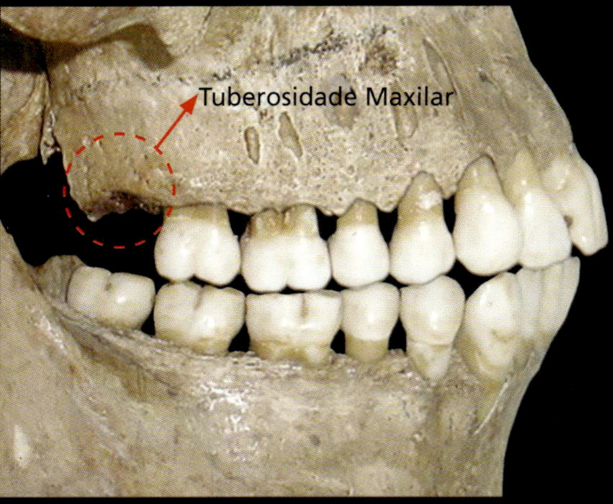

Figura 7.1 – Estruturas ósseas e dentária maxila e mandíbula.

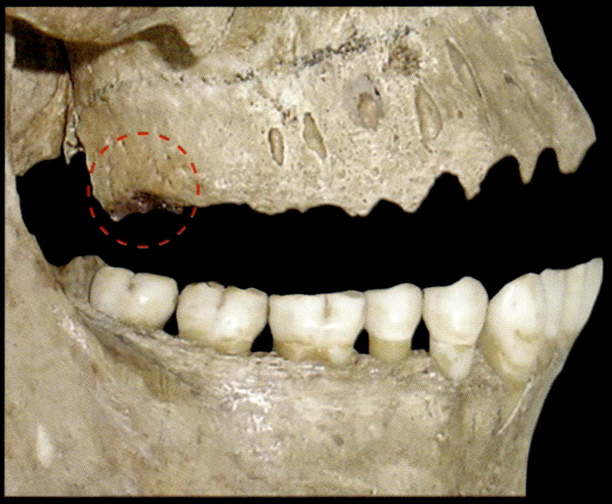

Figura 7.2 – Extração dentária.

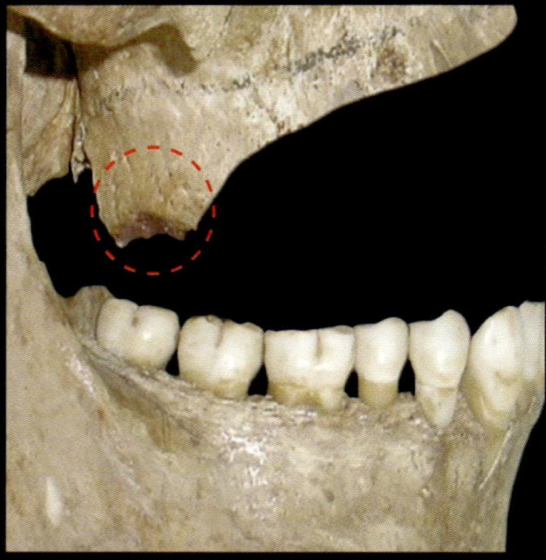

Figura 7.3 – Reabsorção Óssea em altura e espessura na maxila.

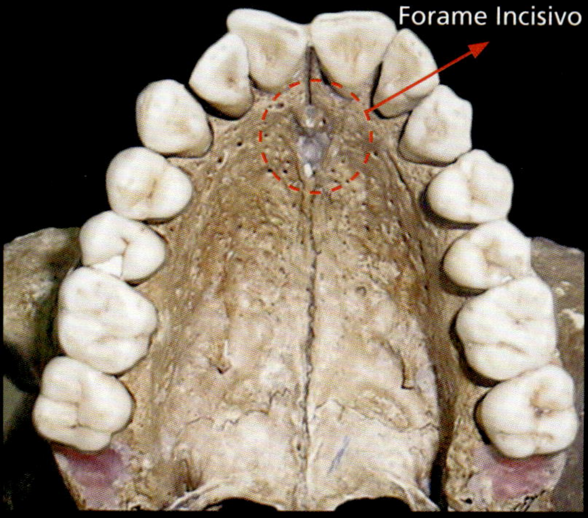

Figura 7.4 – Estruturas ósseas e dentárias da maxila.

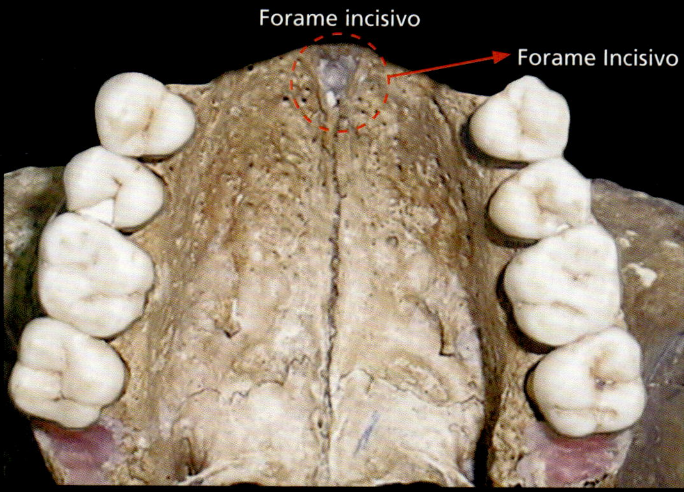

Figura 7.5 – Perda óssea anterior após extração dentária. Observe a manutenção do forame incisivo.

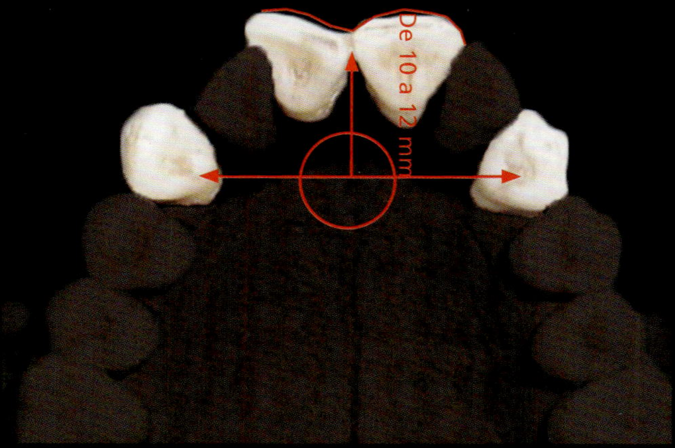

Figura 7.6 – Posicionamento dos incisivos centrais e caninos.

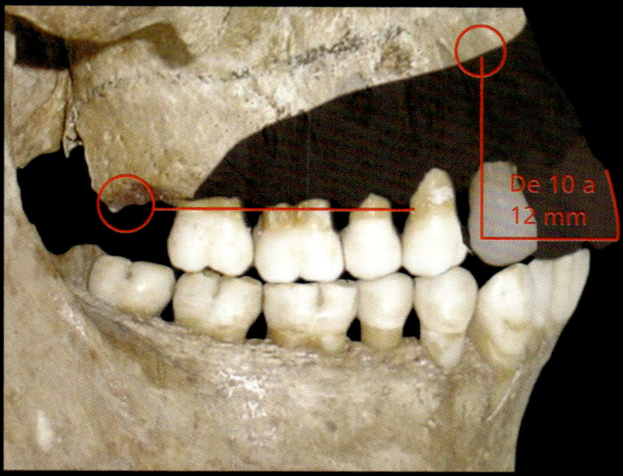

Figura 7.7 – Nível da crista óssea alveolar ideal.

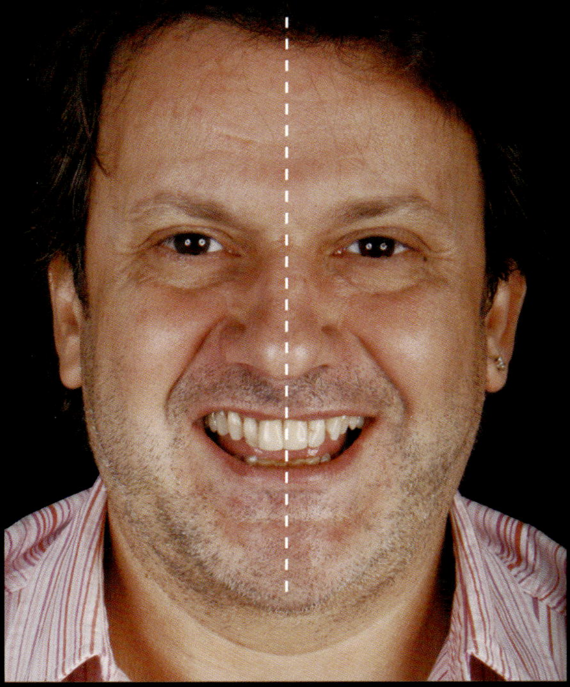

Figura 7.8 – Linha média.

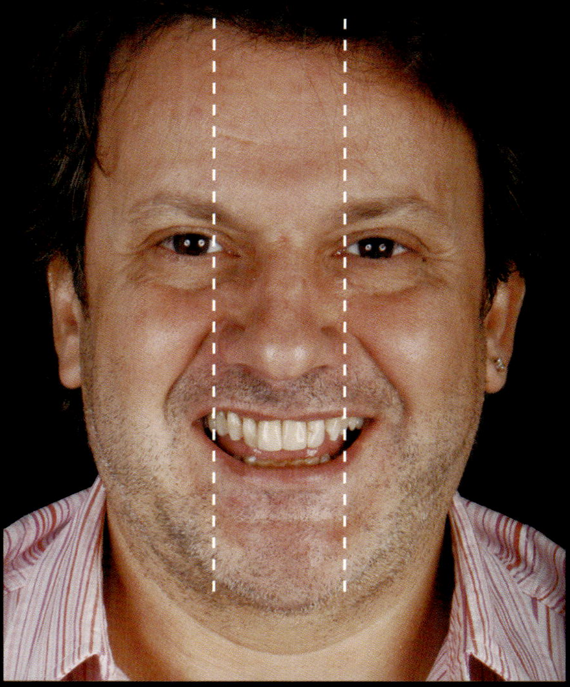

Figura 7.9 – Linha asa do nariz/canino.

CASO CLÍNICO

HISTÓRICO DENTAL

O paciente chegou ao consultório com queixas funcionais e estéticas, relatando sangramento gengival constante e mobilidade em diversos dentes. Também relatou perda de estruturas dentais inferiores e dificuldade na mastigação. As queixas estéticas eram diversas, sendo a falta de proporção entre os dentes e a ausência de exposição gengival durante o sorriso as principais. O paciente relatou a tentativa de tratamento periodontal por diversas vezes, sem sucesso, e a grande preocupação com sua saúde bucal.

PLANO DE TRATAMENTO

Utilizando os conhecimentos citados, sobre a *pesquisa morfogenética e a arquitetura do sorriso*, um plano de tratamento reabilitador foi proposto para o paciente com o intuito de devolver a estética e função de forma rápida e previsível. Para isso, alguns recursos do CAD/CAM foram utilizados, otimizando o tempo laboratorial de execução das peças protéticas necessárias no tratamento.

O planejamento elaborado consiste na reabilitação superior com uma prótese dentogengival metalocerâmica implantossuportada para a recuperação da estética vermelha (gengiva) e estética branca (dentes). Já na arcada inferior, facetas e coroas cerâmicas foram confeccionadas sobre os dentes remanescentes e restaurações implantossuportadas foram confeccionadas sobre os implantes inferiores instalados.

PROCEDIMENTOS CLÍNICOS

O tratamento iniciou com 4 sessões de raspagem periodontal para garantir saúde gengival e estabilização da perda óssea ao redor dos dentes inferiores. Foram realizadas moldagens de silicone superior e inferior e montagem em arco facial para a elaboração do enceramento diagnóstico inferior e a confecção de uma prótese total acrílica superior. Lembrando que foi necessária a extração dos dentes no modelo de gesso para que a montagem dos dentes pudesse ser executada. Um guia cirúrgico de resina acrílica foi confeccionado, utilizando a montagem dos dentes como referência, servindo de orientação para o cirurgião durante a instalação dos implantes superiores. Na sequência foram realizadas as extrações de todos os dentes superiores e foram instalados 6 implantes, totalizando 7 implantes superiores devido à manutenção do implante do dente 21, já instalado em tratamentos passados. Logo após a finalização do procedimento cirúrgico, foi realizada uma moldagem de transferência dos implantes, para que, no laboratório, a prótese total acrílica fosse perfurada e capturada sobre os implantes, permitindo mais tranquilidade ao paciente durante o período de integração dos implantes. Na arcada inferior, foi realizado um implante na região do dente 36. Após o período de integração dos implantes, esses foram moldados para a confecção de novos enceramentos diagnósticos superior e inferior, com o intuito de refinar o resultado estético e funcional, visando melhor suporte labial e aumento da dimensão vertical de oclusão, garantindo o posicionamento correto da ATM. Com a aprovação estética e funcional do paciente, estávamos pronto para a finalização do caso. Tendo os enceramentos como referência, as infraestruturas sobre os implantes foram confeccionadas no CADCAM – Motion 2 – Amanngirrbach, sendo que na arcada superior foi realizada uma barra metálica – Sintron – amanngirrbach e na arcada inferior, uma infraestrutura de zircônia do lado direito (dentes 36/37) e um pilar TIForm no dente 36 – ambos amanngirrbach. Os preparos inferiores foram realizados junto com os registros de mordida e a moldagem final com silicone de adição (Virtual – Ivoclar Vivadent). A aplicação cerâmica superior foi realizada de forma manual e artesanal, garantindo máxima naturalidade ao sorriso do paciente. Já na arcada inferior, o enceramento diagnóstico foi escaneado e utilizado como referência para o desenho das peças no *software* Ceramill – amanngirrbach. Blocos de cerâmica emax cad – Ivoclar Vivadent foram usinados para a confecção das restaurações sobre dentes. Após a usinagem, as peças foram maquiadas para garantir a naturalidade e o mimetismo com os dentes superiores. Já nas restaurações sobre os implantes inferiores, foram injetados Zirpress sobre as infraestruturas e, posteriormente, realizada a maquiagem das peças.

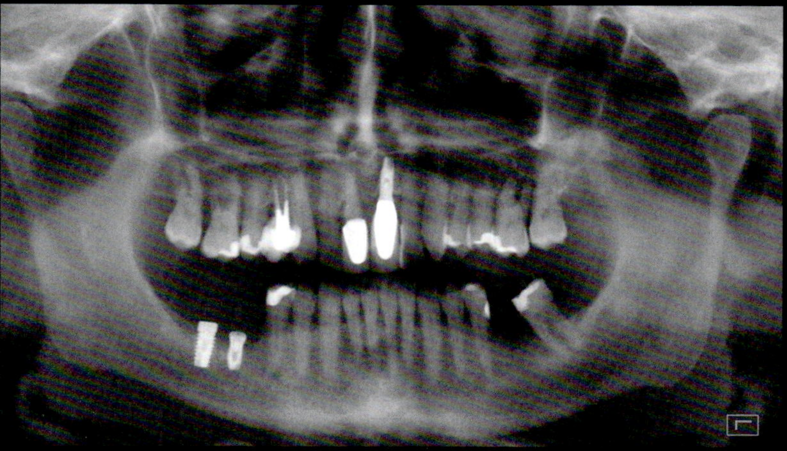

Figura 7.10 – RX Panorâmico inicial.

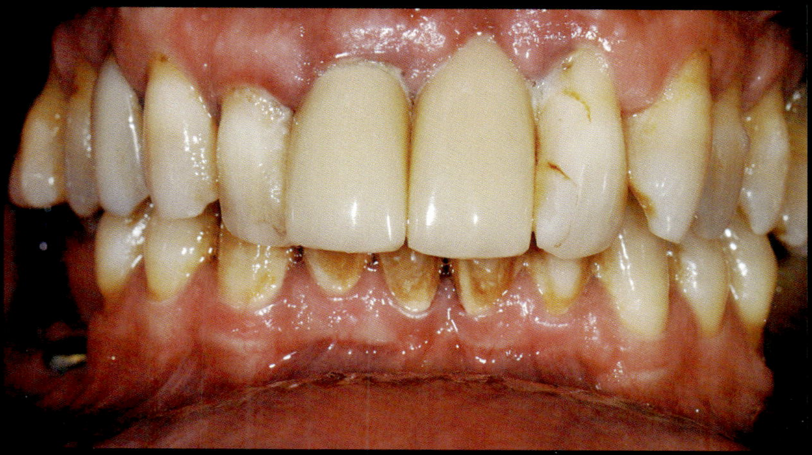

Figura 7.11 – Visão interna inicial.

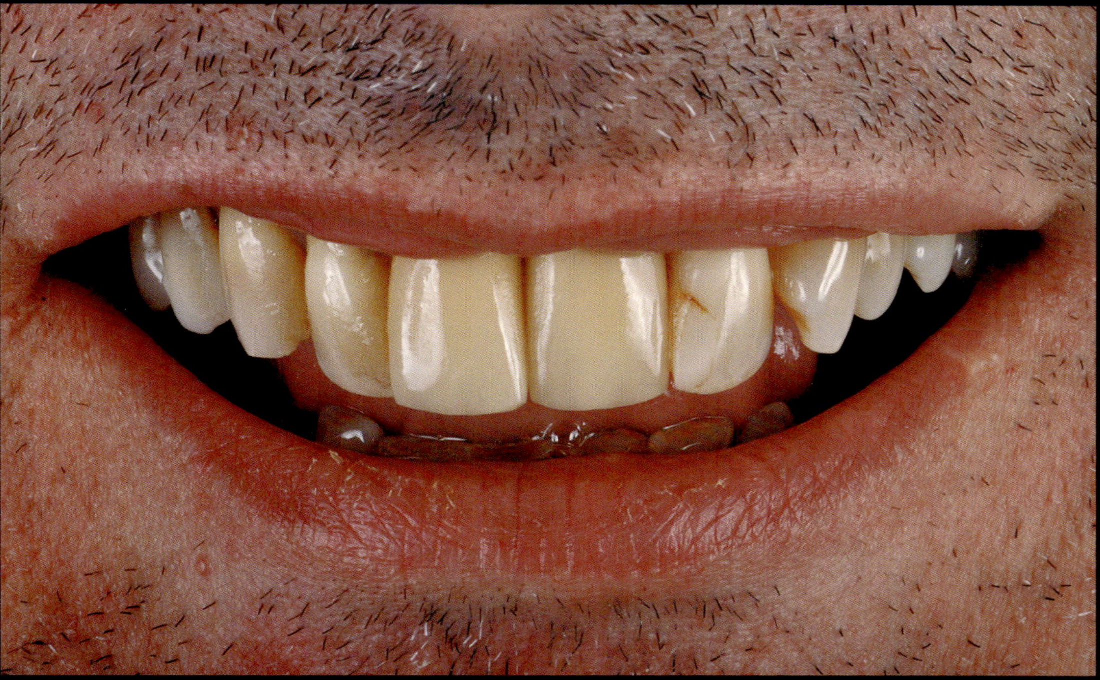

Figura 7.12 – Sorriso Frontal - Ausência de estética vermelha.

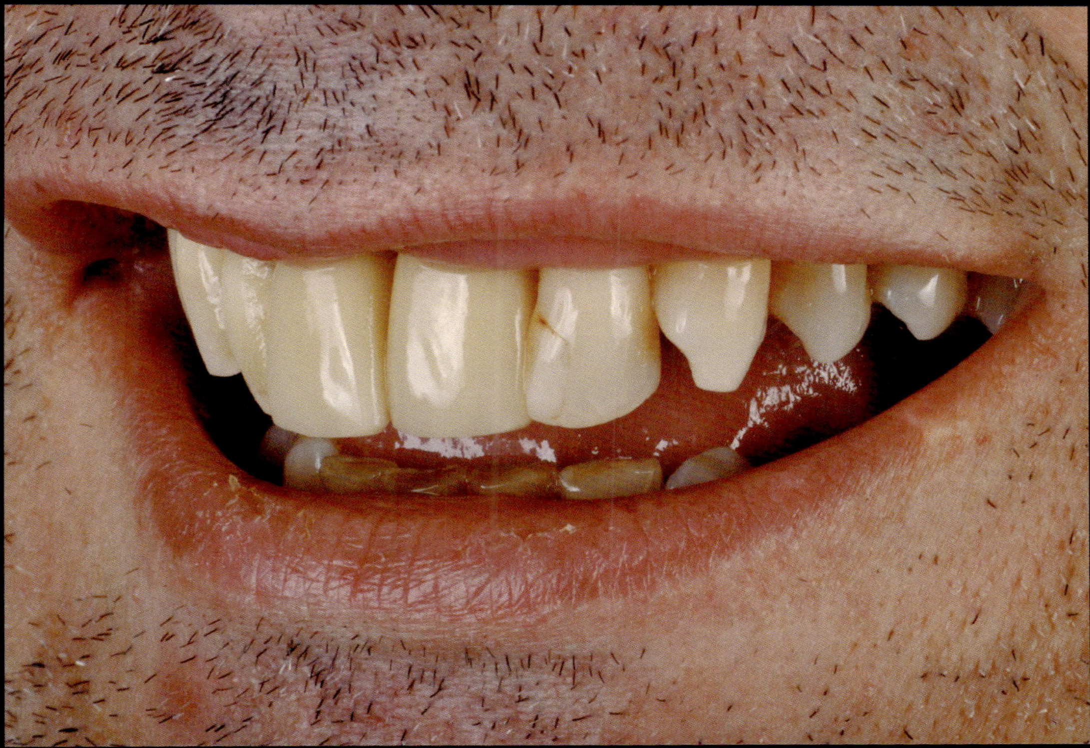

Figura 7.13 – Sorriso Lateral – Ausência de estética vermelha.

Plano de Tratamento

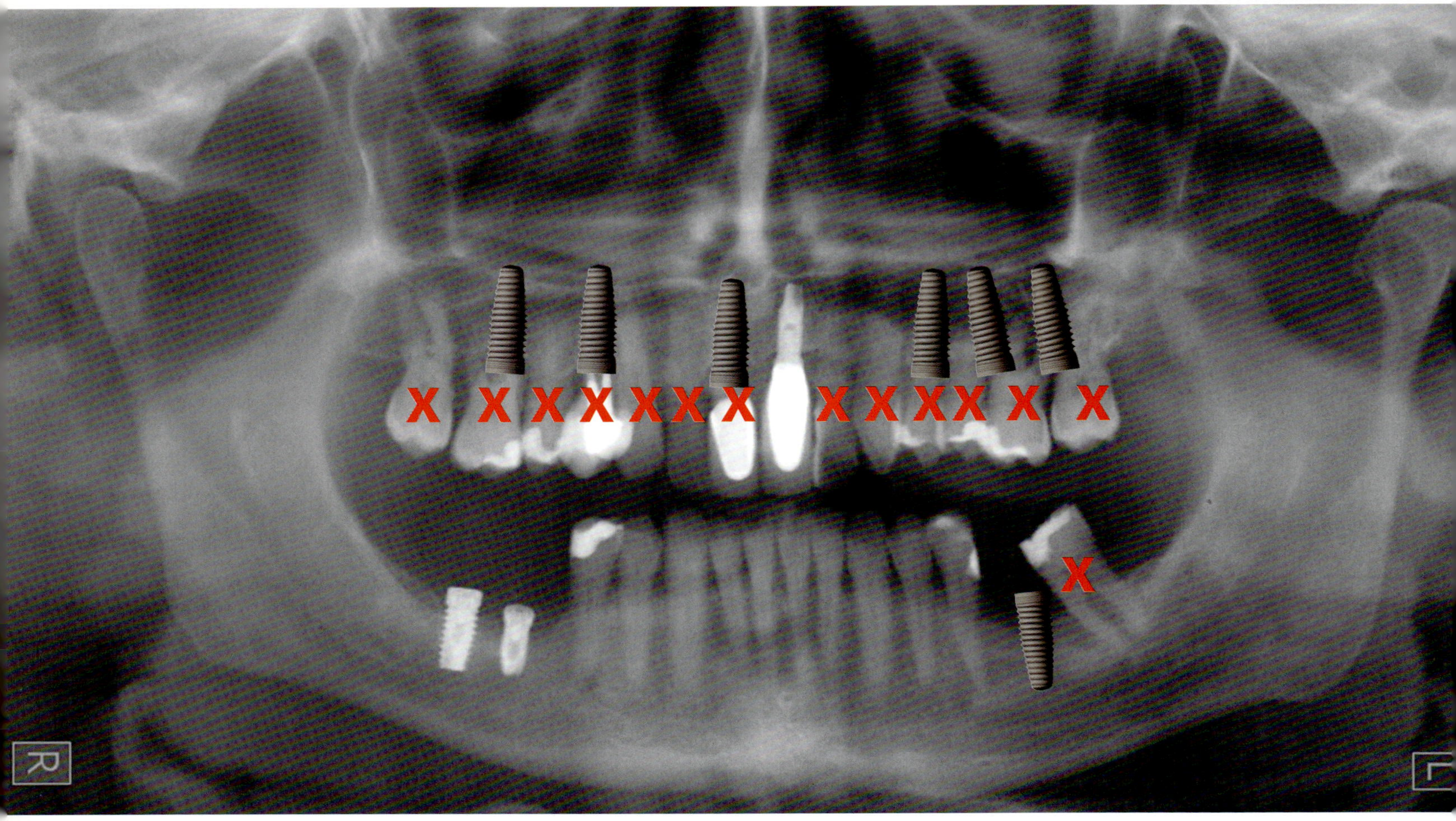

Figura 7.14 – Plano de tratamento com extrações e futuros implantes.

Procedimentos Clínicos

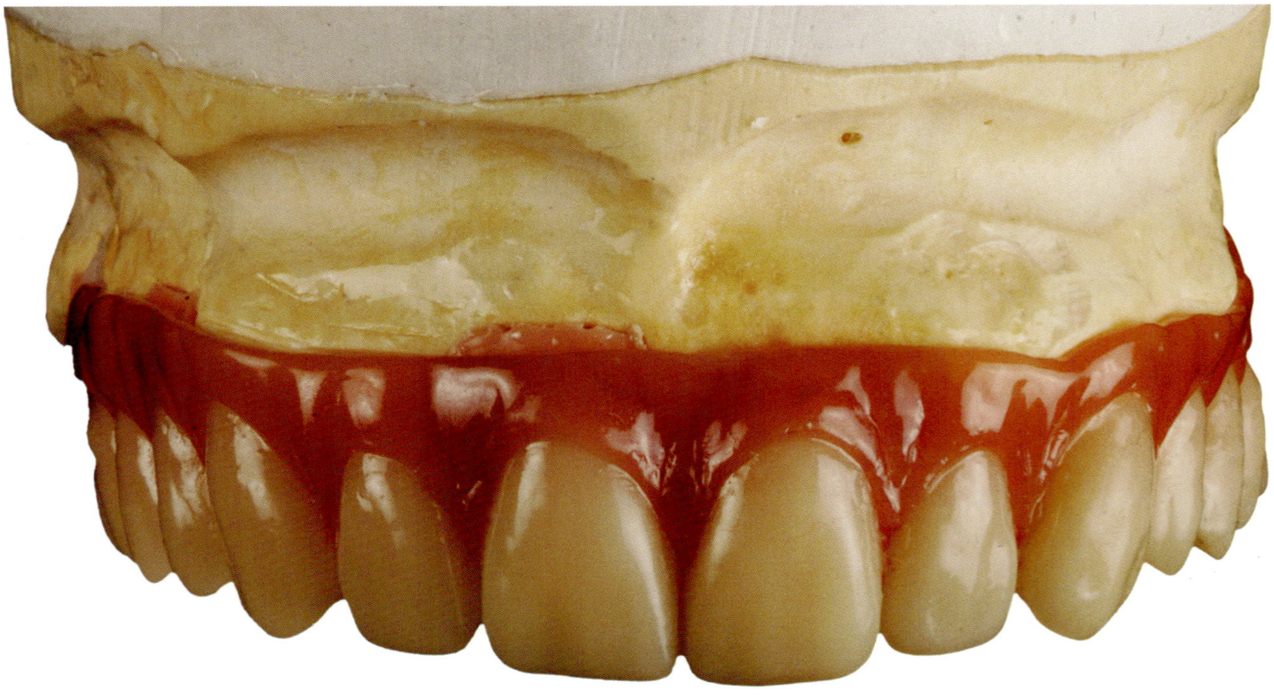

Figura 7.15 – Prótese Total Acrílica Provisória.

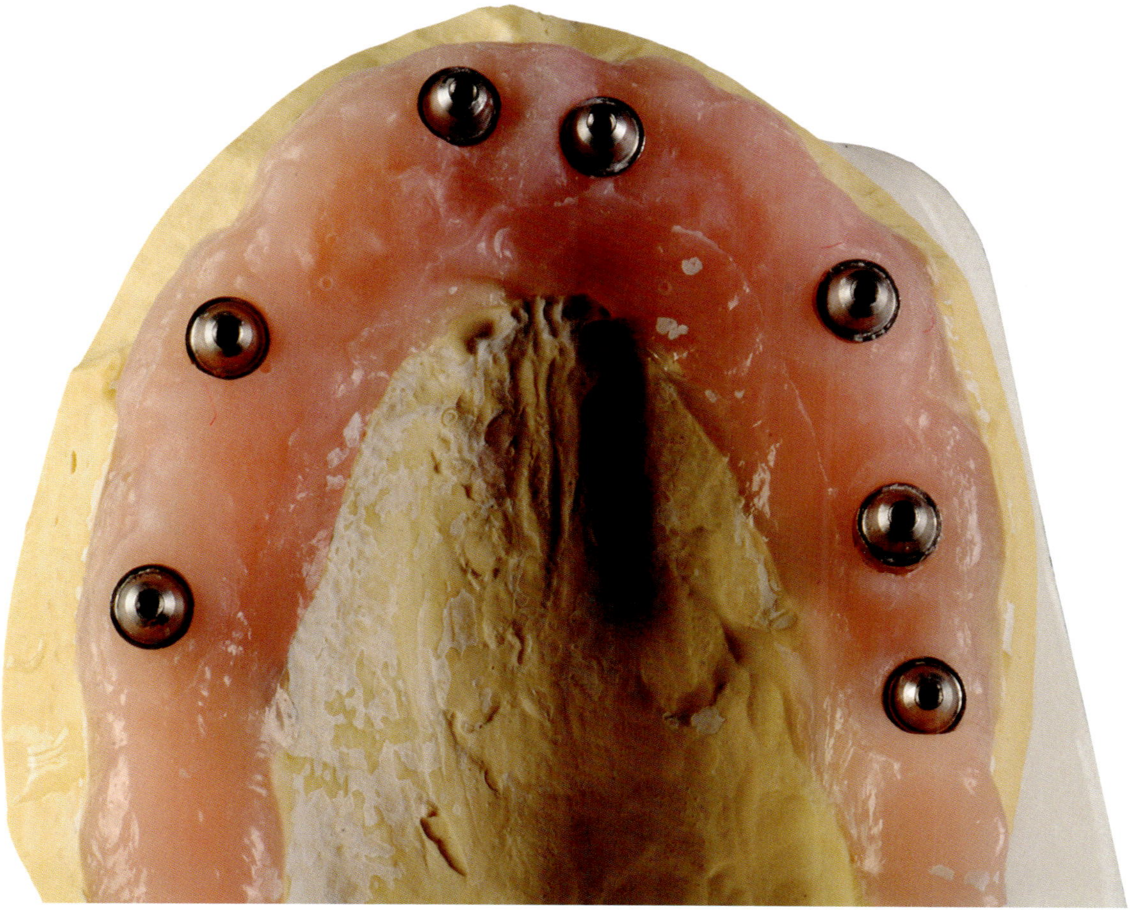

Figura 7.16 – Modelo com implantes transferidos para captura da prótese total acrílica no laboratório.

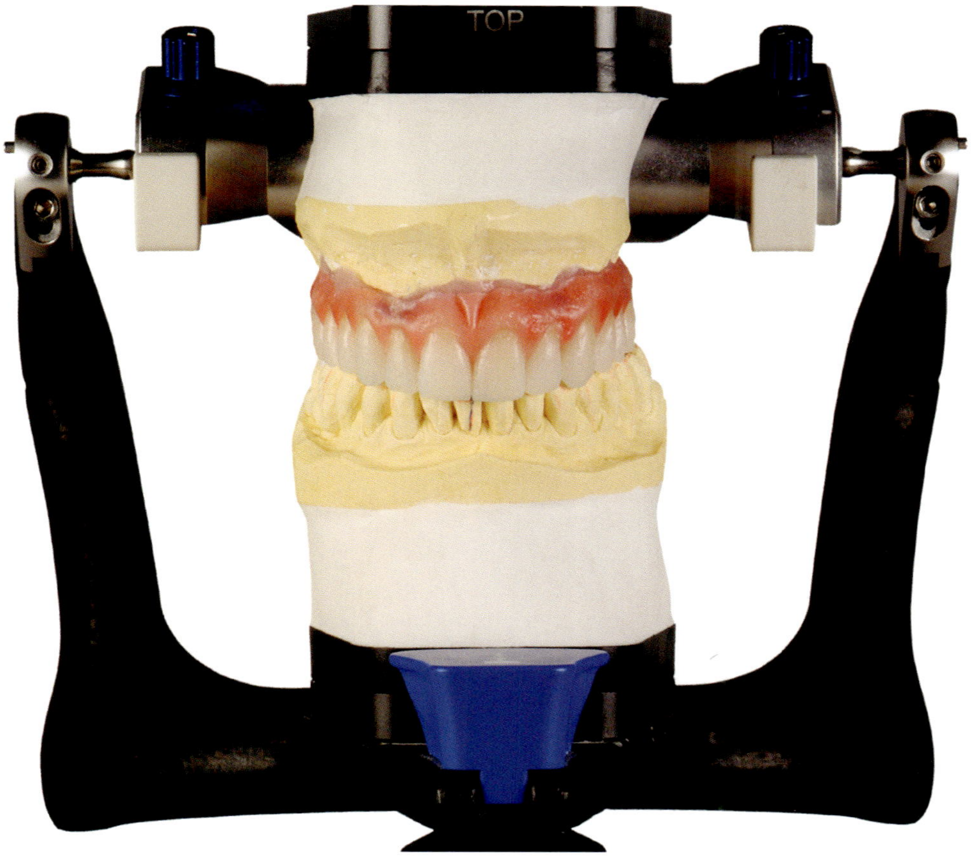

Figura 7.17 – Novo enceramento diagnóstico montado no articlador Artex Amanngirrbach.

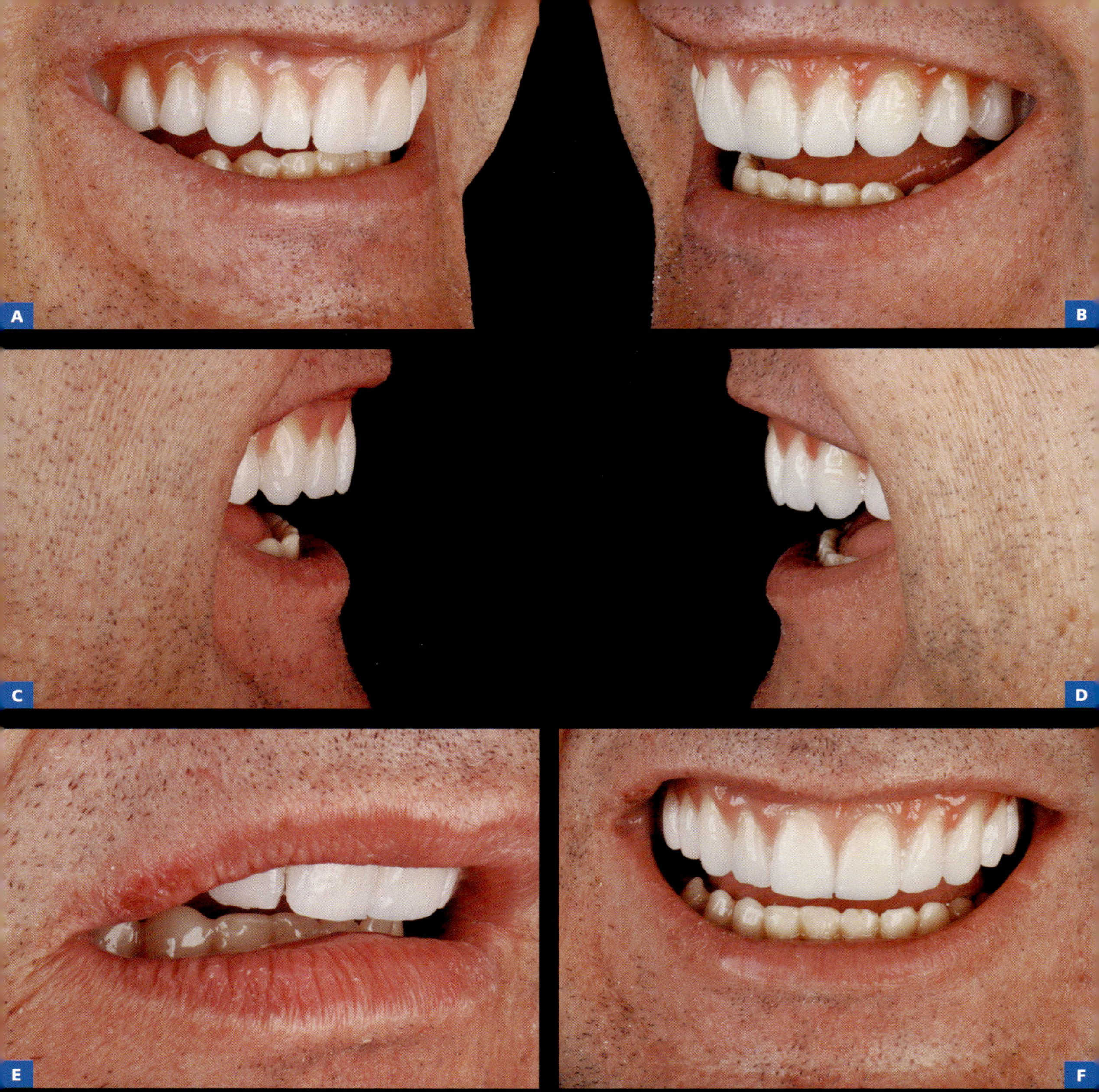

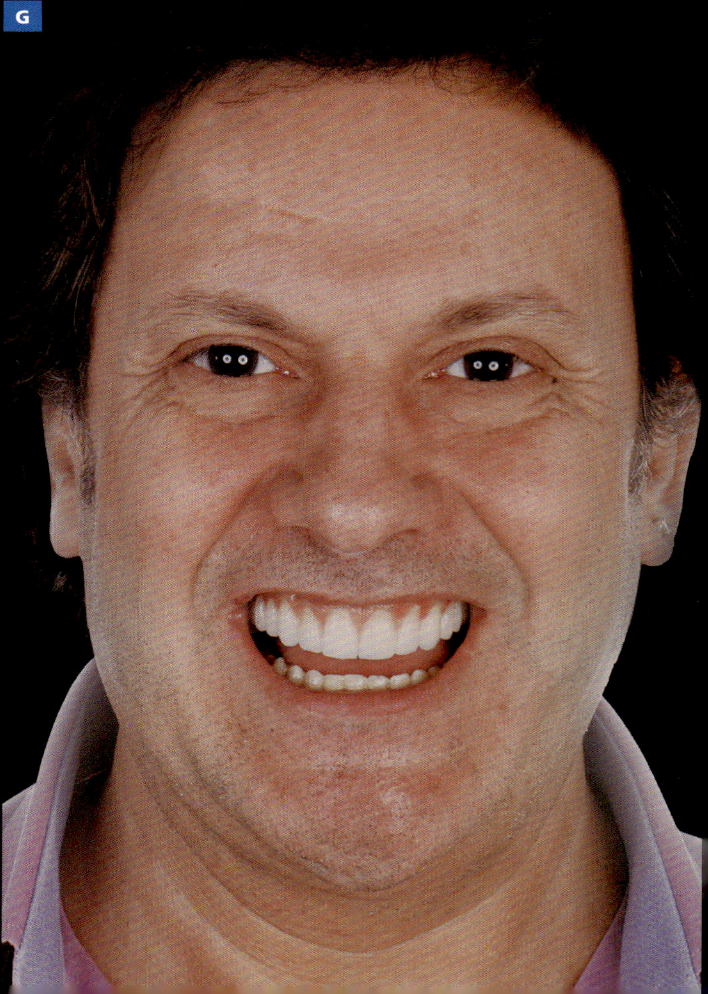

Figura 7.18 – (A a G) Resultado estético do novo enceramento.

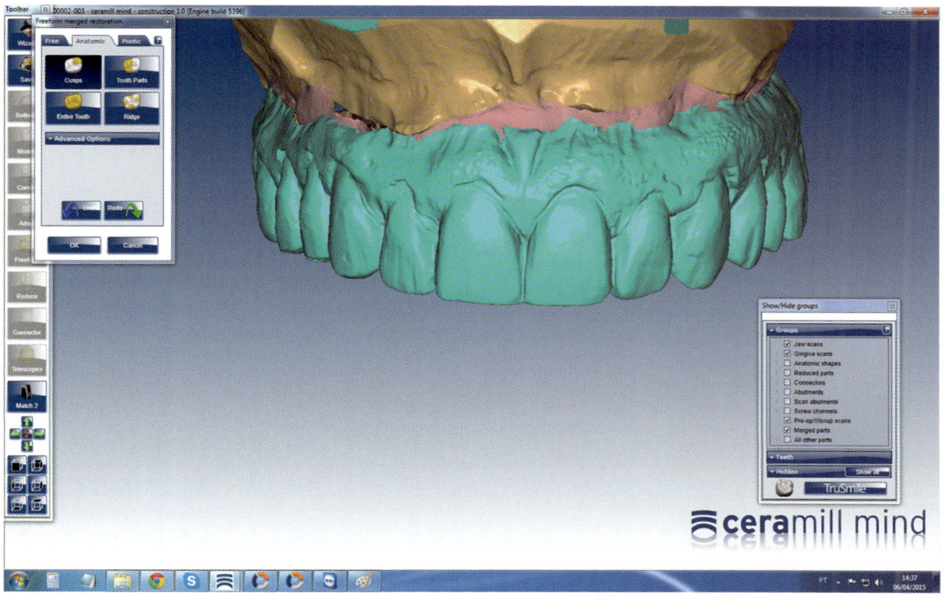

Figuras 7.19 – Na primeira figura observamos a imagem do enceramento diagnóstico final que foi sacaneado.

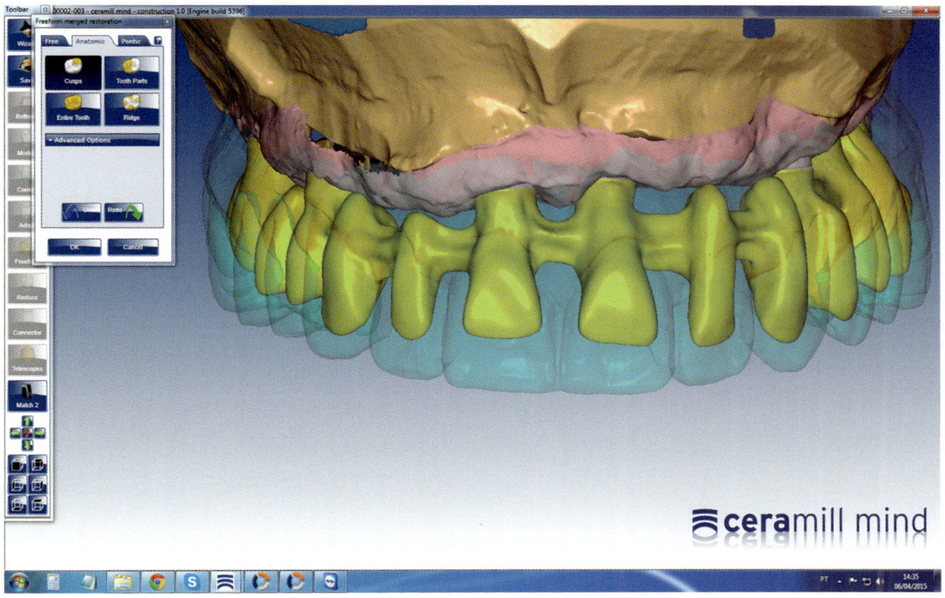

Figuras 7.20 – Na segunda imagem o desenho da barra em sintron – AmannGirrbach, sendo guiada pelo enceramento do diagóstico final.

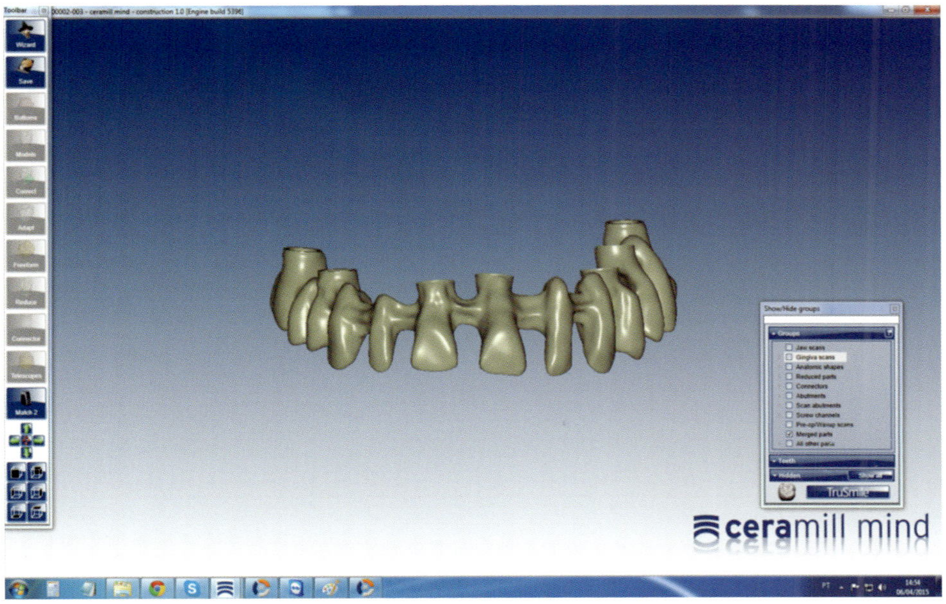

Figuras 7.21 – Na terceira imagem o desenho da barra em sintron finalizado.

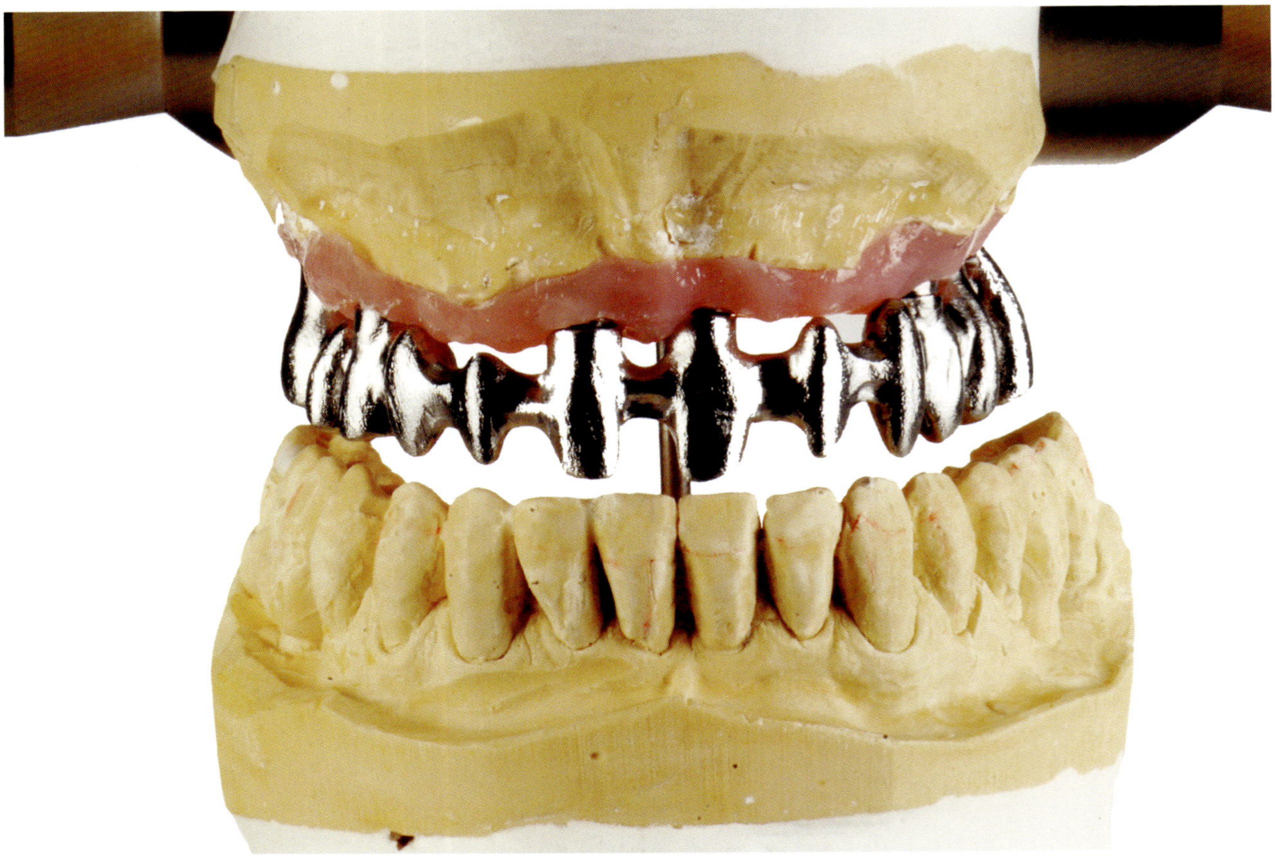

Figuras 7.22 – Na foto ao lado a estrutura finalizada após a usinagem no Motion 2 – AmannGirrbach.

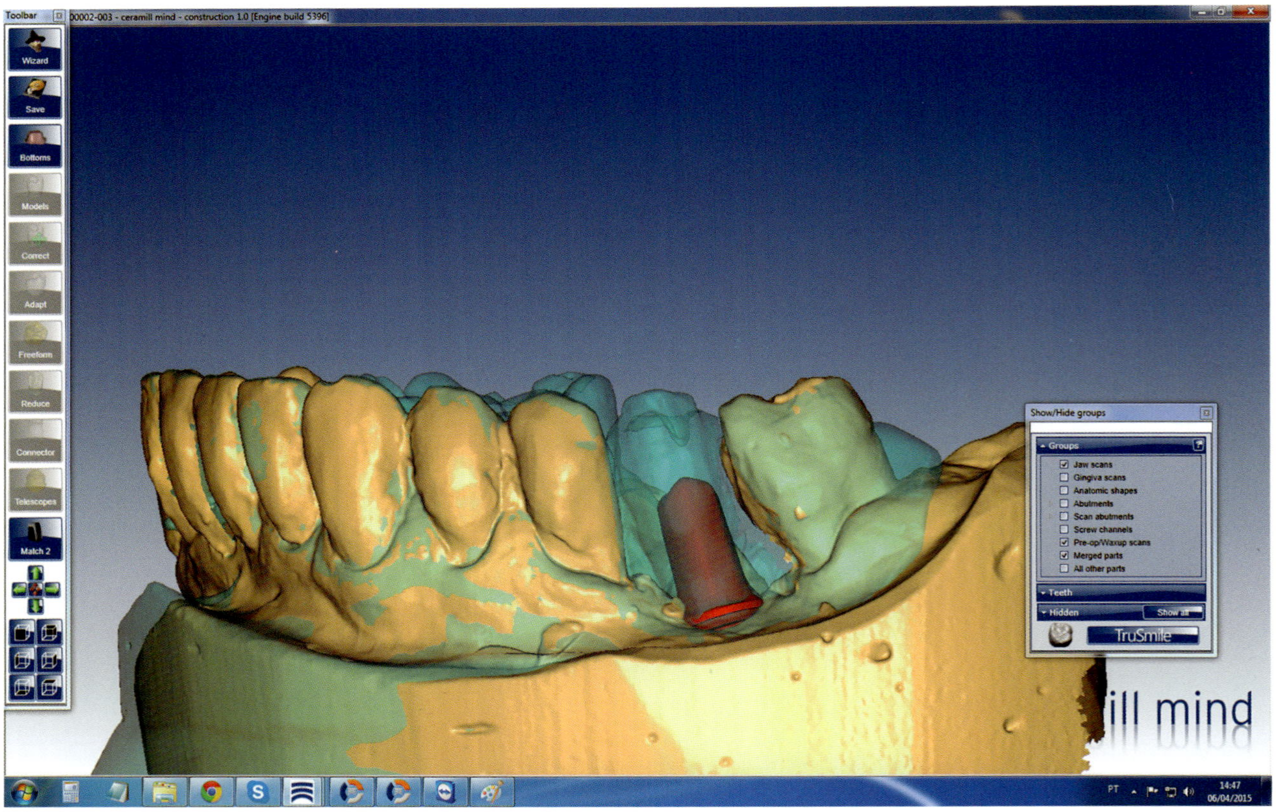

Figuras 7.23 – Na primeira imagem o desenho da infraestrutura TIForm, respeitando o enceramento diagnóstico.

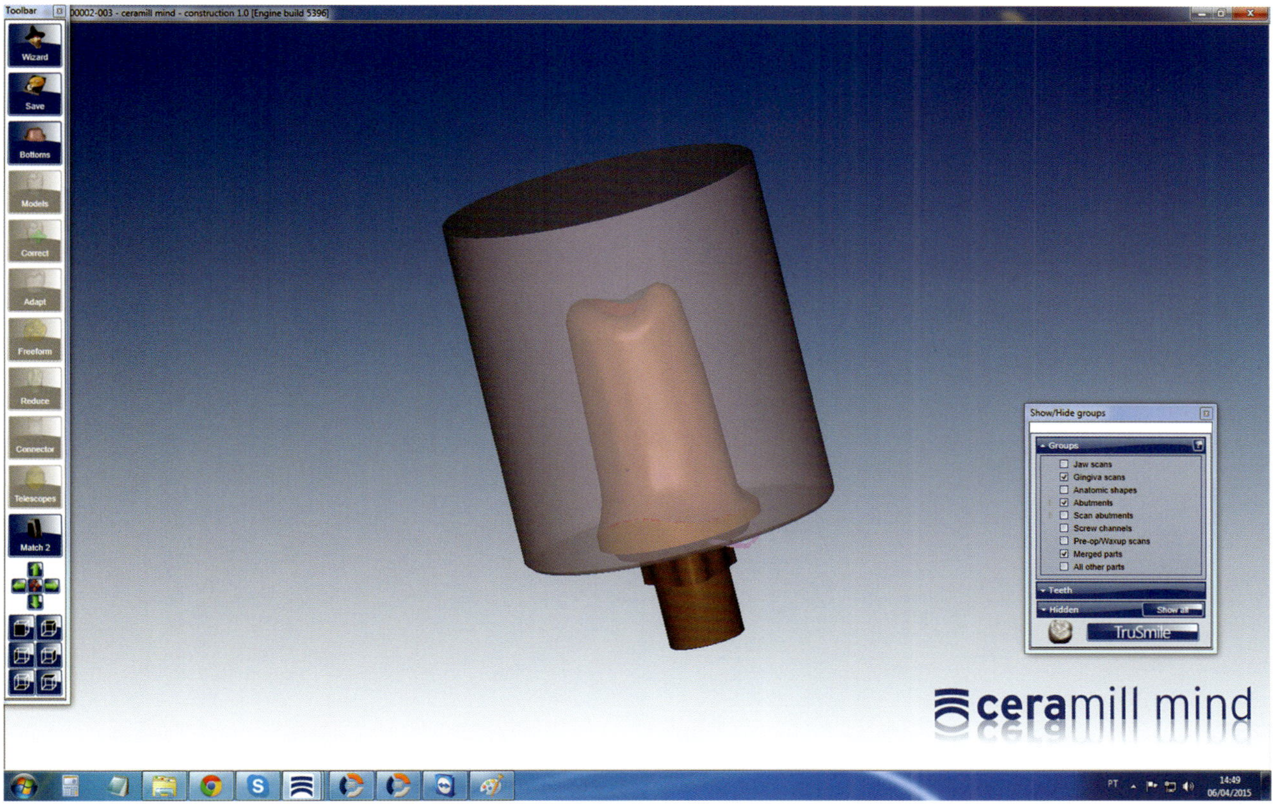

Figuras 7.24 – Na segunda imagem o desenho sendo posicionado dentro do bloco.

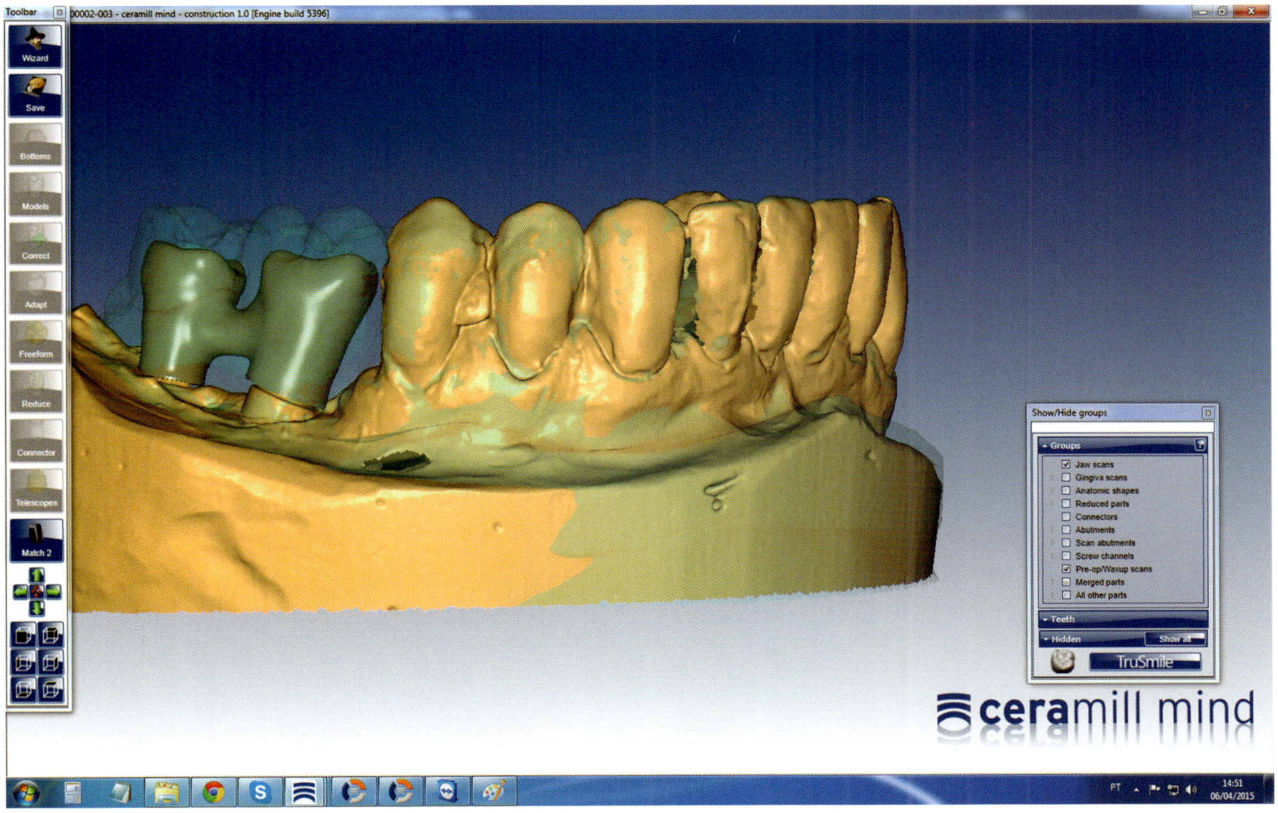

Figuras 7.25 – Na terceira imagem o desenho da infraestrutura em zircônia inferior direita, também respeitando o enceramento diagnóstico.

Estratificação Cerâmica

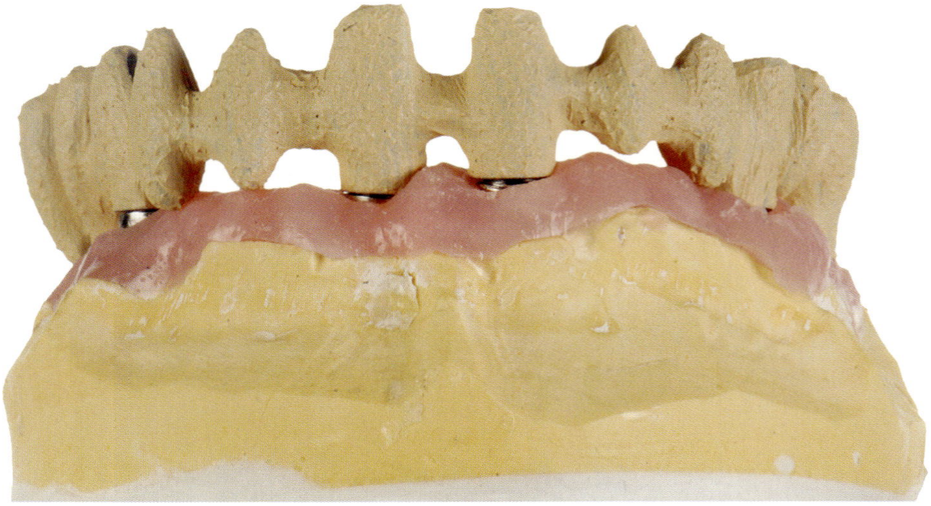

Figura 7.26 – Aplicação de opaco.

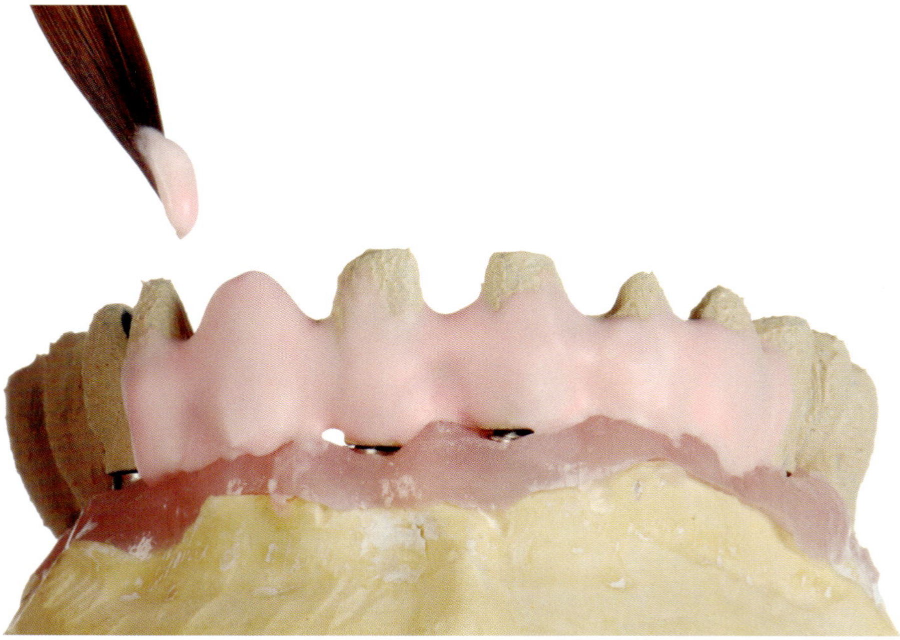

Figura 7.27 – Construção da dentina.

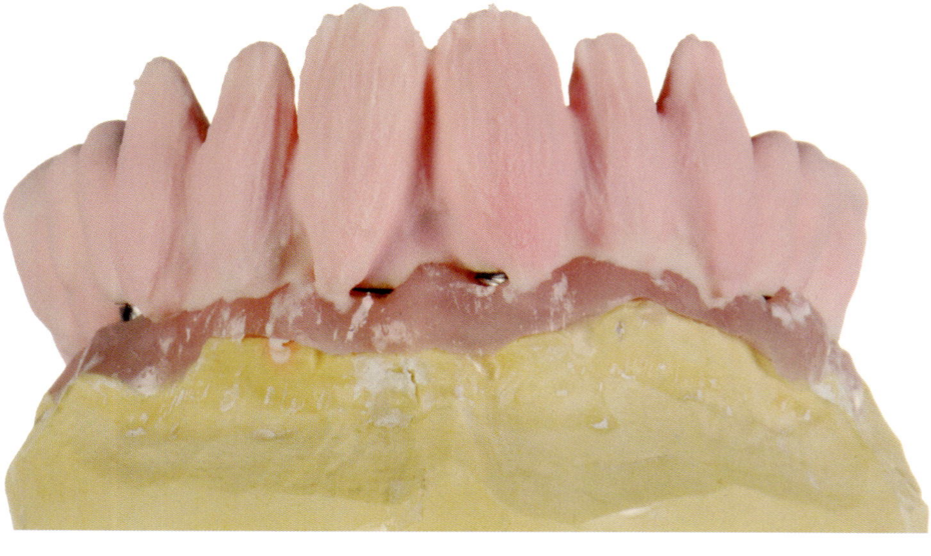

Figura 7.28 – Construção da dentina.

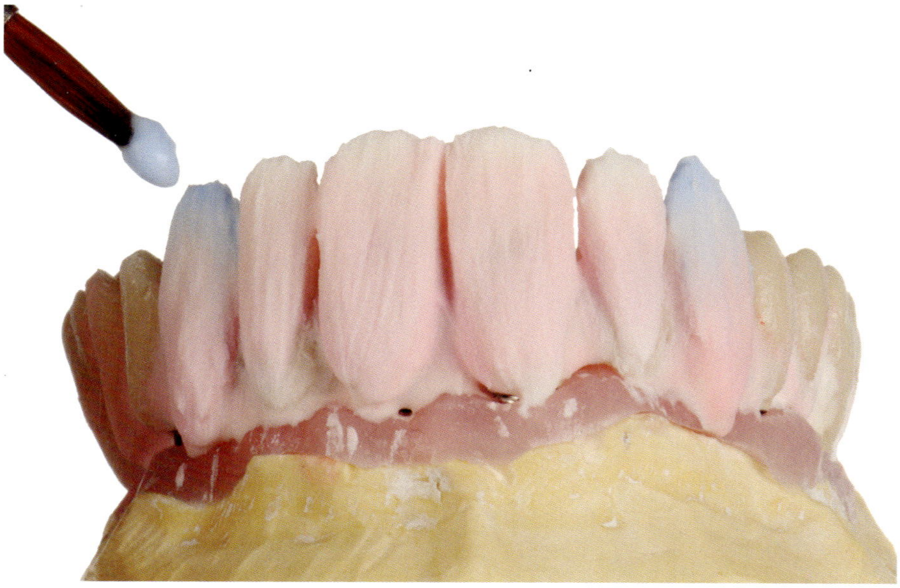

Figura 7.29 – Aplicação de cerâmica translúcida.

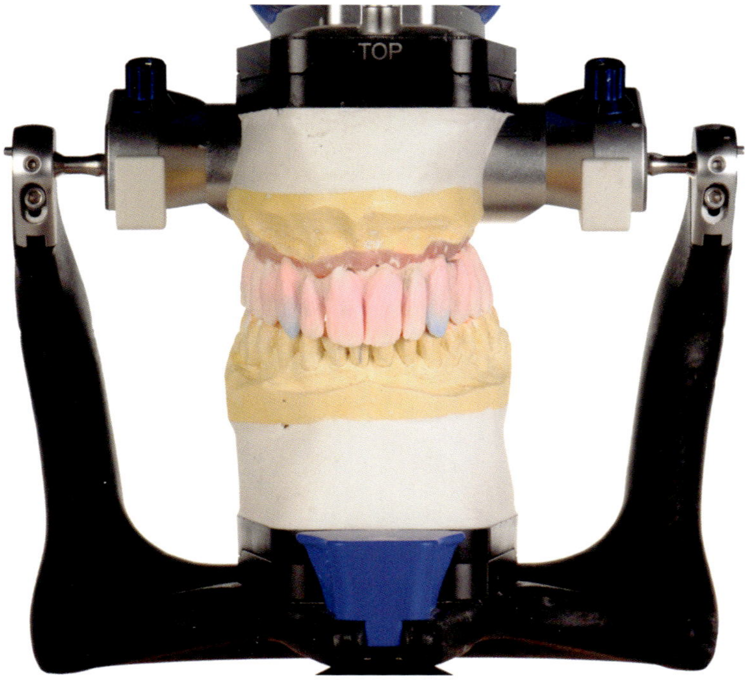

Figura 7.30 – Conferência no articulador.

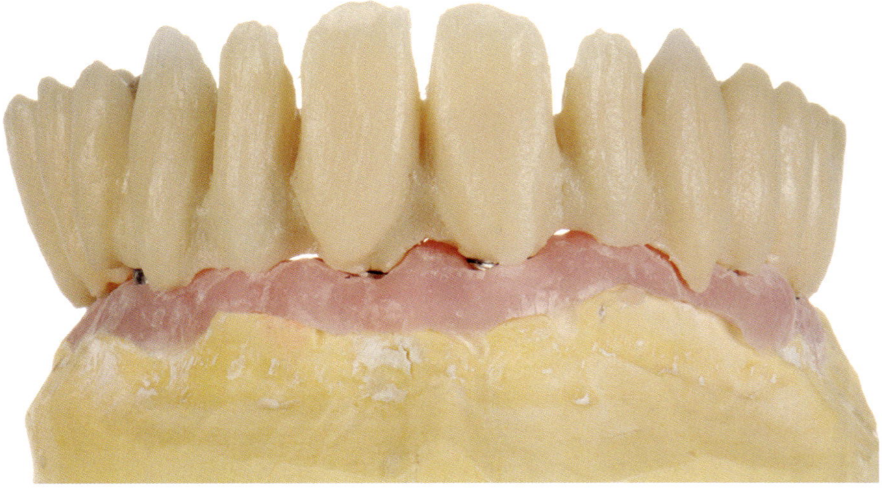

Figura 7.31 – Primeira queima finalizada.

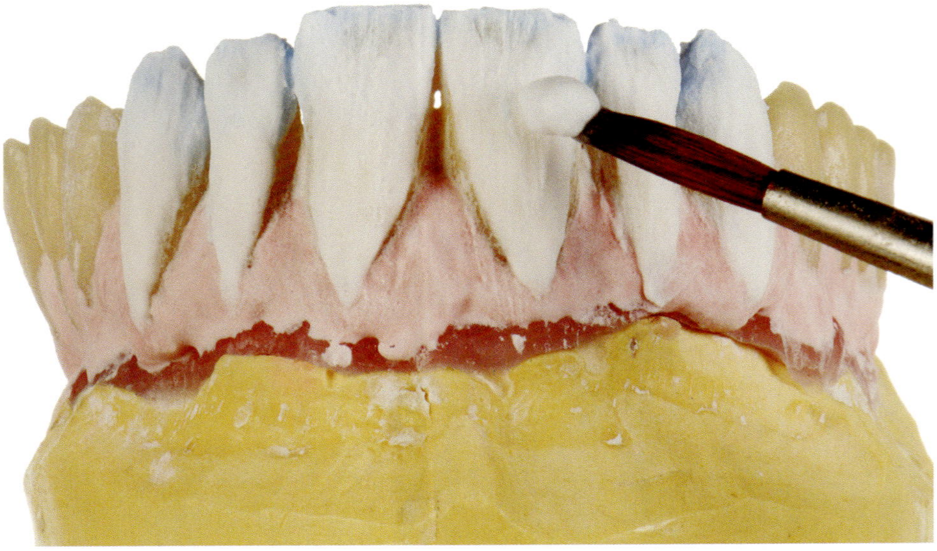

Figura 7.32 – Aplicação cerâmica de esmalte e gengiva.

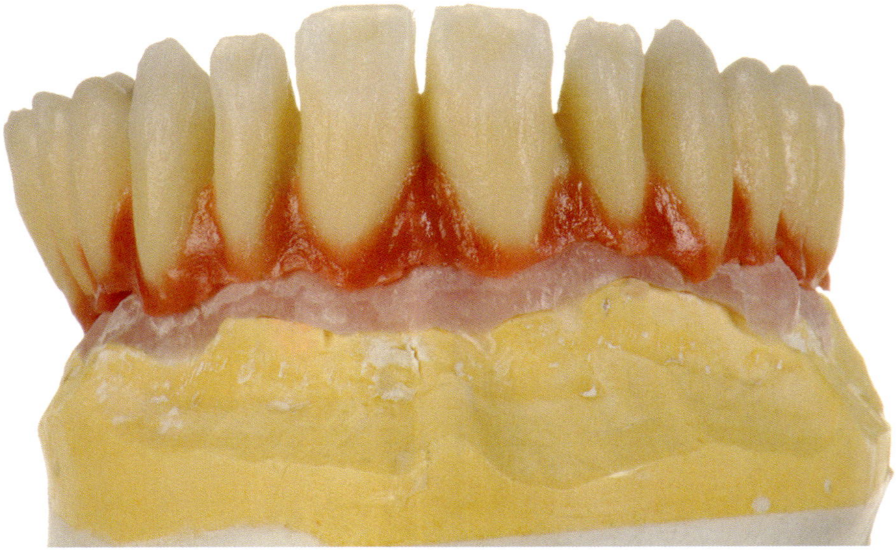

Figura 7.33 – Segunda queima finalizada.

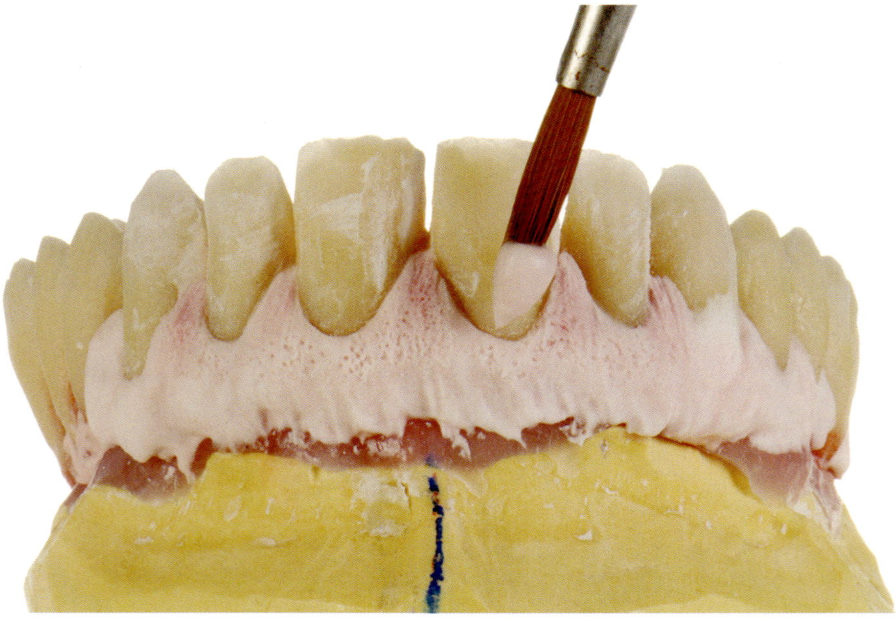

Figura 7.34 – Aplicação de cerâmica de gengiva.

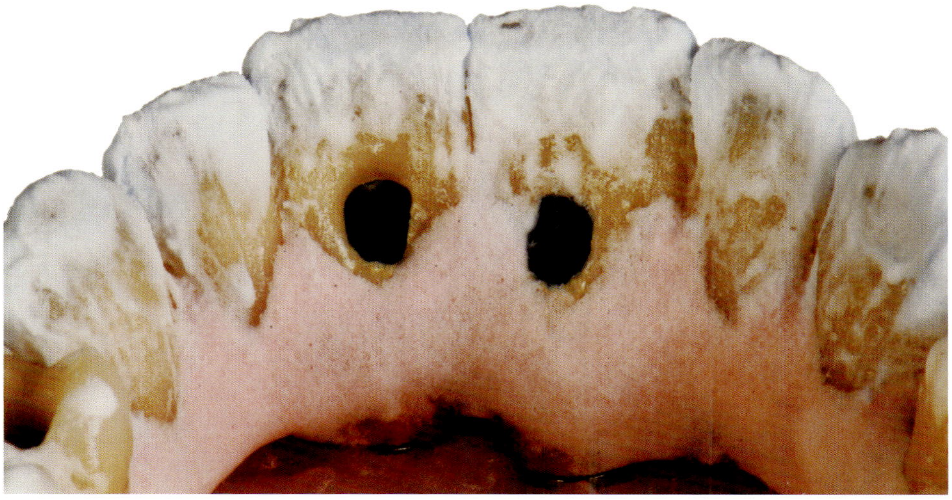

Figura 7.35 – Aplicação de cerâmica de esmalte.

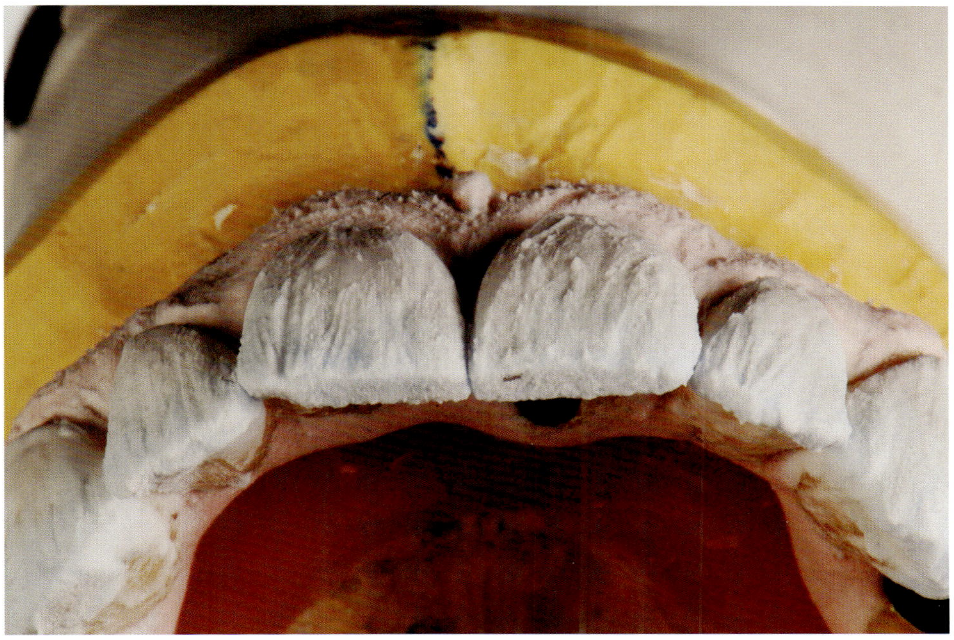

Figura 7.36 – Aplicação de cerâmica de esmalte.

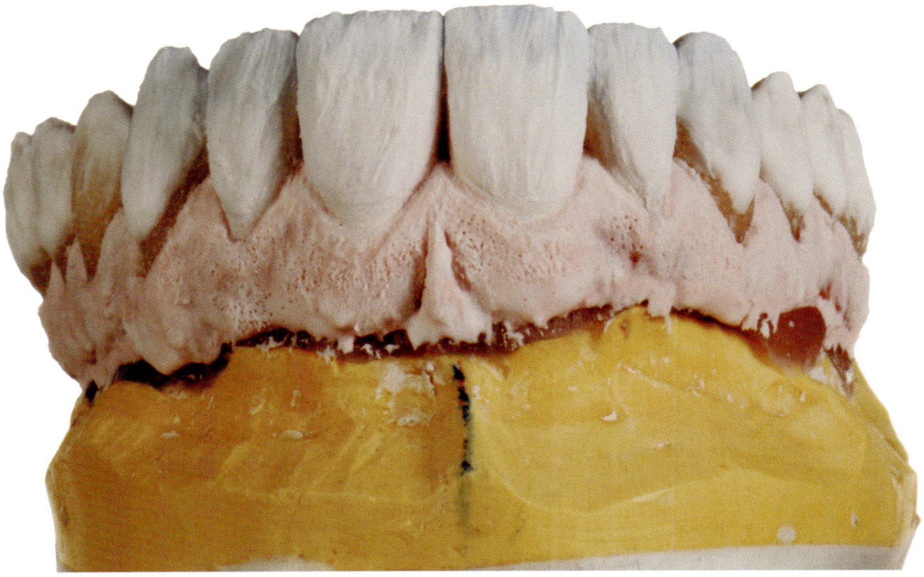

Figura 7.37 – Peça pronta para terceira queima.

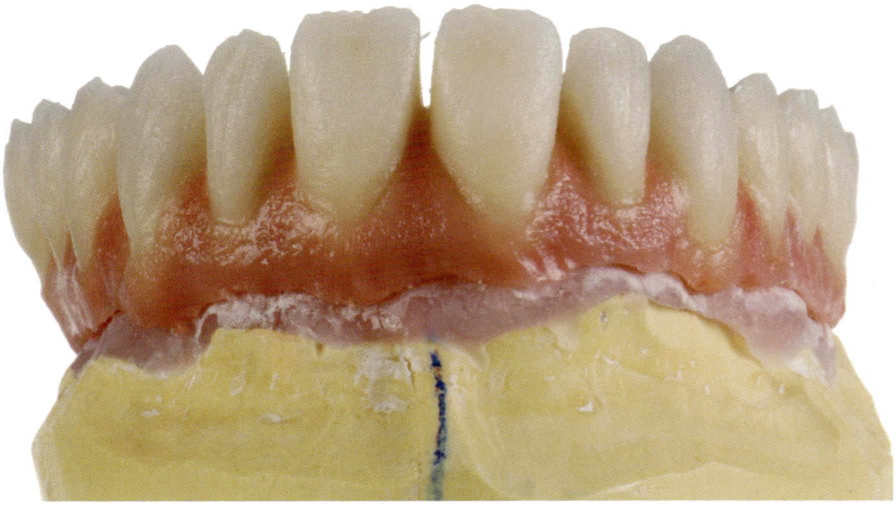

Figura 7.38 – Terceira queima finalizada.

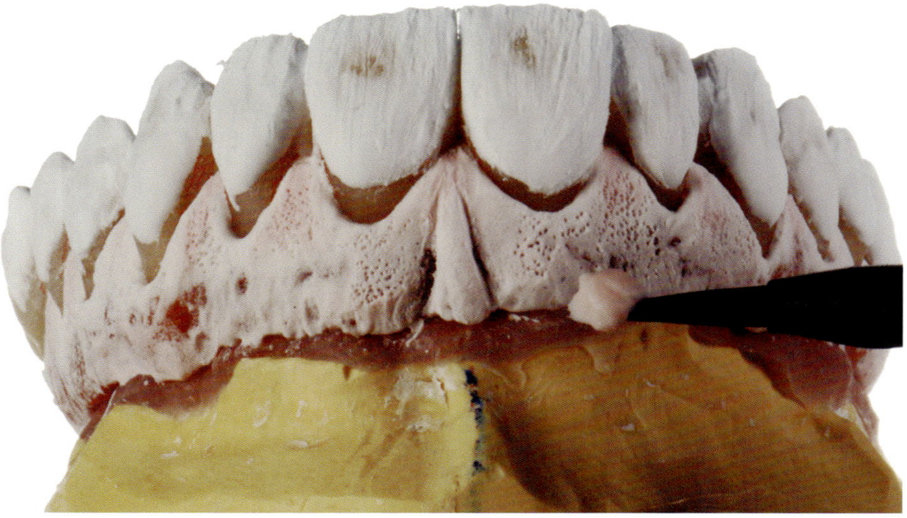

Figura 7.39– Aplicação cerâmica para ajustes finais.

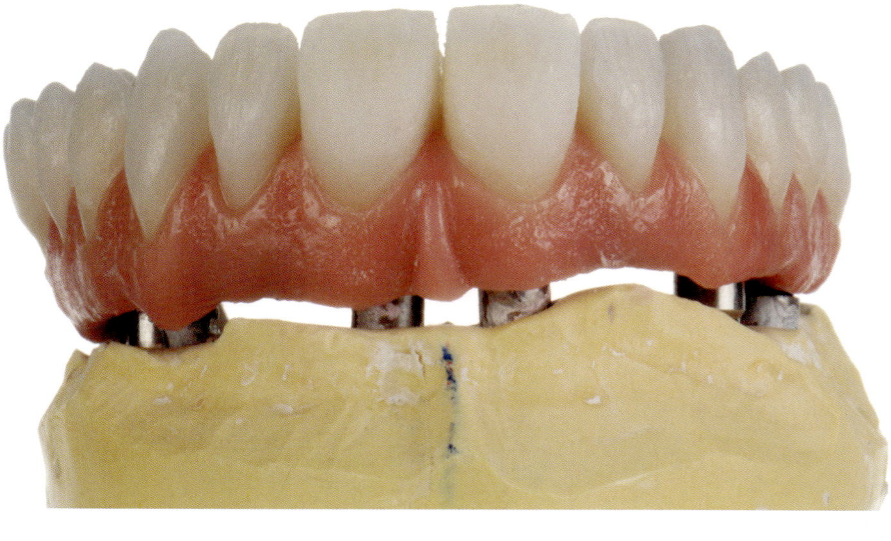

Figura 7.40 – Quarta queima finalizada – TPD Juvenal de Souza.

Preparos inferiores

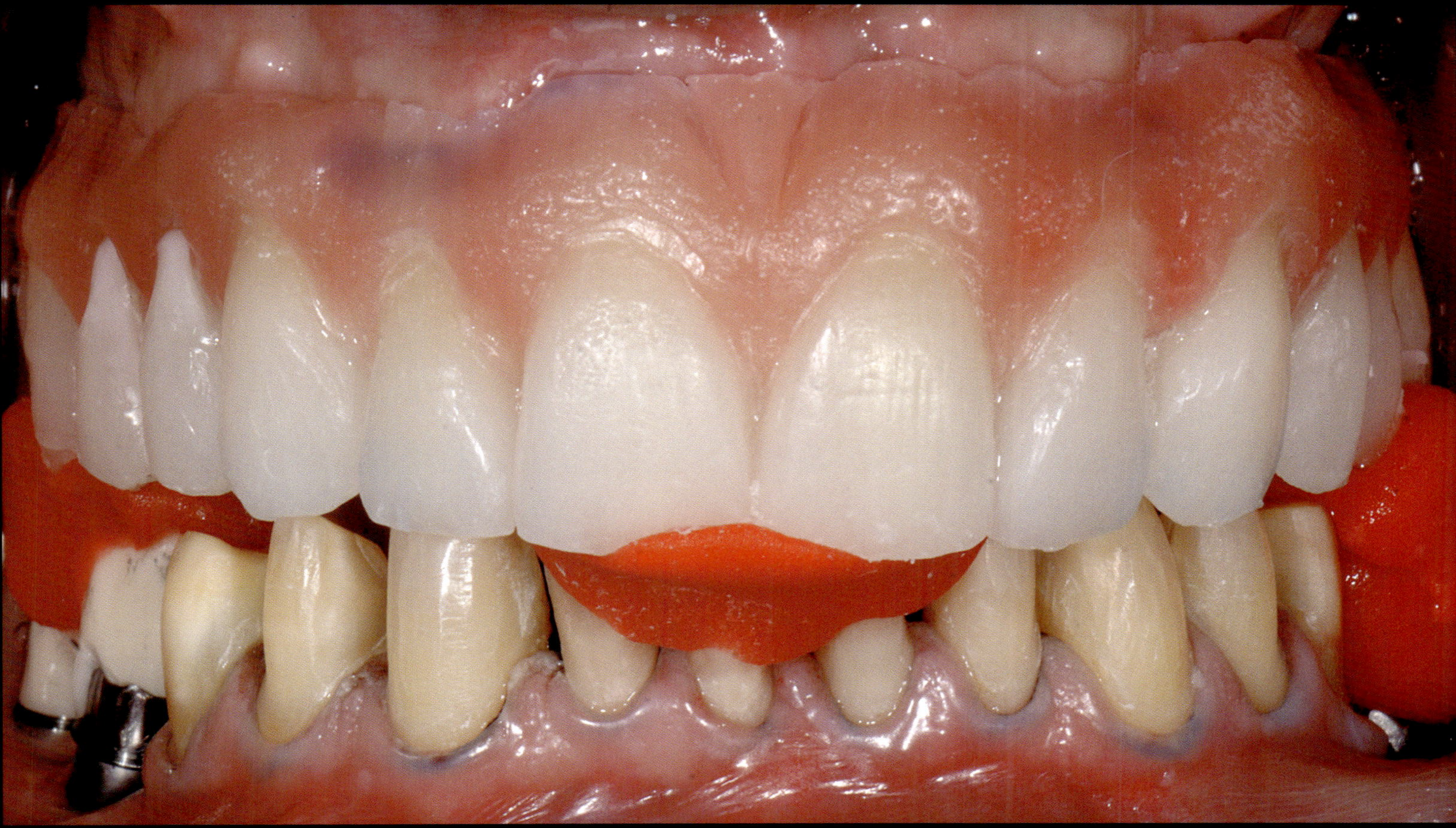

Figura 7.41 – Registro de mordida realizado com Pater-Resin(GC).

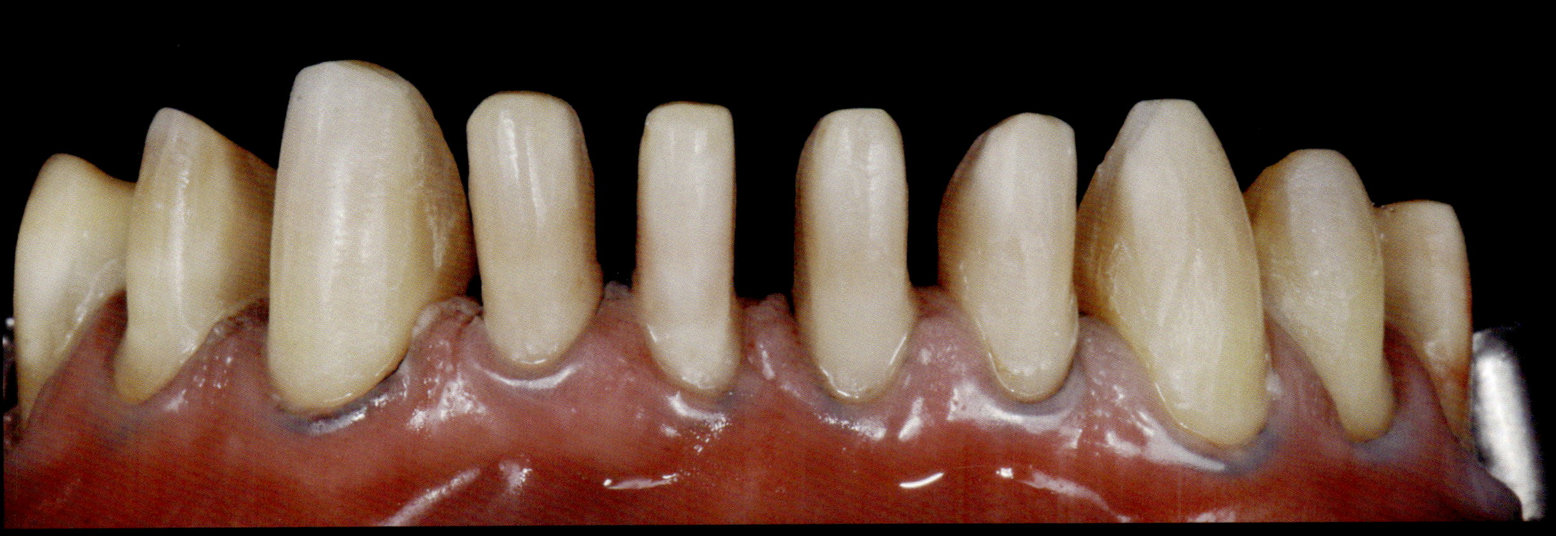

Figura 7.42 – Preparos inferiores finalizados.

Tecnologia CAD/CAM – Otimizando Tempo Laboratorial

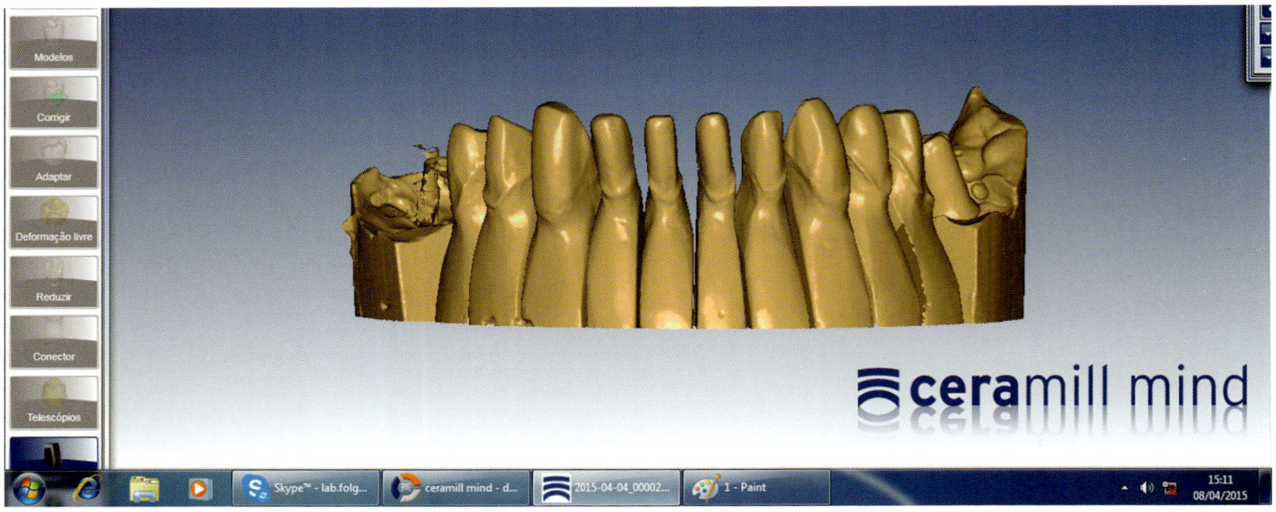

Figura 7.43 – Imagem do modelo dos preparos inferiores.

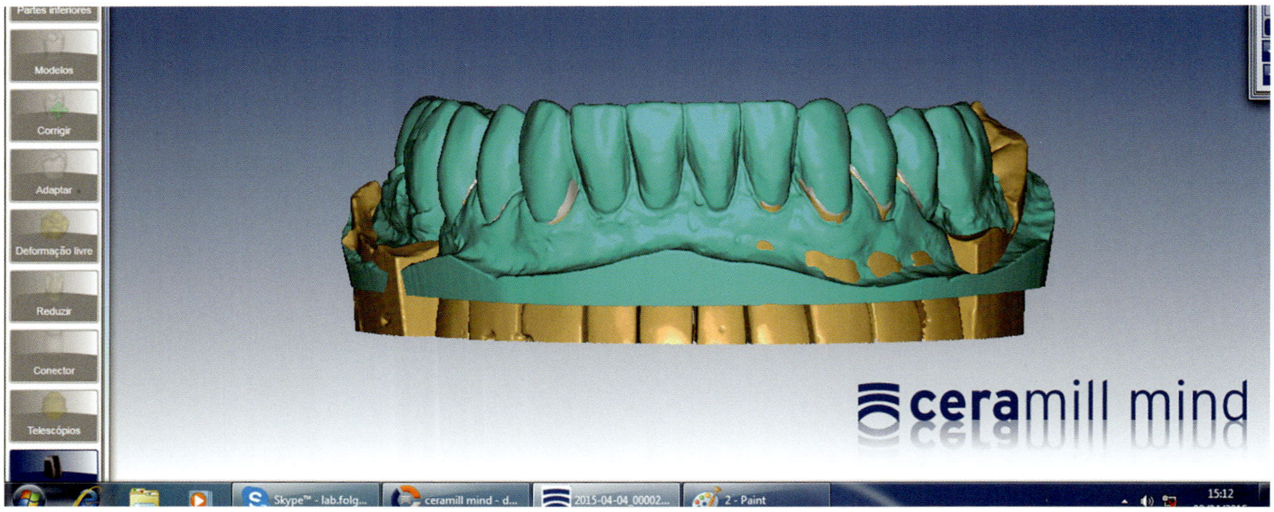

Figura 7.44 – Imagem do modelo do enceramento sendo sobreposto aos preparos inferiores.

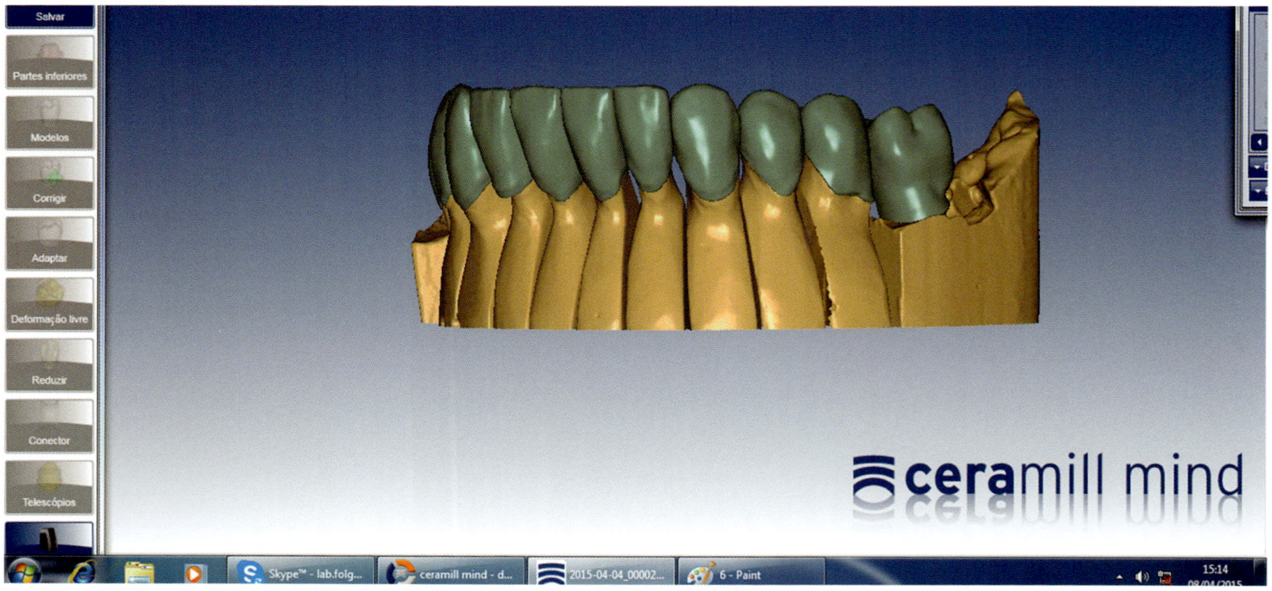

Figura 7.45 – Restaurações cerâmicas desenhadas prontas para serem posicionadas no bloco cerâmico.

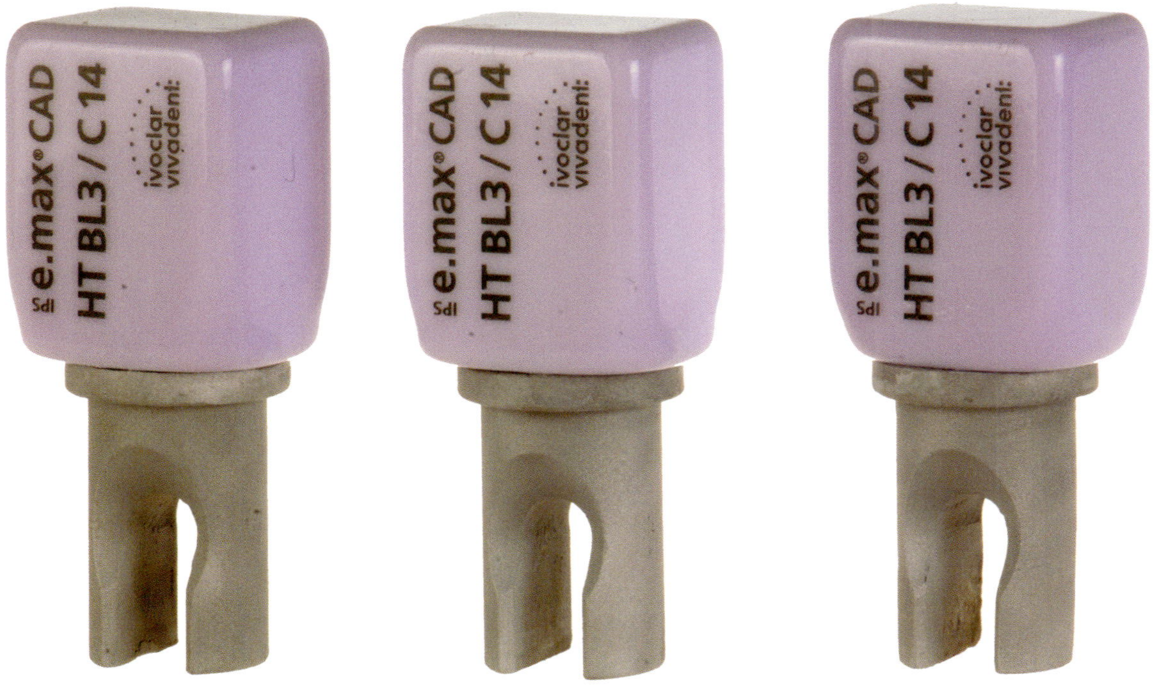

Figura 7.46 – Blocos cerâmicos.

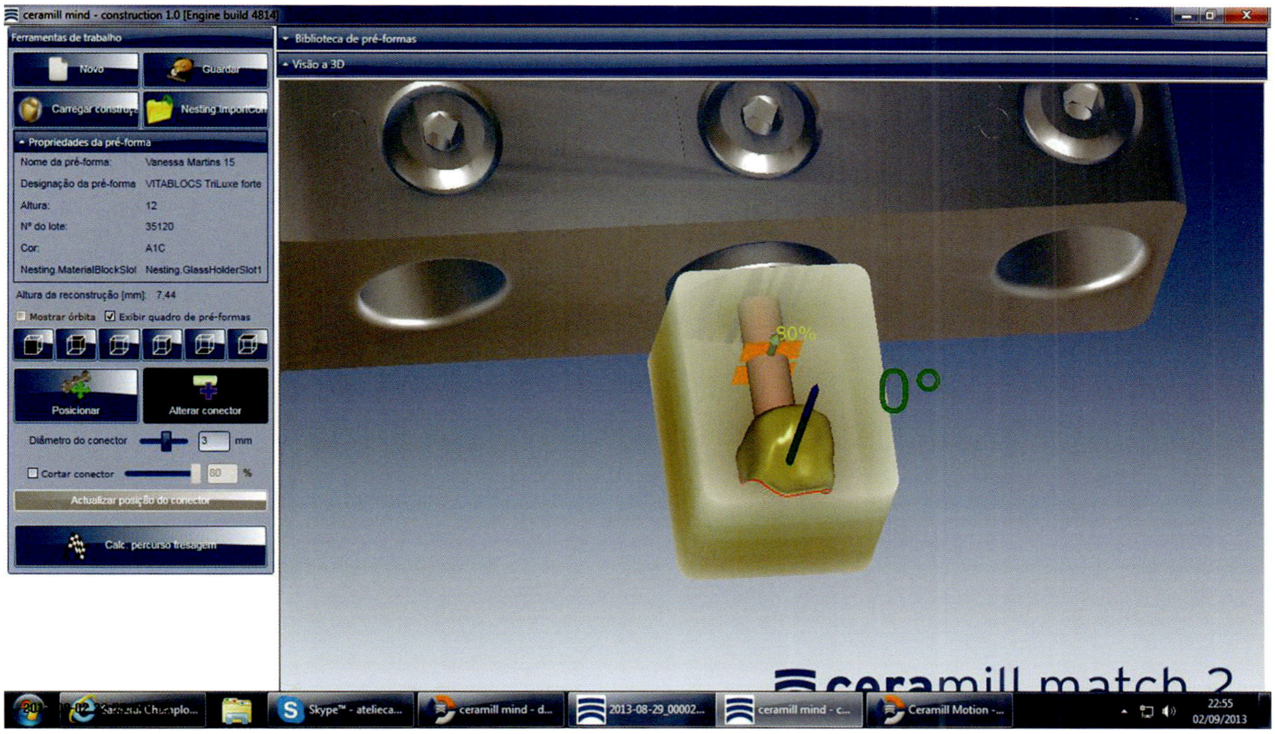

Figura 7.47 – Imagem do posicionamento da restauração dentro do bloco cerâmico virtual.

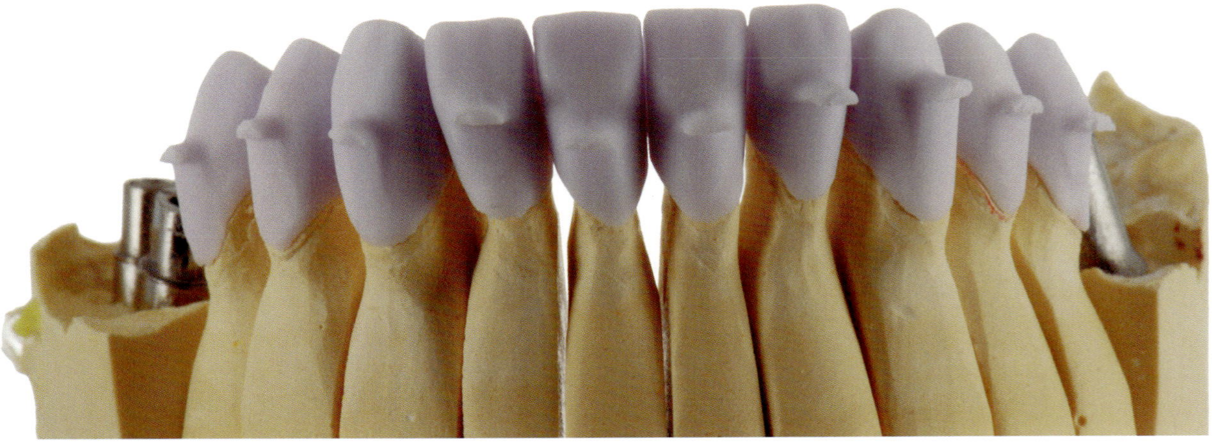

Figura 7.48 – Restaurações cerâmicas usinadas pré-sinterização.

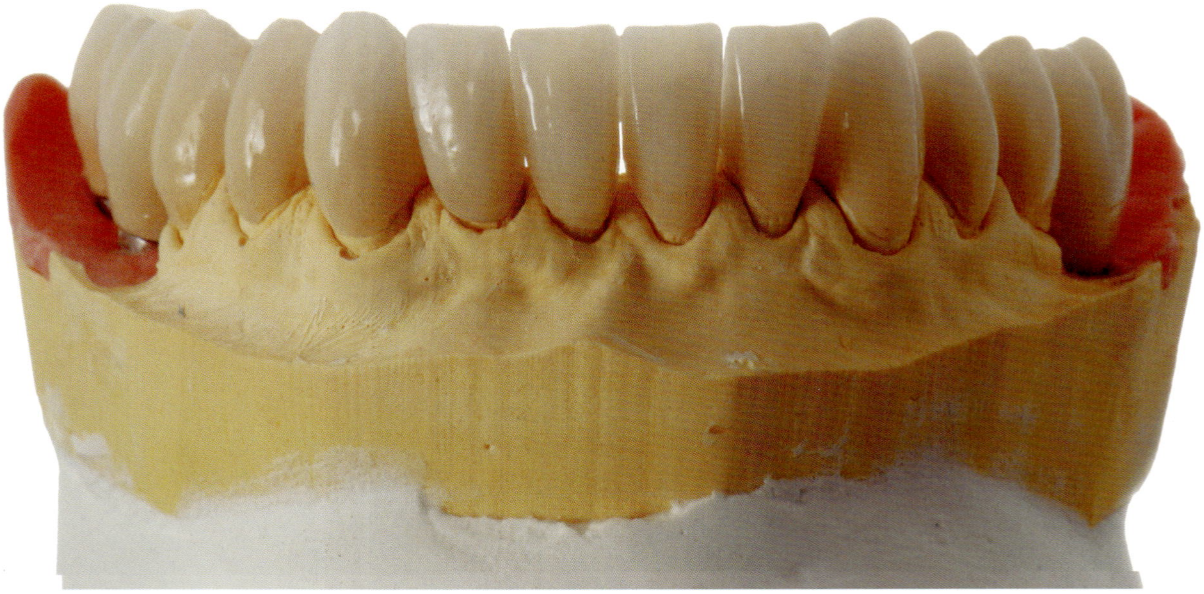

Figura 7.49 – Restaurações cerâmicas finalizadas após o processo de maquiagem, garantindo uma adequada mimetização com os dentes superiores – TPD Diogo Folgueras.

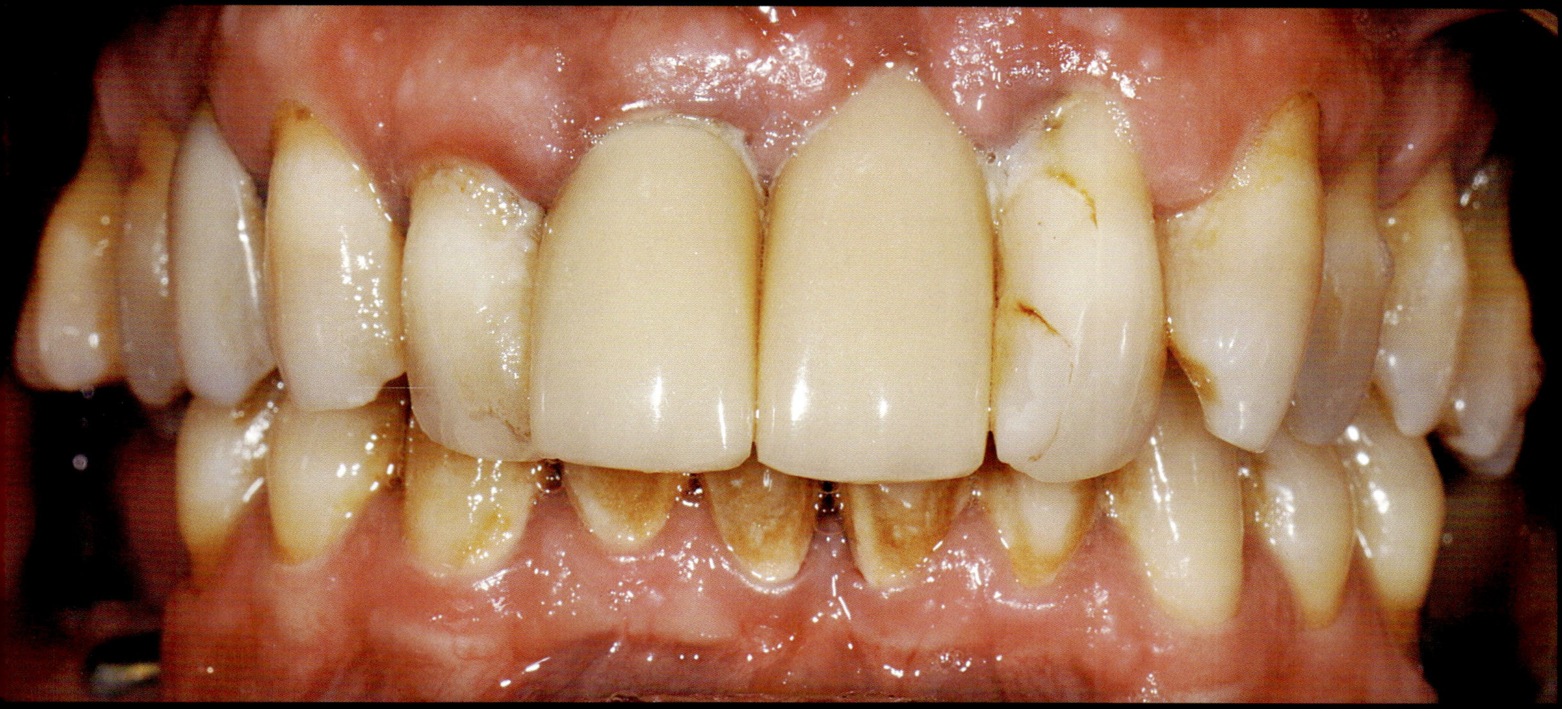

Figura 7.50 – Caso inicial.

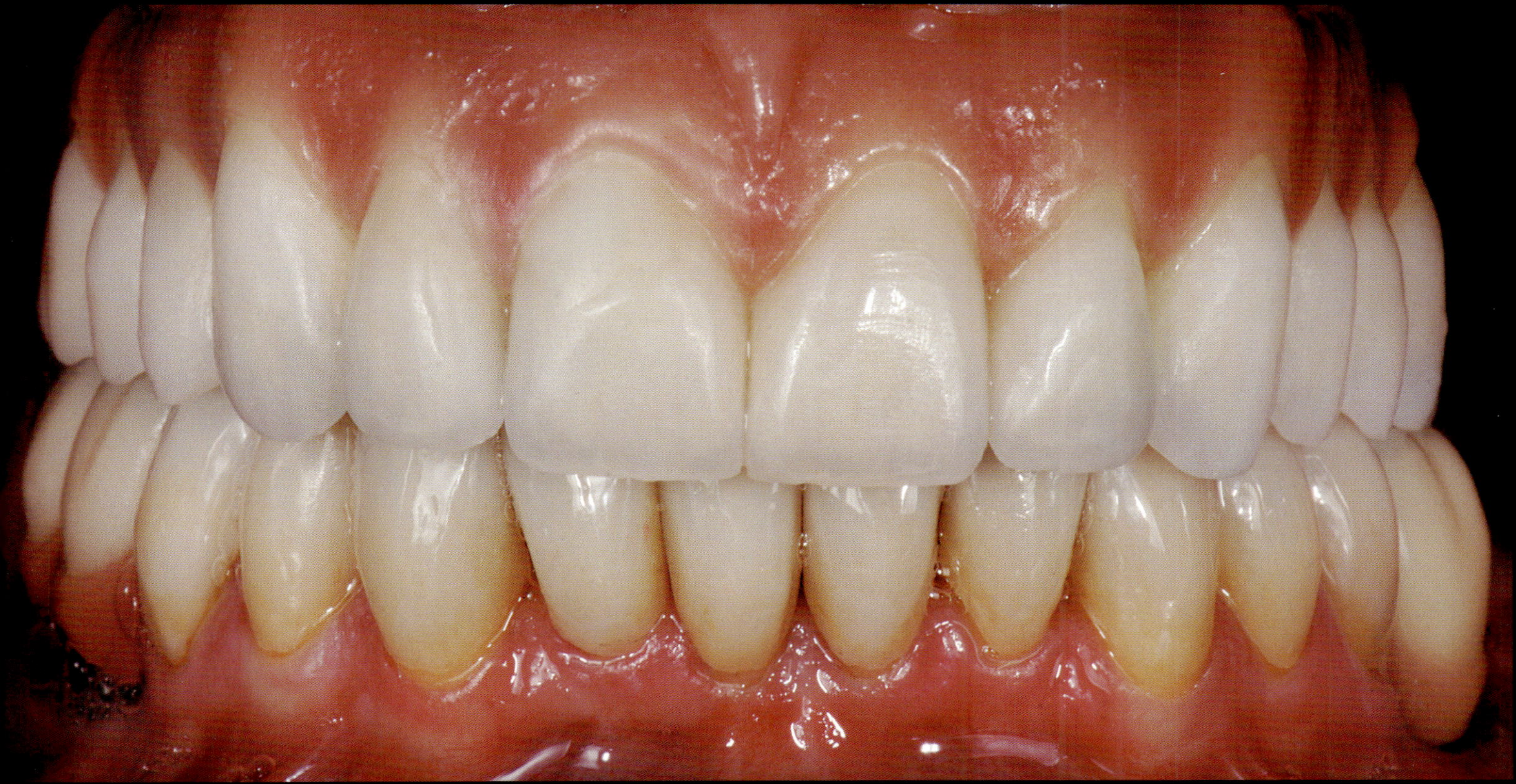

Figura 7.51 – Caso final.

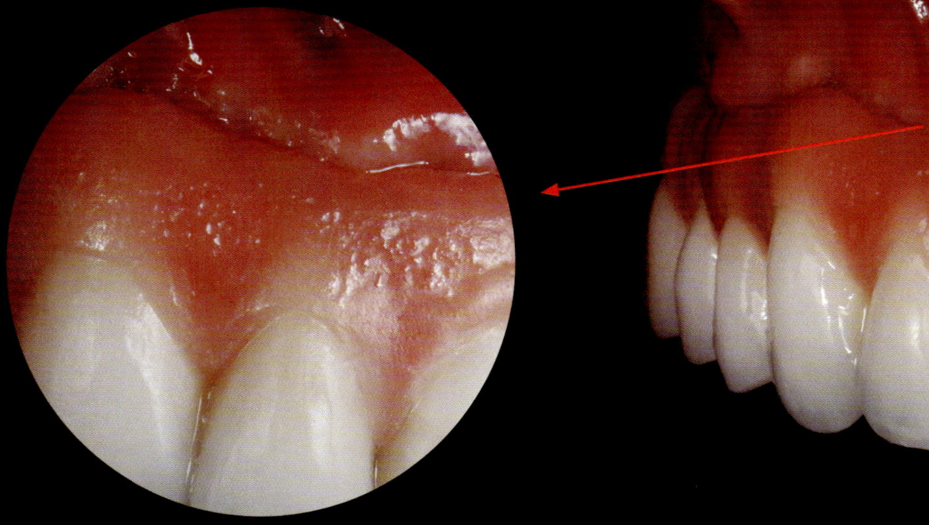

Figura 7.52 – Detalhe da adapção da prótese superior à gengiva garantindo a correta higienização pelo paciente.

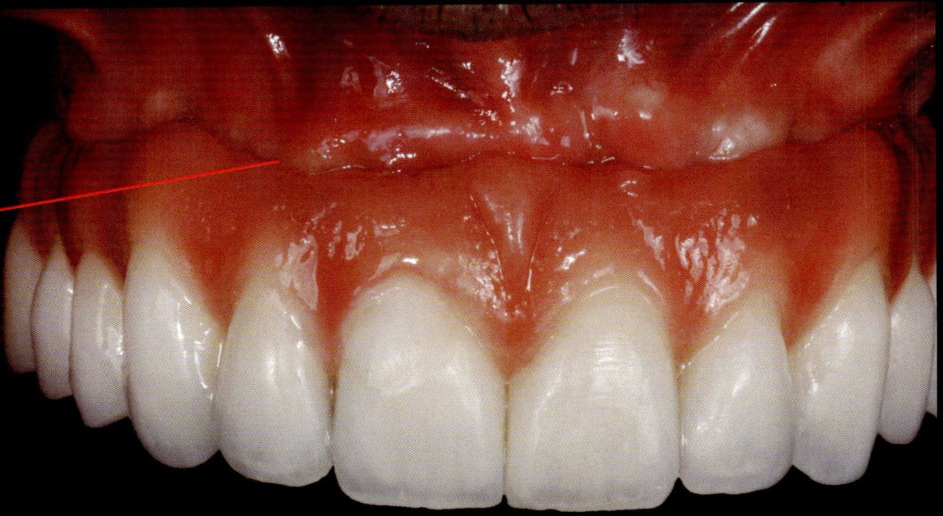

Figura 7.53 – Caso final.

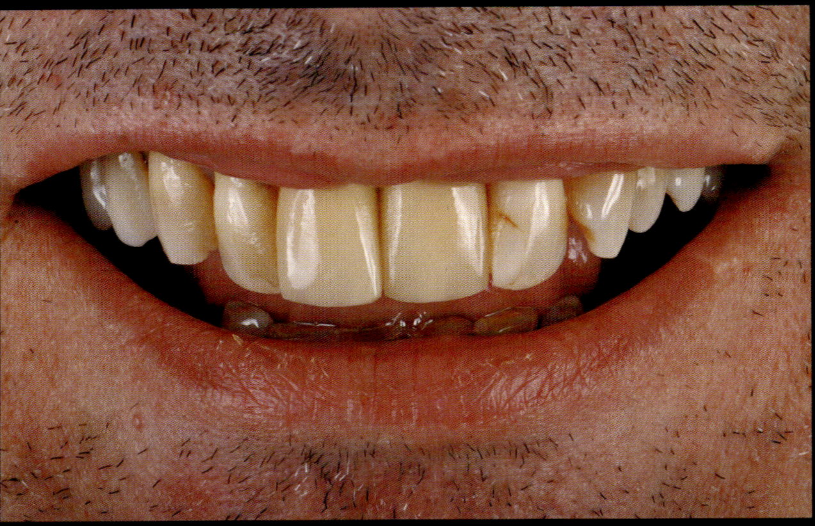

Figura 7.54 – Caso inicial.

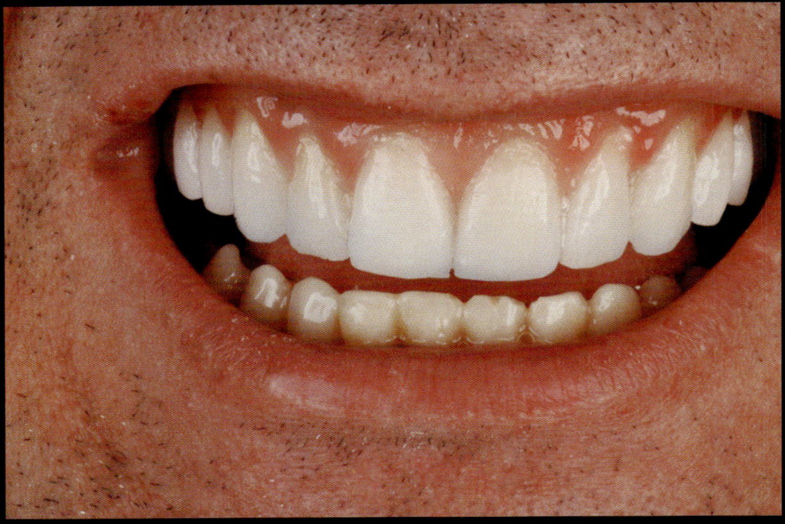

Figura 7.55 – Enceramento.

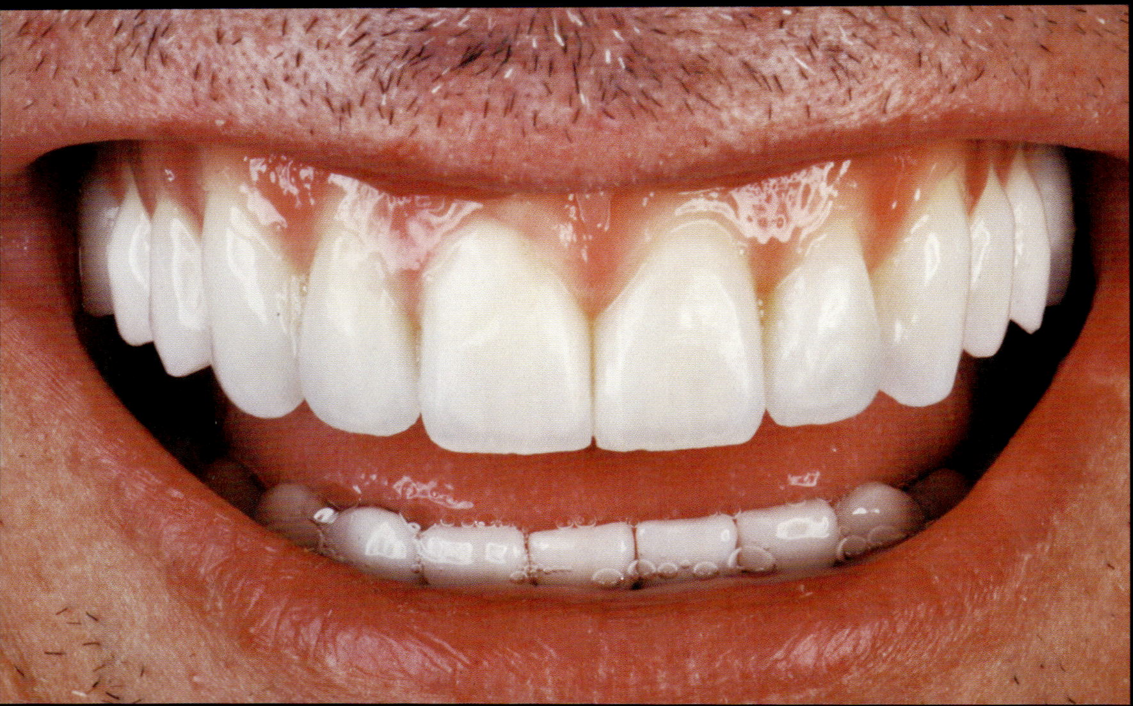

Figura 7.56 – Caso final.

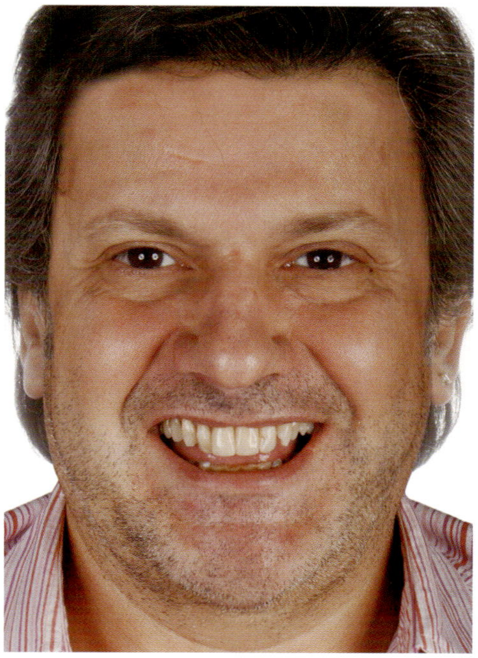

Figura 7.57 – Caso inicial.

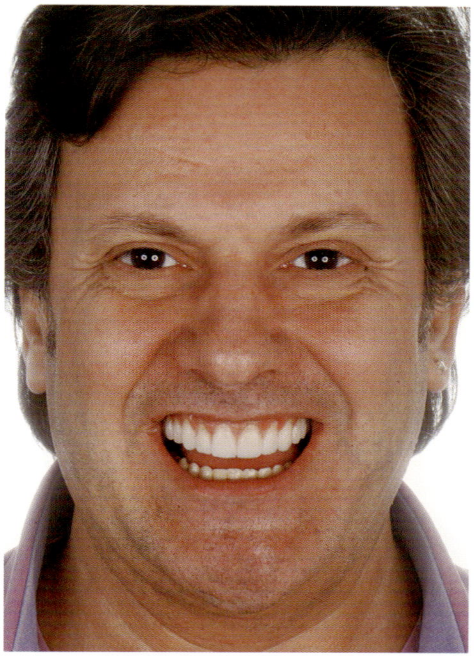

Figura 7.58 – Enceramento.

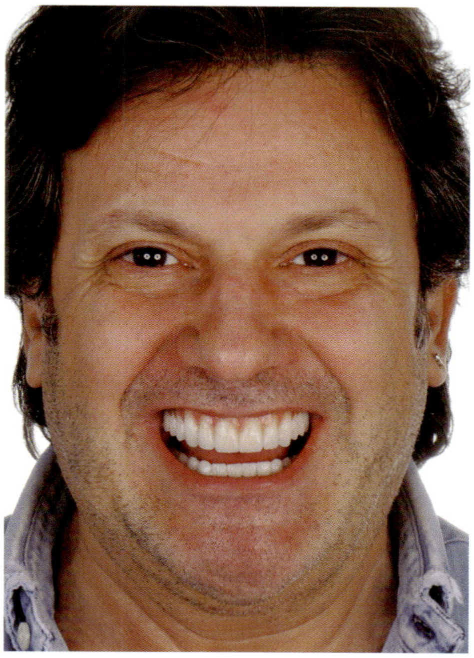

Figura 7.59 – Caso final.

CONCLUSÃO

A resolução de casos complexos torna-se previsível quando um bom diagnóstico e plano de tratamento são executados. Para isso, o entendimento das ferramentas para a análise estética e o entendimento biológico do que ocorre sobre as estruturas orais são fundamentais para a condução assertiva do caso. A tecnologia CAD/CAM otimiza diversos passos laboratoriais, que permite ao ceramista mais produtividade e padronização de resultados.

REFERÊNCIAS

ROSA, D. M., NETO, J, S. Prótese Fixa Metalocerâmica Dentogengival: Uma alternativa entre as Soluções Estéticas. Rev. Assoc. Paul. Cir. Dent. São Paulo. Vol. 53, nº 4, Jul/Ago, p. 291-296, 1999.

ROSA, D. M., NETO, J, S. Prótese Fixa Metalocerâmica Dentogengival. Nordic Biotech – News. São Paulo. Ano 4, Nº 9, 1999.

ROSA, D. M., NETO, J.S. Integração das Especialidades – Tratamento Multidisciplinar. Rev. Bras. Cir. E Implantodontia. Ed. Maio. Curitiba. Vol. VII, nº 26, p. 7-17, 2000.

ROSA, D. M., NETO, J.S. Integração das Especialidades – Tratamento Multidisciplinar. Jornal Bras. De Clínica e Estética em Odontologia. Ed. Maio. Curitiba. Ano 4, n. 20, p. 11-23, 2000.

ROSA, D. M., ZARDO, C. M., NETO, J. S. Odontologia Estética e a Prótese Fixa Dentogengival. São Paulo: Artes Médicas. Cap. 5, p. 123-54, 2003.

NETO, J. S, ROSA, D.M. BUENO, A.C. Gengiva em Cerâmica. Atualização em Prótese Dentária – Procedimento Clínico e Laboratorial. 9º Congresso APDESP. Cap. 15, p. 179-198, 2005.

CALICCHIO, L., KYRILLOS,M., MOREIRA, M. A Arquitetura do Sorriso. São Paulo: Quintessence, 2012.

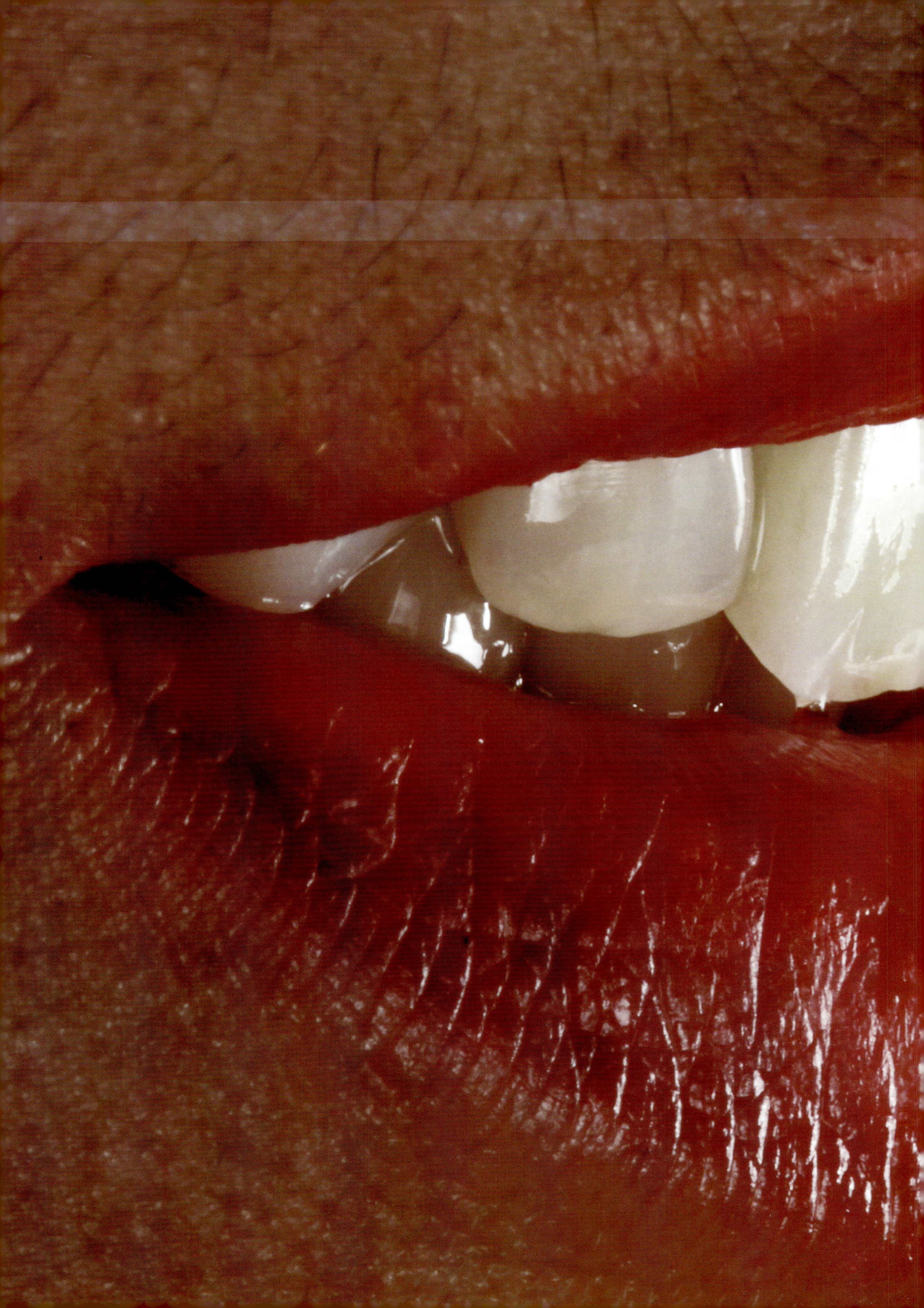

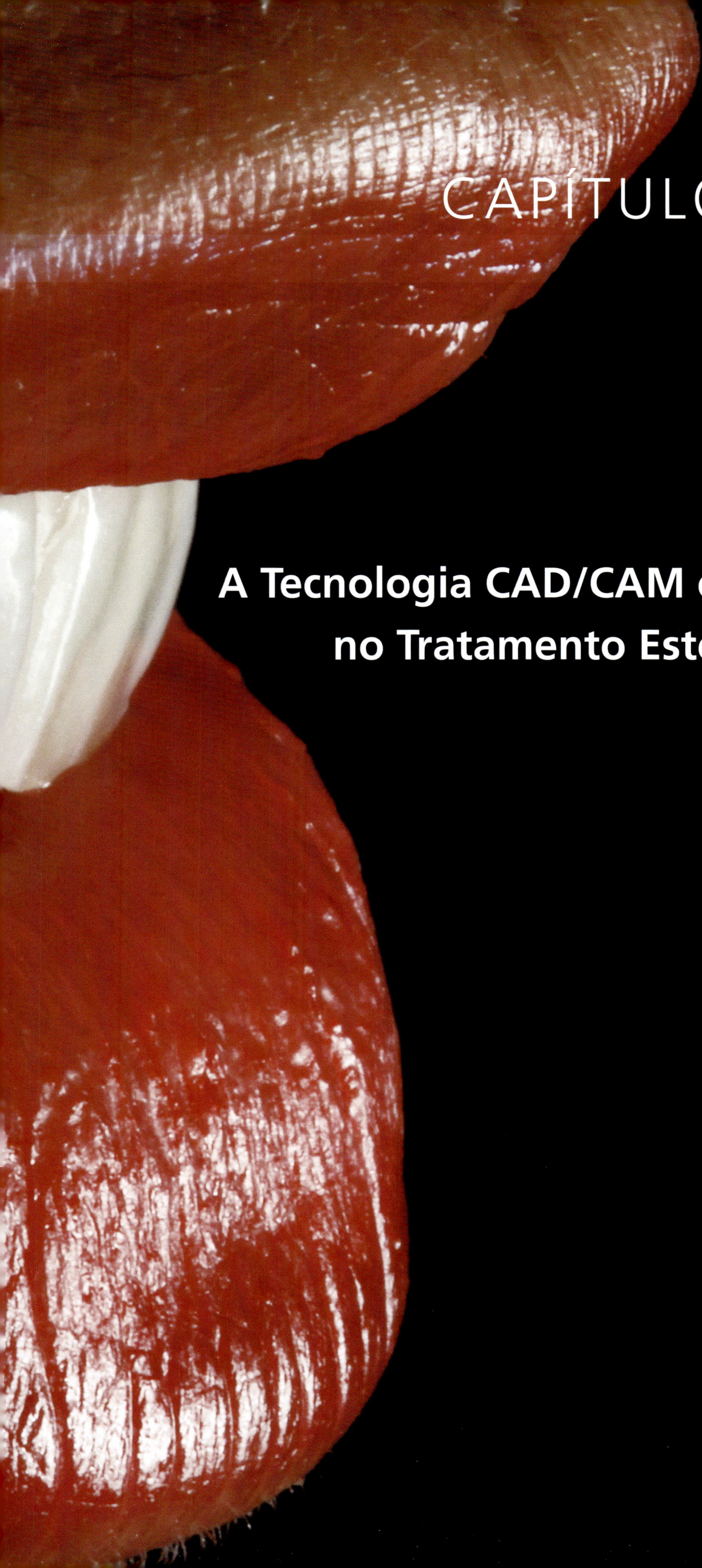

CAPÍTULO 8

A Tecnologia CAD/CAM como Auxiliar no Tratamento Estético Anterior

William Kabbach
Rodrigo Monsano

O desejo de obter um sorriso esteticamente agradável é cada vez maior. A Odontologia estética exige do profissional a reunião de atributos como conhecimento teórico-científico, capacitação técnica e habilidades artísticas, que devem ser balanceados para produzir restaurações com funcionalidade, mas que sejam também consideradas belas. Toda tentativa de aplicar parâmetros matemáticos como regras absolutas de proporções produziram resultados pouco correlatos à beleza natural dos dentes[1].

O cirurgião-dentista deve utilizar as regras estéticas apenas como parâmetros para orientar o processo inicial de restabelecimento da estética dental, porém princípios subjetivos e particulares devem ser levados em conta para produzir um resultado satisfatório[2,3]. O desejo do paciente deve ser considerado, junto com a habilidade artística do técnico ao criar as próteses dentárias.

O processo de confecção de prótese dentária vem sendo influenciada pela tecnologia CAD/CAM (*Computer Aided Design - Computer Aided Manufacturing*), que participa cada vez mais da confecção de prótese dentária, uma técnica que era em sua origem totalmente artesanal passa a ser gradativamente automatizada pela tecnologia CAD/CAM[4] como foi pioneiramente anunciado por François Duret que, em 1991, afirmou que *a tecnologia CAD/CAM aumentará a versatilidade, a precisão e o custo-benefício, além de fazer parte da rotina odontológica já no início do século 21*[5]. Com o recurso CAD existe a possibilidade de escaneamento digital, obtenção de modelo virtual em 3D, desenho de restaurações sobre o modelo digital. A tecnologia CAM permite a confecção por máquinas de usinagem computadorizadas que produzem coroas, facetas, *onlays*, *inlays* ou infraestruturas de materiais como cera, metal, resina ou cerâmica[6,7].

Avanços no escaneamento, processamento de imagem e usinagem dos blocos pelo sistema CAD/CAM[8,9] aumentaram a confiabilidade, eficiência e produtividade, o que tem colaborado com a popularização dos sistemas. Os recursos que as novas tecnologias disponibilizam aparecem antes do aprendizado, sendo fundamentais tempo e cautela para que o domínio dos recursos disponibilizados possam se consolidar na curva de aprendizado. Casos de grande desafio estético, como na restauração de incisivos centrais superiores, exigem além de um domínio técnico a habilidade artística dos profissionais, neste capítulo descrevemos passo a passo a restauração de incisivos centrais superiores utilizando tecnologia CAD/CAM.

Relato de caso

Paciente de 35 anos compareceu ao consultório se queixando da aparência dos seus dois incisivos centrais superiores, que se apresentavam escurecidos e com restaurações insatisfatórias (Fig 8.1). Durante a consulta foi relatado por ela o desejo de ter os dois dentes alinhados com os demais, pois não gostava da vista lateral do seu sorriso. Ainda foi relato pela paciente o histórico de trauma dental, há 12 anos, por queda com fratura do dente 11 com consequente tratamento endodôntico o dente 21 não tinha sofrido tratamento endodôntico mas tinha escurecido ao longo dos anos (Fig. 8.2).

Ao exame radiográfico, pode-se observar a calcificação parcial do canal do dente 21 e compactação insatisfatória do material obturador do canal do dente 11, sendo realizado o retratamento endodôntico do dente 21 e tratamento do 11. Optou-se por restabelecer a estética anterior por meio da confecção de duas coroas, pois as faces vestibulares, proximais e palatinas apresentavam restaurações amplas.

Os preparos dentais foram guiados por muralhas de silicone confeccionadas a partir do enceramento de diagnóstico, esses guias auxiliaram para a checagem dos espaços durante os desgastes dentais (Figs. 8.3). Foram realizados preparos buscando a redução de 1 mm na face vestibular a partir do enceramento. Foi feita a moldagem através da técnica do duplo fio com silicone de condensação nas consistências leve e pesada (Express XT – 3M ESPE), provisórios foram realizados com resina bis-acrílica (Protemp 4 – 3M ESEP).

PROCESSAMENTO DIGITAL

Os laboratórios de prótese dentária estão investindo em equipamentos CAD/CAM devido às suas inquestionáveis vantagens, principalmente em relação à alta produtividade que possibilitam. Todos podem beneficiar-se de seus recursos, mesmo sem fazer investimento extra para adquirir equipamentos específicos, embora escâneres intrabucais estejam disponíveis para o cirurgião-dentista, esses exigem grandes investimentos além de treinamento específico para seu uso, além de alguns sistemas serem fechados que

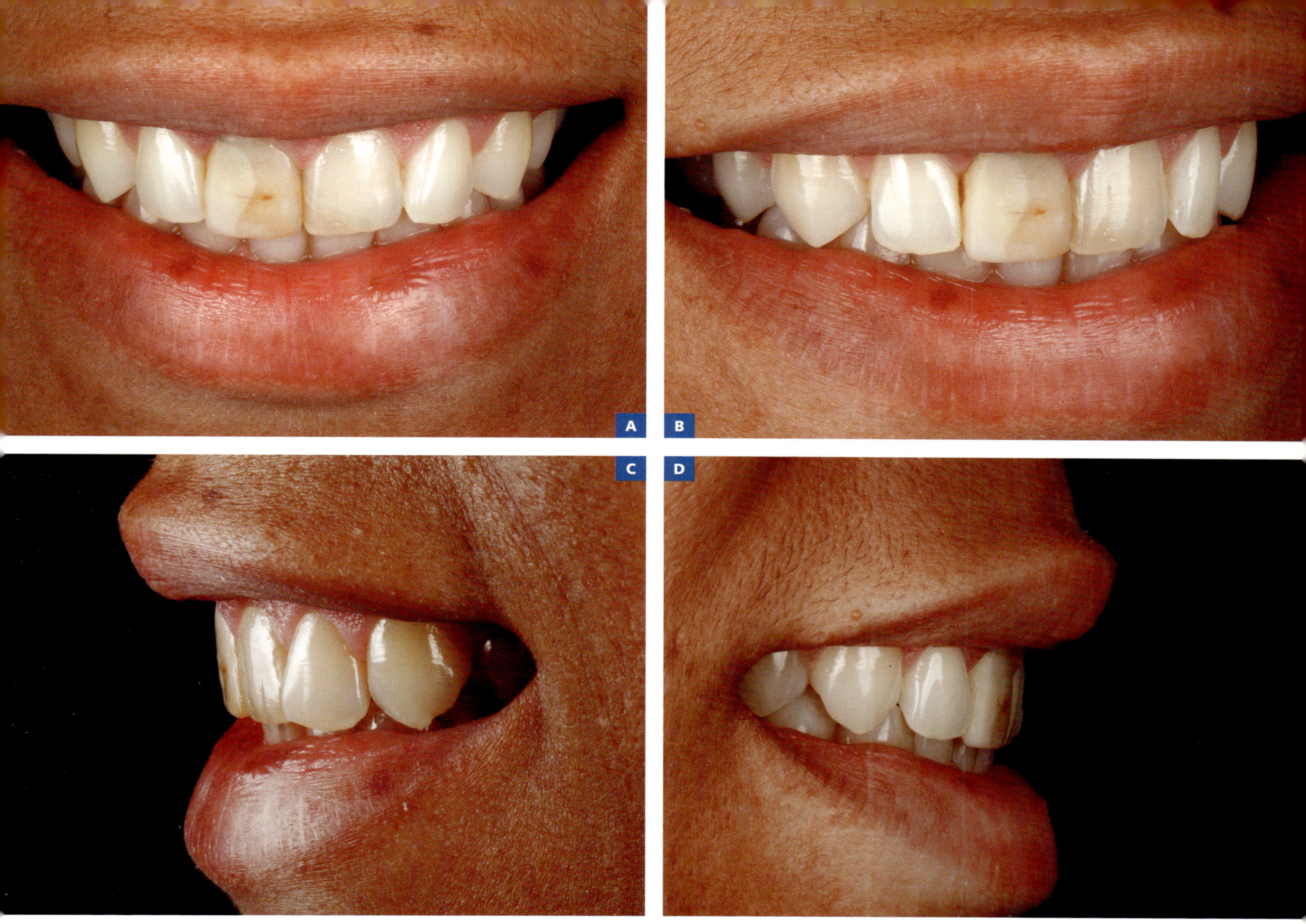

Figura 8.1 – (A a **D)** Aspecto inicial do sorriso.

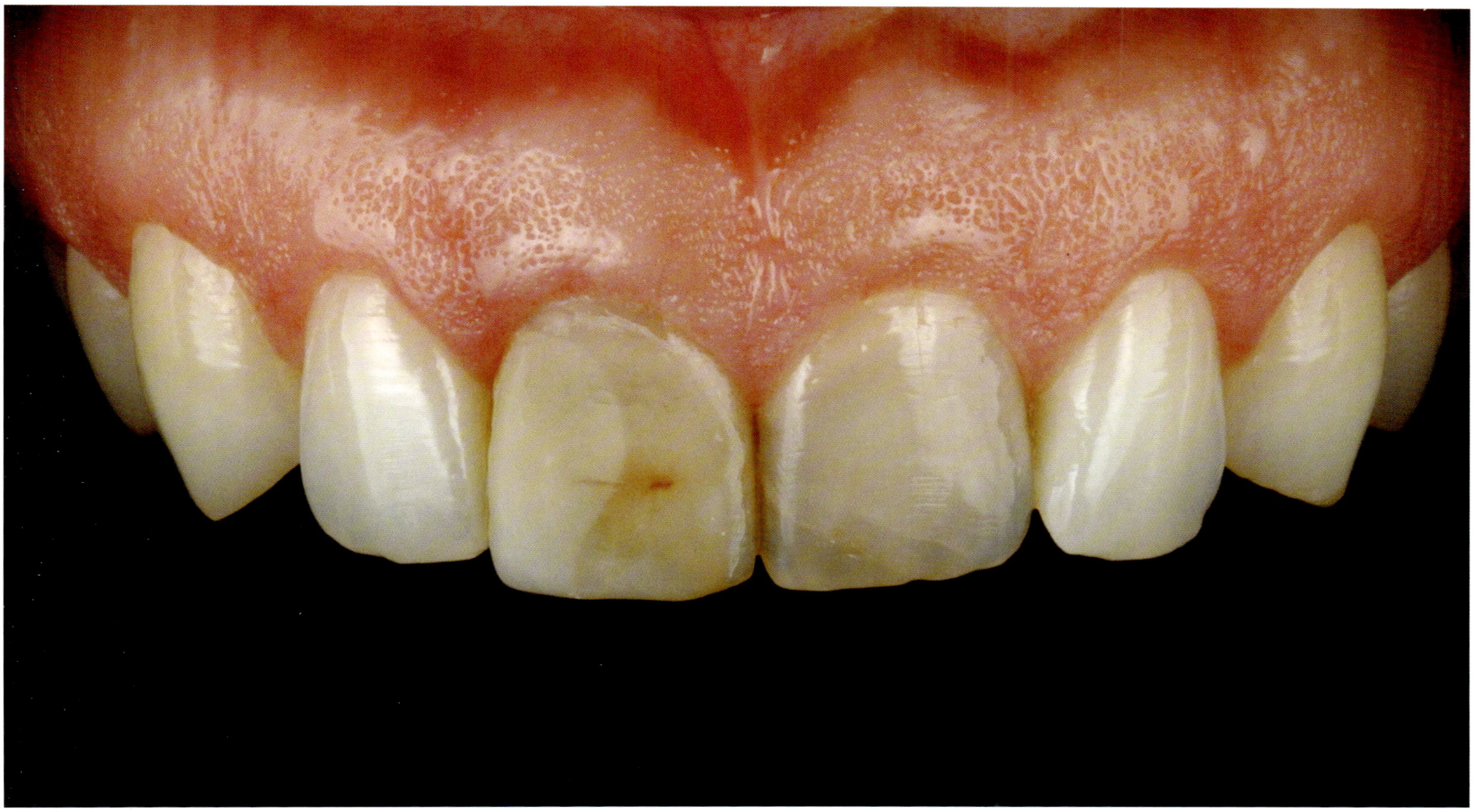

Figura 8.2 – Dentição anterior superior. Observe a desarmonia estética causado pelo comprometimento dos dentes 11 e 21.

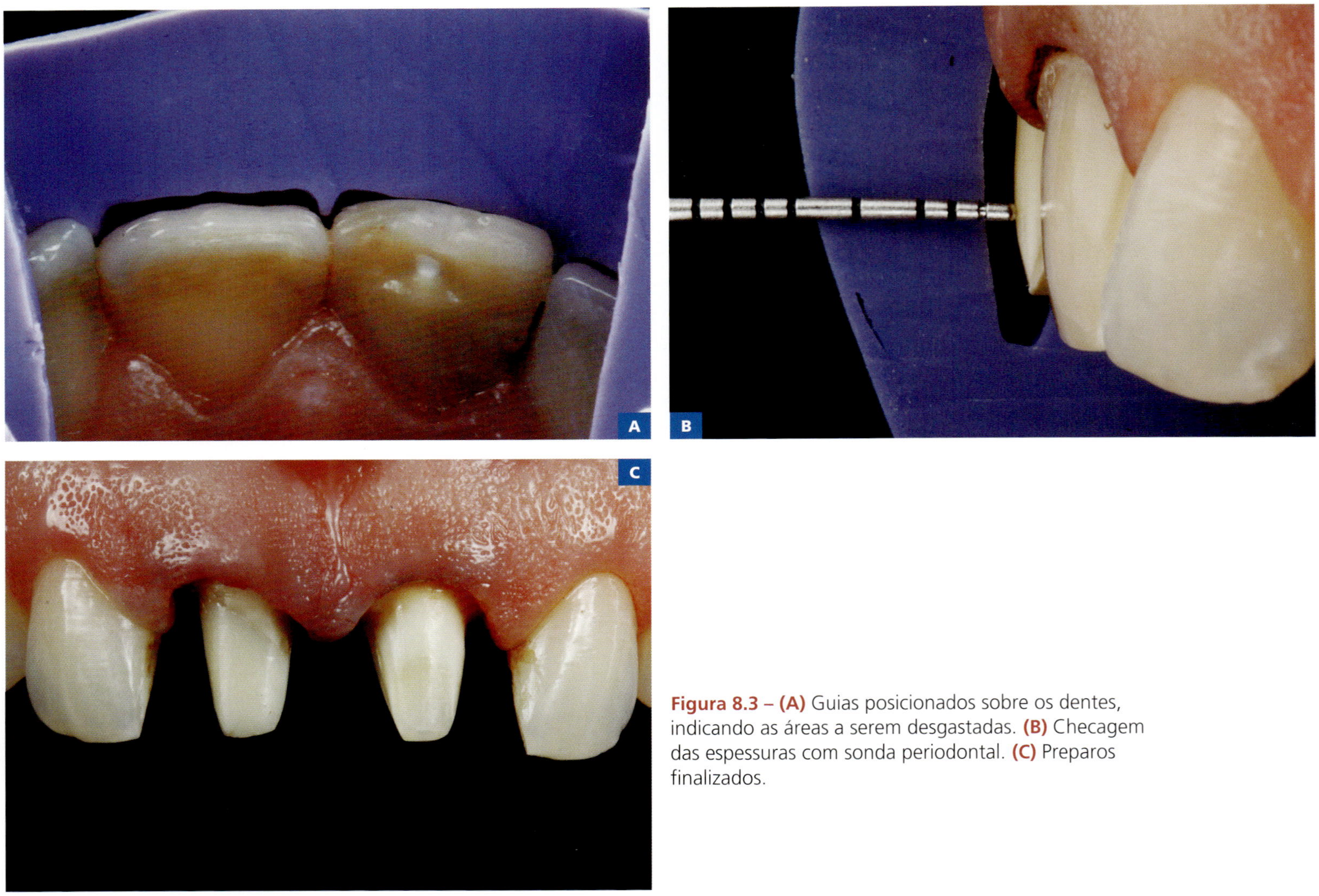

Figura 8.3 – (A) Guias posicionados sobre os dentes, indicando as áreas a serem desgastadas. **(B)** Checagem das espessuras com sonda periodontal. **(C)** Preparos finalizados.

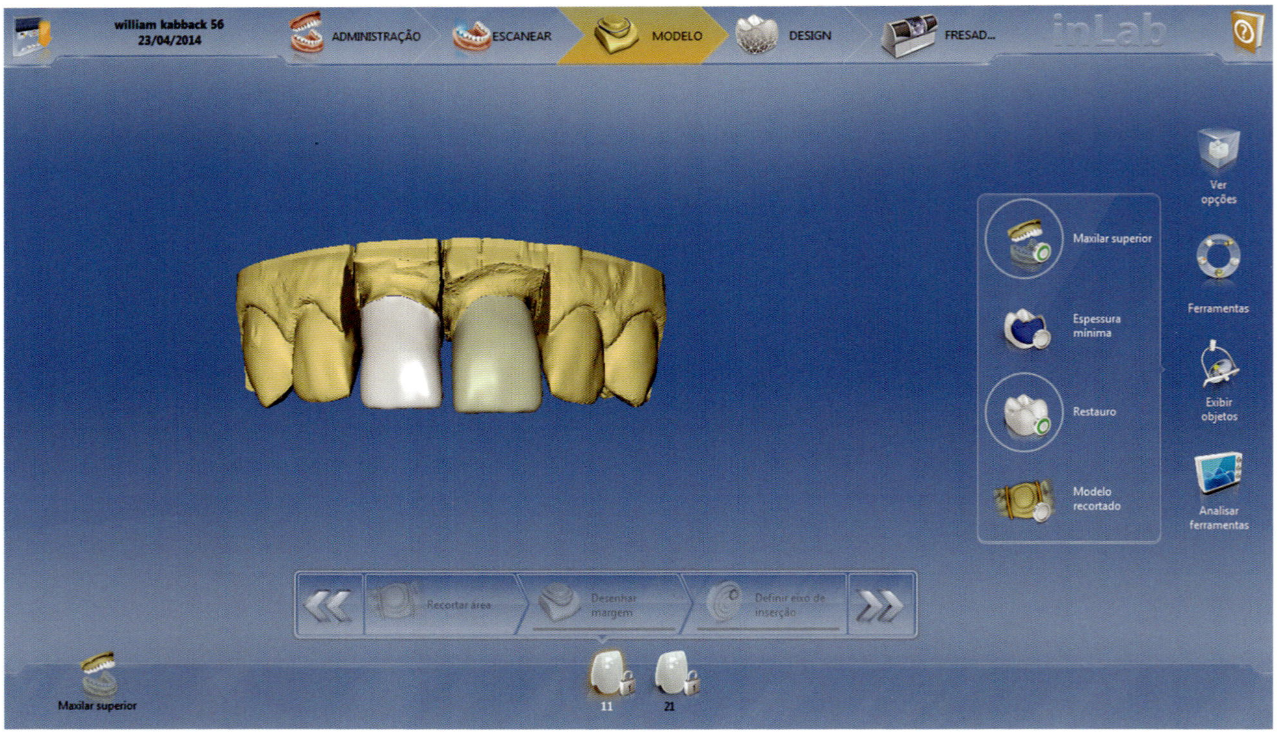

Figura 8.4 – (A) Imagen da tela do computador do modelo digital e as infraestruturas do dente 11 e 21.

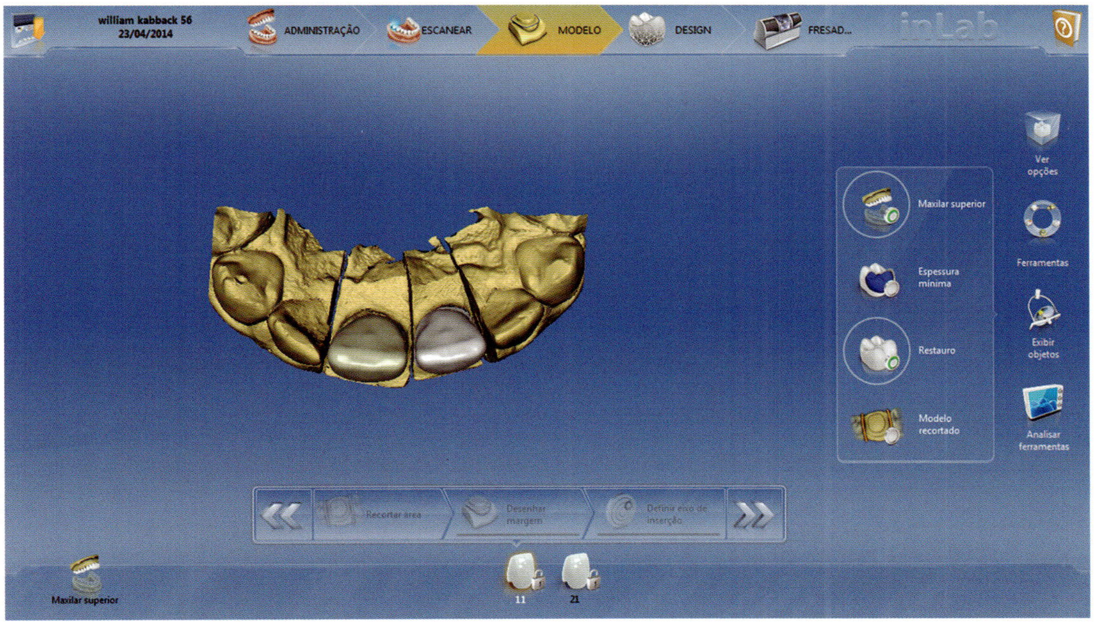

Figura 8.4 – (B) Imagem da tela do computador do infraestrutura posicionado no bloco cerâmico.

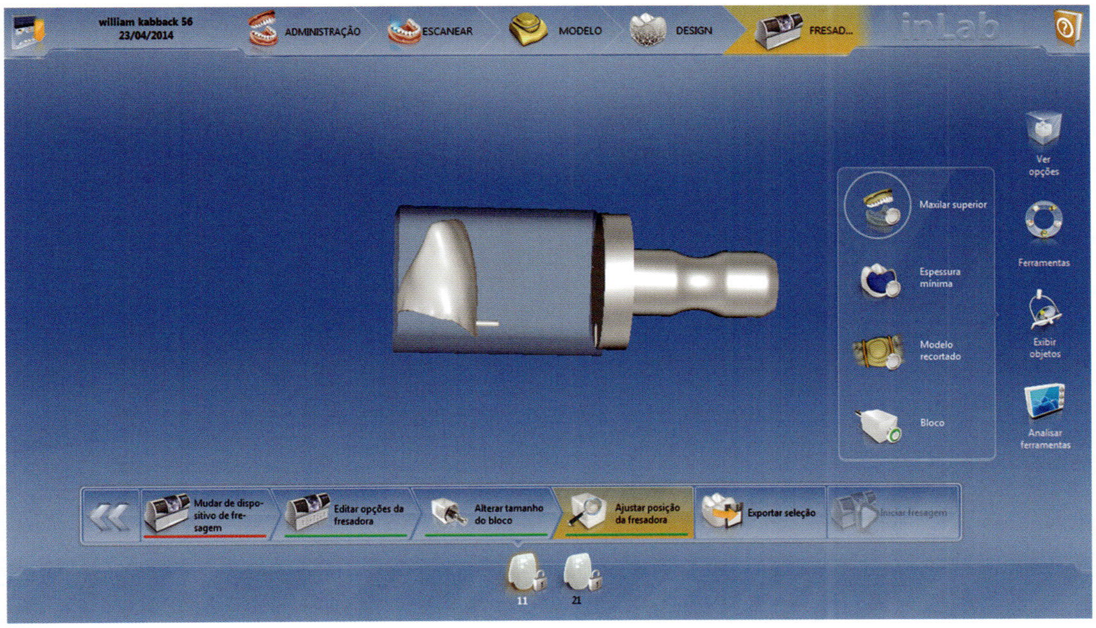

Figura 8.4 – (C) Infraestruturas cerâmicas visualizadas digitalmente pela incisal.

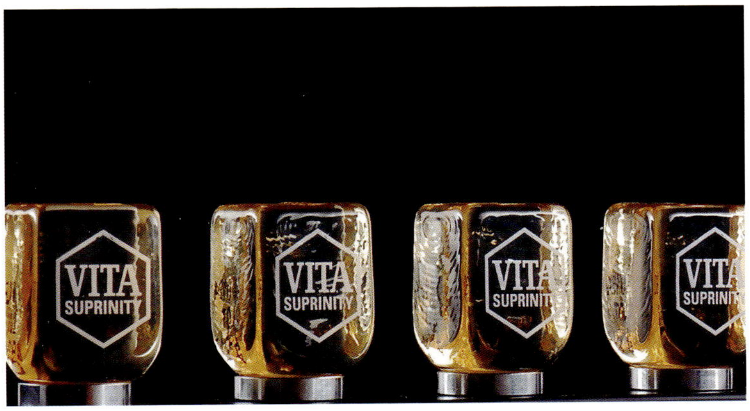

Figura 8.5 – Blocos de cerâmica na fase pré-cristalização.

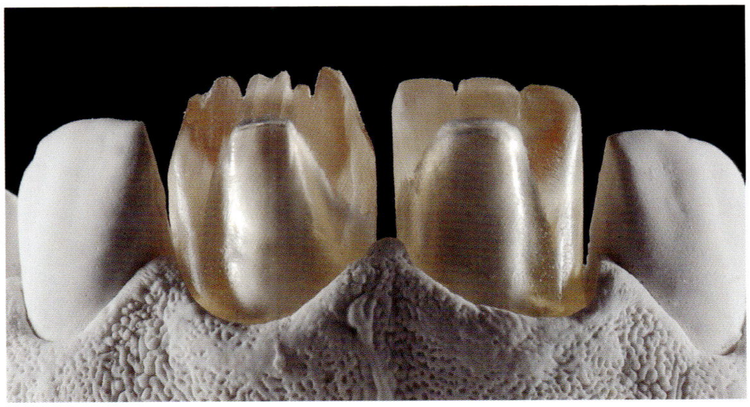

Figura 8.6 – Infraestruturas fresadas e adaptadas no modelo.

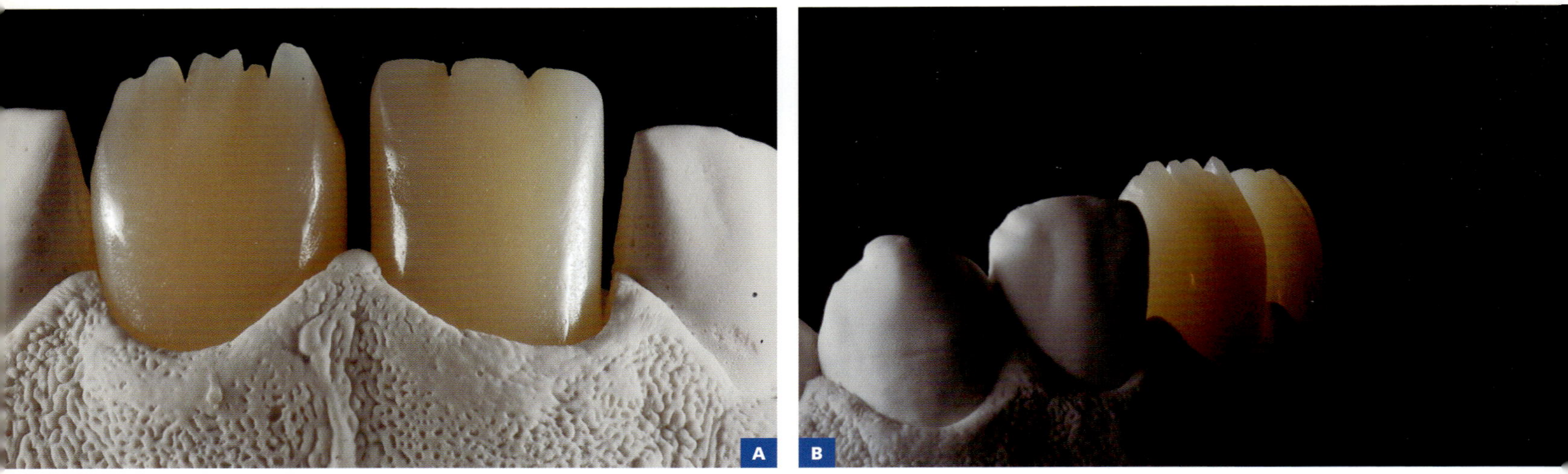

Figura 8.7 – Infraestruturas cristalizadas. Observe a mudança de cor para a cor A2 média translucidez.

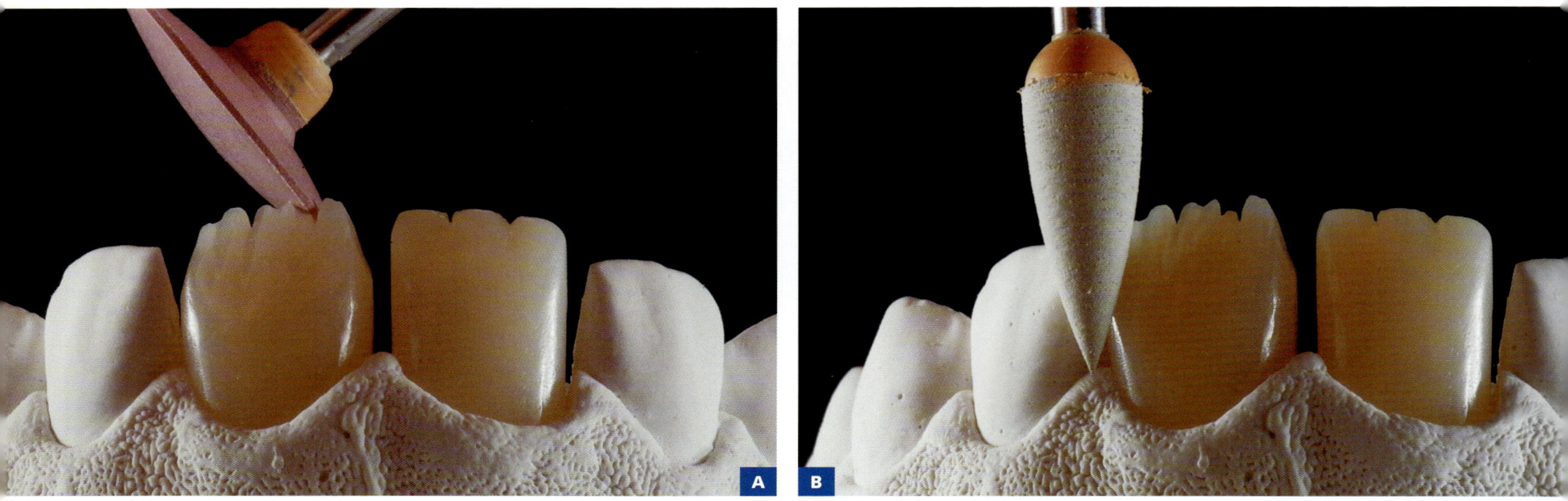

Figura 8.8 – Demarcação do terço incisal com pontas de borracha abrasivas.

prendem o profissional a uma gama específica de materiais. Assim, fazer uso de escâneres de bancada de laboratórios em prótese dentária pode ser uma vantagem, pois embora a etapa de moldagem perdure, o cirurgião-dentista não precisa disponibilizar qualquer investimento extra, ficando a cargo dos laboratórios o uso dessa tecnologia.

Sendo assim, os moldes foram levados ao laboratório de prótese dentária e vazados em gesso-pedra, obtendo-se modelos rígidos, esses foram escaneados no equipamento (InEos Blue Scanner, Sirona, Bensheim, Alemanha), obtendo modelos digitais em 3 dimensões. Na tela do computador, sobre os modelos digitais, é possível desenhar a infraestrutura ou mesmo toda a coroa sobre o preparo dental. É feita a demarcação do término do preparo e o *software* desenha uma coroa que pode ser reduzida para *coping*. Nesse caso, duas formas diferentes foram utilizadas para se fazer a infraestrutura, o dente 11 foi desenhando um *coping* com o mesmo volume a partir dos preparos dentais (espessura de 0,5 mm) no dente 21 foi desenhado um *coping* a partir da redução volumétrica da coroa, ou seja, o volume do *coping* não guarda espessura fixa, e sim um volume padrão de redução tendo como base o volume final da coroa (Figs. 8.4). Assim, as infraestruturas estão prontas para serem usinadas.

Equipamentos CAM para uso odontológico utilizam o método de usinagem em que um bloco de material é reduzido por desgaste de fresas em formatos e espessuras diferentes, que se movimentam em até cinco eixos. Uma gama variada de materiais incluem cerâmicas estéticas, cerâmicas de alta resistência para infraestruturas, resinas compostas para restaurações provisórias e definitivas, cera para a injeção de peças, metal para infraestrutura, acrílico para guias, o que permite múltiplos usos. Para as infraestruturas, o material de escolha foi o bloco de cerâmica Suprinity (Vita Zahnfabrik) é uma cerâmica vítrea infiltrada por silicato de lítio, o bloco apresenta coloração âmbar por se apresentar pré-cristalizado, o que o deixa mais maleável ao corte na fase de usinagem (Fig. 8.5). As peças foram inspecionadas para chegar a presença de imperfeições e levada ao modelo de gesso para a checagem da adaptação, na fase pré-cristalina apresentam alta translucidez (Fig. 8.6).

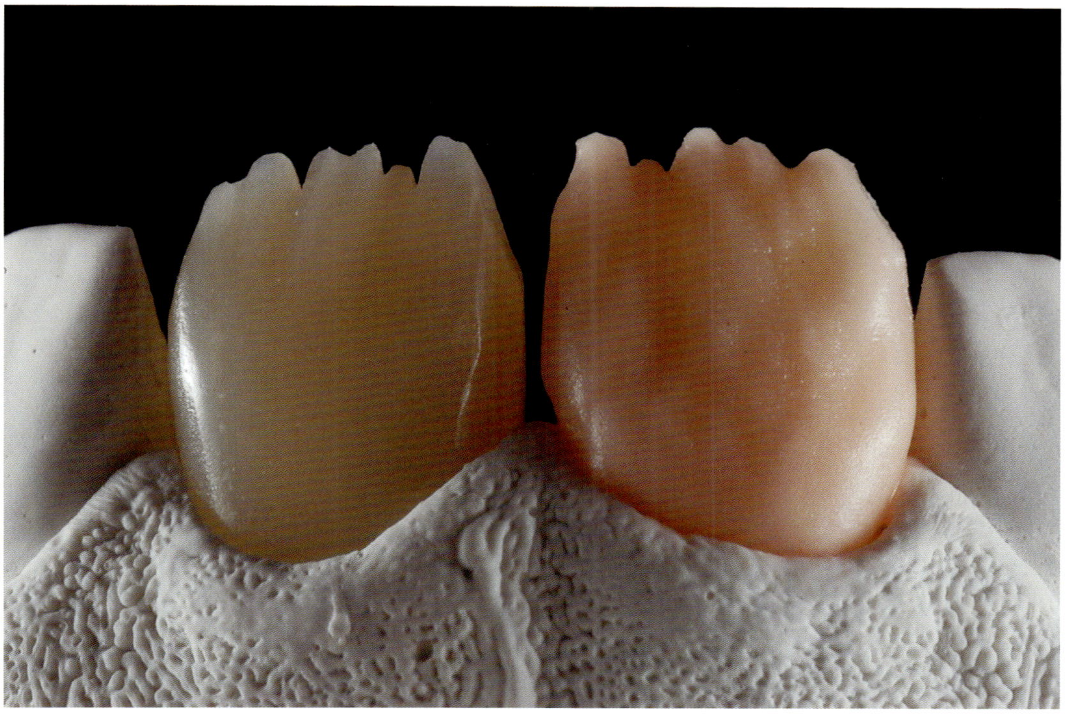

Figura 8.9 – Aplicação de massa de cerâmica no dente 11 copiando a forma do dente 21.

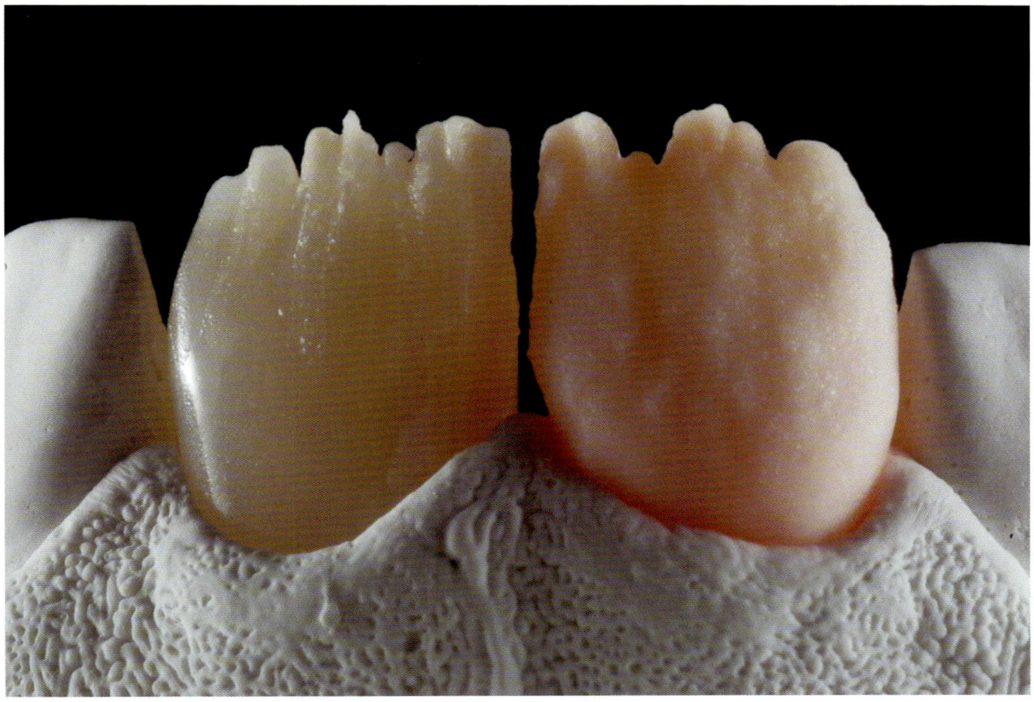

Figura 8.10 – Aplicação de cerâmica em ponta de mamelos.

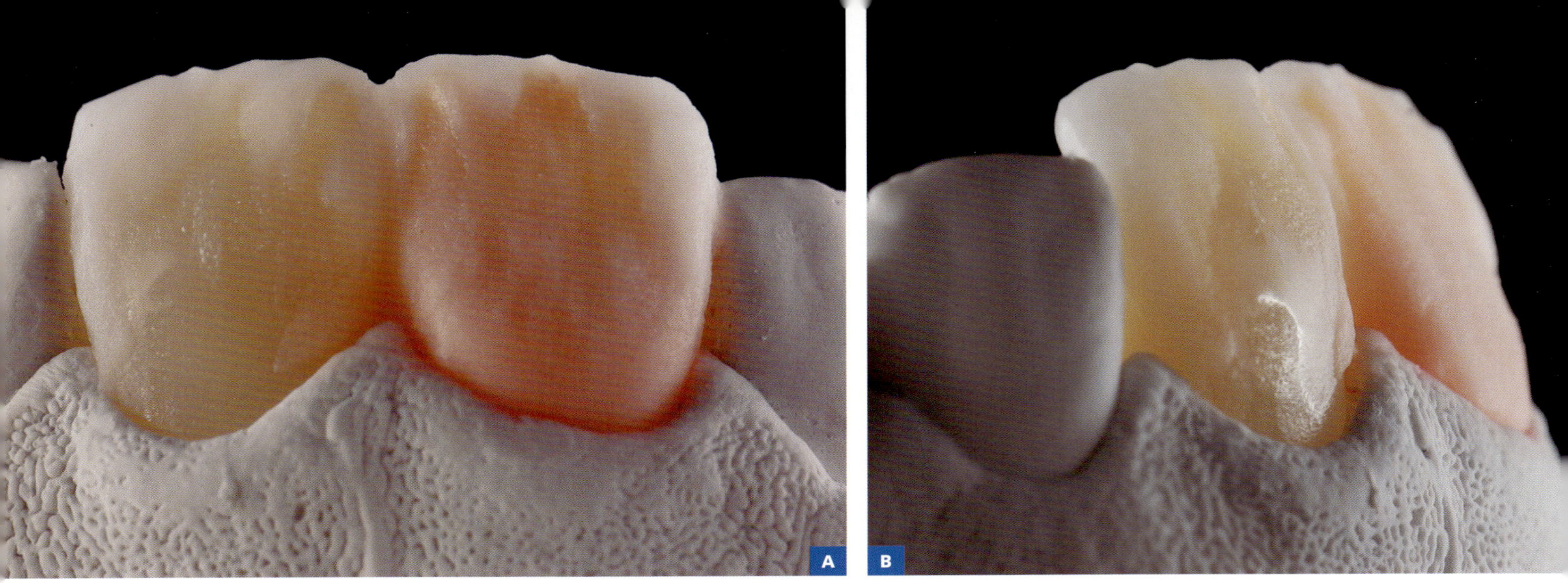

Figura 8.11 – (A e B) Preenchimento do terço incisal com massa opalescente.

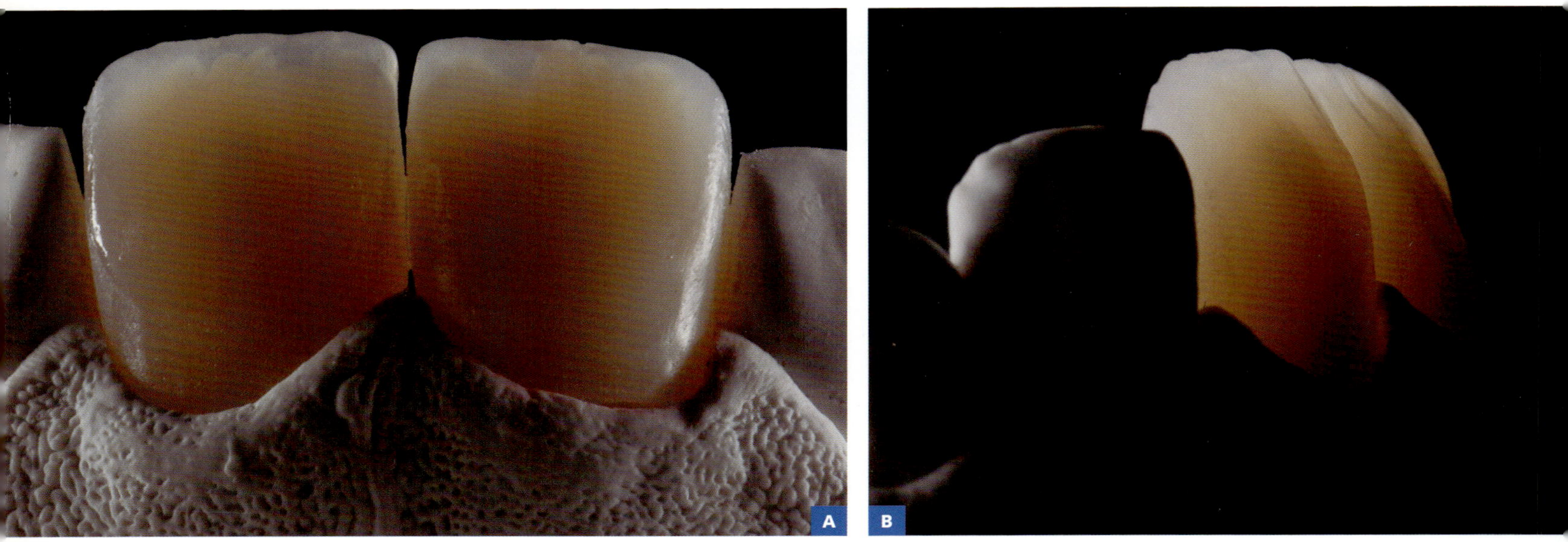

Figura 8.12 – Aspecto após a primeira queima da cerâmica de cobertura.

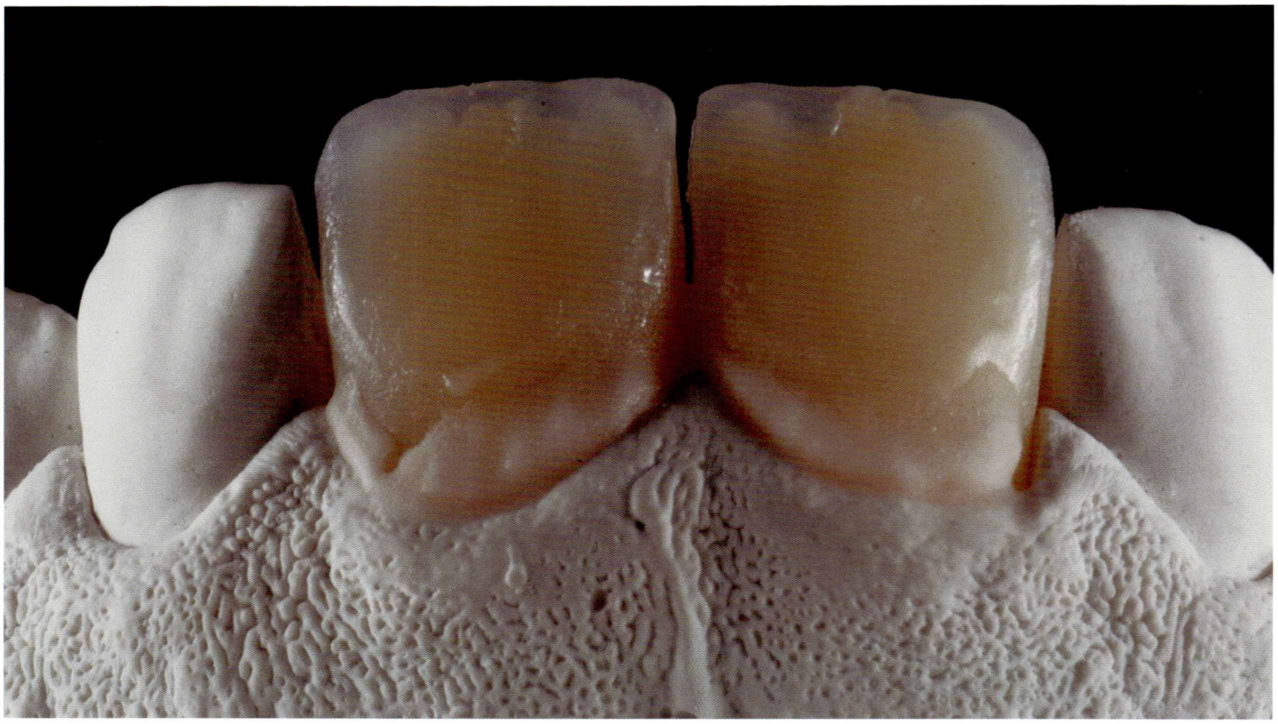

Figura 8.13 – Aplicação de cerâmica levemente rosa de alta translucidez na região cervical.

FASE ARTESANAL

As infraestruturas foram levado ao forno por 8 minutos a 840 graus Celsius para completar a cristalização e atingir a cor de escolha A2 de média translucidez (Fig. 8.7). Desgastes estratégicos foram realizados para definir, no terço incisal dos *copings*, as projeções que correspondem à dentina profunda, mais opaca e cromatizada do esquema de estratificação (Fig. 8.8).

Para avaliar as possibilidades estéticas desse novo material, foram confeccionados *copings* de volume diferentes, a fim de testar a hipótese de que volumes diferentes de cerâmica de cobertura podem gerar resultados estéticos equivalentes quando se domina a técnica de trabalho. Para isso, seguiu-se um esquema de estratificação distinto, sendo que apenas no dente 11 a primeira camada de cerâmica pó-líquido foi aplicada de forma a copiar o volume do *coping* do dente 21, a cor utilizada foi a A2 transpa dentin do sistema VM11 (VITA Zahnfabrik) que apresenta opacidade e croma compatíveis com a cor do *coping* do dente 11 (Fig. 8.9). Agora em ambos os dentes foram aplicados cerâmica na ponta de mamelos da cor MM1 e MM2 (Fig. 8.10). Os espaços entre as pontas dos mamelos no terço incisal foram preenchidos com a cerâmica opalescente OE1 de dois elementos (Fig. 8.11). As peças foram levadas ao forno para a queima a 780 graus Celsius.

Após a primeira queima (Fig. 8.12), foi realizada a cobertura referente à camada de esmalte. Iniciou-se com a aplicação de uma massa de esmalte sutilmente rosada EE6 (VM11 VITA Zahnfabrik) na região cervical, com a intenção de promover melhor mimetismo cromático com o tecido gengival (Fig. 8.13). Uma mescla de três cores de cerâmica foi utilizada para o preenchimento do volume final das peças, composta por três partes de esmalte neutro (ENL - VM11 VITA Zahnfabrik), uma parte de esmalte opalescente (EO1 - VM11 VITA Zahnfabrik) e outra parte de esmalte perolizado (EP1 - VM11 VITA Zahnfabrik), essa mescla é resultado de experimentações práticas para promover mais naturalidade ao reproduzir o aspecto natural do esmalte dental humano, com

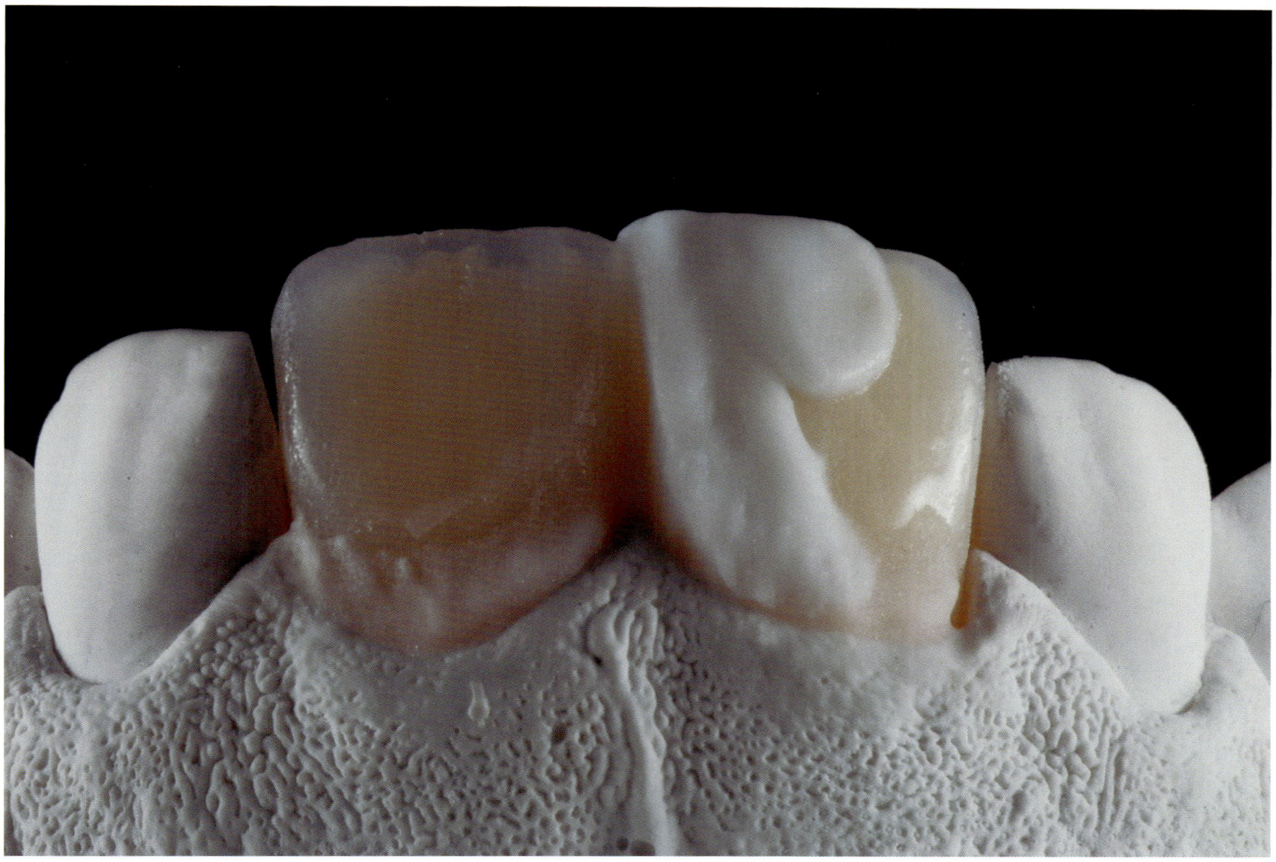

Figura 8.14 – Cobertura com mescla de cerâmicas para a reprodução da última camada de esmalte.

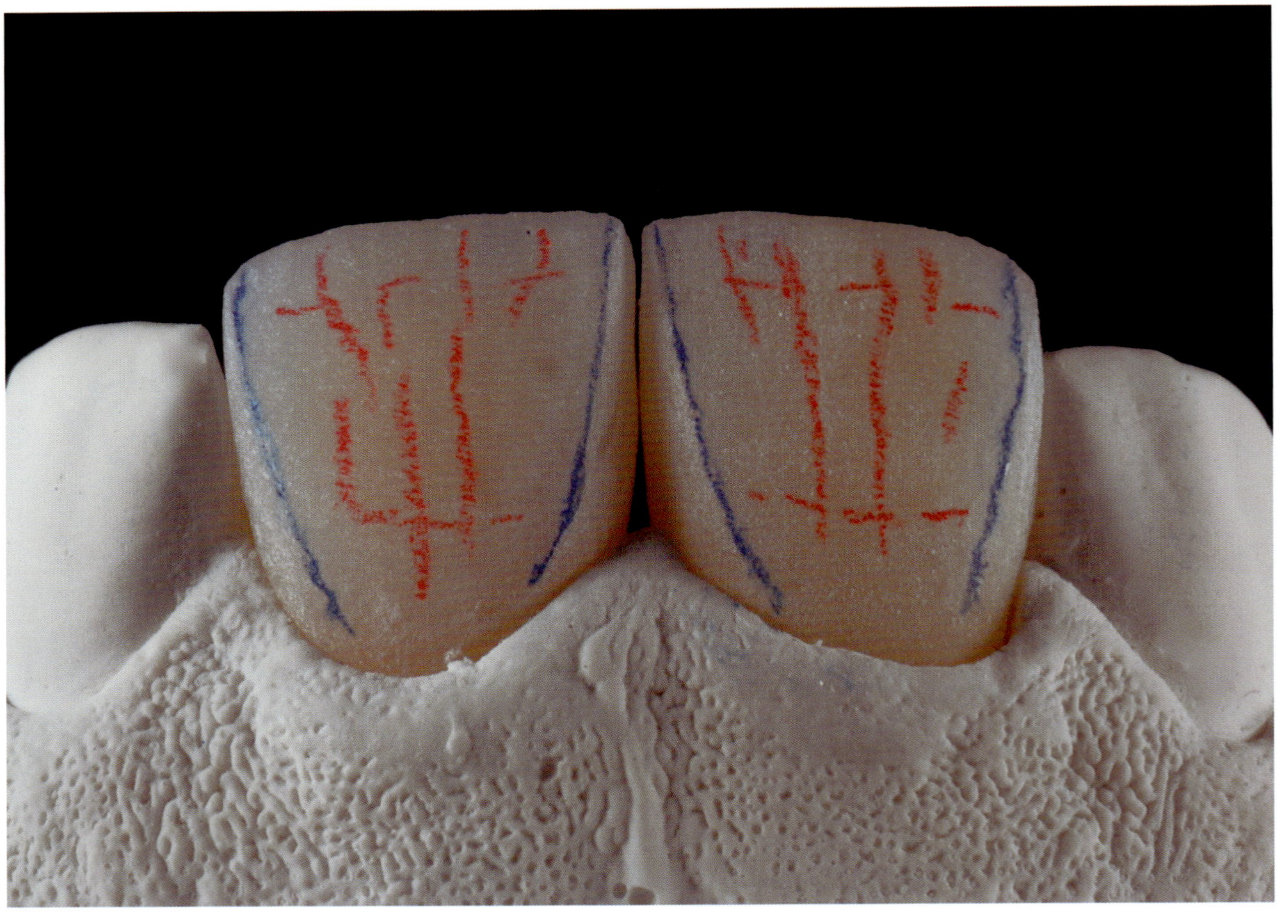

Figura 8.15 – Demarcação para orientar a texturização.

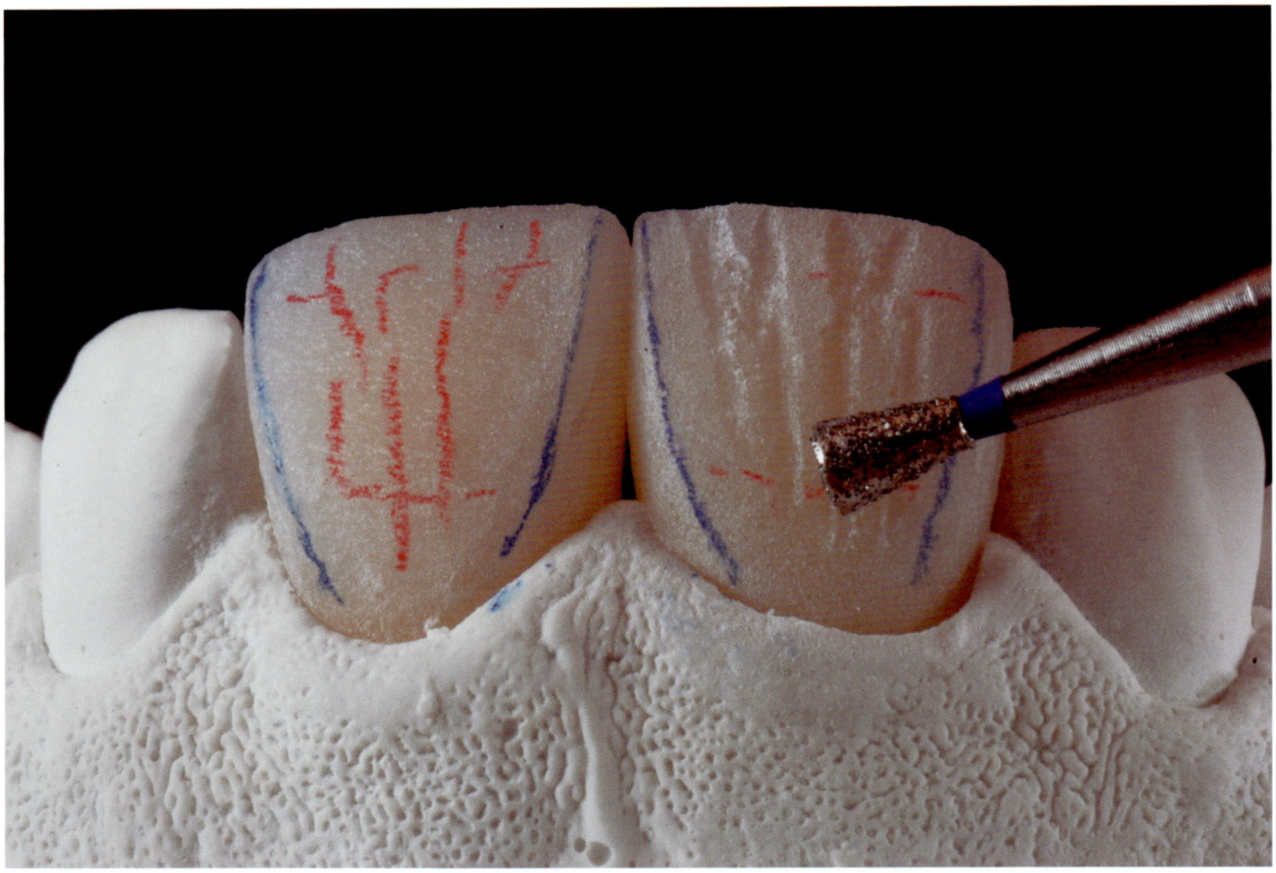

Figura 8.16 – Uso de fresa para criar pequenos desgastes superficiais.

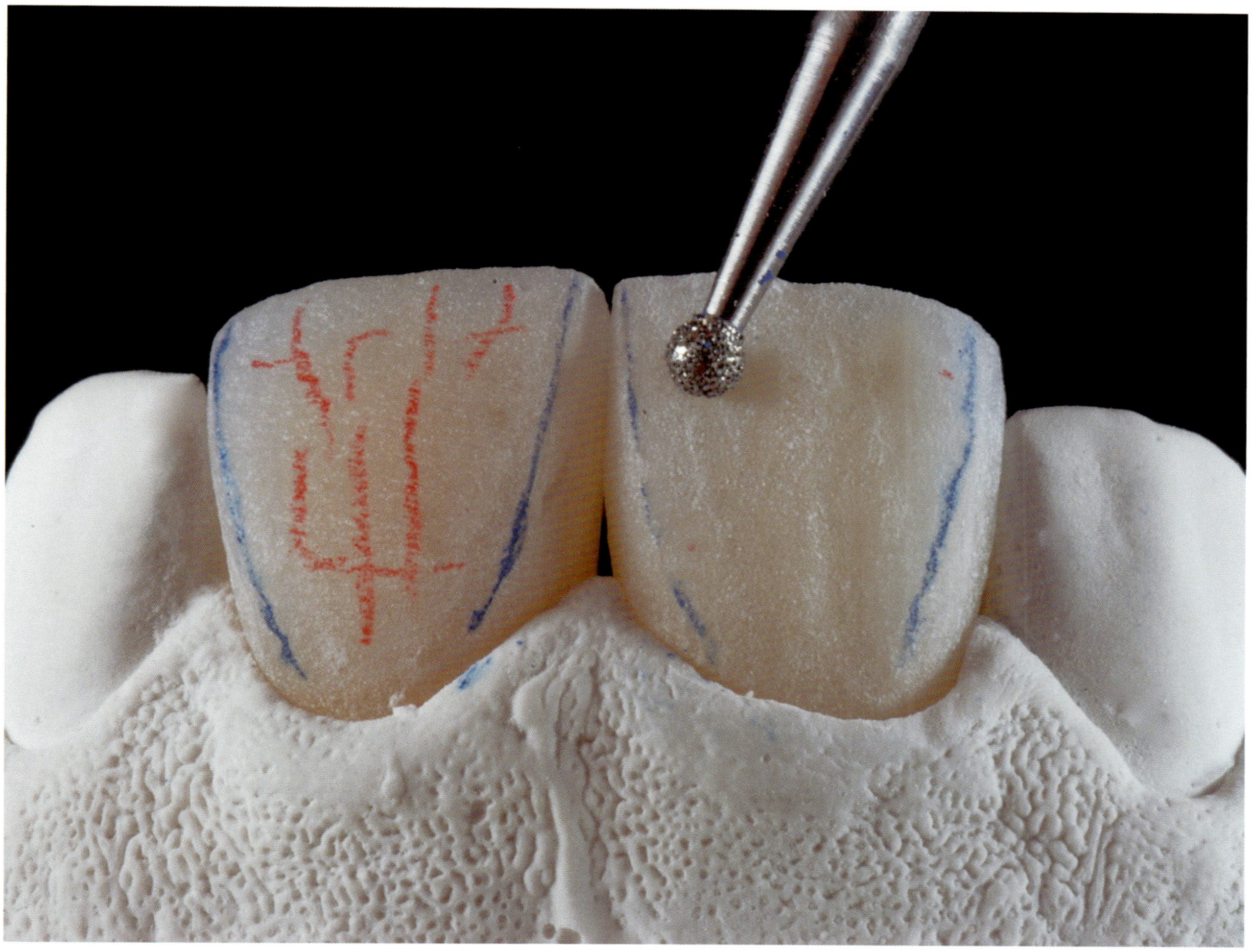

Figura 8.17 – Fresa esférica para suavizar os desgastes feitos anteriormente.

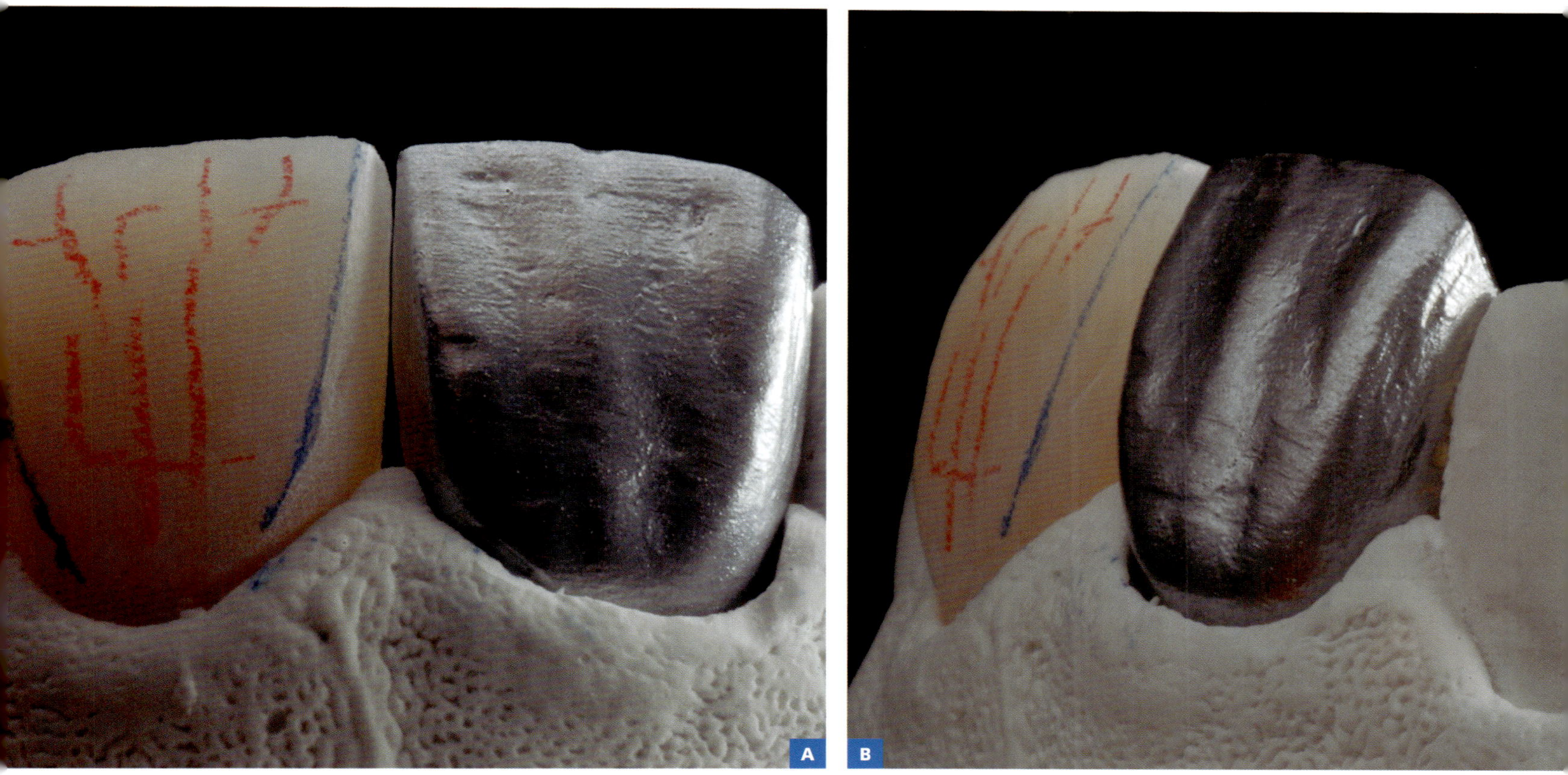

Figura 8.18 – (A e B) Pó de prata para facilitar a visualização da textura criada.

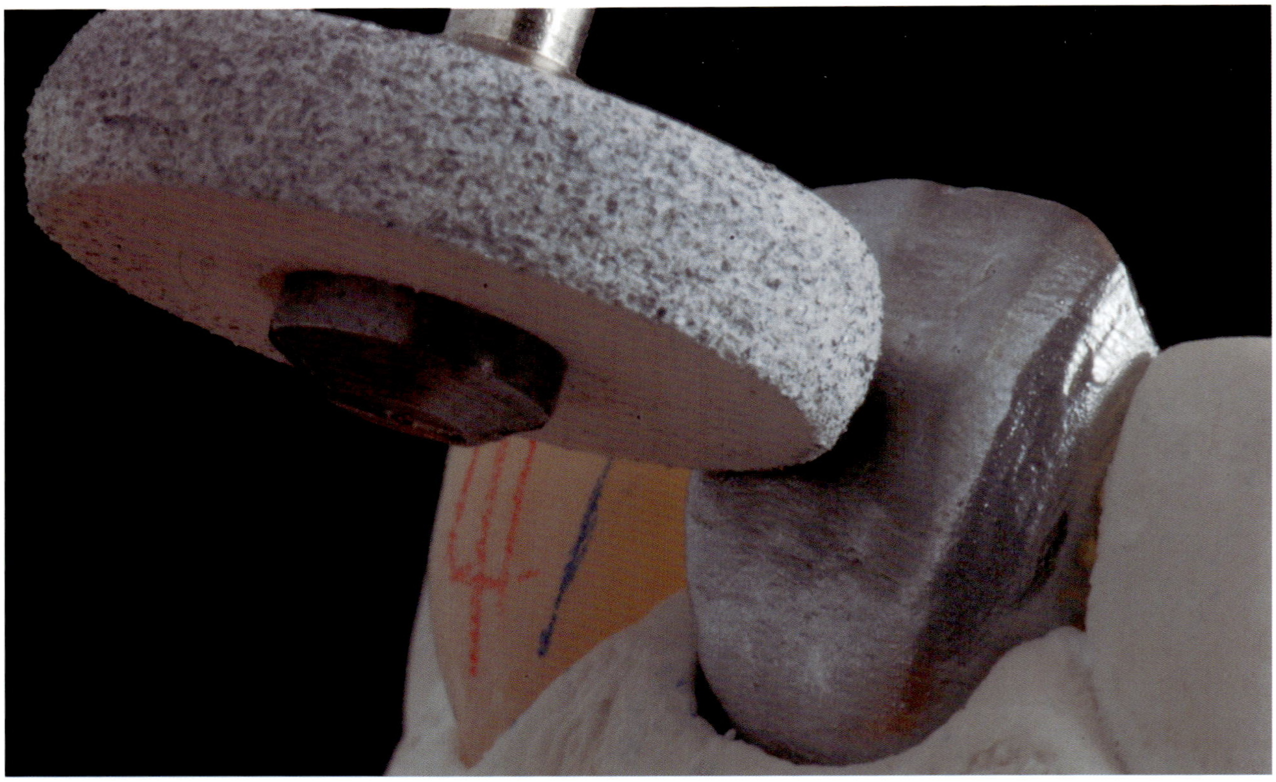

Figura 8.19 – Borracha abrasiva para suavizar a superfície em áreas estratégicas.

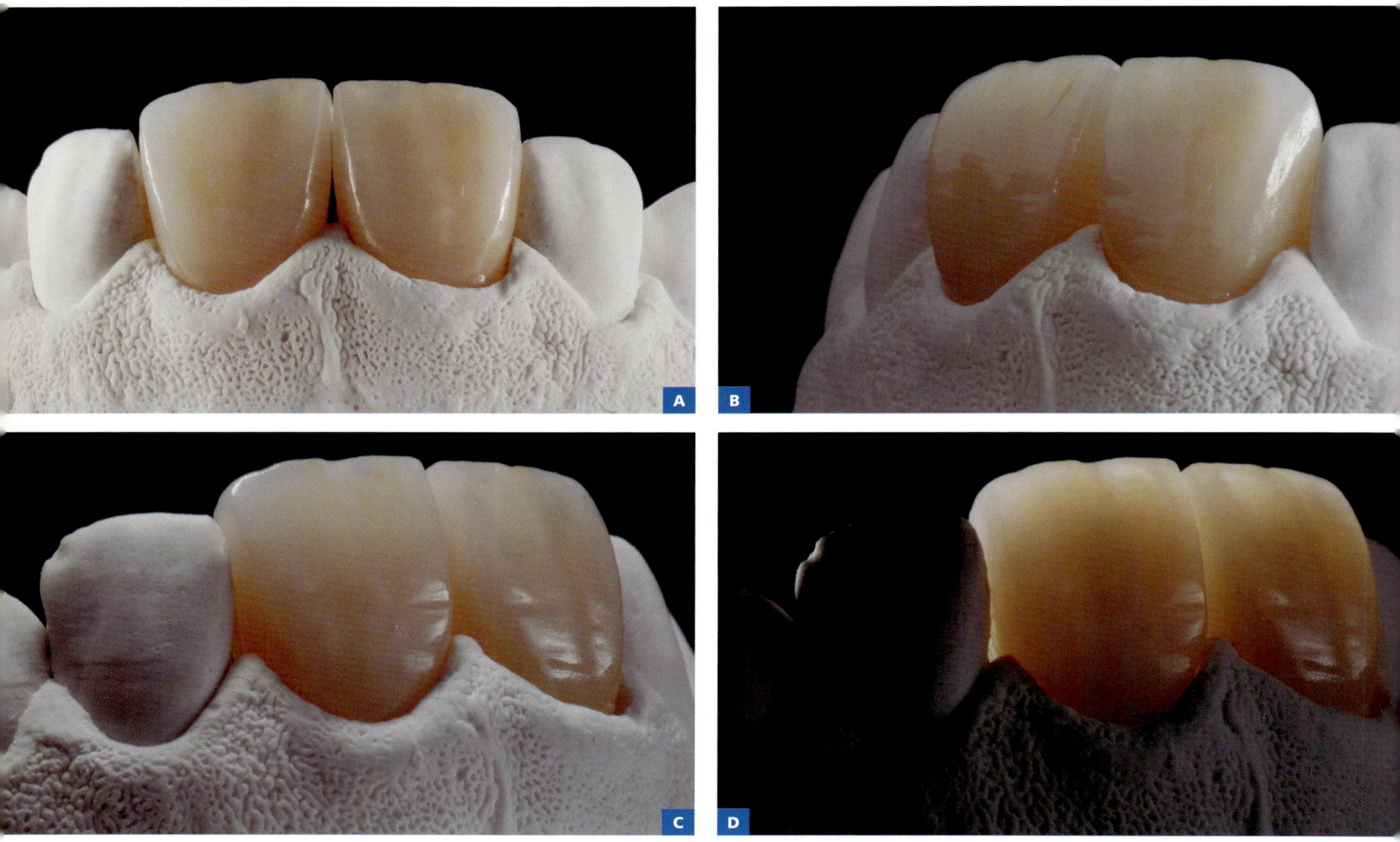

Figura 8.20 – (A a **D)** Aspecto das coroas finalizadas sobre o modelo de trabalho.

translucidez esfumaçada, o que faz lembrar uma delicada cortina de neblina que a cobre, revelando com sutileza as cores mais profundas da camada de estratificação (Fig. 8.14).

O passo seguinte fundamental é o de obtenção de forma e textura, este refinamento cuidadoso deve ser feito com iluminação horizontal (Fig. 8.15), criando áreas de sombra para potencializar a visualização dos detalhes com fresas diamantadas em formato de cone invertido (Fig. 8.16) e depois suavizadas com fresas esféricas de diâmetros diferentes (Fig. 8.17). Uma checagem tendo as peças recobertas com pó de prata auxilia na visualização dos detalhes criados (Fig. 8.18). Ainda se utilizou uma sequência de borrachas para acabamento cerâmico para suavizar áreas estratégicas (Fig. 8.19).

A etapa protética final deu-se com a realização de glase Low Temp (VITA Zahnfabrik) e caracterizações realizadas com Akzent Plus (VITA Zahnfabrik), que por ser um sistema cerâmico de baixa fusão (780 graus), faz-se necessário o uso de um glaze compatível (Fig. 8.20).

PROCEDIMENTOS ADESIVOS

Etapa fundamental é a prova das peças cerâmicas; após a remoção dos provisórios, os preparos devem ser limpos para remover restos do cimento provisório e detritos que possam prejudicar a adaptação das coroas, fio afastador número 000 (Ultrapack - Ultradent USA) foi inserido no sulco gengival, uma pasta de pedra-pomes e água com escova de pequeno calibre foram utilizadas para suavemente limpar os preparos, tomando cuidado para não lesionar a gengiva circundante. As coroas foram adaptadas aos preparos avaliando a adaptação cervical, ponto de contato proximal, sendo que cuidado especial é obtido para se chegar ao perfil de emergência, evitando que o tecido gengival fique muito pressionado, para evitar a isquemia desgastes podem ser feitos na região gengival das coroas que estão ligeiramente subgengival (Fig. 8.21).

Os procedimentos adesivos para a cimentação iniciou-se com o tratamento interno das coroas cerâmicas que foram condicionadas com ácido hidrofluorídrico a 10% (Dentsply), por 20 segundos, depois as peças foram levadas ao ultrassom por 3 minutos imersas em álcool 98%, foram secadas e foi aplicado o adesivo Single Bond Universal (3M ESPE), esse adesivo contém em sua formulação agentes com função de silano e dispensa a aplicação do silano em passo separado[10] o excesso de adesivo foi removido e as peças, armazenadas sob proteção da luz (Fig. 8.22). Sob isolamento do campo operatório, aplicou-se uma camada do adesivo Single Bond Universal (3M ESPE), removeu-se o excesso com cânula de sucção e não se fotopolimerizou o adesivo, o cimento RelyX Ultimate (3M ESPE) na cor transparente foi levado ao interior da peça, e com movimentos suaves as coroas foram adaptadas ao preparo dental, o excesso foi removido com pincel e fio dental, e a polimerização foi completada com luz por 20 segundos, os fios foram removidos e conferiu-se a oclusão com auxílio de carbono (Fig. 8.23). O resultado obtido pode ser observado na figura 8.24, atingiu as expectativas da paciente e da equipe de profissionais envolvida com o trabalho (Fig. 8.25).

TECNOLOGIA E HABILIDADE ARTÍSTICA

Restaurações anteriores, sejam coroas ou facetas, representam um enorme desafio quanto à reprodução das características estéticas naturais dos dentes, para criar um conjunto harmonioso e belo sem notá-la artificial depende de atributos artísticos do técnico dental. Quando os dentes a serem restaurados são os incisivos centrais superiores, esse desafio é ainda maior. O domínio da relação entre forma, função e textura superficial é a base para se conseguir uma restauração esteticamente atrativa.

Embora quase todos os programas CAD/CAM possuam recursos que oriente o desenho das peças na tela do computador, eles ainda são limitados possuindo um banco de dados restritos. Outro recurso bastante interessante que os programas CAD/CAM oferecem é o de copiar a forma dos dentes adjacentes e espelhar adaptando ao preparo a ser restaurado, recurso funcional quando existe um dente de referência. Outra possibilidade é a de ter modelos de referência de formas dentais em que o profissional/paciente es-

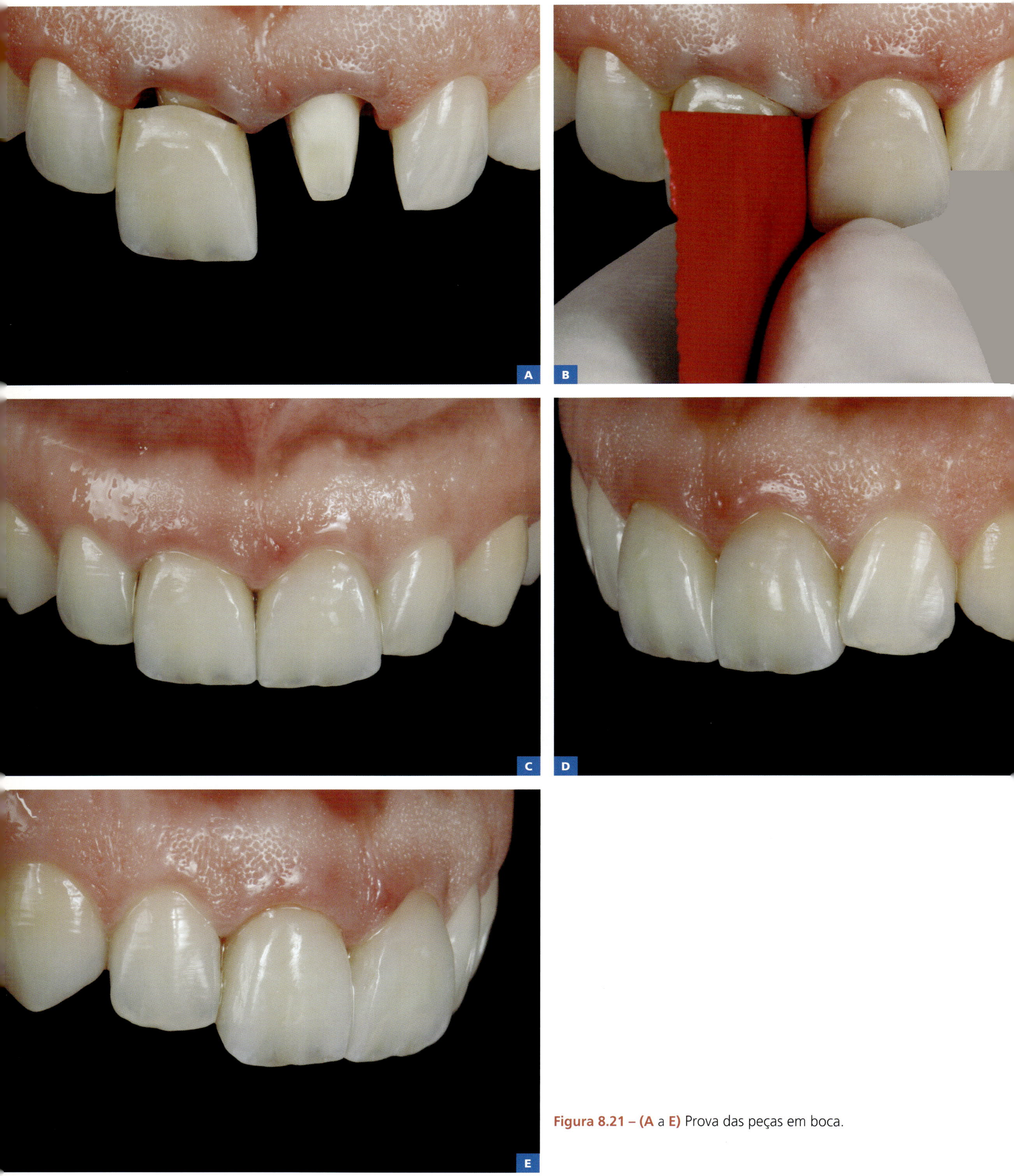

Figura 8.21 – (A a E) Prova das peças em boca.

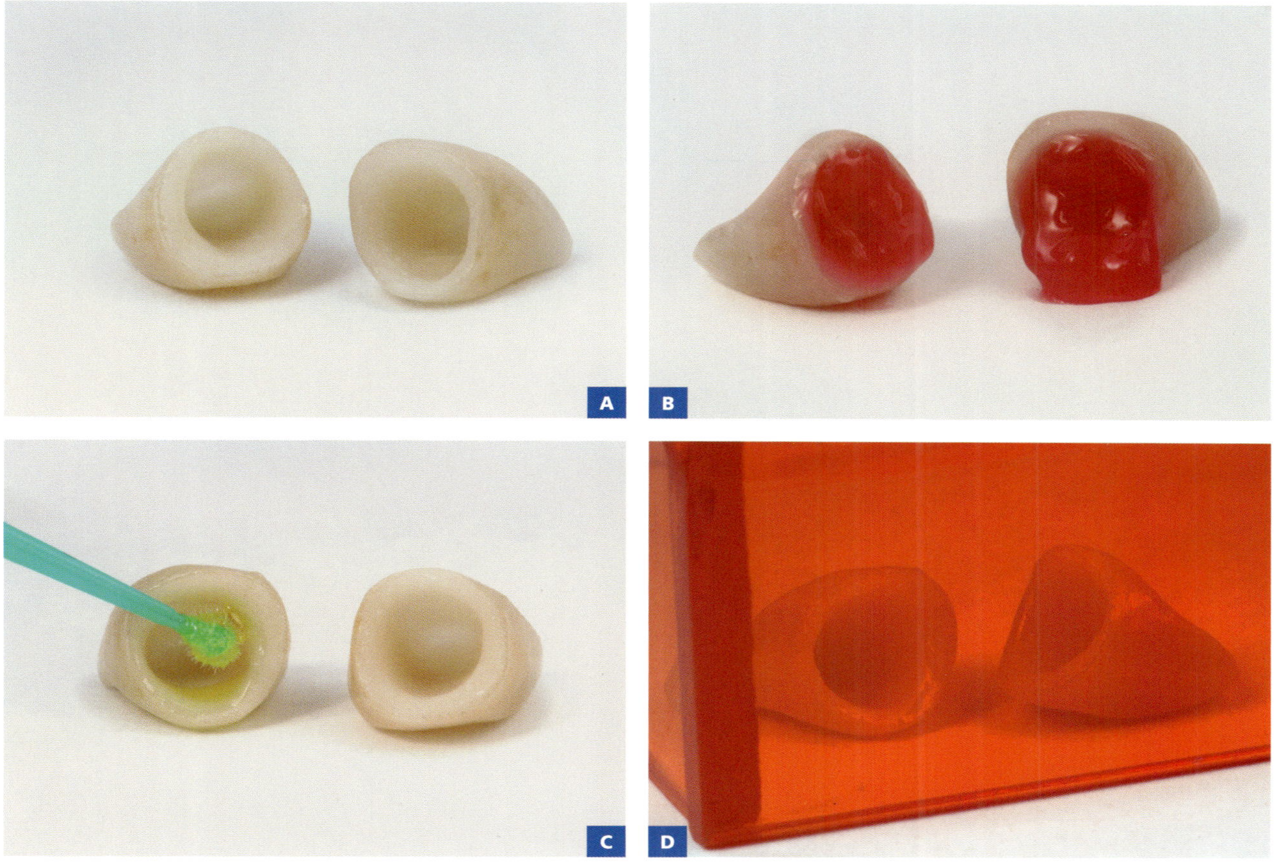

Figura 8.22 – (A a D) Preparo interno das peças para a cimentação.

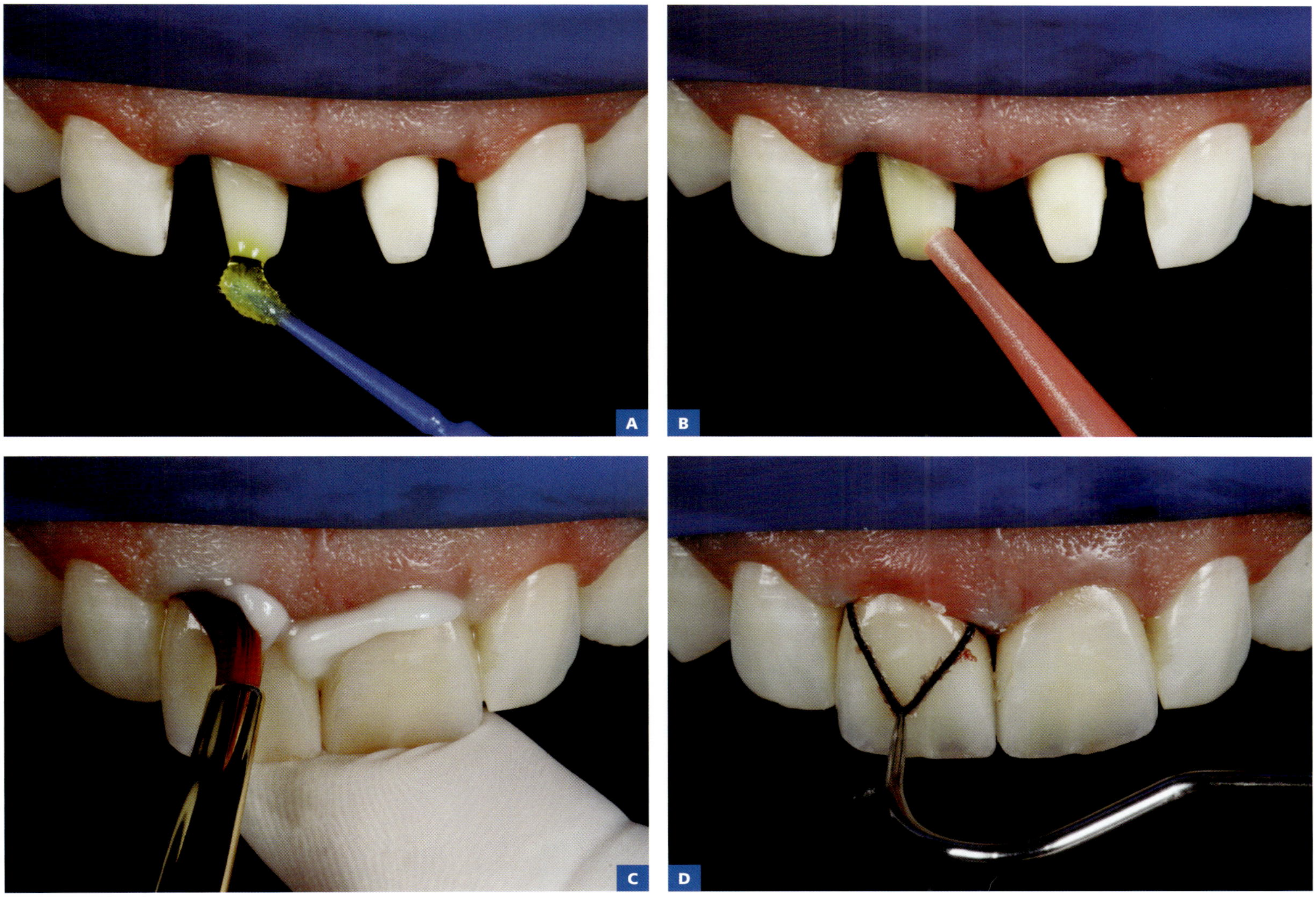

Figura 8.23 – (A a D) Cimentação adesiva.

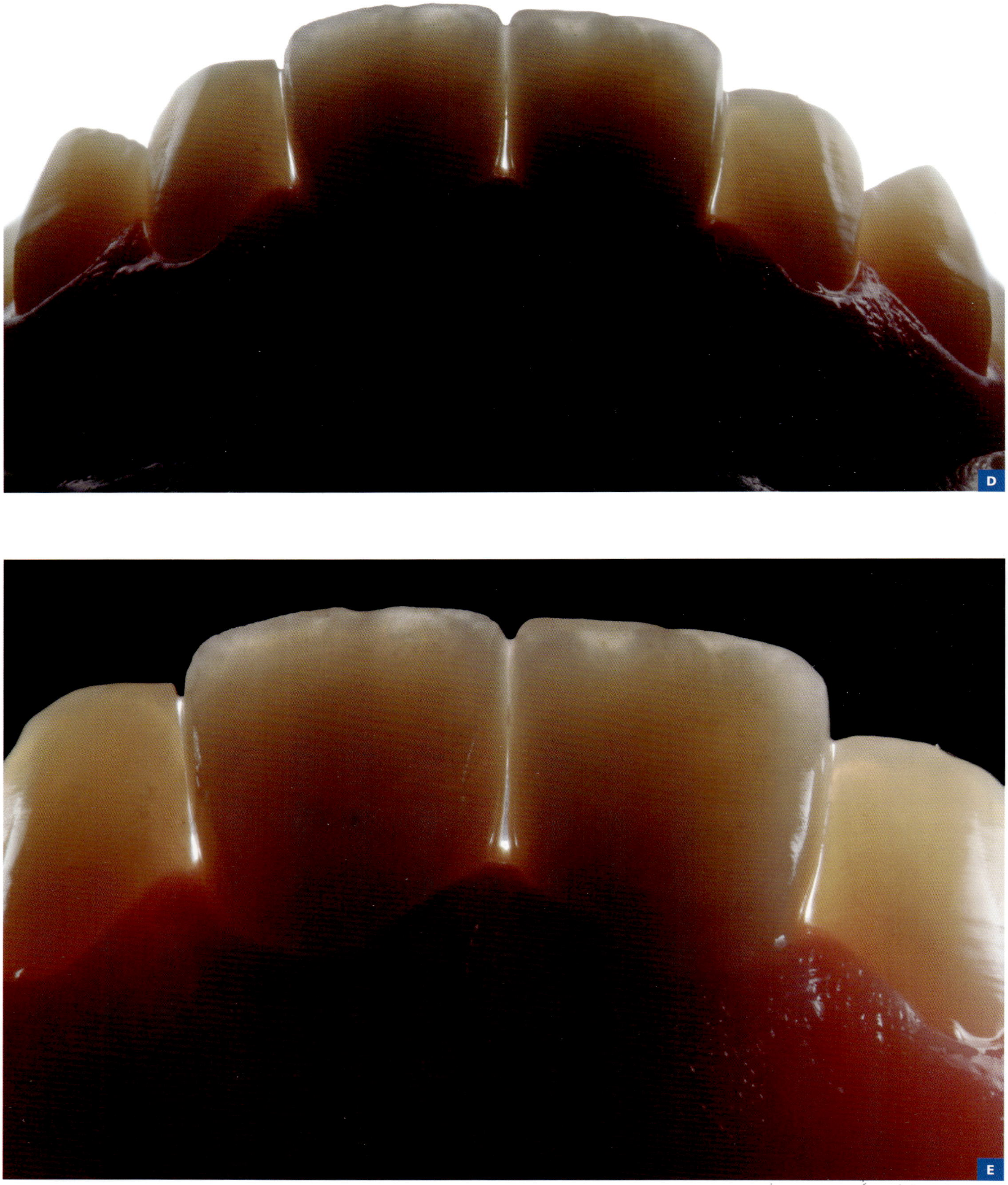

Figura 8.24 – (D e **E)** Aspecto final.

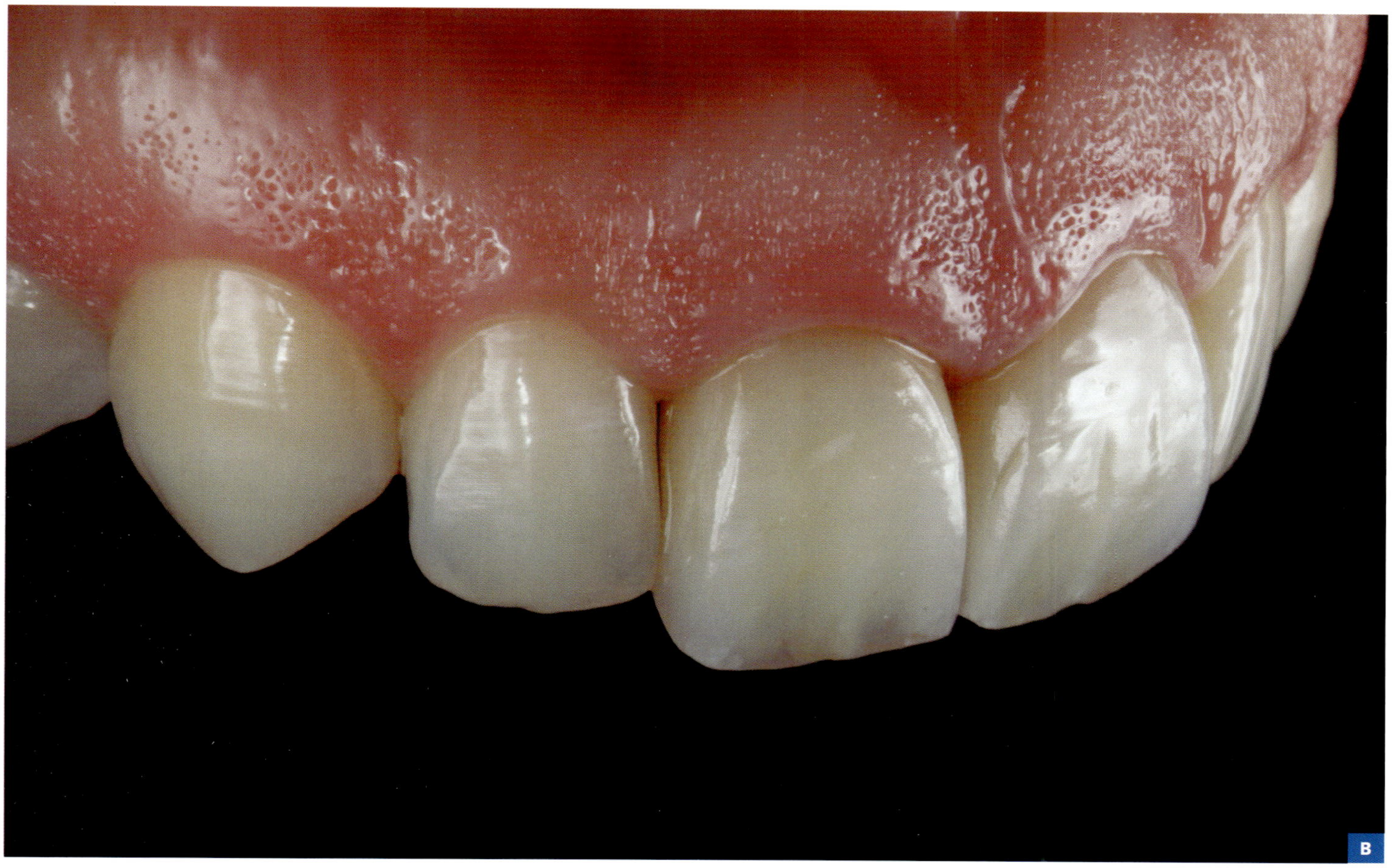

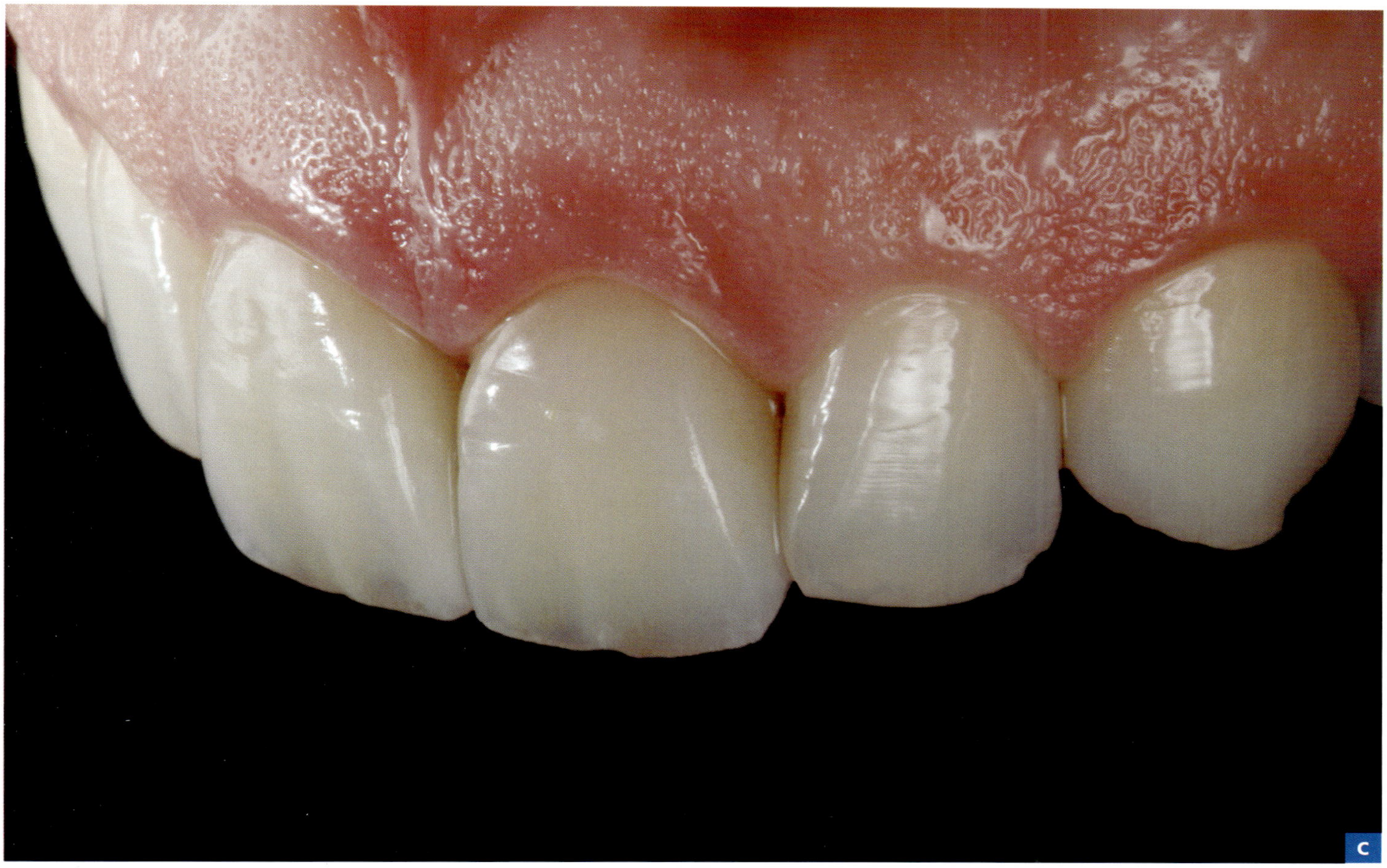

Figura 8.24 continuação – **(B** e **C)** Aspecto final.

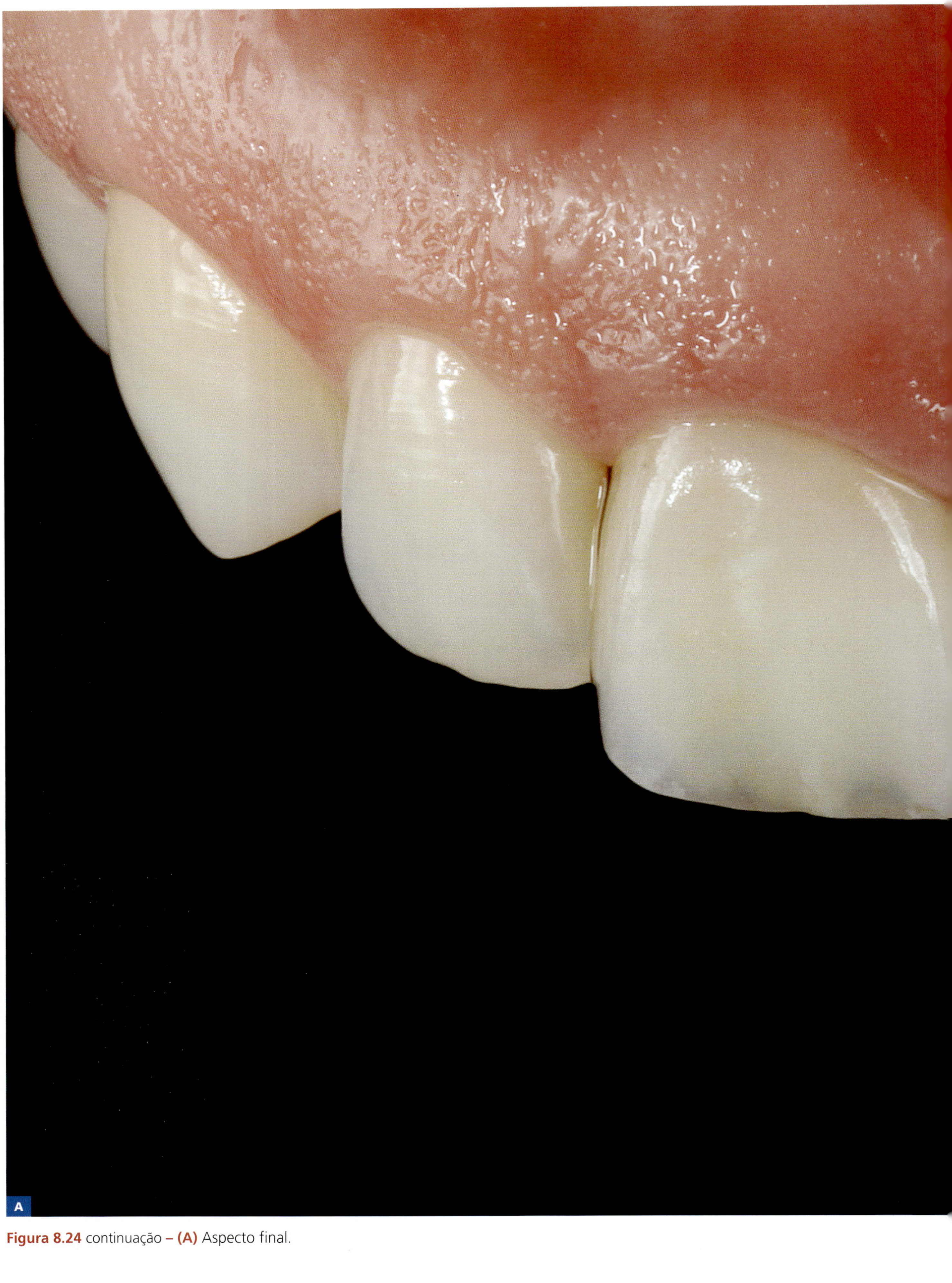

Figura 8.24 continuação – **(A)** Aspecto final.

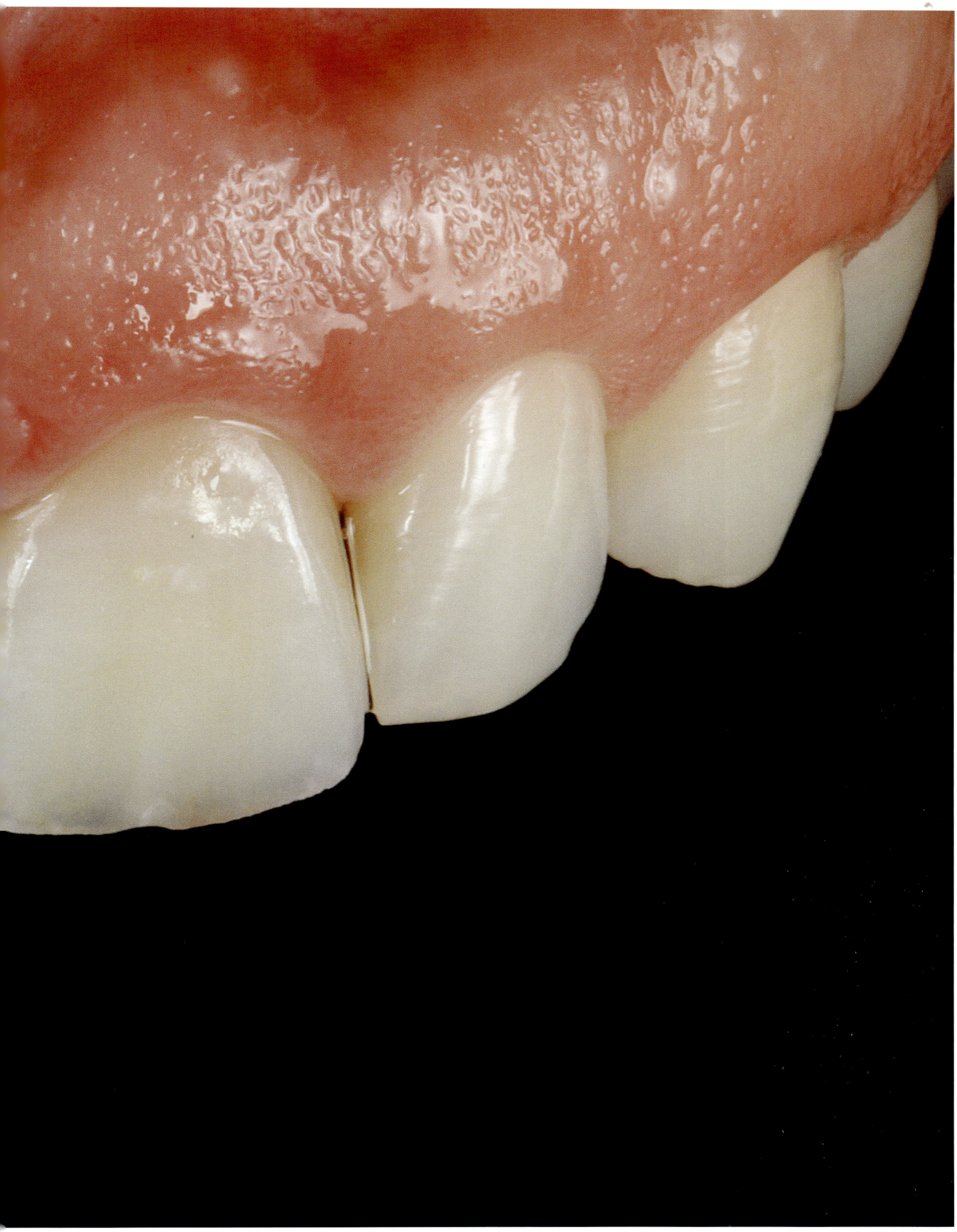

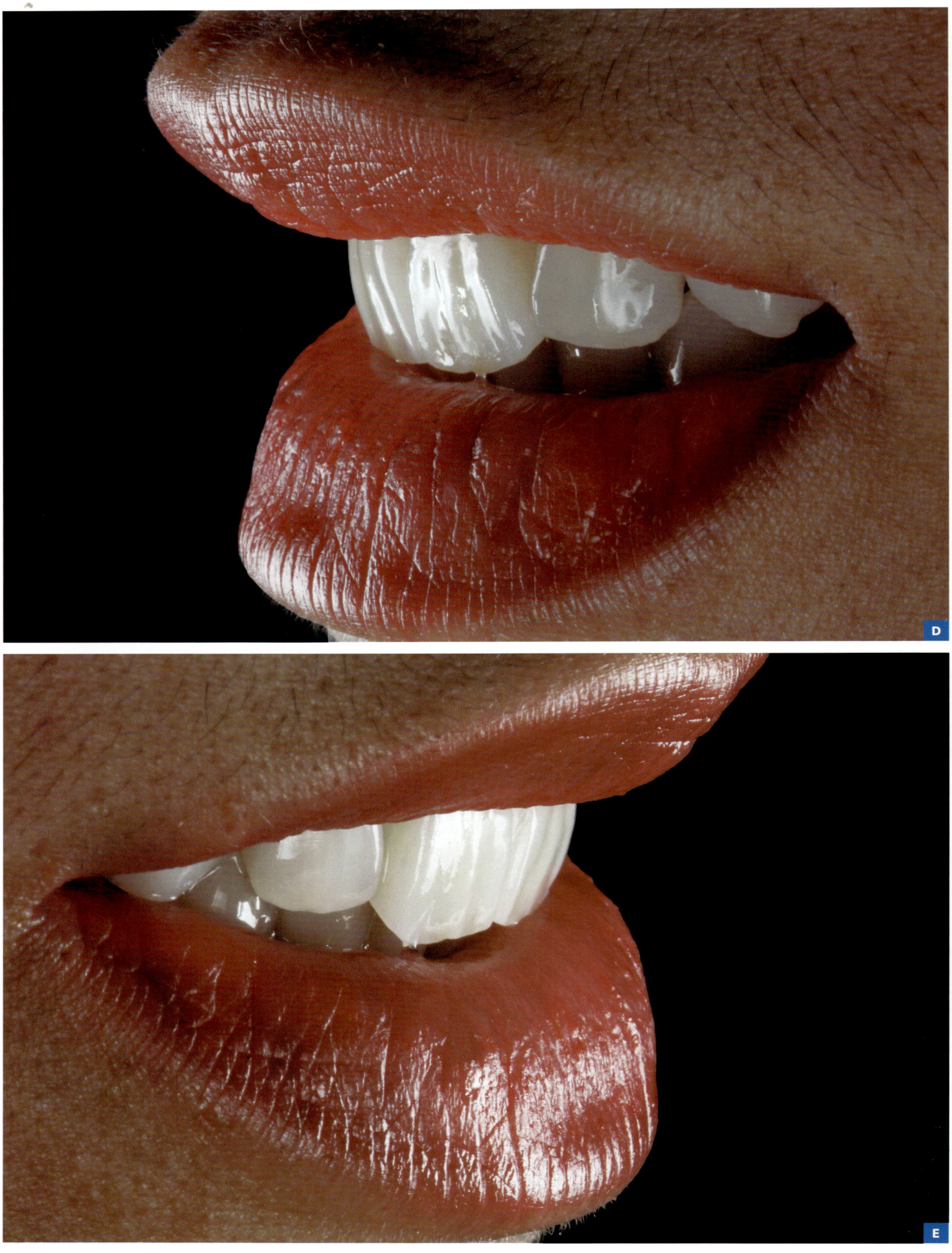

Figura 8.25 – (D e E) Sorriso final da paciente.

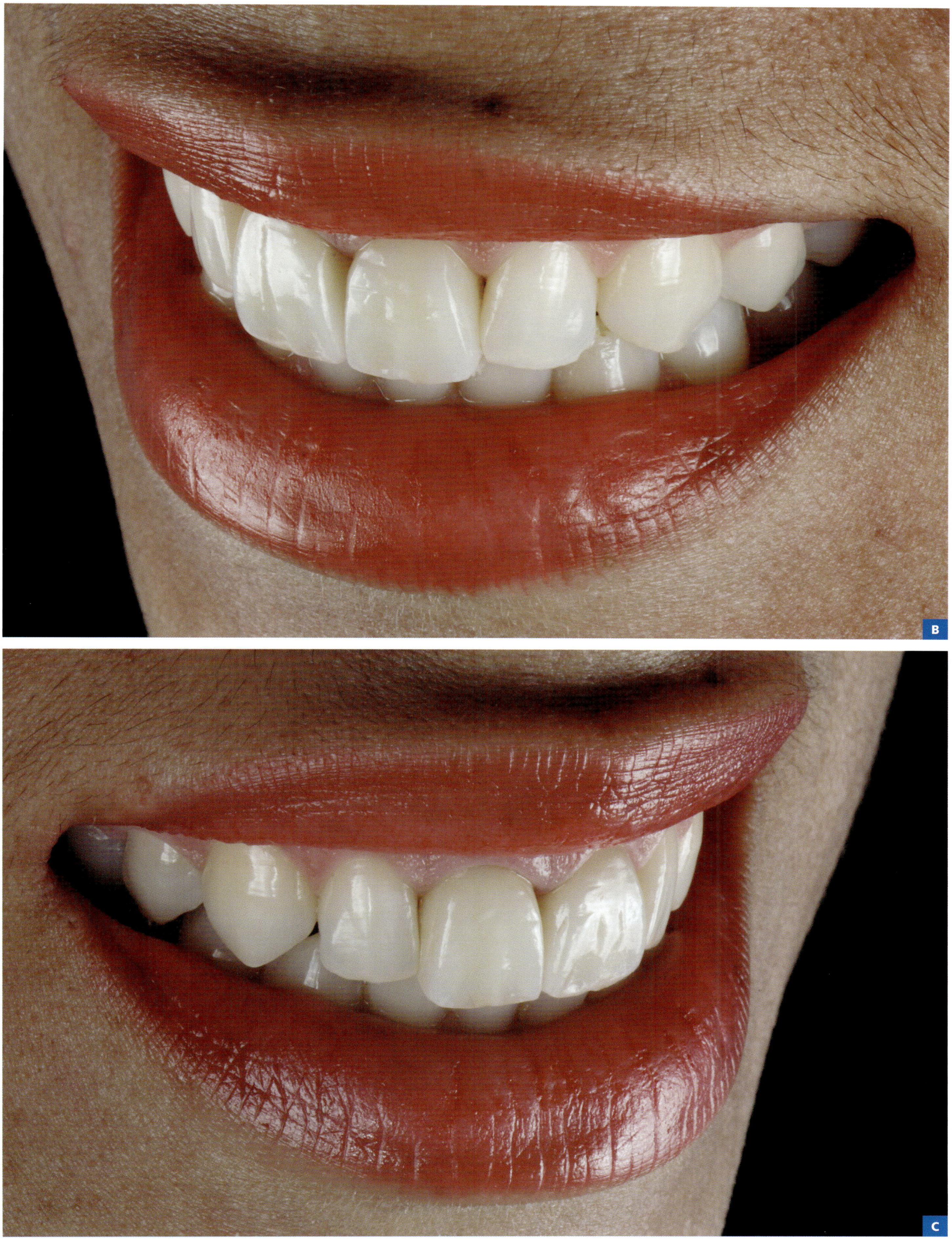

Figura 8.25 continuação – (B e C) Sorriso final da paciente.

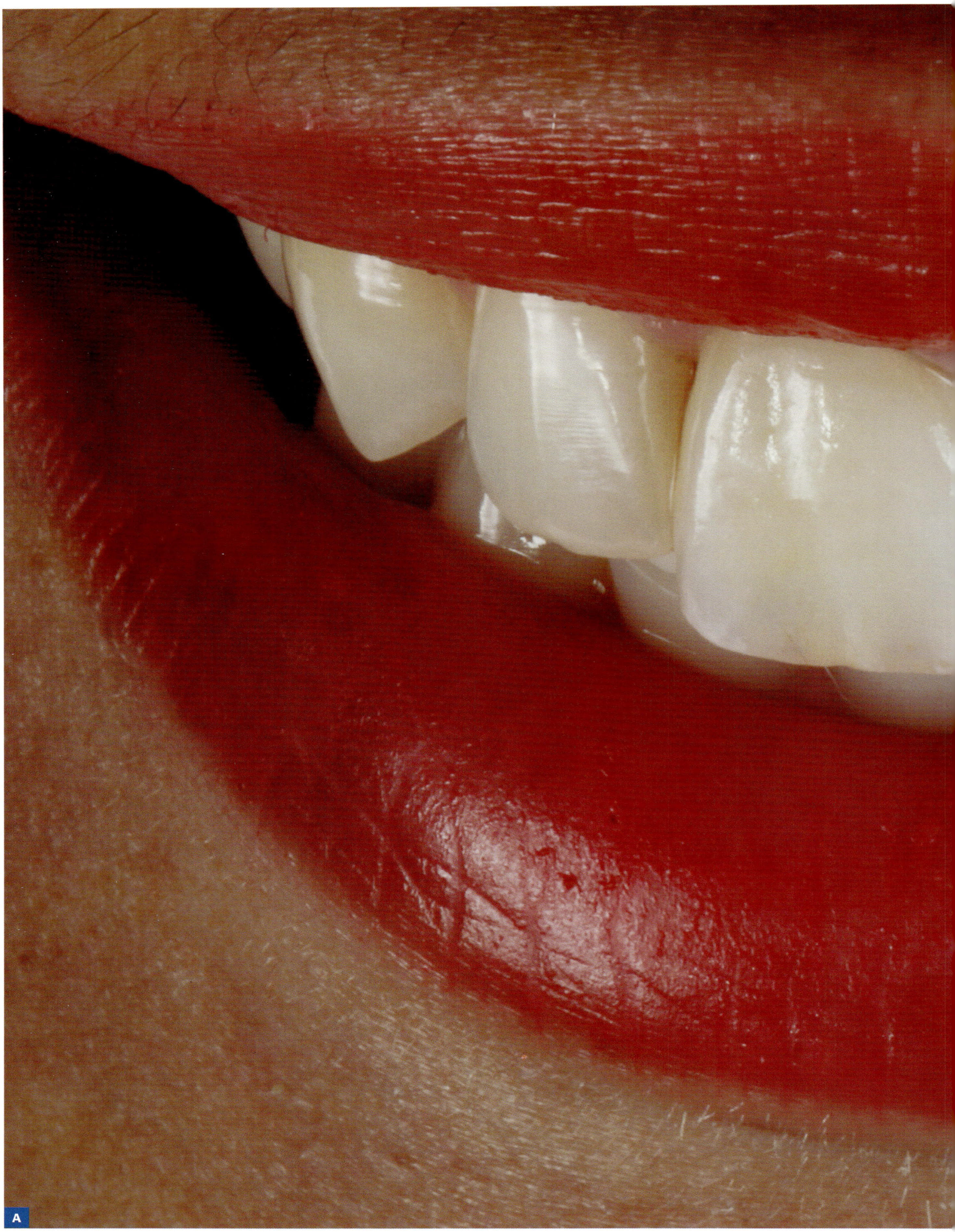

Figura 8.25 continuação – (A) Sorriso final da paciente.

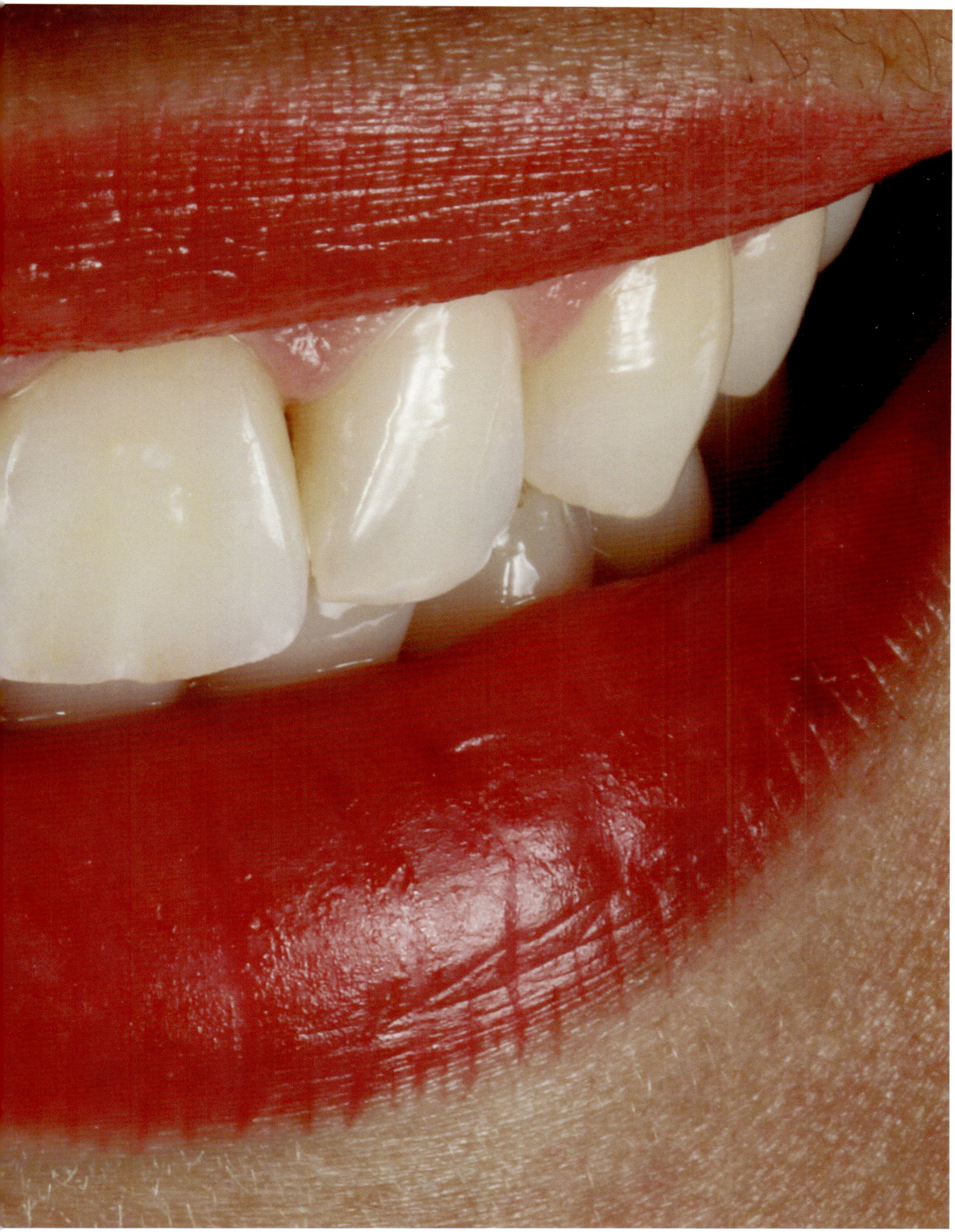

colham para ser copiado nas restaurações a serem confeccionadas[11]. Limitação inerente à tecnologia CAD é que prever o resultado final em duas dimensões na tela do computador é difícil, sendo comum a fresagem de mais uma opção de forma da restauração.

A textura superficial expressa-se na percepção de tamanho, forma, posição e até cor/transparência das restaurações, o domínio técnico para a sua reprodução artesanal é fundamental e deve coexistir com o senso artístico para criar desgastes estratégicos sobre a restauração. A tecnologia CAD/CAM é um recurso resolutivo quanto às etapas de confecção da infraestrutura até a coroa como um todo, mas ainda exige o refinamento com olhar artístico na fase final de acabamento dos elementos. Sendo que em casos de grande desafio estético como unitários anteriores, incisivos centrais, ou hemiarcadas, o uso dos recursos CAD/CAM são favoráveis para as etapas de confecção das infraestruturas, sendo recomendada a estratificação das camadas finais por um profissional habilitado.

Outro ponto importante a ponderar é o uso de modelo de trabalho. Para checagem da oclusão, contatos proximais e mesmo o acabamento das peças, o modelo físico de trabalho é indispensável, embora exista tecnologia disponível para a impressão 3D de modelos a partir do escaneamento da arcada dentária, esse é ainda um recurso restrito devido ao alto custo envolvido, sendo que a maneira mais viável para obter o modelo de trabalho ainda é a tradicional moldagem com silicone.

A tecnologia CAD/CAM é tendência e já faz parte do dia a dia da Odontologia, tem adaptação precisa na escala de micrômetros. Atualizações constantes permitirão o envolvimento cada vez maior dos profissionais no processo de desenho das peças. Contudo, ainda hoje, os recursos permitem apenas as cópias da forma dos dentes adjacentes ou de banco de dados e isso limita a estética das restaurações. Sendo indispensável a interferência de um profissional altamente qualificado técnica e artisticamente para se conseguir criar durante as etapas finais de confecção das restaurações.

REFERÊNCIAS

1. de Castro MV, Santos NC, Ricardo LH. Assessment of the "golden proportion" in agreeable smiles. Quintessence International. 2006 Sep;37(8):597-604. PubMed PMID: 16922018.
2. Meshramkar R, Patankar A, Lekha K, Nadiger R. A study to evaluate the prevalence of golden proportion and RED proportion in aesthetically pleasing smiles. The European journal of prosthodontics and restorative dentistry. 2013 Mar; 21(1):29-33. PubMed PMID: 23682507.
3. Duarte S, Jr., Schnider P, Lorezon AP. The importance of width/length ratios of maxillary anterior permanent teeth in esthetic rehabilitation. European J Esthetic Dentistry: official journal of the European Academy of Esthetic Dentistry. 2008 Autumn;3(3):224-34. PubMed PMID: 19655540.
4. van Noort R. The future of dental devices is digital. Dental materials: official publication of the Academy of Dental Materials. 2012 Jan; 28(1):3-12. PubMed PMID: 22119539.
5. Duret F, Preston JD. CAD/CAM imaging in dentistry. Current opinion in dentistry. 1991 Apr;1(2):150-4. PubMed PMID: 1777659.
6. Beuer F, Schweiger J, Edelhoff D. Digital dentistry: an overview of recent developments for CAD/CAM generated restorations. British Dental Journal. 2008 May 10;204(9):505-11. PubMed PMID: 18469768.
7. Fasbinder DJ. Chairside CAD/CAM: an overview of restorative material options. Compendium of Continuing Education in Dentistry. 2012 Jan;33(1):50, 2-8. PubMed PMID: 22432177.
8. Miyazaki T, Hotta Y. CAD/CAM systems available for the fabrication of crown and bridge restorations. Aust Dent J. 2011 Jun;56 Suppl 1:97-106. PubMed PMID: 21564120.
9. Henkel GL. A comparison of fixed prostheses generated from conventional vs digitally scanned dental impressions. Compendium of continuing education in dentistry. 2007 Aug; 28(8):422-4, 6-8, 30-1. PubMed PMID: 18578100.
10. Mante FK, Ozer F, Walter R, Atlas AM, Saleh N, Dietschi D, et al. The current state of adhesive dentistry: a guide for clinical practice. Compendium of continuing education in dentistry. 2013 Nov-Dec;34 Spec 9:2-8. PubMed PMID: 24571402.
11. Kano P, Xavier C, Ferencz JL, Van Dooren E, Silva NRFA. The anatomical shell technique: an approach to improve the esthetic predictability of CAD/CAM restorations. Quintessence Dent Technol. 2013;36:11.